Krankenhaus-Report 2026

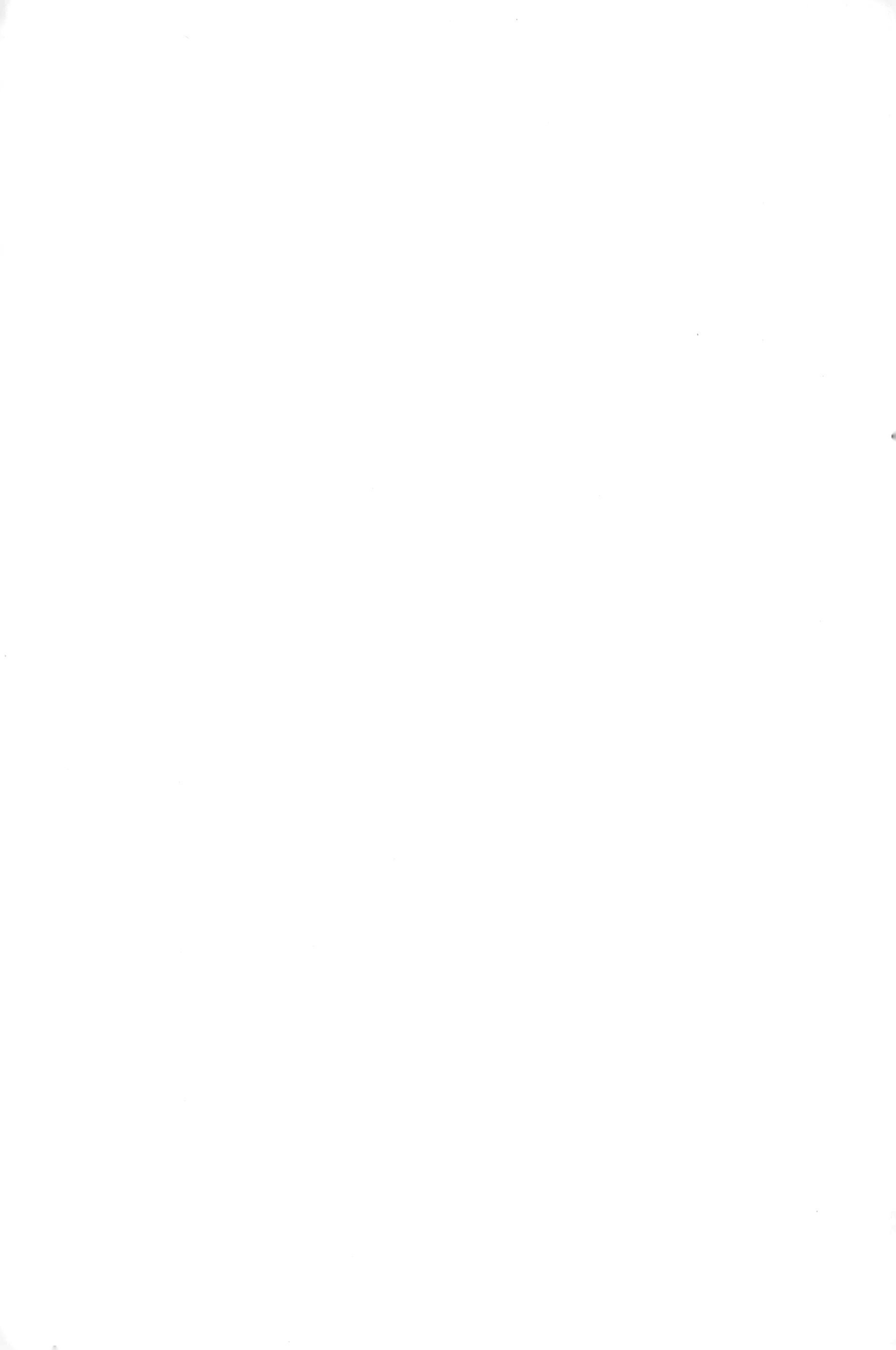

David Scheller-Kreinsen · Jürgen Wasem · Andreas Beivers ·
Carina Mostert-Brenck
Hrsg.

Krankenhaus-Report 2026

Reformperspektiven

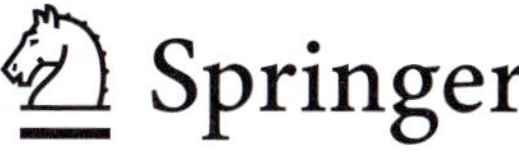

Hrsg.
Dr. David Scheller-Kreinsen
Wissenschaftliches Institut der AOK
Berlin, Deutschland

Prof. Dr. Andreas Beivers
Hochschule Fresenius München
München, Deutschland

Prof. Dr. Jürgen Wasem
Universität Duisburg-Essen
Alfried Krupp von Bohlen und
Halbach-Stiftungslehrstuhl für
Medizinmanagement
Essen, Deutschland

Carina Mostert-Brenck
Wissenschaftliches Institut der AOK
Berlin, Deutschland

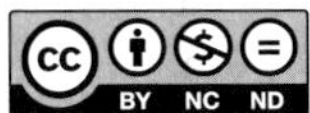

ISBN 978-3-662-73131-4
ISBN 978-3-662-73132-1 (eBook)
https://doi.org/10.1007/978-3-662-73132-1

Die Deutsche Nationalbibliothek verzeichnet diese Publikation in der Deutschen Nationalbibliografie; detaillierte bibliografische Daten sind im Internet über https://dnb.d-nb.de abrufbar.

Planung: Dr. Christine Lerche
Fotonachweis Umschlag: © izusek.istockphoto.com

Springer ist ein Imprint der eingetragenen Gesellschaft Springer-Verlag GmbH, DE und ist ein Teil von Springer Nature.
Die Anschrift der Gesellschaft ist: Heidelberger Platz 3, 14197 Berlin, Germany

Vorwort und Einführung

Die deutsche Krankenhauslandschaft befindet sich im Wandel. Im internationalen Vergleich gibt es in Deutschland besonders viele Krankenhäuser, Betten und stationäre Behandlungen. Damit gehen u. a. hohe Kosten, eine starke Belastung für das Personal in den Kliniken sowie stark steigende Ausgaben einher. Mit dem Krankenhausversorgungsverbesserungsgesetz (KHVVG) wurde der Versuch unternommen, die Veränderungen der Strukturen zu beschleunigen – ein Prozess, der seit Jahrzehnten schleppend verläuft. Das KHVVG setzte zunächst auf verbindliche, bundesweite Regulierungen und Strukturvorgaben. Damit wird ein zentrales Problem adressiert: Länder priorisierten in den letzten Jahren bei ihrer Krankenhausplanung häufig Fragen der Infrastruktur und Erreichbarkeit vor Effizienz und Qualität. Bundesweit einheitliche Vorgaben können hier theoretisch dazu beitragen, Veränderungen schneller, einheitlicher und gezielter umzusetzen. Gleichzeitig birgt ein bundesweit dirigistischer Ansatz auch Risiken. Wenn Regelungen als zu starr, weitreichend und mit erheblichem Verwaltungsaufwand verbunden empfunden werden, können sie Widerstand verstärken – und im föderalen System letztlich die politische Umsetzung scheitern lassen. Die mit dem Krankenhausreformanpassungsgesetz (KHAG) auf den Weg gebrachten Änderungen zeigen dieses Spannungsfeld bereits deutlich sichtbar auf.

Vor diesem Hintergrund geht der Krankenhaus-Report 2026 der Frage nach, ob die aktuelle Krankenhausreform (noch) auf dem richtigen Weg ist, um die Herausforderungen mangelnder Qualitätsorientierung, einer alternden Gesellschaft und sich dramatisch verschärfender Ressourcenknappheit zu meistern.

■■ Der erste Abschnitt des Reports fokussiert zunächst die Reformperspektiven für die Krankenhausstrukturen.

Eingangs zeichnet *Augurzky* in einer ordnungspolitischen Analyse die Reformbemühungen der letzten Dekade nach. Klar wird, dass schon seit ca. zehn Jahren die Notwendigkeit einer weitreichenden Veränderung der Krankenhausstrukturen grundsätzlich erkannt wird. Gleichwohl sei es bislang nicht gelungen, das Reform- und Veränderungstempo zu beschleunigen, um die sich verschärfenden finanziellen und demographischen Herausforderungen absehbar zu bewältigen. Es stelle sich grundsätzlich die Frage, ob der mit dem KHVVG eingeschlagene Weg der Strukturoptimierung über regulative Vorgaben gelingen kann, zumal er durch das KHAG möglicherweise verwässert werde. Als Alternative skizziert Augurzky eine Reformperspektive auf Basis dezentraler Gestaltungsfreiheit, kombiniert mit harten Budgetgrenzen, die von der nationalen auf die regionale Ebene heruntergebrochen werden. Damit würde sich der Fokus von Prozess- und Strukturvorhaben hin zu hin Vorgaben der Versorgungserbringung, -qualität und deren Kontrolle verschieben. Voraussetzungen wären valide Messgrößen für Qualität und Versorgungsergebnisse sowie für die Effizienz- und Ausgabenkontrolle, sprich: Der Wille und die Fähigkeit, Budgetgrenzen durchzusetzen.

Junge et al. weiten den Blick über den deutschen Reformpfad hinaus. Der Beitrag bietet einen Überblick über Krankenhausreformen in 32 Ländern von 2018 bis 2024. Hierfür wurden die Krankenhausreformen des online verfügbaren *Health Reform Trackers* des European Observatory on Health Systems and Policies auf Co-Cluster, Inhalt, Maßnahmen und Ziele analysiert. Länderübergreifend lassen sich Gemeinsamkeiten mit der deutschen Reformdebatte erkennen, etwa beim Ausbau ambulanter Strukturen, neuen Vergütungsmodellen oder den Strategien gegen den Fachkräftemangel. Unterschiedliche Strategien zeigen sich in den Maßnahmen zur Zentralisierung bzw. Dezentralisierung oder auch im Umgang mit Fallpauschalen. Während andere Länder bspw. verstärkt auf flexible Arbeitszeitmodelle, neue Ausbildungswege, Modelle der häuslichen Versorgung sowie alternative Finanzierungsmodelle setzen, verfolgt Deutschland einen primär regulativen Weg, etwa mit verbindlichen Personalvorgaben.

Dabei wurden mit dem KHVVG Leistungsgruppen als zentrales Instrument der Krankenhausplanung und -finanzierung in Deutschland eingeführt. Sie sollen der Vergabe von Versorgungsaufträgen durch die Bundesländer dienen und sind zugleich Voraussetzung für den Zugang zur neuen Vorhaltevergütung. Vor diesem Hintergrund untersucht der Beitrag von *Geissler et al.*, inwieweit die aktuelle Ausgestaltung der Leistungsgruppen geeignet ist, die Ziele der Krankenhausplanung – Erreichbarkeit, Versorgungsqualität und Wirtschaftlichkeit – zu unterstützen. Hierzu werden die somatischen Leistungsgruppen in Deutschland, insbesondere aus Nordrhein-Westfalen und auf Bundesebene, systematisch mit den seit 2012 etablierten und mehrfach weiterentwickelten Leistungsgruppen des Kantons Zürich verglichen. Geissler et al. zeigen auf, dass durch eine höhere Granularität von Leistungsgruppen – entsprechend dem Züricher Vorgehen – eine verbesserte Steuerungswirkung, insbesondere für komplexe Leistungsgruppen (LG), erreicht werden kann. Im Ergebnis könnten Versorgungsaufträge klarer definiert sowie die Vorhaltefinanzierung gezielter verteilt werden und somit könne letztlich auch der Veränderungsprozess beschleunigt werden.

Als Lackmustest für die Erfolgsaussichten eines regulativen Ansatzes auf Basis von Leistungsgruppen kann die Umsetzung des Krankenhausplans Nordrhein-Westfalen im Jahr 2022 angesehen werden. *Krüll et al.* legen erstmals eine detaillierte Bewertung der ersten Effekte in der Versorgungsrealität – u. a. auf Basis von Routinedaten – vor. Die Entscheidungen der Planungsbehörde gaben vor allem bei Leistungen der Orthopädie, der Gefäßchirurgie und der Onkochirurgie deutliche Konzentrationen mit einer Reduktion der Standorte um bis zu 70 % der ursprünglichen Versorger vor. Das Land hat sich in den bisherigen Eilverfahren vor Gericht überwiegend durchgesetzt. Die vorgestellte Auswertung der Leistungsverlagerungen zeigt für die spezifischen Leistungsgruppen der Schwerpunktversorgung eine weitgehende Überwindung der Gelegenheitsversorgung und eine faktische Konzentration der Versorgung an den planerisch begünstigten Standorten.

Neben den drängenden Fragen der Finanzierbarkeit und den Herausforderungen durch den demographischen Wandel und den Fachkräftemangel bleibt es natürlich essenziel, dass die Krankenhausreform auf eine Verbesserung der Versorgungsqualität einzahlt.

Ob dies gelingen kann, untersuchen *Malzahn et al.* in einer detaillierten Analyse. Sie untersuchen die Instrumente zur Steigerung der Versorgungsqualität, die eng an die Leistungsgruppen gekoppelt sind. Darüber hinaus entwerfen sie ein Kennzahlenset für ein Reformmonitoring, das eingesetzt werden sollte, um zu überprüfen, ob die Reform ihre Ziele erreicht. Auf dieser Basis könnten dann notwendige Nachbesserungen bzw. ergänzender Reformbedarf abgeleitet werden, um mögliche Umsetzungsdefizite und damit ein Verfehlen der Reformziele zu vermeiden.

Grundsätzlicher ordnet *Geraedts* die Ansätze und Instrumente der Qualitätsregulierung und -transparenz ein. Denn schon seit 1989 sind Krankenhäuser gesetzlich zur Qualitätssicherung verpflichtet; mit nahezu jeder Reform kamen weitere Instrumente hinzu – zuletzt wurden mit dem KHVVG strukturelle Qualitätsanforderungen je Leistungsgruppe vorgesehen. Qualitätstransparenz basiert vor allem auf den seit 2005 etablierten Qualitätsberichten. Empirisch sind die direkten Effekte vieler Maßnahmen jedoch meist gering. Die Aufgabe für die Zukunft laute daher, ein angemessenes Maß an Vorgaben zu finden, das Qualität sichert, dabei aber auch Leistungserbringende nicht mit Dokumentation zu stark belastet. Statt einer Kultur des Misstrauens solle die intrinsische Motivation der Mitarbeitenden in den Kliniken zur Arbeit mit eigenen Qualitätsdaten gestärkt werden – so Geraedts.

Lassen sich politische Fundamentalopposition und öffentliches Misstrauen gegen eine bundeseinheitliche Qualitätsregulierung zur Durchsetzung der Krankenhausreform durch eine sogenannte Flexibilisierung (d. h. eine Vielzahl von regionalen Abweichungsmöglichkeiten) vermeiden, ohne dass die Reformziele einer Zentralisierung gefährdet werden? Dieser Frage gehen *Walker et al.* am Beispiel der Schweiz nach. Dort sind Anforderungen an die Leistungsgruppen und insbesondere Qualitätsvorgaben seit der schrittweisen Einführung im Jahr 2012 nicht national vorgegeben; stattdessen unterscheiden sie sich je nach Kanton. Die Analysen zeigen eindrücklich: Wenn Möglichkeiten zur Adaption von Qualitätsvorgaben bestehen, werden diese auch genutzt. Genau darin liegt ein Risiko für Deutschland: Der durch das KHVVG eingeleitete Reformprozess könnte durch die im Nachgang im KHAG gesetzlich verankerten Aufweichoptionen auf Bundeslandebene gestoppt werden – und der leistungs- und qualitätsorientierte Umbau der Krankenhauslandschaft kann sich zumindest vorerst nicht vollumfänglich entfalten.

Kuhn und Griewing zeigen auf, dass selbstredend die sektorale Fragmentierung Versorgungsbrüche und Ineffizienzen produziert. Integrierte Netzwerke, unterstützt durch digitale Medizin und Telemedizin, seien mögliche Ansätze, um die Kommunikation, Koordination und datenbasierte Versorgung sektorenübergreifend zu verbessern. Praxisbeispiele wie Gesundes Kinzigtal, TEMPiS, TraumaNetzwerk DGU®, Virtuelles Krankenhaus NRW, Kaiser Permanente, Dänemark und Schweiz zeigen Potenziale und Hürden (Finanzierungslogiken, Interoperabilität, Nachhaltigkeit) auf, die im weiteren Gestaltungsdiskurs berücksichtigt werden sollten.

Besonders in der Psychiatrie führt die Trennung von stationärem und ambulantem Sektor zu Schnittstellenproblemen. Trotz Reformansätzen (stationsäquivalent, § 64b) bleibt eine starke Fragmentierung. *Löhr und Salize* verdeutlichen, dass internationale Modelle (IAPT, FACT) auf wirksamere, niedrigschwellige, datengestützte, sektorenübergreifende Ansätze verweisen, die in Deutschland aufgegriffen werden können.

Wenn es konkret wird und die Krankenhausreform vor Ort umgesetzt wird, sind viele der wichtigsten Erfolgsfaktoren für das Transformationsgelingen in Krankenhäusern kommunikativer Natur: verständliche Information für die Öffentlichkeit, ein strukturierter Dialog mit den Entscheidungsgremien, den Betroffenen sowie den Kritikern. *Brettschneider et al.* zeigen auf, dass ohne ein systematisches Kommunikationsmanagement große Widerstände und ggf. ein Scheitern drohen – selbst bei fachlich sinnvollen Strategien.

■ ■ Der zweite Abschnitt des Reports beleuchtet die Reformperspektiven für die Krankenhausfinanzierung.

Eingangs untersuchen *Schmid und Ulrich* die mit dem KHVVG auf den Weg gebrachte Vorhaltefinanzierung. Sie arbeiten heraus, dass eine fallzahlunabhängige Vorhaltevergütung aus gesundheitsökonomischer Sicht ein sinnvoller Bestandteil eines Vergütungsmix für Krankenhäuser sein kann, der bisher stark von Fallpauschalen dominiert ist. Beim dem im KHVVG implementierten Instrument handle es sich allerdings nicht um eine Vorhaltevergütung im eigentlichen Sinne. U. a. durch die starke Koppelung an die historischen Fallzahlen und den Case-Mix würden die mit dem Gesetzgebungsprozess verbundenen Ziele weitgehend verfehlt. Zudem seien erhebliche ungewünschte Nebenwirkungen zu erwarten. Empfohlen wird stattdessen ein zügiger Umbau über ein einfaches Startmodell mit sukzessiver Erweiterung, inkl. einer Koppelung an die Bevölkerungsstruktur und deren Morbidität mit regionalem Bezug.

Augurzky und Pilny gehen der Frage nach, wie der notwendige Strukturwandel finanziert werden kann und welche Rolle dabei der Transformationsfonds spielt. 50 Mrd. € stehen für den Zeitraum von 2026 bis 2035 für Investitionen in eine effizientere Struktur bereit. Um eine moderate Zentralisierung der Strukturen zu erreichen, wären nach einer Überschlagsrechnung der Autoren jedoch mindestens 60 Mrd. € an Investitionen nötig. Die knappen Mittel des Fonds müssten daher möglichst effizient eingesetzt werden. Fördertatbestände sollten auf die Kernfunktionen wie Zusammenlegung, Umwandlung und Schließung fokussieren, Anträge nach Kosten-Nutzen priorisiert, Direktanträge beim BAS ermöglicht sowie Planungs- und Bauprozesse durch ein Krankenhausbau-Beschleunigungsgesetz verkürzt werden, so die Autoren.

Hentschker et al. beleuchten die Implikationen des Pflegebudgets, das im Jahr 2020 als Säule der Krankenhausfinanzierung nach dem Selbstkostendeckungsprinzip eingeführt wurde. Neben dem Aufwuchs von ca. 53.000 Vollkräften in der Pflege führe das Pflegebudget demnach zu einem überdurchschnittlichen Ausgabenwachstum, hoher Systemkomplexität und einer deutlich gesunkenen Effizienz. Darüber hinaus seien keine messbar positiven Effekte auf die Einhaltung der Personalmindestbesetzung in den Kliniken sowie auf den Kompetenz- und Verantwortungsausbau der Pflege im Krankenhaus ersichtlich. Insgesamt spreche viel dafür, dass das Pflegebudget in der jetzigen Form – unter den aktuellen personellen und finanziellen Rahmenbedingungen – nicht weiter tragbar ist. Es gelte Alternativen zu entwickeln, die einerseits Pflegebedarfe und -leistungen sichtbar machen und vergüten, dabei aber gleichzeitig auch unter Wirtschaftlichkeits- und Effizienzgesichtspunkten tragfähig sind.

Neubert beleuchtet die Psychiatrie-Finanzierung und aktuellen Debatten über die Personalanhaltszahlen in diesem Bereich. Ressourcen flössen überwiegend in die vollstationäre Behandlung, während ambulante und sektorenübergreifende Angebote unterentwickelt blieben. Zugleich würden Mindestvorgaben der Personalausstattung-Richtlinie häufig verfehlt und zusätzliche Budgets führten nicht verlässlich zu mehr Personal am Patienten. Als Treiber benennt der Autor Fehlanreize im Entgelt- und Budgetsystem. Er plädiert für stärkere Zweckbindung und Rückzahlung nicht genutzter Personalmittel, mehr Transparenz sowie flexible sektorenübergreifende Gesamtbudgets zur Förderung der Ambulantisierung und Begrenzung der Ausgabendynamik.

▪▪ Im dritten Abschnitt des Krankenhaus-Reports stehen die Reformperspektiven für die Ambulantisierung und die sektorenübergreifende Versorgung im Mittelpunkt.

Messerle und Schreyögg nehmen eine empirische Bestandsaufnahme der Ambulantisierungsbemühungen der letzten zwei Dekaden vor und treffen ordnungspolitische Ableitungen. Es bestätige sich der schon etablierte Befund: Zwar gewännen Versorgungsbereiche an der ambulant-stationären Schnittstelle infolge zahlreicher partieller Lösungsversuche zunehmend an Bedeutung. Allerdings fehle ein übergreifendes Konzept, um auch den personellen und finanziellen Herausforderungen im Gesundheitswesen gerecht zu werden. Ein konsistenter Ordnungsrahmen mit verbindlichen, sektorenübergreifenden Vorgaben und angepassten Strukturen – wie beispielsweise Primärversorgungs- und intersektorale Zentren – sei daher essenziell, so Messerle und Schreyögg. Allerdings müssten die Lösungen der Versorgungsrealität gerecht werden: Es würden flexible gesetzliche Rahmenbedingungen benötigt, um regionale Lösungen zu ermöglichen.

Messerle, *Mostert-Brenck* und *Scheller-Kreinsen* betrachten in einer umfassenden empirischen Gesamtanalyse die wesentlichen Ambulantisierungsfelder in einem übergreifenden hierarchisierten Modell: die Verlagerung stationärer Eingriffe in den ambulanten Bereich, die Vermeidung von Krankenhauseinweisungen durch eine bessere ambulante Versorgung oder Prävention sowie die Neuorganisation der Notfallversorgung. Im Sinne einer empirischen Potenzialabschätzung verdeutlichen die Analysen, in welchem Maße eine konsequente Ambulantisierung mittelfristig für die stationären Versorgungsstrukturen und mittelbar für die jeweiligen Alternativen (Primärversorgung, ambulante Sekundärversorgung, pflegerische Versorgung usw.) relevant ist. Um der Bedeutung der regionalen Ebene Rechnung zu tragen, wurden auch Auswertungen auf Ebene der Bundesländer vorgenommen.

Spezifisch aufgegriffen werden die Herausforderungen und der Reformbedarf im Bereich der Notfallversorgung und des Rettungsdienstes im Beitrag von *Dodt und Pin*. Ob die angekündigte Notfallreform gelingt, hänge davon ab, ob alle Teile der Notfallkette mitberücksichtigt würden. Wesentlich sei zudem auch die Weiterentwicklung des Rettungsdienstes. Er dürfe nicht länger nur als Transportdienst ins Krankenhaus verstanden werden. Stattdessen solle er zu einem eigenständigen Bereich der Notfallversorgung werden. Dazu gehöre auch, dass Patientinnen und Patienten – je nach Lage – zu Hause versorgt und belassen werden können. Das würde den Rettungsdienst deutlich aufwerten, hin zu einem eigenständigen qualifizierten Gesundheitsdienstleister im System der Notfallversorgung, so die Autoren. Ein zentraler Bestandteil der Notfallreform seien ferner die Integrierten Notfallzentren. Die Aufgabenteilung in der Patientenversorgung in diesen INZs bedürfe detaillierter Festlegungen und klarer, verbindlicher Qualitätskriterien.

Neumann und Schmitt zeigen die vielen Sollbruchstellen in der psychiatrischen Versorgung. Sie arbeiten heraus, dass eine nachhaltige Reform integrierte und regionale Versorgungsstrukturen, eine gemeinsame Planung über Sektorengrenzen hinweg und konzertierte Versorgungsziele aller Beteiligten erfordert. Dafür brauche es eine dies ermöglichende digitale Infrastruktur sowie weitere Forschung zu den Umsetzungsbedingungen und den Wirkmechanismen. Die § 64b-SGB V-Modellvorhaben zeigten, dass flexible Globalbudgets und settingunabhängige Behandlungskonzepte stationäre Aufenthalte reduzieren, Kontinuität erhöhen und die Patientenzufriedenheit steigern können.

Die Beiträge und Analysen des Krankenhaus-Reports 2026 legen nahe, dass die sich bislang abzeichnende Umsetzung der Krankenhausreform nicht ausreichen wird, um die Herausforderungen einer mangelnder Qualitätsorientierung, einer alternden Gesellschaft und einer sich dramatisch verschärfenden Ressourcenknappheit zu meistern. Sowohl in der somatischen als auch in der psychiatrischen Versorgung besteht sowohl hinsichtlich der Versorgungsstrukturen als auch bei der Finanzierung weiterhin großer Reformbedarf.

Ein im Wesentlichen umlagefinanziertes Gesundheitssystem kann nur das ausgeben, was eingenommen bzw. erwirtschaftet wird. Mit dem demographischen Wandel und einer schwächeren Wirtschaftskraft steigt der Druck auf Budgets und die Krankenhausstrukturen, die bislang weder eine hohe Versorgungsqualität (vgl. Klauber et al. 2024[1]) noch eine ausreichende Wirtschaftlichkeit sicherstellen.

1 Krankenhaus-Report 2024.

Neben den Beiträgen zum Schwerpunktthema umfasst der Krankenhaus-Report eine Übersicht des Statistischen Bundesamtes über die Diagnosedaten der Krankenhäuser sowie die bewährte Krankenhauspolitische Chronik, die zentrale krankenhauspolitische Entwicklungen des vergangenen Jahres nachzeichnet.

Den Mitgliedern des Editorial Boards gilt unser besonderer Dank. Die Anregungen der Expertinnen und Experten und ihr Engagement von der konzeptionellen Gestaltung bis zur praktischen Umsetzung haben auch den diesjährigen Krankenhaus-Report in seiner vorliegenden Form erst möglich gemacht. Dem Springer-Verlag danken wir wie immer für seine professionelle und erfahrene verlegerische Betreuung des Projekts. Schließlich gebührt großer Dank auch den Mitarbeiterinnen und Mitarbeitern des WIdO für die umfängliche Unterstützung, insbesondere Susanne Sollmann und Gregor Leclerque für die redaktionelle Betreuung.

David Scheller-Kreinsen
Jürgen Wasem
Andreas Beivers
Carina Mostert-Brenck
Berlin, Essen und München

Inhaltsverzeichnis

IV Krankenhauspolitische Chronik

V Daten und Analysen

Herausgeberinnen und Herausgeber, Editorial Board sowie Autorinnen und Autoren des Krankenhaus-Reports 2026

Herausgeberinnen und Herausgeber

Dr. David Scheller-Kreinsen Wissenschaftliches Institut der AOK, Berlin, Deutschland

Prof. Dr. Jürgen Wasem Universität Duisburg-Essen, Alfried Krupp von Bohlen und Halbach-Stiftungslehrstuhl für Medizinmanagement, Essen, Deutschland

Prof. Dr. Andreas Beivers Hochschule Fresenius München, München, Deutschland

Carina Mostert-Brenck Wissenschaftliches Institut der AOK, Berlin, Deutschland

Editorial Board

Prof. Dr. Holger Pfaff Institut für Medizinsoziologie, Versorgungsforschung und Rehabilitationswissenschaft (IMVR), Universität zu Köln, Köln, Deutschland

Prof. Dr. med. Bernt-Peter Robra Hannover, Deutschland

Prof. Dr. Jonas Schreyögg Lehrstuhl für Management im Gesundheitswesen, Universität Hamburg, Hamburg, Deutschland

Prof. Dr. Eberhard Wille Abteilung Volkswirtschaftslehre, Universität Mannheim, Mannheim, Deutschland

Autorinnen und Autoren

Prof. Dr. Boris Augurzky hcb Institute for Health Care Business GmbH, Essen, Deutschland

Sophia Behrens Statistisches Bundesamt, Bonn, Deutschland

Dr. Elke Berger Fachgebiet Management im Gesundheitswesen, Technische Universität Berlin, Berlin, Deutschland

Prof. Dr. Frank Brettschneider Institut für Kommunikationswissenschaft, Universität Hohenheim, Stuttgart, Deutschland

Dirk Bürger AOK-Bundesverband, Berlin, Deutschland

Prof. Dr. Reinhard Busse Fachgebiet Management im Gesundheitswesen, Technische Universität Berlin, Berlin, Deutschland

Prof. Dr. med. Christoph Dodt Notfallzentrum, München Klinik Bogenhausen, München, Deutschland

Dr. David Ehlig School of Medicine, Lehrstuhl für Gesundheitsökonomie, -Politik und -Management, Universität St. Gallen, St. Gallen, Schweiz

Astrid Eriksen Fachgebiet Management im Gesundheitswesen, Technische Universität Berlin, Berlin, Deutschland

Johannes Fischer Crunchtime Communications, Stuttgart, Deutschland

Prof. Dr. Alexander Geissler School of Medicine, Lehrstuhl für Gesundheitsökonomie, -Politik und -Management, Universität St. Gallen, St. Gallen, Schweiz

Prof. Dr. Max Geraedts Institut für Versorgungsforschung und Klinische Epidemiologie, Philipps-Universität Marburg, Marburg, Deutschland

Dr. Dr. med. Sebastian Griewing Klinik für Gynäkologie und Geburtshilfe, Universitätsklinikum Marburg, Philipps-Universität Marburg, Marburg, Deutschland

Christian Günster Wissenschaftliches Institut der AOK, Berlin, Deutschland

Dr. Corinna Hentschker Wissenschaftliches Institut der AOK, Berlin, Deutschland

Louise Charlotte Olimpia Junge Fachgebiet Management im Gesundheitswesen, Technische Universität Berlin, Berlin, Deutschland

Hanna Krüll Abteilung Krankenhausplanung, AOK Rheinland/Hamburg – Die Gesundheitskasse, Düsseldorf, Deutschland

Prof. Dr. med. Sebastian Kuhn, MME Institut für Digitale Medizin, Universitätsklinikum Marburg, Philipps-Universität Marburg, Marburg, Deutschland

Charlotte Lang School of Medicine, Lehrstuhl für Gesundheitsökonomie, -Politik und -Management, Universität St. Gallen, St. Gallen, Schweiz

Dr. Simon Loeser Unternehmensbereich Stationäre Versorgung, AOK Rheinland/Hamburg – Die Gesundheitskasse, Düsseldorf, Deutschland

Prof. Dr. Michael Löhr LWL-Klinikum Gütersloh, Gütersloh, Deutschland

Marjana Mai AOK-Bundesverband, Berlin, Deutschland

Dr. med. Jürgen Malzahn AOK-Bundesverband, Berlin, Deutschland

Dr. Robert Messerle Wissenschaftliches Institut der AOK, Berlin, Deutschland

Carina Mostert-Brenck Wissenschaftliches Institut der AOK, Berlin, Deutschland

Olaf Neubert Abteilung Krankenhäuser, GKV-Spitzenverband, Berlin, Deutschland

Dr. Anne Neumann Zentrum für Evidenzbasierte Gesundheitsversorgung (ZEGV), Medizinische Fakultät und Universitätsklinikum Carl Gustav Carus Dresden der Technischen Universität Dresden, Dresden, Deutschland

Dr. Adam Pilny hcb Institute for Health Care Business GmbH, Essen, Deutschland

Martin Pin Klinik für Akut und Notfallmedizin, Florence-Nightingale-Krankenhaus, Düsseldorf, Deutschland

Martina Purwins AOK-Bundesverband, Berlin, Deutschland

Prof. Dr. Hans-Joachim Salize Zentralinstitut für Seelische Gesundheit, Mannheim, Deutschland

Dr. David Scheller-Kreinsen Wissenschaftliches Institut der AOK, Berlin, Deutschland

Dr. Gerhard Schillinger AOK-Bundesverband, Berlin, Deutschland

Prof. Dr. Andreas Schmid Universität Bayreuth, Bayreuth, Deutschland

Prof. Dr. med. Jochen Schmitt Zentrum für Evidenzbasierte Gesundheitsversorgung (ZEGV), Medizinische Fakultät und Universitätsklinikum Carl Gustav Carus Dresden der Technischen Universität Dresden, Dresden, Deutschland

Prof. Dr. Jonas Schreyögg Lehrstuhl für Management im Gesundheitswesen, Universität Hamburg, Hamburg, Deutschland

Tiziana Schuster Crunchtime Communications, Stuttgart, Deutschland

Prof. Dr. Volker Ulrich Rechts- und Wirtschaftswissenschaftliche Fakultät, Universität Bayreuth, Bayreuth, Deutschland

Dr. Justus Vogel School of Medicine, Lehrstuhl für Gesundheitsökonomie, -Politik und -Management, Universität St. Gallen, St. Gallen, Schweiz

Carla Walker School of Medicine, Lehrstuhl für Gesundheitsökonomie, -Politik und -Management, Universität St. Gallen, St. Gallen, Schweiz

Reformperspektiven für die Krankenhausstrukturen

Inhaltsverzeichnis

Die große Krankenhausreform 2025 – Stand und Ausblick

Boris Augurzky

Inhaltsverzeichnis

Dank geht an Dr. Adam Pilny für konstruktive Anmerkungen. Zugunsten eines leserfreundlichen Texts verzichtet der Autor weitgehend auf „gendergerechte Sprache".

D. Scheller-Kreinsen et al. (Hrsg.), *Krankenhaus-Report 2026*,
https://doi.org/10.1007/978-3-662-73132-1_1

■■ Zusammenfassung

In der Vergangenheit wurden die Krankenhausstrukturen in Deutschland hinsichtlich Zentralisierung und Schwerpunktbildung langsam, aber stetig weiterentwickelt. Trotzdem besteht diesbezüglich weiterhin großes Potenzial. Die Mitte der 2020er Jahre beginnende deutliche Beschleunigung des demographischen Wandels erfordert nunmehr allerdings auch eine Beschleunigung der Veränderungen, um die vorhandenen Ressourcen effizienter nutzen zu können. Ansonsten droht Rationierung von Leistungen. Eine große Krankenhausreform war bereits in der Legislatur von 2017 bis 2021 angedacht, jedoch setzte die Covid-19-Pandemie dann andere Prioritäten. Sie fiel daher in die darauffolgende Legislatur. Nach zähem Ringen um ihre Inhalte trat sie zum 01.01.2025 in Kraft. Seit Mai 2025 arbeitet die neue Regierungskoalition schon an Anpassungen an der Reform – technischer und inhaltlicher Art. Insbesondere sollen die Strukturvorgaben an die neuen Leistungsgruppen reduziert werden und Bundesländer sollen praktisch frei über Ausnahmemöglichkeiten entscheiden können, was den Veränderungsprozess hin zu effizienteren Strukturen bremsen könnte. Aufgrund der nicht nachhaltig finanzierten Sozialsysteme dürfte es dann zu budgetorientierten Lösungen kommen: Die bundesweit zur Verfügung stehenden Mittel für die Gesundheitsversorgung könnten auf Regionen heruntergebrochen werden, die einerseits feste Budgets, andererseits mehr Gestaltungsfreiheit und Zielvorgaben erhielten. Daraus könnte ein Wettbewerb der Regionen entstehen – bei zugleich gedeckelten Budgets, die dafür Sorge tragen, dass die aktuelle Kostendynamik gebremst wird.

In the past, Germany's hospital system has undergone slow but steady development in terms of centralisation and specialisation. Nevertheless, there is a lot of untapped potential in this area. Starting in the mid-2020s, demographic change is speeding up, which means reforms now are required to move faster so that existing resources can be used more efficiently. Otherwise, there is a risk that services will have to be rationed. A major hospital reform had already been planned between 2017 and 2021, but the Covid-19 pandemic pushed it onto the back burner. It was then postponed to the following legislative term and, after lengthy debates, came into effect on January 1, 2025. Since May 2025, the new government has already been working on technical as well as substantive adjustments to the reform. One of the main changes being discussed is easing the structural requirements for the new „service groups". In addition, federal states are to be given more freedom regarding exemptions. However, this might slow down the movement towards more efficient structures. Due to the fact that social security systems in Germany are not sustainably financed, budget-driven solutions are likely to follow: The funds available nationwide for health care could be broken down into regions, which would receive fixed budgets on the one hand and more freedom of action and targets on the other. This setup could lead to competition between regions, while capped budgets might help to reign in the current rise in costs.

1.1 Die große Krankenhausreform

1.1.1 Das Mengenthema

Im Jahr 2004 wurde das DRG-Fallpauschalensystem eingeführt. Seitdem erzielen Krankenhäuser ihre Erlöse zum größten Teil aus der Behandlung von stationären Fällen. Wie jedes Vergütungssystem hat auch dieses seine Vor- und Nachteile. Ein Vorteil ist, dass Leistung sich lohnt und damit kein Anreiz für Krankenhäuser besteht, Leistungen zu begrenzen. Damit verbunden ist der Nachteil, dass in „mengensensitiven" Bereichen möglicherweise zu viel Leistung erbracht wird und der volkswirtschaftliche Nutzen der Leistungserbringung nicht die damit verbundenen Kosten rechtfertigt und Patientinnen und Patienten zudem unnötig hohe Risiken eingehen.

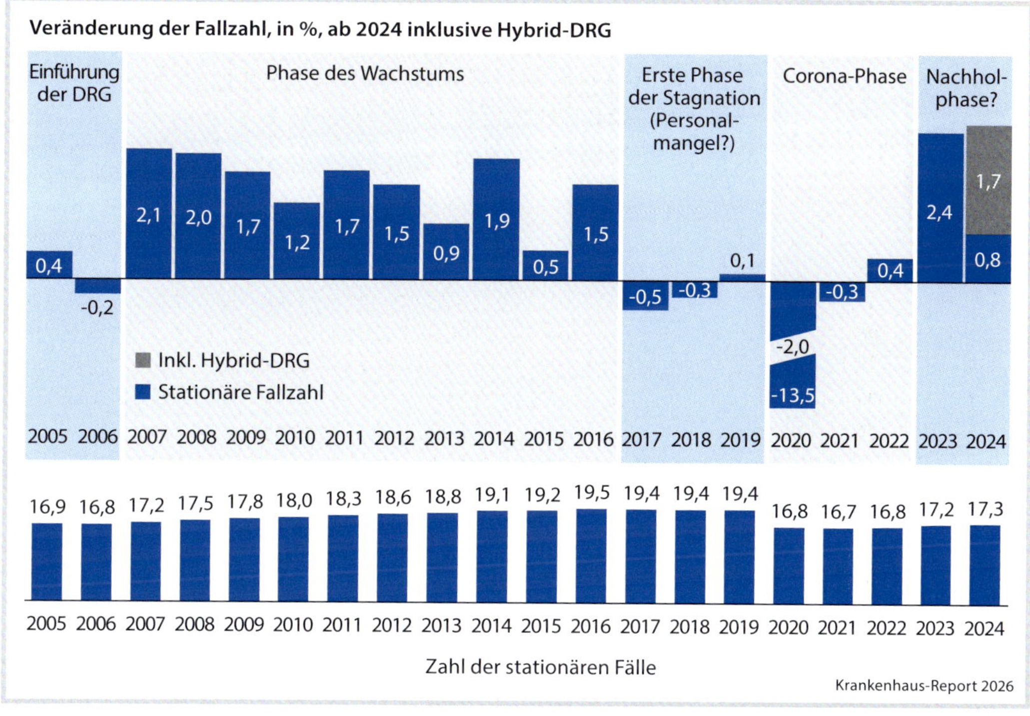

Abb. 1.1 Zahl der stationären Fälle und Veränderung in %. (Quelle: Augurzky et al. 2025)

Ab dem Jahr 2007, wenige Jahre nach der Einführung des neuen Vergütungssystems, stieg die Zahl der stationären Fälle jedes Jahr um durchschnittlich 1,5 % und lag 2016 schließlich um 16 % höher als 2006 (Destatis 2006 bis 2025; Abb. 1.1). Augurzky et al. (2012) und Schreyögg et al. (2014) untersuchten für den Zeitraum von 2006 bis 2010 den Effekt der finanziellen Anreize im DRG-System auf die Fallzahlentwicklung. Es zeigte sich, dass das Angebot der stationären Leistungen auf eine Veränderung der Marktpreise, das heißt der damals noch hausindividuellen Basisfallwerte und der DRG-Relativgewichte, reagierte.

Im Jahr 2017 brach das Wachstum plötzlich ein und die Fallzahl stagnierte bis zum Beginn der Covid-19-Pandemie im Frühjahr 2020. Etwa zeitgleich mit dem Jahr 2017 mehrten sich die Berichte über einen Personalmangel in der Pflege, was ein Grund dafür sein kann, dass eine weitere Leistungssteigerung nicht mehr möglich war (DKI 2017; Deutscher Bundestag 2018). Obwohl die Fallzahl zwischen 2016 und 2019 insgesamt um 0,6 % sank, nahm zeitgleich die Beschäftigtenzahl – gemessen in Vollzeitäquivalente – im Krankenhaus um 5,4 % weiter zu (Destatis 2018 bis 2021).

Es ist daher nicht verwunderlich, dass sich die wirtschaftliche Lage der Krankenhäuser im Zeitraum 2016 bis 2019 deutlich verschlechterte (Abb. 1.2). So sank die durchschnittliche Umsatzrendite von ihrem im gezeigten Zeitraum besten Wert im Jahr 2016 in Höhe von 2,3 % auf niedrige 0,6 % im Jahr 2019. Dann durchbrach die Covid-19-Pandemie im Jahr 2020 diesen Trend. Schlagartig sank die Fallzahl um 13,5 %, während der damit verbundene Erlöseinbruch der Krankenhäuser durch Hilfszahlungen für frei gehaltene Betten ausgeglichen wurde. Der Ausgleich war aus Vorsichtsgründen großzügig bemessen, sodass die wirtschaftliche Lage wieder

1

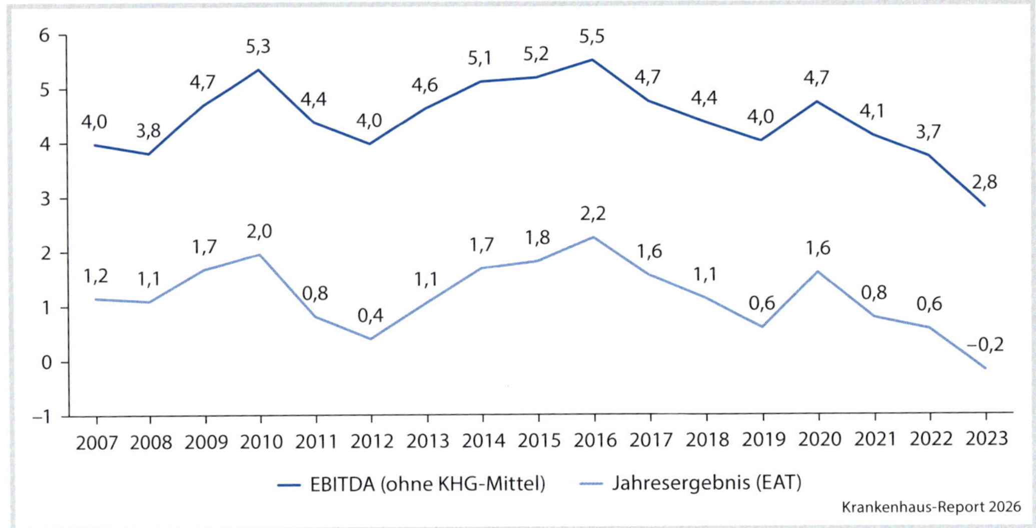

Abb. 1.2 Jahresergebnis (EAT) und EBITDA als Anteil an den Erlösen. (Quelle: Augurzky et al. 2025)

an das bessere Jahr 2017 anknüpfen konnte. Dieser Zustand hielt indessen nicht lange an, weil die pandemiebedingten Hilfszahlungen schrittweise zurückgefahren wurden. Die Fallzahlen der Krankenhäuser blieben aber niedrig und sollten bis heute (2024) nicht mehr das Niveau des Jahres 2019 erreichen, auch wenn die Zuwächse 2023 (+2,4 %) und 2024 (+2,5 %, davon 1,7%-Punkte Hybrid-DRGs) außerordentlich hoch ausfielen.

Die Covid-19-Pandemie hat dem Gesundheitswesen erstmals deutlich vor Augen geführt, dass eine nahezu 100%ige fallorientierte Vergütung in Krisenzeiten zu erheblichen Verwerfungen führen kann. Ohne die Hilfszahlungen für freigehaltene Betten für infizierte Patienten hätte kaum ein Krankenhaus die damit verbundenen starken Erlöseinbrüche überleben können. Die Krankenhäuser hätten sonst die Personal- und Sachkosten in gleichem Ausmaß wie die Fallzahlen reduzieren müssen, was der Vorhaltung von Kapazitäten für die Pandemie zuwidergelaufen wäre.

In diesem Zusammenhang kam in Deutschland verstärkt der Gedanke auf, die Fallorientierung in der Krankenhausvergütung ebenfalls zugunsten einer mengenunabhängigen Vorhaltevergütung abzuschwächen. Der Gedanke war nicht völlig neu und wurde bereits im Jahr 2018 vom Sachverständigenrat Gesundheit in seinem Gutachten „Bedarfsgerechte Steuerung der Gesundheitsversorgung“ (SVR 2018) thematisiert. Zur Finanzierung der Integrierten Notfallzentren (INZ) schlug er eine Grundpauschale je Notfallstufe und eine Pauschale je Fall vor. „Das INZ sollte somit als am Krankenhaus lokalisierte, aber eigenständige wirtschaftliche Einheit geführt werden und die Leistungen der Krankenhausnotaufnahme und des ärztlichen Bereitschaftsdienstes aus seiner Vergütung im Binnenverhältnis kompensieren“ (SVR 2018).

Darüber hinaus schlug der Sachverständigenrat „eine Stärkung pauschaler Vergütungselemente durch gezielte Berücksichtigung der Besonderheiten in der Versorgungslandschaft“ vor, unter anderem zur Finanzierung eines definierten Vorhaltungsbedarfs bedarfsnotwendiger Kliniken, und weiter: „Kosten, die in keinem direkten Zusammenhang mit der Fallzahl stehen, aus der fallleistungsorientierten Vergütung zu lösen und pauschal zu vergüten.“ „Pauschale Vergütungen sollten dort stattfinden, wo Kosten keinen direkten Bezug zur stationären Fallmenge haben, beispielsweise bei Vorhaltungskosten für die Notfallversorgung." (SVR 2018) Auch der Blick in andere Länder ist aufschlussreich. So ist der Anteil der DRGs an den Krankenhauserlösen in vielen anderen OECD-Ländern geringer als in Deutschland und liegt teilweise nur im Bereich von 40 bis 50 % (Schreyögg 2017).

1.1.2 Die ungünstigen Strukturen

Die bestehenden Krankenhausstrukturen in Deutschland werden seit vielen Jahren kritisch gesehen. Bezogen auf die Bevölkerungszahl gibt es in Deutschland viele Krankenhausstandorte und viele -betten (Bertelsmann Stiftung 2019, 2021). Bezogen auf die rein somatischen Krankenhäuser verfügt mehr als ein Drittel der Standorte über weniger als 150 Betten (G-BA 2025). Ein Vorteil dieser großzügigen Strukturen ist die schnelle Erreichbarkeit der Krankenhäuser. Nachteilig daran ist, dass nicht jedes Krankenhaus breit aufgestellt ist und je Disziplin einen hohen Spezialisierungsgrad aufweisen kann. Nicht jedes Haus kann also für alle denkbaren medizinischen Fälle der geeignete Anlaufpunkt sein, was die Aussage einer schnellen Erreichbarkeit relativiert. Auch ist es für kleine Häuser der Grundversorgung schwieriger, wirtschaftlich zu arbeiten, sodass viele von ihnen defizitär sind. Eine Analyse von Augurzky et al. (2023) zeigt, dass die unter wirtschaftlichem Gesichtspunkt optimale Krankenhausgröße zwischen 500 und 900 Betten liegt. Auch mit 300 und 400 Betten kann es gelingen, ein noch gutes Ergebnis zu erzielen. Unter 200 Betten wird es jedoch schwierig – ausgenommen hochspezialisierte Fachkliniken.

Ein größerer Standort hat zudem die Möglichkeit, eine hohe Behandlungsqualität zu erzielen. In einigen Leistungssegmenten lässt sich empirisch nachweisen, dass mit der Fallzahl die Behandlungsqualität steigt (zum Beispiel BARMER 2020). Dies ist ein Grund für die Festlegung von Mindestmengen durch den Gemeinsamen Bundesausschuss (G-BA). Dabei muss der Krankenhausstandort selbst nicht notwendigerweise groß sein, wenn er sich auf wenige Leistungssegmente fokussiert, wie dies Fachkliniken tun. Über die Größe kann es aber gelingen, interdisziplinär zu arbeiten und darüber die Qualität zusätzlich zu steigern, wie beispielsweise in der Geriatrie, für die Interdisziplinarität eine große Rolle spielt.

Aus diesen Gründen haben in der Vergangenheit viele Krankenhausträger daran gearbeitet, ihre Krankenhausstrukturen zu optimieren, das heißt, Standorte zusammenzulegen und/oder ausgewiesene Schwerpunkte zu bilden. Dieser Veränderungsprozess ist seit langem in Gange, verläuft allerdings schwerfällig, weil die lokalen Widerstände gegenüber Veränderungen immens sein können – besonders bei kommunalen Krankenhausträgern. Zwar entstehen für die Bevölkerung in der Region durch eine Zentralisierung Vorteile hinsichtlich der Versorgungsqualität und es kann in manchen Fällen sogar eine höhere Notfallstufe erreicht werden. Allerdings muss die Bevölkerung an den zu verlagernden Standorten mit längeren Anfahrtswegen zum neuen Zentrum rechnen. Dies führt regelmäßig zu heftigen Widerständen in den betroffenen Orten. Hinzu kommt, dass die Wirtschaftlichkeit im kommunalen Kontext eine eher untergeordnete Rolle spielt – zumindest, solange sich Landkreise, Städte und Gemeinden ein Defizit aus dem Krankenhausbetrieb leisten können.

Trotzdem ist es in einigen Regionen gelungen, kleinere Standorte an einem größeren oder zu einem neuen größeren Standort zusammenzulegen und sich wirtschaftlich nachhaltig aufzustellen. Inzwischen, Mitte der 2020er Jahre, wird jedoch immer deutlicher, wie die einsetzende rasche Alterung der Bevölkerung das Personal in vielen Branchen, darunter das Gesundheitswesen, verknappt. Die geburtenstarken Jahrgänge aus den 1960er Jahren und Ende der 1950er Jahre verlassen schrittweise den Arbeitsmarkt und die geburtenschwachen Jahrgänge aus den Nuller Jahren treten ein (Statistisches Bundesamt 2025). Das Verhältnis der Geburtenzahlen beträgt ungefähr 2:1. Das heißt, zwei Erwerbstätige gehen in Rente und eine Nachwuchskraft folgt nach. Dies ist in vielen Branchen zu beobachten: im Einzelhandel (HDE 2025), der Gastronomie, dem Transportwesen (Eurotransport 2023), dem Handwerk und dem Gesundheitswesen, wenngleich im Gesundheitswesen in den vergangenen Jahren ein starker Aufwuchs an Personal stattgefunden hat. Noch nie haben so viele Menschen in Krankenhäusern gearbeitet wie im Jahr 2023 – gemessen in Vollzeitäquivalenten (Statistisches Bundesamt 2024). Dennoch ist der Mangel an Pflegefachpersonen groß. Auf mögliche Gründe dieses Mangels bei einem gleichzeitig zu beobachtenden Zuwachs an Vollzeitkräften in der Pflege in Höhe von 13 % zwischen 2019 und 2023 soll in diesem Kapitel nicht eingegangen werden.

Fakt ist, dass freie Stellen immer schwieriger neu besetzt werden können. Dies führt dazu, dass gerade kleine Krankenhäuser sich nicht nur finanziellen Problemen gegenübersehen, sondern inzwischen auch wachsende Schwierigkeiten haben, all ihre Personalstellen zu besetzen. Zudem hat sich die Medizin in den vergangenen Jahrzehnten weiter spezialisiert, weshalb es Grundversorgern zunehmend schwerfällt, Generalisten, die in Rente gehen, zu ersetzen. Sie müssen auf den stärker spezialisierten Nachwuchs zurückgreifen, von dem sie theoretisch mehr als eine Person einstellen müssten, um die Bandbreite des ausgeschiedenen Generalisten abbilden zu können. Jedoch lässt die vorhandene Leistungsmenge nicht zu, so viele Fixkosten zu tragen – abgesehen davon, dass die nötigen Spezialisten ohnehin kaum für solche Standorte zu gewinnen wären. Mit anderen Worten können manche Krankenhäuser ihren Betrieb aus personellen Gründen nicht wie bisher fortführen, selbst wenn das Geld dafür vorhanden wäre.

Gleichzeitig steigt durch die demographischen Veränderungen der Druck auf die sozialen Sicherungssysteme. Im Jahr 2023 schlossen der Gesundheitsfonds und die GKV mit einem Defizit von zusammen über fünf Mrd. Euro ab, im Jahr 2024 lag es bereits bei zehn Mrd. Euro. Entsprechend stieg der durchschnittliche Zusatzbeitrag der GKV und erreicht Mitte 2025 den hohen Wert von fast 3 % (vdek 2025). In der Summe betragen alle Sozialabgaben im Jahr 2025 fast 42 % des beitragspflichtigen Einkommens. Dieser hohe Wert ist also bereits am Anfang des anstehenden großen demographischen Umbruchs erreicht. Bis zum Jahr 2035 rechnen Karagiannidis et al. (2025) mit einem Wert von rund 50 %, wenn keine wirksamen Gegenmaßnahmen ergriffen werden.

Vor diesem Hintergrund und den zusätzlich anstehenden immensen Herausforderungen wie den Vorbereitungen auf einen eventuellen NATO-Bündnisfall, das Abmildern der Folgen des Klimawandels und die steigende Zinslast aufgrund der zunehmenden Staatsschulden ist es dringend geboten, die Krankenhausstrukturen in Deutschland trotz großer Widerstände effizienter zu gestalten. Das war und ist die Aufgabe der großen Krankenhausreform, die Anfang des Jahres 2025 in Kraft getreten ist. Weitere Reformen müssen sie ergänzen. Unter anderem braucht es eine Reform der Notfallversorgung und des Rettungswesens, mehr Kompetenzen für die Pflege und eine bessere Patientensteuerung, um die Nachfrage zum passenden Angebot zu bringen. Für all dies ist eine elektronische Patientenakte nötig, die die Grundlage bildet, um die genannten Reformen zu einem Erfolg zu machen.

1.2 Die Reformdebatte

1.2.1 Wind of Change

Vieles, wenn auch nicht alles des oben Gesagten war bereits in der Legislatur von 2017 bis 2021 bekannt. Schon damals stand eine große Krankenhausreform auf der Agenda. Auf dem letzten Meter kam jedoch die Corona-Pandemie dazwischen und veränderte die politischen Prioritäten komplett, auch wenn es im März 2020 – zu Beginn der Pandemie – ohnehin schon recht spät für den Start einer Reformdebatte gewesen wäre. Schließlich standen im September 2021 wieder Bundestagswahlen an. Dennoch war allen Akteuren klar, dass eine große Krankenhausreform spätestens nach dieser Wahl und mit dem Abflauen der Pandemie anstand.

Auch die Deutsche Krankenhausgesellschaft (DKG) verschloss sich dieser Debatte nicht. Sie bot an, „sich auch in schwierige Strukturdiskussionen einzubringen und die bedarfsgerechte Weiterentwicklung der Krankenhausversorgung im Rahmen ihrer Möglichkeiten verantwortlich mitzugestalten. Der Abbau von nachweisbar nicht bedarfsnotwendigen Kapazitäten, Standortzusammenführungen und im konkreten Einzelfall auch Standortschließungen sind ebenso Teil dieser Strukturentwicklungen wie der Erhalt, die Stärkung und die sektoren- und länderübergreifende Weiterentwicklung von Standorten in Regionen mit Versorgungsdefiziten zur Sicherung der sozialen Daseinsvorsorge und bundes- und landesweit gleichwertiger Lebensverhältnisse“ (DKG 2021). Ferner forderte die DKG eine Weiterentwicklung der Vergütungssysteme und wies darauf hin, dass ein zukunftsfähiges Vergütungssystem die Vorhaltung von bedarfsnotwendigen Versorgungsangeboten stärker als bisher berücksichtigen muss.

Anfang 2022 lag ein „Wind of Change“ in der Luft. Die Pandemie verlor allmählich ihre Bedeutung und man konnte sich wieder den vielen anderen drängenden gesundheitspolitischen Themen widmen. Der Koalitionsvertrag der neuen „Ampel-Regierung“ sah vor, „die nötigen Reformen für eine moderne und bedarfsgerechte Krankenhausversorgung auf den Weg zu bringen. Eine kurzfristig eingesetzte Regierungskommission wird hierzu Empfehlungen vorlegen und insbesondere Leitplanken für eine auf Leistungsgruppen (LG) und Versorgungsstufen basierende und sich an Kriterien wie der Erreichbarkeit und der demographischen Entwicklung orientierende Krankenhausplanung erarbeiten. Sie legt Empfehlungen für eine Weiterentwicklung der Krankenhausfinanzierung vor, die das bisherige System um ein nach Versorgungsstufen (Primär-, Grund-, Regel-, Maximalversorgung, Uniklinika) differenziertes System erlösunabhängiger Vorhaltepauschalen ergänzt“ (Koalitionsvertrag 2021, 2025).

Im Mai 2022 stellte Bundesgesundheitsminister Prof. Karl Lauterbach die „Regierungskommission für eine moderne und bedarfsgerechte Krankenhausversorgung“ vor. Sie war besetzt mit 15 Expertinnen und Experten aus der Pflege, der Medizin, der Ökonomie und der Rechtswissenschaften. Ihre Aufgabe war es, schriftliche Stellungnahmen zu einzelnen Fragen der Krankenhausversorgung zu erarbeiten. Ihre Empfehlungen sollten Grundlage für verschiedene Reformen werden.

1.2.2 Das Nikolausgeschenk

Die dritte Stellungnahme der Regierungskommission (2022) beinhaltete dann die Blaupause für die große Krankenhausreform. Sie war ambitioniert und enthielt zahlreiche Elemente, die die Zentralisierung und Schwerpunktbildung der Krankenhausversorgung stark forcieren würden. Minister Lauterbach stellte sie erstmals am Nikolaustag, dem 6. Dezember 2022 öffentlich vor. Drei wesentliche Elemente kennzeichneten die Stellungnahme: erstens die bundesweite Einführung von drei Versorgungsstufen bzw. Levels. Level 1 umfasste die lokale Grundversorgung, die sich unterteilte in Level 1n, wenn auch Notfallversorgung am Standort angeboten wird, und Level 1i, wenn es sich um eine integrierte ambulant-stationäre Versorgung ohne stationäre Notfallversorgung handelte – ein Konstrukt, das in der öffentlichen Debatte große Bedeutung erlangen sollte. Level 3 bildete die überregionale Maximalversorgung ab, mit der Untergruppe 3U für die Universitätskliniken. Dazwischen war Level 2 angesiedelt, das den mittelgroßen Regionalversorger charakterisierte. Zusätzlich gab es den Sonderfall der Fachklinik, die spezialisierte Leistungen in nur wenigen Segmenten anbietet und darin mit dem Angebot auf Level 2 und 3 vergleichbar ist.

In den einzelnen Bundesländern gab es auch schon immer Versorgungsstufen, jedoch ohne dass sie besondere Konsequenzen für das konkrete Leistungsangebot der Krankenhäuser hatten. Die Level der Dritten Stellungnahme waren dagegen streng über die Leistungsgruppen und die nötige Ausstattung, die an einem Standort vorhanden sein mussten, definiert. Hier kam das zweite Element der Leistungsgruppen ins Spiel, angelehnt an die neue Leistungsgruppensystematik aus Nordrhein-Westfalen, die 60 somatische LG kennt. Die Stellungnahme erweiterte ihre Zahl auf 128 und orientierte sich damit am Schweizer Leistungsgruppensystem.

Das Level eines Krankenhauses legte wiederum fest, welche Leistungsgruppen an dem Haus überhaupt angesiedelt sein dürfen. Beispielsweise sollte einem Grundversorger (Level 1n) nicht mehr erlaubt sein, spezialisierte Leistungsgruppen, die den Level 2 oder 3 vorbehalten waren, zu erbringen. Auf Level 2 konnten bereits mehr LG erbracht werden und auf Level 3 waren alle LG möglich. Es war klar, dass die so definierten Versorgungslevel einen gewaltigen Umbau der bestehenden Krankenhausstrukturen zur Folge haben würden. Denn in Deutschland gibt es sehr viele Krankenhäuser mittlerer Größe, die nahe an Level 2 gewesen wären, denen aber die eine oder andere entscheidende Voraussetzung für das Erreichen des Level 2 fehlten. Aus diesem Grund hätten sie ihr Leistungsportfolio stark abspecken müssen. Die Widerstände dagegen waren immens und wurden über die Bundesländer transportiert. Am Ende hatten die Versorgungslevels keinen Eingang in das KHVVG gefunden. Rückblickend wäre es vielversprechender gewesen, anstatt Versorgungsstufen neu und sehr streng zu definieren, auf die bestehenden G-BA-Notfallstufen 1–3 zurückzugreifen. Sie sind etabliert, bundesweit einheitlich definiert und weniger streng, was ihre Anforderungen angeht.

Damit kommt das dritte Element der Krankenhausreform ins Spiel: die Vorhaltefinanzierung. Sie verfolgt verschiedene Ziele. Wie ihr Name andeutet, soll sie erstens Vorhaltekosten finanzieren, die weitgehend unabhängig von der Leistungsmenge anfallen. Dabei sei hier angemerkt, dass der Fixkostenanteil von der betrachteten zeitlichen Dimension abhängt. Langfristig sind praktisch alle Kosten variabel, kurzfristig sind die meisten Kosten fix. So kann langfristig der Personalbestand an eine sich verändernde Leistungsmenge angepasst werden, kurzfristig besteht hierzu fast kein Spielraum. Der Anteil der Vorhaltefinanzierung an den gesamten Krankenhauserlösen muss daher normativ festgelegt werden. Die Regierungskommission empfahl, mit einem Anteil von 40 % zu starten. Dabei sollte das Pflegebudget in diesen 40 % enthalten sein, sodass das Vorhaltebudget im Durchschnitt effektiv weniger als 20 % ausmachen würde.

Zweitens soll die Vorhaltefinanzierung den Anreiz des DRG-Systems, „in die Menge zu gehen“, reduzieren. Je höher ihr Anteil an der Gesamtvergütung ausfällt, desto niedriger ist die Vergütung je DRG. Es gibt noch ein drittes Ziel der Vorhaltefinanzierung: Bei einer reinen Umverteilung der bestehenden Erlösbudgets der Krankenhäuser hin zu einer Kombination aus Vorhalte- und einer abgesenkten Fallfinanzierung kann sich im Durchschnitt die wirtschaftliche Lage der Krankenhäuser kurzfristig nicht ändern. Sie wird sich nur ändern, wenn ein dynamischer Anpassungsprozess startet. Wenn sich im Laufe der Zeit Schwerpunkte bilden und Leistungsgruppen und Vorhaltebudgets an weniger Standorten gebündelt werden oder sich sogar Zentralkliniken bilden, sinkt der Anteil der Fixkosten an den Gesamtkosten und die Lage kann sich bessern.

Diese Elemente sowie die 1i-Kliniken würden zu großen Veränderungen der Krankenhausstrukturen führen und bedürften umfangreicher Investitionen. Daher empfahl die Regierungskommission die Neuauflage des Krankenhausstrukturfonds.

1.3 Das Krankenhausversorgungsverbesserungsgesetz

1.3.1 In letzter Minute

Der 6. Dezember 2022 läutete die öffentliche Debatte zur Krankenhausreform sowie den Prozess der Gesetzgebung ein. Es folgten zahlreiche Bund-Länder-Arbeitstreffen, die viele konträre Positionen offenlegten. Auf der einen Seite forderten die Länder mehr Gestaltungsfreiheiten, insbesondere was Ausnahmeregelungen anging. Sie sahen mit der Reform die in ihrer Verantwortung liegende Krankenhausplanung unterhöhlt. Auf der anderen Seite verlangte die Bundesebene strenge Mindestanforderungen an die Leistungsgruppen. Eine Vergütung von Leistung sollte nur bei Erfüllung der Anforderungen an die Strukturqualitäten möglich sein. Ausnahmen sollte es nur für Sicherstellungshäuser geben – und auch nur temporär. Strittig war zudem der Status der Fachklinik und die Voraussetzungen, die sie erfüllen musste, um ihre fachspezifischen Leistungsgruppen erbringen zu dürfen.

Ein großes Anliegen der Bundesländer war eine Folgenabschätzung der Reformeffekte, idealerweise auf Standortebene. Wer sich mit Simulationen und Datenanalysen auskennt, weiß, dass dies keineswegs einfach ist. Im vorliegenden Fall war es praktisch unmöglich, für jeden Standort die Folgen der Reform zu ermitteln. Erstens liegen nie aktuelle Daten vor. Zweitens gab es noch keinen Leistungsgruppengrouper, der eine Aussage zum erwartbaren LG-Portfolio eines Standorts im Status quo machen könnte. Drittens lagen keine aussagekräftigen Daten zur personellen und Geräteausstattung vor, um je LG abschätzen zu können, welche Anforderungen ein Standort überhaupt erfüllen würde. Viertens war es unmöglich, belastbare Aussagen zu den vorgesehenen Mindestvorhaltezahlen je LG und Mindestgrößen der onkologischen Leistungen innerhalb von Leistungsgruppen zu treffen.

Fünftens – und wohl am wichtigsten – lässt sich die mit der Reform intendierte Dynamik zu Strukturveränderungen nicht auf Standortebene abbilden. Krankenhäuser sollen und werden auf die neuen Rahmenbedingungen und Vergütungselemente natürlich reagieren. Sie werden Kooperationsverträge mit Nachbarn schließen und Personal einstellen und Geräte beschaffen, wenn sich dies lohnt, um eine LG weiter anbieten zu können. Andernfalls werden sie die LG aufgeben oder sich mit Nachbarn einigen, wer welche LG künftig anbietet. Komplex sind zudem Rückkopplungseffekte, die aus der Vorhaltefinanzierung herrühren. All diese Faktoren führen dazu, dass konkrete Aussagen zu den standortindividuellen Effekten nahezu unmöglich sind. Was dagegen machbar ist, sind statistische Aussagen auf Landesebene – Erwartungswerte darüber, wie viele Standorte von welchen Veränderungen betroffen sein könnten.

Die Diskussion zwischen Bund und Ländern zog sich über das Jahr 2023 hin. Der Gesetzesentwurf erfuhr immer wieder Anpassungen, aber den Ländern fehlte die Umsetzung wichtiger Forderungen. Einige Länder drohten mit einer Klage vor dem Bundesverfassungsgericht, weil aus ihrer Sicht die Reform zu stark in die Landeskrankenhausplanung eingreife. Am 17. Oktober 2024 stimmte der Bundestag dem Gesetz mehrheitlich zu. Damit war die erste große Hürde genommen.

Die zweite und letzte Hürde stand am 22. November 2024 im Bundesrat an. Es ging um die Frage, ob das Gesetz in den Vermittlungsausschuss überwiesen würde, wozu 35 der 69 Stimmen nötig sind. Im Voraus war offen, wie diese Abstimmung ausgehen würde, weil die Zahl der noch unentschlossenen Länder groß war. Kurz vor der Sitzung wechselte Brandenburg in das Lager derjenigen, die das Gesetz in den Vermittlungsausschuss überweisen wollten. Am Ende stimmten Baden-Württemberg, Bayern, Brandenburg, Nordrhein-Westfalen, Sachsen und Sachsen-Anhalt dafür. Sie vereinten aber nur 30 Stimmen auf sich. Schleswig-Holstein und Hessen enthielten sich. Damit genügten die Stimmen nicht für die Übermittlung in den Vermittlungsausschuss und das KHHVG trat zum 1. Januar 2025 in Kraft.

1.3.2 Die Reform ist Wirklichkeit

Das KHVVG ist die größte Krankenhausreform seit Einführung der DRG-Fallpauschalen. Seine Grundlage bildete die Dritte Stellungnahme der Regierungskommission vom Dezember 2022. In diese sind wiederum viele Ideen und Überlegungen eingeflossen, die in den vergangenen Jahren von unterschiedlichen Akteuren eingebracht wurden. Nicht alle Vorschläge der Dritten Stellungnahme fanden ihren Weg in das KHVVG bzw. nicht in ihrer ursprünglichen Form; für jemanden, der bereits viele Jahre in der Politikberatung tätig ist, ist es jedoch sogar überraschend, dass so viele Vorschläge Eingang in das Gesetz gefunden haben.

Wie erwähnt haben es die Versorgungslevel nicht in das KHVVG geschafft. Sie finden sich nur im Krankenhaustransparenzgesetz wieder. Sicherlich wäre es wünschenswert gewesen, eine bundesweit einheitliche Definition von Versorgungsstufen zu haben. Die Level waren dafür jedoch zu streng definiert. Die G-BA-Notfallstufen hätten vermutlich eine größere Überlebenschance gehabt. Die Leistungsgruppensystematik hat ihren Weg dagegen ins Gesetz gefunden, was auch damit zusammenhängt, dass sich im Laufe der Reformdebatte alle Bundesländer damit angefreundet hatten und es die Blaupause aus Nordrhein-Westfalen gab. Allerdings musste bei der Zahl der LG abgespeckt werden: von den ursprünglich 128 auf 65 Stück. Vor dem Hintergrund, dass das LG-System ein lernendes System sein soll, ist dies vertretbar. Jedoch ist schon jetzt ersichtlich, dass bestimmte Leistungsgruppen fehlen, wie Handchirurgie, Angiologie, Schmerzmedizin, Strahlentherapie oder Nuklearmedizin. Aber das DRG-System ist einst auch mit halb so vielen DRGs gestartet wie es heute gibt.

Die Vorhaltefinanzierung hat es ebenfalls in das Gesetz geschafft. Die Dritte Stellungnahme schlug vor, dass im Durchschnitt 40 % des Erlösbudgets der Krankenhäuser aus Vorhaltebudgets und dem Pflegebudget bestehen sollen. Der Gesetzgeber hat diesen Anteil auf 60 % hochgesetzt, sodass sich nunmehr ungefähr eine Relation von 2:2:1 einstellt, das heißt ca. 40 % DRG-Erlöse, 40 % Vorhaltebudget und 20 % Pflegebudget. Letzteres ist aber in den vergangenen Jahren so stark gewachsen, dass es inzwischen mehr als 20 % ausmacht und damit auf die Vorhaltebudgets weniger als 40 % entfallen. Der Gesetzgeber hat bei der Bestimmung der Vorhaltebudgets zusätzlich berücksichtigt, dass variable Sachkosten zuvor aus den DRGs herausgerechnet werden, sodass sich das Erlösvolumen, auf das sich die 60 % beziehen, geringer ausfällt. Die variablen Sachkosten werden anschließend wieder den DRG hinzugerechnet, sodass der Anteil der DRG-Erlöse über 40 % steigt. Am Ende werden also die DRG-Erlöse über 40 % liegen, das Pflegebudget über 20 % und die Vorhaltebudgets damit deutlich unter 40 %. Diese Relationen werden für jeden Standort unterschiedlich ausfallen – abhängig davon, wie pflege- und wie sachkostenintensiv sein LG-Portfolio ist. Wie die LG-Systematik sollte auch die Vorhaltefinanzierung ein lernendes System sein und die Relationen sollten bei Bedarf angepasst werden können. Dabei orientiert sich die erstmalige Höhe der standortspezifischen Vorhaltebudgets an den vergangenen Leistungszahlen der einzelnen Standorte. Die Entkopplung von der Leistungsmenge findet erst prospektiv statt, indem die Vorhaltebudgets unabhängig von künftigen Leistungsmengenveränderungen sind – zumindest in dem festgelegten Fallzahlenkorridor.

Geblieben sind auch die 1i-Kliniken, die das KHVVG zu Sektorenübergreifenden Versorgungseinrichtungen (SÜV) umbenannt hat. Ihre Leistungen sollen nach degressiven Tagespauschalen vergütet werden. Das Gesetz hat dazu eine Verfahrensweise niedergeschrieben und zudem die möglichen Leistungen eines SÜV festgelegt. Was zudem blieb, ist, dass sich an der 1i-Klinik die Geister scheiden. Auf der einen Seite die Befürworter, die 1i als „Joker“ bei der Zentralisierung der Krankenhausstrukturen sehen, um für nicht mehr benötigte 1n-Kliniken eine Alternative anbieten zu können. Auf der anderen Seite die Skeptiker, die in 1i eine Totgeburt sehen, die niemand annehmen möchte, weil eine so kleine Klinik nicht wirtschaftlich geführt und erst recht kein ärztliches Personal dafür gefunden werden könne. Dem kann allerdings entgegnet werden, dass die Tagespauschalen ja gerade so kalibriert werden sollen, dass die 1i-Klinik kostendeckend wird. Und was die Rekrutierung von Ärzten angeht, mag es stimmen, dass niemand, der im Krankenhaus arbeiten möchte, in eine 1i-Klinik wechseln wird. Trotzdem gibt es nach wie vor viele Krankenhausärzte, die sich entscheiden, in einer Praxis oder einem MVZ tätig zu werden. Sie könnten künftig auch die Tätigkeit in einer 1i-Klinik wählen.

Ein sehr wichtiges Element, das Eingang in das Gesetz gefunden hat, aber in der Dritten Stellungnahme in der Form nicht so deutlich formuliert war, ist der Transformationsfonds, gefüllt mit 50 Mrd. €. Ohne Investitionsmittel können die intendierten Strukturveränderungen kaum umgesetzt werden. Vermutlich wären Verlagerungen von Leistungsgruppen zwischen Standorten (Schwerpunktbildungen) noch möglich – wie sie auch im Rahmen der neuen Krankenhausplanung in Nordrhein-Westfalen stattfinden. Aber die Verlagerung von ganzen Standorten und der Bau von Zentralkliniken ist ohne Investitionsmittel nicht realisierbar. Der Wert von 50 Mrd. € ist dabei nicht aus der Luft gegriffen. Eigene Simulationen zu erwartbaren Strukturveränderungen sowie die DKG (2023) kamen jeweils zu einem ähnlichen Investitionsbedarf in dieser Größenordnung.

Wenn Strukturen verändert werden, braucht es in den betroffenen Regionen immer eine Antwort auf die Frage, wie davon die Notfallversorgung berührt wird. Die Zentralisierung von Strukturen führt im Durchschnitt zu längeren Anfahrtswegen. Insofern machen sich viele Menschen Sorgen, ob sie dann im Notfall noch rechtzeitig das neue Krankenhaus erreichen. Eine umfassende Strukturreform muss daher stets die Notfallversorgung im Blick haben. Die Regierungskommission hat sowohl zur Notfallversorgung (Regierungskommission 2023a) als auch zum Rettungswesen (Regierungskommission 2023b) jeweils eine Stellungnahme verfasst. Ein Gesetzesentwurf zur Reform der Notfallversorgung war Ende des Jahres 2024 ausgearbeitet und weitgehend konsentiert, überlebte aber das Ende der Ampelkoalition nicht.

1.3.3 Regierungswechsel: Was bleibt?

Im Mai 2025 nahm die neue Regierungskoalition aus CDU, CSU und SPD ihre Arbeit auf. Ihr Koalitionsvertrag (2025) sah Anpassungen am KHVVG vor. Bei Fertigstellung dieses Kapitels lag der Entwurf zum Krankenhausreformanpassungsgesetz (KHAG) vom 30. Juli 2025 vor. Es bleiben die Definition des Krankenhausstandorts, die Regelungen zur Sektorenübergreifenden Versorgungseinrichtung und zu den Hybrid-DRGs. Bleiben sollen grundsätzlich auch die Mindestvorhaltezahlen je Leistungsgruppe sowie die Regelung zu onkochirurgischen Leistungen, wenngleich Anpassungen daran vorgenommen werden. Ebenfalls soll es den Transformationsfonds weiterhin geben. Anders als im KHVVG soll er aus Steuermitteln gespeist werden, wofür das „Sondervermögen" des Infrastrukturfonds genutzt wird. Ordnungspolitisch ist dies richtig. Offen ist noch, ob die Definition der Fachklinik verbessert werden kann.

Auch die Leistungsgruppensystematik und die Vorhaltefinanzierung sollen grundsätzlich bleiben. Allerdings nimmt das KHAG entscheidende Änderungen an der Leistungsgruppensystematik vor. So beschränkt es die Zahl der Leistungsgruppen auf die aus Nordrhein-Westfalen bekannten 60 Stück, ergänzt lediglich um die LG „Spezielle Traumatologie". Es reduziert die Strukturanforderungen an die LG und ermöglicht zudem, dass hier auch Belegärzte berücksichtigt werden können. Ferner sollen einige Anforderungen der LG über Kooperationen mit anderen Standorten erfüllbar werden.

Entscheidend ist indessen, dass das KHAG den Ländern die Möglichkeit eröffnet, Ausnahmen von den Strukturanforderungen an die

Leistungsgruppen sowie von den Mindestvorhaltezahlen zu erlauben. Die Länder sollen festlegen können, wann bei einem Standort Sicherstellungsgründe vorliegen, die dann eine Ausnahme erlauben. Das Land kann dabei Entfernungsvorgaben völlig frei festlegen; bundeseinheitliche Entfernungsvorgaben entfallen. Wenn ein Land dies möchte, geht damit von der LG-Systematik kein Druck mehr zur Bildung von Schwerpunkten und Zentren aus. Er kann dann nur noch aus der Vorhaltefinanzierung kommen, begleitet von den Anreizen aus dem Transformationsfonds und den SÜV.

Die Vorhaltefinanzierung bleibt in ihrer Form, wie sie das KHVVG vorsieht, weitgehend erhalten, soll jedoch erst ein Jahr später scharfgeschaltet werden. Sie sieht vor, dass es je LG und je Bundesland ein festes Vorhaltebudget gibt. Wenn nun im Gefolge des KHAG ein Bundesland viele Ausnahmen erlaubt und es damit viele Standorte je LG gibt, verwässert das Land sein festes Vorhaltebudget. Dies führt dazu, dass es für jeden Standort zu klein ist, um wirtschaftlich damit arbeiten zu können. Dies sollte ein Anreiz für das Land darstellen, nicht allzu großzügig mit Ausnahmen umzugehen.

Ob dieser Anreiz wirkt, ist offen. Denn hier könnte ein Trittbrettfahrerproblem auftreten: Das Land möchte sich bei Ausnahmen großzügig zeigen, um sich bei der Wählerschaft in ein positives Bild zu rücken. Dabei verwässert es die Vorhaltebudgets der Standorte, die dadurch in eine defizitäre Lage geraten. Die Träger vor Ort, insbesondere die Landkreise, Städte und Gemeinden, müssen dann die Defizite tragen. Möglicherweise kann sich das Land auch erhoffen, dass die durch seine Entscheidung verursachte schwierige wirtschaftliche Lage der Krankenhäuser den Druck auf die Bundespolitik erhöht, Hilfsmaßnahmen einzuleiten, und stattdessen die Beitragszahler zur Kasse zu bitten. Dies könnte gelingen, wenn eine Mehrheit der Länder die Trittbrettfahrerstrategie anwenden. Die jetzt schon enorme und wachsende Belastung der gesetzlichen und privaten Krankenversicherungen könnte dieser Strategie allerdings zuwiderlaufen, sodass eher mit einer steigenden Zahl an Klinikinsolvenzen zu rechnen wäre. Es käme zu einer ungesteuerten Strukturbereinigung – anstatt zu einer über die Länder gesteuerten. Insofern bleibt abzuwarten, ob die Vorhaltefinanzierung den Anreiz der Länder zur Erteilung von vielen Ausnahmen eindämmen kann oder nicht.

Schließlich soll außerhalb des KHAG über das Haushaltsbegleitgesetz geregelt werden, dass Krankenhäuser im Zeitraum vom 01.11.2025 bis zum 31.10.2026 einen Zuschlag auf den Landesbasisfallwert in Höhe von 3,25 % erhalten. Richtig ist, dass die wirtschaftliche Lage der Krankenhäuser in den Jahren 2023 und 2024 und wohl auch 2025 äußerst schlecht war bzw. ist (Augurzky et al. 2025). Vor diesem Hintergrund ist ein befristeter Zuschlag nachvollziehbar, wenngleich die Ausschüttung der Mittel nach dem „Gießkannenprinzip“ sowie orientiert an künftigen Fallzahlen hinterfragt werden kann. Die Befristung führt dazu, den Veränderungsdruck um ein Jahr zu verlagern. Vorausschauende Krankenhausträger nutzen diese Zeit, um die danach nötigen Veränderungen trotzdem schon anzustoßen.

Finanziert wird dieser Zeitgewinn allerdings von den jüngeren Generationen, die die Schulden für den Infrastrukturfonds abtragen müssen. Denn seltsamerweise tituliert die Bundesregierung die Mittel zur Unterstützung dieser Betriebskostenfinanzierung als „Sofort-Transformationshilfen“. Tatsächlich dürften die Mittel des Infrastrukturfonds nur für Investitionen verwendet werden. Eine Betriebskostenfinanzierung müsste aus dem laufenden Staatshaushalt finanziert werden, auch wenn man sie kreativ „Sofort-Transformationshilfe“ nennt. Es kommt nicht auf die Bezeichnung, sondern auf den Inhalt an. Es scheint so, als ob der Politik die Interessen der erwerbstätigen Bevölkerung und der nachfolgenden Generationen nicht wichtig sind.

1.4 Wie geht es weiter?

Mit dem KHVVG wird der Versuch unternommen, die Optimierung der Krankenhausstrukturen zu beschleunigen und es wirkt als ein Katalysator für einen Prozess, der schon seit etlichen Jahren läuft. Auch in der Vergangenheit wurden Schwerpunkte gebildet und Standorte zusammengelegt – allerdings langsam. Angesichts der enormen Herausforderungen in der Gesundheitsversorgung in den kommenden Jahren braucht es eine Beschleunigung des Prozesses. Das KHVVG wählt dazu den regulatorischen Ansatz und setzt vor allem auf Strukturvorgaben, die erfüllt werden müssen, um als Krankenhaus ein Versorgungsangebot machen zu dürfen. Diese Vorgaben können nicht auf Länderebene festgelegt werden, sonst wäre nicht garantiert, dass sie überall wirken. Denn im politischen Kalkül der Bundesländer spielen die Betriebskosten der Krankenhäuser nur eine untergeordnete Rolle. Sie priorisieren die Erreichbarkeit der Angebote weitaus höher als ihre ökonomische Effizienz und ihre Versorgungsqualität.

Grundsätzlich wäre auch ein nicht-regulatorischer Ansatz möglich, um Strukturveränderungen zu beschleunigen. Hierbei überlässt man die Entscheidung über Veränderungen den Akteuren in den einzelnen Regionen, muss diese Freiheit jedoch mit strikten Vorgaben zu medizinischen Versorgungszielen und der vollen Übernahme von Budgetverantwortung verknüpfen. Kurz: Hohe regionale Gestaltungsfreiheit in Kombination mit medizinischen und ökonomischen Zielen. Die Knappheit der Ressourcen (Ökonomie) sowie die gewünschten Versorgungsziele (Medizin) müssen dazu auf die handelnden Akteure vor Ort heruntergebrochen werden. Wie die Ziele im Einzelnen erreicht werden, muss die Bundesebene nicht interessieren. Sie kontrolliert nur, ob die gesetzten Versorgungsziele erreicht und die Budgets eingehalten werden.

Beide Wege können zum Ziel führen. Auch Kombinationen sind denkbar. Wenn im nicht-regulatorischen, eigenverantwortlichen Ansatz für einzelne Versorgungsangebote noch keine ausreichende Messbarkeit und Transparenz über die Versorgungsziele vorhanden ist, braucht es für diese Angebote den regulatorischen Ansatz mit Strukturvorgaben. Je mehr Angebote dagegen messbar werden und je besser die Transparenz über die Ergebnisse und das Versorgungsgeschehen ist, desto mehr können die „Zügel“ gelockert und regionale Eigenverantwortung gestärkt werden.

Das KHVVG würde die Krankenhausstrukturen in kurzer Zeit stark verändern. Das KHAG im Entwurf vom 30. Juli 2025 würde die Veränderungsgeschwindigkeit herunterfahren – mit dem Ergebnis, dass sich die Strukturen nicht schnell genug anpassen, um den anstehenden Herausforderungen gerecht zu werden. Die Krankenhauskosten könnten dann schon bald aus dem Ruder laufen, das heißt, stärker wachsen als die volkswirtschaftlichen Ressourcen. Mangels kurzfristig verfügbarer Reformalternativen könnte die Politik dann dazu gezwungen sein, globale Budgets – orientiert an den Einnahmen der Krankenkassen – festzulegen und auf die einzelnen Regionen herunterzubrechen. Jedoch ist nicht zu erwarten, dass dann schon alle Instrumente vorliegen, um die Versorgungsqualität in den Regionen gut messen zu können. Es käme zunächst zu einem Blindflug mit impliziter Rationierung von Leistungen, weshalb es schon jetzt empfehlenswert wäre, sich Gedanken über die Definition, die Messung und das Monitoring der Versorgungsergebnisse zu machen.

In der kurzen Frist könnten die Vorhaltebudgets stärker für diese Zwecke genutzt werden. Sie definieren einen festen Budgetrahmen je LG und könnten mit einer stärkeren Ergebnisorientierung verbunden werden, um Verantwortung an Regionen zu übertragen. Dabei muss auch das Pflegebudget hinterfragt werden, weil es die natürliche Knappheit der Ressourcen missachtet und damit destabilisierend wirkt. Da es sein politisches Ziel, die Zahl sowie die Vergütung der Pflegefachpersonen zu erhöhen, erreicht hat, kann es nunmehr in die Vorhaltebudgets und die Residual-DRGs eingegliedert werden. Andernfalls ist mit einer weiteren Kostenexplosion zu rechnen, die zu Lasten der Beitragszahler geht, deren Zahl schrumpfen dürfte.

Zudem sollte die Vorhaltefinanzierung so gestaltet werden, dass sie die Ambulantisierung von stationären Leistungen befördert und nicht ausbremst. Die Regelungen des KHVVG wirken an dieser Stelle bremsend. Sie sollte darüber hinaus möglichst keine kurzfristigen Rückkopplungen beinhalten, sondern eine Säule der Konstanz und Planbarkeit bilden. Ein Vorteil der Vorhaltebudgets ist, dass Krankenhäuser damit mehr Planungssicherheit erhalten. Ihre jährliche oder gar unterjährige Anpassung läuft dem zuwider. Mittelfristig sollte ein Weg gefunden werden, sie stärker an die Bevölkerungszahl und die lokale Morbidität zu koppeln. Langfristig könnten sie sogar zu kompletten Regionalbudgets weiterentwickelt werden. Eine weiterführende Diskussion dazu findet sich zum Beispiel in Klauber et al. (2020).

Für Fachkliniken mit einem überregionalen Einzugsgebiet braucht es dagegen eine eigenständige Lösung, weil sie sich gerade dadurch auszeichnen, dass ihr Einzugsgebiet überregional ist. Ein Regionalbudget ist dafür nicht geeignet. Dies gilt auch für überregionale Angebote von Maximalversorgern und Universitätskliniken. In der Welt der Regionalbudgets mit messbaren und streng zu kontrollierenden Ergebnisgrößen sowie einem Wettbewerb der Regionen gibt es dafür eine Lösung: Die für das Regionalbudget verantwortlichen Akteure kaufen Spezialleistungen, die sie selbst in ihrer Region nicht oder nicht mit hoher Qualität anbieten können, in den auf diese Leistungen spezialisierten Kliniken ein. Es können aber auch die Patientinnen und Patienten einer Region selbst die Entscheidung treffen, eine Klinik außerhalb ihrer eigenen Region aufzusuchen. Die Kosten dafür sind dann aus dem Regionalbudget der Region des Patienten zu tragen. Damit entsteht ein Wettbewerb zwischen Regionen, der um eine Eigenbeteiligung der Patienten ergänzt werden könnte: Wenn es Kooperationsverträge der eigenen Region mit Spezialkliniken gibt, die einen günstigeren Preis als den LBFW vorsehen, ein Patient aber eine andere Klinik ohne Kooperationsvertrag aufsucht, würde er die Preisdifferenz zwischen LBFW und dem Kooperationspreis selbst tragen.

Sollte sich der vom KHVVG eingeschlagene Weg der Strukturoptimierung über regulative Vorgaben als nicht zielführend herausstellen, auch weil er durch das KHAG möglicherweise verwässert wird, wird es über kurz oder lang auf Budgetmodelle hinauslaufen müssen. Eine Gesellschaft kann nur das ausgeben, was sie zuvor erarbeitet hat. Wenn die Wirtschaftskraft schwindet, wird es weniger. Schulden können diese Budgetrestriktion nur in der Zeit hin und her schieben, aber nicht aufheben. Ein Perpetuum mobile gibt es nicht. Eine Gesellschaft wird auch nicht alle Ressourcen in das Gesundheitswesen geben können. Sie wird ebenso Mittel für das Rentensystem benötigen und sie muss sich gegen äußere und innere Feinde verteidigen können und vieles mehr.

Insofern wird die Gesellschaft irgendwann vor der Frage stehen, entweder nicht mehr alle Menschen durch das Gesundheitssystem versorgen zu können oder dezentrale Gestaltungsfreiheit zuzulassen, kombiniert mit harten Budgetgrenzen, die von der nationalen auf die regionale Ebene heruntergebrochen werden. Die Leistungserbringer vor Ort – zusammen mit den Kostenträgern – müssen sich dann eigenverantwortlich überlegen, welche Gesundheitsangebote sie damit erbringen können. Je mehr Gestaltungsfreiheit sie haben, desto effizientere Lösungen können sie finden. Damit verschiebt sich zudem der Fokus von Vorgaben an Prozesse und Strukturen hin zu Vorgaben an die gewünschten Versorgungsergebnisse und ihre Kontrolle. Dabei könnte ein Großteil der Bürokratie, die durch die Erbringung von Nachweisen zur Einhaltung von Prozess- und Strukturvorgaben und deren Kontrolle entsteht, entfallen. Stattdessen würden die Ergebniskontrolle und der Wettbewerb zwischen Regionen an Bedeutung gewinnen und wären die Elemente, die zu guter Leistung anspornen. Dies heißt nicht automatisch, dass damit die bestmögliche Qualität erreicht wird.

Es bedeutet aber, dass aus den knapper werdenden Ressourcen das meiste, also die damit bestmöglich erreichbare Qualität herausgeholt würde. In einer stark alternden Gesellschaft und in einer schwächer werdenden Volkswirtschaft ist dies ein erstrebenswertes Ziel.

Literatur

Augurzky B, Felder S, Gülker R, Mennicken R, Meyer S, Wasem J et al (2012) Mengenentwicklung und Mengensteuerung stationärer Leistungen. Endbericht: Forschungsprojekt im Auftrag des GKV-Spitzenverbandes. RWI – Leibniz-Institut für Wirtschaftsforschung, Essen

Augurzky B, Krolop S, Hollenbach J, Monsees S, Pilny A, Schmidt CM, Wuckel C (2023) Krankenhaus Rating Report 2023 – „Die Revolution?!". medhochzwei, Heidelberg

Augurzky B, Krolop S, Monsees D, Bergschneider H, Pilny A, Schmidt CM (2025) Krankenhaus Rating Report 2023 – „Aufbruch aus dem Tal der Tränen". medhochzwei, Heidelberg

BARMER (2020) Krankenhaus Report 2020: Volume-Outcome im Krankenhaus. https://www.barmer.de/resource/blob/1027098/d009a0b47ce8eb11cb8211411989e344/barmer-krankenhausreport-2020-band-25-bifg-data.pdf. Zugegriffen: 21. Aug. 2025

Bertelsmann Stiftung (2019) Zukunftsfähige Krankenhausversorgung, Simulation und Analyse einer Neustrukturierung der Krankenhausversorgung am Beispiel einer Versorgungsregion in Nordrhein-Westfalen. https://www.bertelsmann-stiftung.de/fileadmin/files/BSt/Publikationen/GrauePublikationen/VV_Bericht_KH-Landschaft_final.pdf. Zugegriffen: 21. Aug. 2025

Bertelsmann Stiftung (2021) Krankenhausstrukturen und Steuerung der Kapazitäten in der Corona-Pandemie – Ein Ländervergleich. https://www.bertelsmann-stiftung.de/fileadmin/files/user_upload/Studie_Krankenhausstrutkuren_Corona_Laendervergleich_final.pdf. Zugegriffen: 21. Aug. 2025

Destatis (2006 bis 2025) Grunddaten der Krankenhäuser 2004 bis 2023

Destatis (2018 bis 2021) Grunddaten der Krankenhäuser 2016 bis 2019

Deutscher Bundestag (2018) Drucksache 19/1803: Unbesetzte Stellen in der Alten- und Krankenpflege. https://dserver.bundestag.de/btd/19/018/1901803.pdf. Zugegriffen: 21. Aug. 2025

DKG – Deutsche Krankenhausgesellschaft (2021) Positionen der Deutschen Krankenhausgesellschaft für die 20. Legislaturperiode des Deutschen Bundestags. DKG, Berlin

DKG – Deutsche Krankenhausgesellschaft (2023) Starke Krankenhäuser, leistungsfähige Patientenversorgung, attraktive Arbeitsplätze Reformvorschlag der DKG zu den Themen Krankenhausstrukturen und Finanzierungsreform. DKG, Berlin

DKI – Deutsche Krankenhausgesellschaft (2017) Personalsituation in der Intensivpflege und Intensivmedizin. https://www.dkgev.de/fileadmin/default/Mediapool/1_DKG/1.7_Presse/1.7.1_Pressemitteilungen/2017/2017-07-15_PM_Anlage_Langfassung_DKI-Gutachten_Personalsituation_Intensivpflege_und_Intensivmedizin.pdf. Zugegriffen: 21. Aug. 2025

Eurotransport (2023) https://www.eurotransport.de/logistik/verkehrspolitik/nachwuchs-dringend-gesucht-bis-zu-115-000-fahrer-fehlen/. Zugegriffen: 21. Aug. 2025

G-BA – Gemeinsamer Bundesausschuss (2025) Strukturierte Qualitätsberichte der Krankenhäuser 2023. https://www.g-ba.de/themen/qualitaetssicherung/datenerhebung-zur-qualitaetssicherung/datenerhebung-qualitaetsbericht/. Zugegriffen: 30. Juli 2025

HDE – Handelsverband Deutschland (2025) https://einzelhandel.de/presse/aktuellemeldungen/14875. Zugegriffen: 14. Aug. 2025

Karagiannidis C, Augurzky B, Alscher MD (2025) Die Gesundheit der Zukunft – Wie wir das System wieder fit machen. Hirzel, Stuttgart

Klauber J, Geraedts M, Friedrich J, Wasem J, Beivers A (2020) Krankenhaus-Report 2020. Finanzierung und Vergütung am Scheideweg. Springer, Berlin Heidelberg

Koalitionsvertrag (2021) Mehr Fortschritt wagen, Bündnis für Freiheit, Gerechtigkeit und Nachhaltigkeit. SPD, Bündnis 90/Die Grünen, FDP

Koalitionsvertrag (2025) Verantwortung für Deutschland. CDU, CSU, SPD

Regierungskommission (2022) Dritte Stellungnahme und Empfehlung der Regierungskommission für eine moderne und bedarfsgerechte Krankenhausversorgung – Grundlegende Reform der Krankenhausvergütung. BMG, Berlin

Regierungskommission (2023a) Vierte Stellungnahme und Empfehlung der Regierungskommission für eine moderne und bedarfsgerechte Krankenhausversorgung Reform der Notfall- und Akutversorgung in Deutschland Integrierte Notfallzentren und Integrierte Leitstellen. BMG, Berlin

Regierungskommission (2023b) Neunte Stellungnahme und Empfehlung der Regierungskommission für eine moderne und bedarfsgerechte Krankenhausversorgung – Reform der Notfall- und Akutversorgung: Rettungsdienst und Finanzierung. BMG, Berlin

1

Schreyögg J (2017) Vorschläge für eine anreizbasierte Reform der Krankenhausvergütung. In: Klauber J, Geraedts M, Friedrich J, Wasem J (Hrsg) Krankenhaus-Report 2017. Zukunft gestalten. Schattauer, Stuttgart, S 13–25

Schreyögg J, Bäuml M, Krämer J, Dette T, Busse R, Geissler A (2014) Forschungsauftrag zur Mengenentwicklung nach § 17b Abs. 9 KHG Endbericht. Center for Health Economics, Hamburg

Statistisches Bundesamt (2024) Grunddaten der Krankenhäuser 2023

Statistisches Bundesamt (2025) Lebendgeborene in Deutschland 1950 bis 2024. https://www-genesis.destatis.de/datenbank/online/statistic/12612/table/12612-0001. Zugegriffen: 28. Sept. 2025

SVR (2018) Sachverständigenrat zur Begutachtung der Entwicklung im Gesundheitswesen, Kurzfassung des Gutachtens 2018: Bedarfsgerechte Steuerung der Gesundheitsversorgung

vdek (2025) https://www.vdek.com/presse/daten/c_einnahmen-ausgaben.html. Zugegriffen: 28. Juli 2025

Internationale Entwicklungen und Vergleich: Wo steht die deutsche Krankenhauslandschaft und wie lässt sich der Reformweg einordnen?

Louise Charlotte Olimpia Junge, Elke Berger, Astrid Eriksen und Reinhard Busse

Inhaltsverzeichnis

D. Scheller-Kreinsen et al. (Hrsg.), *Krankenhaus-Report 2026*,
https://doi.org/10.1007/978-3-662-73132-1_2

2

Zusammenfassung

Internationale Vergleiche von Gesundheitssystemen und Gesundheitsreformen bieten Einblicke darüber, wie Länder trotz unterschiedlicher institutioneller und finanzieller Rahmenbedingungen ähnliche Ziele verfolgen, und ermöglichen, aus Erfahrungen anderer Länder zu lernen. Dieses Kapitel bietet einen Überblick über Krankenhausreformen in 32 Ländern von 2018 bis 2024. Hierfür wurden die Krankenhausreformen des online verfügbaren Health Reform Trackers *des European Observatory on Health Systems and Policies auf Co-Cluster, Inhalt, Maßnahmen und Ziele analysiert. Länderübergreifend lassen sich Gemeinsamkeiten erkennen, etwa beim Ausbau ambulanter Strukturen, neuen Vergütungsmodellen oder Strategien gegen Fachkräftemangel, die auch in der deutschen Reformdebatte zu finden sind. Unterschiedliche Strategien äußern sich in Maßnahmen zur Zentralisierung bzw. Dezentralisierung oder im Umgang mit Fallpauschalen. Der internationale Vergleich liefert wertvolle Impulse für evidenzbasierte Politik, innovative Finanzierungs- und Personalstrategien sowie sektorenübergreifende Versorgungskonzepte.*

Health care systems often pursue similar goals, despite having different institutional and financial arrangements. Comparing health care systems and reforms across countries can provide valuable lessons for researchers, policymakers, and practitioners. This chapter explores hospital reforms in 32 countries between 2018 and 2024. It draws on data from the publicly available Health Reform Tracker *from the European Observatory on Health Systems and Policies, focussing on the reforms' content, measures, and objectives. Common trends can be identified across countries, such as the expansion of outpatient structures, new reimbursement models, or strategies to address workforce shortages. At the same time, countries take on different measures related to centralisation versus decentralisation and the use of diagnosis-related groups for payments. Overall, the international perspective offers useful ideas for evidence-based policy, innovative financing and workforce strategies as well as more integrated models of healthcare delivery.*

2.1 Einführung

2.1.1 Warum ein internationaler Vergleich wichtig ist

Trotz unterschiedlicher Länderkontexte und politischer Rahmenbedingungen, etwa hinsichtlich Krankheitslast, Bevölkerungsstruktur, institutioneller Rahmenbedingungen oder der Finanzierung ihrer Gesundheitssysteme, verfolgen viele Länder mit ihren Gesundheitsreformen ähnliche Ziele und sehen sich mit vergleichbaren Herausforderungen konfrontiert (GBD 2020; Polin et al. 2021). Dank der Erfolge moderner Medizin erreichen heute deutlich mehr Menschen ein hohes Alter, wenn auch mit den Folgen vielfältiger Erkrankungen und eingeschränkten Funktionsreserven (McKee et al. 2020). Dies erhöht den Bedarf an ambulanter fachärztlicher Betreuung und macht viele anfällig für Krankheiten, die dann häufig stationär behandelt werden. Die zentrale Herausforderung für zunehmend spezialisierte Krankenhaussysteme besteht daher darin, wie man Krankenhäuser am besten so gestaltet, dass sie den oft komplexen Bedürfnissen dieser Menschen gerecht werden. Zusätzliche Belastungen entstehen durch Personalengpässe, insbesondere in ländlichen oder sozial benachteiligten Gebieten, die durch die Covid-19-Pandemie verschärft wurden, sowie durch vielerorts beeinträchtigte Primärversorgungssysteme (Maier et al. 2022). Hinzu kommen Innovations- und Kostendruck sowie steigende Erwartungen an Qualität und Effizienz der Versorgung (Polin et al. 2021). Ebenso erfordert die globale Lage, dass Gesundheitssysteme resilient auf Krisen wie Pandemien oder politische Instabilität reagieren können. Hier nimmt sich das deutsche Gesundheitssystem nicht aus und kann – wie andere Länder auch – durch einen Blick ins Ausland Impulse für eigene Reformen gewinnen. Reformvergleiche eröffnen wertvolle Impulse:

- **Lernen von Best Practices**: Erfolgreiche Reformen anderer Länder können übernommen oder weiterentwickelt werden.
- **Vermeidung von Fehlentwicklungen**: Der systematische Blick auf andere Länder hilft, bekannte Hürden frühzeitig zu erkennen und eigene Reformpfade entsprechend anzupassen.
- **Innovationsimpulse**: Internationale Reformen eröffnen neue Perspektiven, insbesondere im Hinblick auf Digitalisierung, integrierte Versorgung und effiziente Ressourcensteuerung.
- **Anpassung an globale Herausforderungen**: Ähnliche Problemlagen – wie Fachkräftemangel, Klimawandel oder die Versorgung alternder Bevölkerungen – erfordern übertragbare Strategien.
- **Stärkung der Resilienz**: Die Covid-19-Pandemie hat gezeigt, wie unterschiedlich Länder auf Krisen reagieren. Der Vergleich macht sichtbar, welche strukturellen Reformen die Krisenfestigkeit stärken können.
- **Förderung evidenzbasierter Politik**: Internationale Reformansätze liefern empirisch fundierte Grundlagen für politische Entscheidungsprozesse in Deutschland.

Einen wichtigen Beitrag zu internationalen Vergleichen von Gesundheitssystemen und -reformen liefert das *European Observatory on Health Systems and Policies* (im Folgenden: das *Observatory*) mit seinem *Health Systems and Policy Monitor (HSPM)* (European Observatory on Health Systems and Policies o. J.a).

2.1.2 Das European Observatory on Health Systems and Policies und die Methodik des Reformvergleichs

Das *Observatory* ist eine international vernetzte Partnerschaft mit dem Ziel, evidenzbasierte Gesundheitspolitik zu unterstützen. Im Mittelpunkt stehen dabei die umfassende Analyse von Gesundheitssystemen sowie die Beobachtung und Einordnung gesundheitspolitischer Reformprozesse in Europa. Partner sind internationale Institutionen wie das Regionalbüro der Weltgesundheitsorganisation (WHO) für Europa, die Europäische Kommission, nationale sowie regionale Regierungen (etwa von Belgien, Norwegen, Schweden, Slowenien oder Venetien in Italien) sowie renommierte akademische Einrichtungen, nämlich die London School of Economics and Political Science und die London School of Hygiene & Tropical Medicine; ein weiteres Forschungszentrum befindet sich an der Technischen Universität Berlin.

Ein zentrales Arbeitsinstrument des Observatory ist das Netzwerk *HSPM*. Dieses besteht aus rund 40 Institutionen in über 30 Ländern, überwiegend in der Europäischen Union. Die Mitgliedsinstitutionen sind durch nationale Expertinnen und Experten für Gesundheitssysteme und -politik vertreten und beteiligen sich an gemeinsamen Forschungs-, Monitoring- und Politikberatungsprojekten.

Seit 2018 führt das HSPM-Netzwerk das sogenannte *Reform Round-up* durch. Dabei benennen die nationalen Expertinnen und Experten jährlich die drei aus ihrer Sicht relevantesten Reformen im Gesundheitsbereich ihres Landes. Für jede Reform werden Reformtitel, Zielsetzung, Schwerpunkt, Umsetzungsstrategie, rechtlicher Typus (z. B. Gesetz, Strategie, Koalitionsvereinbarung) sowie die federführende Institution dokumentiert. Die Auswahl der Reformen erfolgt autonom durch die Expertinnen und Experten auf Basis ihrer fachlichen Einschätzung zur politischen Relevanz.

Die eingereichten Reformen werden anschließend thematisch einem von insgesamt 14 Reformclustern zugeordnet. Komplexe Reformen, die verschiedene Sektoren und Themenfelder betreffen, werden häufig auch mehreren Clustern zugewiesen. Diese Zuordnung orientiert sich an der international etablierten Health Systems in Transition (HiT)-Systematik des Observatory (European Observatory on Health Systems and Policies, o. J.b). Das

Cluster *Krankenhausversorgung* (engl. *Hospital Care*) umfasst dabei spezifisch Reformmaßnahmen mit direktem Bezug zur stationären Versorgung und bildet die Basis für die in diesem Kapitel vorgestellten Reformen.

Alle eingereichten Reformen werden im digitalen *Health Reform Tracker* dokumentiert, der öffentlich zugänglich ist und eine wichtige Wissensressource für Forschung, Politikberatung und internationalen Vergleich darstellt (European Observatory on Health Systems and Policies, o. J.c). Auf dieser Grundlage geben wir in diesem Kapitel zunächst einen Überblick über die Anzahl der Krankenhausreformen in den teilnehmenden Ländern und stellen daraufhin die Schwerpunkte der Reformen in ausgewählten Ländern – inklusive Deutschland – dar. Zuletzt erfolgt eine Übersicht der Krankenhausreformen, die sich an der Logik der Cluster des Trackers orientiert und somit der Komplexität der einzelnen Reformen Rechnung trägt.

2.2 Internationale Krankenhausreformen 2018–2024

2.2.1 Überblick und Schwerpunkte der Krankenhausreformen im HSPM-Netzwerk

Der *Health Reform Tracker* umfasst die Angaben aus insgesamt 32 Mitgliedsländern des HSPM-Netzwerks und enthält aktuell 622 Reformen aus den Jahren 2018 bis 2024 (Stand: 2025) mit Informationen zu Titel, Beschreibung, Land, Jahr, Clusterzuordnung, Implementierungsstatus sowie weiterführenden Links. In diesem Zeitraum wurde für 28 Staaten mindestens eine relevante Reform im stationären Sektor (Cluster *Krankenhausversorgung*) dokumentiert und insgesamt 85 solcher Reformen vermeldet, wobei die Zahl pro Jahr zwischen 10 und 15 lag (s. ◘ Tab. 2.1). Keine entsprechenden Maßnahmen wurden aus Spanien, den Niederlanden, Portugal und den Vereinigten Staaten für dieses Cluster berichtet.

Die meisten Reformen wurden für Israel (n = 7) dokumentiert, gefolgt von Zypern und Frankreich (jeweils n = 6). Deutschland verzeichnete zwischen 2018 und 2024 fünf zentrale Reformmaßnahmen im Cluster *Krankenhausversorgung*.

◘ Tab. 2.2 gibt einen Überblick über die Schwerpunkte und Inhalte der Krankenhausreformen in Deutschland und ausgewählten Ländern. Weitere Länder und Details zu einzelnen Reformen und ihrem Umsetzungsstand finden sich auf der Website des *Health Reform Tracker* sowie den HiT-Profilen.

2.2.2 Internationale Krankenhausreformen im Vergleich

Die dargestellten Reformen basieren auf Beiträgen der Länderexpertinnen und -experten des HSPM-Netzwerks und beziehen sich vorrangig auf den stationären Sektor. Entsprechend wurden sie dem Cluster *Krankenhausversorgung* (engl. *Hospital Care*) zugeordnet, können je nach Schwerpunkt jedoch auch weiteren Clustern zugewiesen werden.

Die meisten (n = 20) der vorgestellten Krankenhausreformen betreffen Maßnahmen, die auf neue Leistungseinkaufs- und Vergütungsmechanismen abzielen. Dementsprechend wurden sie vom HSPM-Netzwerk dem Co-Cluster *Leistungseinkauf und Vergütung* (engl. *Purchasing and Payment*) zugeordnet. Dahinter folgen Reformen mit umfassenden Umstrukturierungsmaßnahmen oder Neuausrichtungen des Gesundheitssystems, d. h. dem Co-Cluster *Steuerung* (engl. *Governance*; n = 17). Weitere häufige Krankenhausreformen umfassen Inhalte zur *Koordination und Integration von Versorgungsleistungen* (engl. *Care Coordination and Integrated Care*; n = 13), sowie Maßnahmen zur Verbesserung der Arbeitsbedingungen und Qualifikation von *Gesundheitspersonal* (engl. *Health Workforce*,

Tab. 2.1 Anzahl Länder und Reformen

Land	2018	2019	2020	2021	2022	2023	2024	Total
Belgien	1	2	0	0	0	1	0	**4**
Bulgarien	0	1	0	0	1	0	0	**2**
Dänemark	0	0	0	0	1	0	1	**2**
Deutschland	**1**	**0**	**0**	**0**	**1**	**1**	**2**	**5**
Estland	1	0	0	0	1	1	0	**3**
Finnland	1	0	0	0	0	0	0	**1**
Frankreich	1	0	2	1	1	1	0	**6**
Griechenland	0	0	0	0	0	1	1	**2**
Irland	0	1	0	0	0	0	0	**1**
Israel	0	0	0	2	1	3	1	**7**
Italien	0	0	0	0	1	0	1	**2**
Kanada	0	0	0	0	1	0	0	**1**
Kroatien	0	0	0	0	1	1	2	**4**
Lettland	0	2	1	0	0	1	0	**4**
Litauen	0	1	0	1	0	1	1	**4**
Malta	0	0	0	0	0	0	1	**1**
Norwegen	1	1	0	1	0	0	0	**3**
Österreich	0	0	0	0	1	0	1	**2**
Polen	0	0	1	0	0	0	1	**2**
Rumänien	0	0	2	1	0	0	0	**3**
Schweden	1	1	0	0	0	0	0	**2**
Schweiz	0	0	0	1	0	0	0	**1**
Slowakei	1	2	0	1	1	0	0	**5**
Slowenien	0	1	0	0	0	0	0	**1**
Tschechien	0	2	1	0	0	0	0	**3**
Ungarn	1	0	1	1	1	1	0	**5**
Vereinigtes Königreich	0	0	1	1	1	0	0	**3**
Zypern	1	1	1	0	0	1	2	**6**
Total (Reformen)	**10**	**15**	**10**	**10**	**13**	**13**	**14**	**85**
Total (Länder)	**10**	**11**	**8**	**9**	**13**	**11**	**11**	**28**

Krankenhaus-Report 2026

Tab. 2.2 Auswahl internationaler Krankenhausreformen (2018–2024)

Land	Beschreibung der Maßnahmen
Deutschland	**Pflegepersonal-Stärkungsgesetz (PpSG) und Pflegepersonaluntergrenzen-Verordnung (PpUGV):** Ziel war es, die Arbeitsbelastung des Pflegepersonals zu senken und die Attraktivität des Berufs zu steigern. Dazu wurden Pflegepersonalkosten aus der DRG-Vergütung herausgelöst und separat über ein Pflegebudget finanziert. Zusätzlich wurden verbindliche Mindestpersonalschlüssel in pflegesensitiven Bereichen eingeführt **Einrichtung der Regierungskommission für eine moderne und bedarfsgerechte Krankenhausversorgung durch das BMG:** Diese entwickelte evidenzbasierte Empfehlungen für eine leistungsgruppen- und stufenbasierte Planung sowie eine Reform der Vergütungssystematik Die **Reform der Krankenhausvergütung** wurde auf Basis dieser Empfehlungen als Teil einer umfassenderen Neustrukturierung der Krankenhauslandschaft vorangetrieben. Die DRG-Vergütung soll durch eine leistungsunabhängige Vorhaltefinanzierung ergänzt werden. Versorgungslücken – etwa in Geburtshilfe oder Pädiatrie – sollen geschlossen und Fehlanreize vermieden werden **Krankenhausversorgungsverbesserungsgesetz (KHVVG):** Führte bundesweit sogenannte Leistungsgruppen ein, deren Zuweisung bis 2026 abgeschlossen sein soll. Zwischen 2027 und 2029 sollen Fallpauschalen schrittweise durch Vorhaltepauschalen ergänzt oder ersetzt werden, um die Versorgung stärker am regionalen Bedarf auszurichten und Fehlanreize zur Mengenausweitung zu vermeiden **Notfallversorgungsreform:** Gesetzesvorlage zur Einrichtung Integrierter Notfallzentren (INZ), die durch sektorübergreifende Zusammenarbeit unnötige stationäre Aufnahmen vermeiden, die Notaufnahmen entlasten und die Versorgung, besonders im ländlichen Raum, stärken sollen
Estland	**Modellprojekt mit Globalbudget** auf Hiiumaa zur Förderung nachhaltiger und effizienter Krankenhausversorgung **Krankenhaus-Masterplan 2040**: Reform des nationalen Krankenhausplans zur Umstrukturierung des Krankenhausnetzes. Umwandlung mehrerer Krankenhäuser zu Gemeindekrankenhäusern und Integration in Primärversorgung
Frankreich	**Reform der Krankenhausvergütung**: Reduktion des DRG-Anteils durch Einführung neuer Vergütungsformen: P4P nach gesundheitspolitischen Zielen, spezifische Finanzierungen für Intensivstationen, Pauschalen für chronisch Erkrankte (z. B. Diabetes, Niereninsuffizienz) und neue Notaufnahmefinanzierung (Gesamtbudget, basierend auf prognostizierten Fallzahlen und regionalen Faktoren, ergänzt durch leistungsabhängige Vergütungen (40 %) und Pay-for-Quality-Anteile (2 %) nach neuen Qualitätsindikatoren) **Informationskampagnen zur Notfall-Hotline und die Finanzierung von Überstunden** für Hausärzte und Hausärztinnen, um Notfallversorgung besser zu koordinieren **Ségur de la Santé-Reform**: Lohnerhöhungen bis zu 30 %, mehr Ausbildungsplätze und flexible Bettenkapazitäten

n = 8). Reformen, die sich mit Maßnahmen zur Verbesserung von Behandlungsabläufen und Verwaltung des stationären Sektors befassen, wurden nur dem Cluster *Krankenhausversorgung* (n = 8), ohne Co-Cluster, zugeordnet. Weitere Krankenhausreformen mit ihren jeweiligen Co-Clustern finden sich auf der Website des *Health Reform Tracker*.

Für den internationalen Vergleich wurden die einzelnen Krankenhausreformen dieser fünf häufigsten (Co-)Cluster nach Inhalten, Maßnahmen und Zielen analysiert. Eine Übersicht in Tab. 2.3 stellt die (Co-)Cluster dar und verdeutlicht länderübergreifende Gemeinsamkeiten und Unterschiede in Reformzielen und Strategien. Gleichzeitig trägt sie der inhaltlichen Komplexität vieler Reformen Rechnung.

Im internationalen Vergleich zeigen sich gemeinsame Muster, aber auch Unterschiede in Zielen, Kontextbedingungen und Inhalten der Reformen. Ein häufig wiederkehrendes Motiv innerhalb der Reformansätze ist die Einführung alternativer Vergütungsmodelle sowie die grundlegende Umstellung der

Tab. 2.2 (Fortsetzung)

Land	Beschreibung der Maßnahmen
Israel	**Nationaler Gesundheitsplan 2021–2025:** Einführung eines im Voraus festgelegten Jahresbudgets für Krankenhäuser, basierend auf Standort, Fallmix und Leistungsspektrum; ergänzt durch P4P-Elemente und Strafzahlungen bei verzögerter Entlassung. Einführung einer Budgetobergrenze in internistischen Stationen, oberhalb derer Krankenkassen die zusätzlichen Kosten nicht mehr übernehmen **Einführung häuslicher Krankenhausversorgung** (engl. Hospital-at-Home), das ursprünglich als Reaktion auf die Überlastung des stationären Sektors während der Covid-19-Pandemie entstand. Sie umfasst: tägliche ärztliche und pflegerische Betreuung, Medikamenten- und Gerätebereitstellung, Diagnostik, 24-Stunden-Telefondienste und Transportleistungen. Die Umsetzung wird durch klinische Leitlinien, Weiterbildung und Kooperationsvereinbarungen zwischen Kassen und Krankenhäusern gesichert **Verbesserung der Arbeitsbedingungen** für medizinisches Personal: Reduktion der Arbeitszeiten von 26 auf 21 h; Verkürzung der Nachtschichten für Assistenzärzte und -ärztinnen; Einführung freiwilliger vierstündiger Abendschichten mit doppelter Vergütung **Reform des Zusatzversicherungsmarktes:** Einführung einer Grundversicherung für Operationen, die durch freiwillige Zusatzleistungen ergänzt werden kann. Anschließend vollständige Abschaffung doppelter VHI-Deckungen, automatische Vertragsumstellungen und strengere Kostendeckungspflichten für Versicherer **Wahlfreiheit für elektive Behandlungen**, um Wettbewerb zwischen Krankenhäusern zu fördern und Qualität zu steigern (betrifft gynäkologische Eingriffe, psychische Gesundheit, In-vitro-Fertilisation, Neurochirurgie)
Kroatien	**Einführung eines Akkreditierungssystems**, um Qualität und Wirtschaftlichkeit systematisch zu bewerten **Neues Gesundheitsgesetz**: Überführung der Allgemeinkrankenhäuser in Staatseigentum und Etablierung neuer Verwaltungsräte mit Einbindung der Landkreise **Vertragsreform für Assistenzärzte und -ärztinnen:** Reduktion von Rückzahlungspflichten bei Kündigung. Zuvor waren diese verpflichtet, bei frühzeitiger Kündigung ihr Bruttogehalt zurückzuzahlen. Während ärztliche Berufsverbände die Reform begrüßen, warnt der Arbeitgeberverband vor Verlusten und Personalmangel, besonders in ländlichen Regionen
Lettland	**Einrichtung einer Arbeitsgruppe** zur Überprüfung stationärer Einrichtungen. Ihr Bericht empfiehlt, Krankenhäuser stärker in Netzwerken zu organisieren, um die Patientenversorgung besser zu koordinieren, Ressourcen effizienter zu nutzen und Doppelungen zu vermeiden **Ausweitung der Krebsbehandlungspfade** von Primärversorgung auf Sekundär- und Tertiärversorgung zur besseren Koordinierung onkologischer Versorgung **Einführung qualitätsorientierter Vergütung:** Bewertung von Leistungen anhand standardisierter Qualitätsindikatoren (wie PROMs und Patientensicherheit). Begrenzung bestimmter Leistungen auf Kliniken, die Qualitätsstandards erfüllen
Norwegen	**Neuer Gesundheits- und Krankenhausplan**, der auf gesellschaftliche Veränderungen, technologische Integration und gleichberechtigten Zugang zu hochwertigen Leistungen reagiert. Schwerpunkte sind Geburtshilfe, Mutterschaftsbetreuung sowie Zugang zu Notfall- und Traumaversorgung **Zentralisierung** hochspezialisierter Behandlungen soll die Anzahl von Krankenhäusern mit umfassenden Akutversorgungsfunktionen verringern **Etablierung Helsefelleskap**: 19 Gesundheitsgemeinschaften (Helsefelleskap), die durch Partnerschaftstreffen, strategische Sitzungen und klinische Ausschüsse die gemeinsame Strategieentwicklung fördern und die Kooperation zwischen Krankenhäusern und Gemeinden stärken sollen

Tab. 2.2 (Fortsetzung)

Land	Beschreibung der Maßnahmen
Polen	**Einführung eines Systems zur Bewertung medizinischer Technologien** (Health Technology Assessment, HTA), um Investitionen in neue Verfahren und Geräte evidenzbasiert und kosteneffizient zu steuern. Einbezug HTA-Ergebnisse in Entscheidungen zum Leistungseinkauf **Nationaler Wiederaufbauplan** mit Vorstellung eines neuen Krankenhausstrukturplans. Er zielt auf Effizienzsteigerung und bessere Krisenreaktionsfähigkeit durch Konzentration spezialisierter Leistungen sowie stärkere Einbindung kommunaler Akteure ab. Durch die vorgeschlagenen Änderungen erhalten lokale Gebietskörperschaften neue Möglichkeiten, Krankenhäuser einzurichten und zu betreiben, um gezielt auf demografische Entwicklungen und die Gesundheitsbedürfnisse der Bevölkerung zu reagieren
Slowakei	**Reorganisation des Krankenhausnetzes und Zentralisierung** sowie Spezialisierung von Leistungen mittels neuer Definitionen von Krankenhaus-Typologien und Entwicklung von Indikatoren zur Versorgungssicherheit. Anlass der Reform waren hohe Raten vermeidbarer Todesfälle und erheblicher Personalmangel im stationären Sektor **Überarbeitung des DRG-Systems** durch die Eindämmung von Ausgaben und Verbesserung von Erstattungsmechanismen **Erhöhung der Gehälter stationärer Mitarbeitender,** ausgelöst durch Streikdrohungen aufgrund von Gehaltsunterschieden verglichen mit Gehältern in der Tschechischen Republik
Zypern	**Einführung des GeSY-Systems** mit Errichtung neuer zentraler Institutionen: (1) die Krankenversicherungsorganisation (HIO) für Verwaltung und Finanzierung, (2) die staatliche Gesundheitsdienstleistungsorganisation (SHSO), die öffentliche Krankenhäuser leitet und wettbewerbsfähig machen soll. Die Einführung des GeSY erfolgte in zwei Phasen: (1) Grundversorgung und fachärztliche Leistungen, (2) Krankenhausversorgung **Einführung neuer Krankenhausvergütung** basierend auf einem DRG-Katalog (CY-DRG), ergänzt um Qualitätsindikatoren wie Akkreditierung, Patientenzufriedenheit und Sicherheitskennzahlen **Erhöhung administrativer und finanzieller Autonomie** öffentlicher Krankenhäuser, um einen fairen Wettbewerb mit privaten Krankenhäusern zu ermöglichen

Krankenhaus-Report 2026

Krankenhausfinanzierung. Neben Deutschland reduzierte auch Frankreich (2018, 2020) den Anteil der DRG-basierten Vergütung zugunsten leistungsbezogener Zahlungen, Pay-for-Performance (P4P) nach gesundheitspolitischen Zielen und spezifischer Finanzierungen etwa für Intensivstationen. Pilotprojekte und Pauschalen für chronisch Erkrankte (z. B. Diabetes, Niereninsuffizienz) ergänzen dies. Im Gegensatz dazu bauten andere Länder wie Zypern (2023) oder die Slowakei (2019) die Rolle von DRG-Systemen aus. Zypern (2023) zielt darauf ab, mittels neuer Krankenhausvergütung eine gerechtere Bezahlung zu erreichen und Anreize für Krankenhäuser zu schaffen, in Bereiche zu investieren, die die Qualität der erbrachten Leistungen fördern. Hierfür wird der DRG-Katalog um Qualitätsindikatoren wie Akkreditierung, Patientenzufriedenheit und Sicherheitskennzahlen ergänzt. Krankenhäuser können so bei erfüllten Anforderungen bis zu 25 % Zuschlag erhalten.

Oftmals gingen diese Umstellungen mit neuen Abrechnungslogiken einher, wie etwa pauschalen Fallvergütungen in Belgien (2019), gebündelten Zahlungen in Frankreich (2018, 2020), P4P-Modellen in Israel (2023) und Frankreich (2023) sowie Strafzahlungen bei verzögerten Entlassungen in Israel (2023). Die Slowakei (2019) zielte auf Ausgabenoptimierung, bspw. durch die Eindämmung von Ausgaben und indem sie Erstattungsmechanismen an Versorgungsbedarf und Leistungsrealität anpasste. Auch die Einführung

Tab. 2.3 Übersicht der fünf größten (Co-)Cluster und zugehörigen Reformmaßnahmen

Themenschwerpunkt (Co-Cluster)	Länder mit Reformen	Inhalt
Leistungseinkauf und Vergütung (engl. *Purchasing and Payment*) Diese Kategorie umfasst Reformen im Bereich des strategischen Einkaufs und der Vergütung von Gesundheitsdienstleistungen, das heißt Regelungen darüber, wer welche Leistungen für welche Personengruppen in welchem Umfang und mit welchen Finanzierungsmechanismen einkauft.	Anzahl Reformen insgesamt: 20 *Länder*: Belgien (2019) Deutschland (2022, 2023, 2024) Estland (2018, 2023) Frankreich (2018, 2020, 2022, 2023) Israel (2023, 2024) Kanada (2022) Malta (2024) Slowakei (2019) Ungarn (2018) Zypern (2023, 2024)	1. **Neue Vergütungsmodelle & Umstellung der Finanzierung** – Abbau der Bedeutung von DRGs (Deutschland, Frankreich) – Ausbau der Bedeutung von DRGs (Slowakei, Zypern) – Pilotierung und Ausbau alternativer Vergütungsformen – Einführung pauschaler Fallvergütungen („Lump Sum Payments", Belgien) – gebündelte Zahlungen (Frankreich) – „Pay for Performance" (Frankreich, Israel) – Knüpfung Erstattungssätze an verschiedene Qualitätskriterien (Frankreich, Zypern) – Strafzahlungen bei verspäteten Entlassungen („Delayed Patients") (Israel) – Vergütung für bestimmte Bereiche (s. 3. Spezifische Vergütungsanpassungen für bestimmte Bereiche) – Wechsel zu Globalbudgets (Estland, Frankreich, Israel) – Definition von Leistungsgruppen und Vorhaltebudgets (Deutschland) – Eindämmung von Ausgaben, Optimierung von Ertragsdienstleistungen und der Verbesserung von Erstattungsmechanismen (Slowakei) 2. **Änderungen im Privatsektor**: – Einbindung privater Kliniken in öffentliche Versorgung für Routineeingriffe (Kanada) – Rückabwicklung von Privatisierungsverträgen (Malta) – Regulierung des privaten Versicherungsmarkts zur Vermeidung von Doppelversicherungen (Israel) 3. **Spezifische Vergütungsanpassungen für bestimmte Bereiche**: – Notfallversorgung (Kanada, Frankreich, Tschechien) – Intensivmedizin (Frankreich) – Pädiatrie und Geburtsmedizin (Deutschland) – Häusliche Pflege (Israel) – Tagesfälle, Hybrid-DRGs (Deutschland) 4. **Systematische Planungen & Strukturreformen**: – Erstellung neuer Krankenhausnetzwerke (Estland, Slowakei, Tschechien) und Umwandlung mehrerer Krankenhäuser in Gemeinschaftskrankenhäuser, die in das Primärversorgungsnetz integriert werden sollen (Estland) – Reformkommissionen mit Fachleuten zur Entwicklung strukturierter Reformvorschläge (Deutschland) – Stärkung ambulanter Sektor, um stationären Sektor zu entlasten (durch bessere Vergütung Allgemeinmediziner, Zahlung Überstunden, Aufklärungskampagnen zur ambulanten Hotline) (Frankreich) ***ZIELE***: – Steigerung von Effizienz und Kosteneffektivität (Deutschland, Estland, Frankreich, Israel, Slowakei, Zypern) – Verbesserung der Versorgungsqualität (Tschechien, Zypern) – Bewältigung von Krisensituationen und personellen und strukturellen Engpässen (Estland, Frankreich, Kanada) – Stärkung von Transparenz und Wettbewerb (Israel) – Abbau von Krankenhausverschuldung (Ungarn) – Sicherstellung Erreichbarkeit und bedarfsgerechter Versorgung (Estland, Slowakei)

2

Tab. 2.3 (Fortsetzung)

Themen-schwerpunkt (Co-Cluster)	Länder mit Reformen	Inhalt
Steuerung (engl. *Governance*) Diese Kategorie bezieht sich weitgehend auf Veränderungen in der Steuerung des Gesundheitswesens, einschließlich umfassender Umstrukturierungen oder Neuausrichtungen des Gesundheitssystems sowohl im privaten als auch im öffentlichen Sektor und Veränderungen in den Aufsichts- und Regulierungsinstitutionen des Systems.	Anzahl Reformen insgesamt: 17 *Länder*: Belgien (2019) Bulgarien (2019) Dänemark (2024) Griechenland (2024) Kroatien (2014) Lettland (2020) Litauen (2023) Norwegen (2019) Polen (2020, 2024) Rumänien (2020) Schweiz (2021) Slowakei (2021) Tschechien (2019) Zypern (2018, 2019, 2024)	**1. Strukturreformen** *Zentralisierung der Krankenhausaufsicht und -verantwortung* (Belgien, Bulgarien, Kroatien, Lettland, Litauen, Rumänien, Schweiz, Slowakei, Tschechien, Zypern) – Zusammenführung, Schaffung, Ausbau von spezialisierten Behandlungszentren (Litauen) – Gründung oder Umstrukturierung von Behörden zur zentralen Steuerung – Exekutivagentur für Medizinische Aufsicht (Bulgarien), staatliche Gesundheitsdienstleistungsorganisation (Zypern) – Verwaltungsräte (Kroatien), medizinische und klinische Audits (Zypern), Arbeitsgruppe (Lettland) – Kommission für Gesundheitsstruktur (Dänemark), Bundesqualitätskommission (Schweiz) – Förderung regionaler Krankenhausnetzwerke (Belgien, Lettland, Litauen, Slowakei) für Notfallversorgung (Tschechien) – durch Einführung der „Strategie für die Notfallversorgung" (koncepce urgentní péče) (Tschechien) – durch Planung von Leistungsprofilen, Krankenhaus-Typologien und Indikatoren (Slowakei) – Als Reaktion auf Covid-19 und Ausnahmezustand (Rumänien) *Dezentralisierung* – Stärkung der kommunalen Verantwortung (Polen) **2. Änderungen in der Finanzstruktur in Krankenhäusern** – Erhöhung der administrativen und finanziellen Autonomie öffentlicher Krankenhäuser (Zypern) – Einführung Nachmittagsoperationen in öffentlichen Krankenhäusern mit Eigenbeteiligung (Griechenland) **3. Entwicklung neuer Strategien und Pläne sowie Gesetzesänderungen** – Strategie für die Notfallversorgung (Tschechien) – Gesundheits- und Krankenhausplan (Norwegen) – Nationaler Plan für Wiederaufbau und Resilienz (Polen) – Qualitätsentwicklungsstrategie (Schweiz) **4. Technologie- und Infrastruktursteuerung** – Etablierung von Health Technology Assessment (HTA) (Polen) – Reformpläne zur (Re-)Profilierung von Krankenhäusern und Integration neuer Technologien *ZIELE*: – Stärkung der Steuerung und Aufsicht, Verbesserung der Rechenschaftspflicht (Bulgarien, Dänemark, Kroatien, Rumänien) – Effizienzsteigerung, Kostenkontrolle und Bekämpfung von finanziellem Missbrauch, Gewährleistung fairer Wettbewerb (Litauen, Norwegen, Polen, Schweiz, Zypern) – Verbesserung der Qualität, Patientensicherheit und Patientenzentrierung (Belgien, Litauen, Norwegen, Schweiz, Slowakei, Tschechien, Zypern) – Stärkung der Krisenresilienz und Reaktionsfähigkeit (Polen, Rumänien) – Verbesserung von Erreichbarkeit und Versorgungsgerechtigkeit (Lettland, Norwegen, Polen), Reduzierung Wartezeiten für chirurgische Eingriffe (Griechenland)

Tab. 2.3 (Fortsetzung)

Themen-schwerpunkt (Co-Cluster)	Länder mit Reformen	Inhalt
Koordination und Integration (engl. *Care Coordination and Integrated Care*) Diese Kategorie umfasst Maßnahmen zur Verbesserung der Koordination und Integration zwischen verschiedenen Versorgungsbereichen oder Versorgungsebenen. Dazu zählen sowohl neue Versorgungsmodelle als auch die systematische Bewertung bestehender Strukturen und Prozesse.	Anzahl Reformen insgesamt: 13 *Länder*: Belgien (2018, 2023) Deutschland (2024) Estland (2022) Israel (2021) Lettland (2019 2×) Litauen (2019, 2021) Norwegen (2018) Österreich (2024) Schweden (2019) Vereinigtes Königreich (2021)	**1. Koordination, Integration der Versorgung und Leistungskonzentration** – Aufbau regionaler Versorgungsnetzwerke (Belgien, Lettland, Vereinigtes Königreich) – Einführung eines formalen Entlassmanagements mit Kooperationsverpflichtung zwischen Krankenhäusern und Kommunen (Schweden) – Ausweitung Krebsversorgungspfade von Primär- auf Sekundär- und Tertiärversorgung (Lettland) – Integrierte Notfallzentren mit gemeinsamer Ersteinschätzung für akute Patienten und Patientinnen (Deutschland, Litauen), Festlegung von Versorgungsniveaus, z. B. mehrstufige Notfallversorgung (Litauen) – Zentralisierung hochspezialisierter Versorgung (Norwegen), Einrichtung regionaler Krankenhaushierarchien (Litauen), Schließung ineffizienter Häuser (Norwegen, Litauen) **2. Stärkung ambulanter und gemeindenaher Versorgung** – Ausbau von ambulanten Fachabteilungen, Tageskliniken und Primärversorgungszentren (Österreich) – Förderung von gemeindenaher Versorgung für einfache Notfälle (Litauen) – Integration von Hauskrankenpflege/Hospital-at-Home-Diensten (Belgien, Israel), Errichtung 24/7-Telefon-Servicecenter sowie Krankentransport (Israel) – Masterpläne zur langfristigen Umstrukturierung der Versorgung (Estland): Verlagerung in ambulanten Sektor, Ausbau integrierter Versorgungspfade **3. Medizinische Themenschwerpunkt** – Notfallversorgung (Deutschland, Litauen, Norwegen) – Onkologie (Belgien, Lettland) ***ZIELE***: – Entlastung der Krankenhäuser durch Verlagerung in die ambulante Versorgung (Österreich, Belgien, Israel, Estland), Entlastung Notaufnahmen (Deutschland, Litauen, Norwegen) – Reduktion von Überkapazitäten und Fragmentierung (Belgien, Lettland) – Effizienz in Ressourcennutzung und Reaktion auf demographische Veränderungen (Litauen, Lettland) – Verbesserung der Behandlungsqualität und Vermeidung von Versorgungslücken (Belgien, Deutschland, Lettland, Litauen) – Bewältigung pandemiebedingter Herausforderungen, insbesondere im Hinblick auf knappe Krankenhausressourcen und begrenzte Versorgungskapazitäten (Israel) – Gegenseitige Unterstützung und Zusammenarbeit zwischen den englischen NHS-Trusts (Vereinigtes Königreich)

eines Globalbudgets war ein wiederkehrendes Motiv. Demnach erprobte Estland (2018) auf der Insel Hiiumaa ein Modell zur Sicherung von Nachhaltigkeit, Qualität und Zugang. Israel (2024) beschloss, anstatt rückwirkender Tagespauschalen Krankenhäuser ein im Voraus festgelegtes Jahresbudget zur Verfügung zu stellen, basierend auf Standort, Fallmix und Leistungsspektrum. Frankreichs neues Finanzierungsmodell für Notaufnahmen (2022) sieht ein Gesamtbudget vor, basierend auf prognostizierten Fallzahlen, regionalen Faktoren,

2

Tab. 2.3 (Fortsetzung)

Themenschwerpunkt (Co-Cluster)	Länder mit Reformen	Inhalt
Gesundheitspersonal (engl. *Health Workforce*) Diese Kategorie umfasst Reformen, die auf das Gesundheitspersonal abzielen, insbesondere hinsichtlich der Qualifikation, Ausbildung, Arbeitsbedingungen und Personalsteuerung.	Anzahl Reformen insgesamt: 8 *Länder*: Deutschland (2018) Frankreich (2020, 2021) Israel (2021, 2023) Kroatien (2024) Österreich (2022) Slowakei (2022)	**1. Investitionen in Personalausstattung und Gehalt** – Lohnerhöhungen für verschiedene Berufsgruppen im Gesundheitswesen (Frankreich, Slowakei) – Neue Personalrekrutierung, z. B. 600 festangestellte Ärztinnen und Ärzte (Israel) – Gesetzesanpassung zur Lohnangleichung (an Tschechien, Slowakei) **2. Maßnahmen zur Verbesserung der Arbeitsbedingungen** – Flexiblere Arbeitszeiten: Verkürzung von Nachtdiensten für Assistenzärztinnen und Assistenzärzte (Israel), Einführung freiwilliger Dienste mit doppelter Vergütung (Israel) – Gesetzliche Mindestpersonalvorgaben (Deutschland) – Einführung flexibler Krankenhausbetten bei Bedarf (Frankreich) **3. Maßnahmen in der Ausbildung von Gesundheitspersonal** – Verbesserung von Aus- und Weiterbildung von Pflege- und Langzeitpflegepersonal (Österreich, Frankreich) – Änderung des Gesundheitsgesetzes bzgl. Rückzahlung von Ausbildungskosten (Kroatien) ***ZIELE***: – Erhöhung der Attraktivität der Gesundheitsberufe und Bekämpfung von Personalengpässen (Österreich, Frankreich, Kroatien, Israel) – Reaktion auf Streiks und Unzufriedenheit mit Arbeitsbedingungen und Gehältern (Frankreich, Slowakei) – Verbesserung der Pflegequalität (Deutschland) – Reaktion auf pandemiebedingte Probleme, insbesondere im Pflegebereich (Frankreich) – Bessere Vereinbarkeit von Ausbildung und Arbeit (Kroatien, Israel) – Verbesserung der Situation für Personen, die Langzeitpflege beziehen und pflegende Angehörige (Österreich)

leistungsabhängige Vergütungen (40 %) und Pay-for-Quality-Anteile (2 %), um sowohl die Versorgungsintensität als auch die Qualität der Notfallbehandlung stärker in der Bezahlung zu berücksichtigen.

Übergreifend verfolgten viele Länder dabei das Ziel, Effizienz und Kosteneffektivität zu steigern. Zypern (2023, 2024) und Frankreich (2023) verknüpften die Krankenhausvergütung zudem gezielt mit Qualitätskriterien, um zeitgleich eine Qualitätssteigerung zu erzielen.

Mehrere Länder richteten Reformen gezielt auf besonders belastete Versorgungsbereiche. Durch zusätzliche Zuschläge stärkt Deutschland dabei finanziell die Geburtshilfe und Kinderheilkunde. Länderübergreifend lässt sich ein vermehrter Fokus auf Notfall- und Intensivmedizin beobachten. Frankreich (2022), Tschechien (2020) und Kanada (2022) reagierten auf Personalengpässe und überlastete Notaufnahmen mit neuen Finanzierungsmodellen. Auch Deutschland hatte bereits kurz vor dem hier betrachteten Zeitraum ein System von Notfallstufen beschlossen, auf dessen Basis Zuschläge für die Notfallversorgung vereinbart werden. Darüber hinaus setzen mehrere Staaten auf strukturelle Anpassungen, wie bspw. die Einrichtung regionaler Krankenhaushierarchien in Litauen (2021), die Zentralisierung hochspezialisierter Behandlungen in Norwegen (2018) und die gezielte Schließung ineffizienter Krankenhausstandorte in Norwegen (2018) und Litauen (2021). Bemerkens-

Tab. 2.3 (Fortsetzung)

Themen-schwerpunkt (Co-Cluster)	Länder mit Reformen	Inhalt
Krankenhaus-versorgung (engl. *Hospital Care*) Diese Kategorie umfasst Reformen, die sich auf medizinische Leistungen, Behandlungsabläufe sowie die Organisation und Verwaltung von Krankenhäusern beziehen.	Anzahl Reformen insgesamt: 8 *Länder*: Finnland (2018) Irland (2019) Israel (2023) Kroatien (2023) Lettland (2023) Rumänien (2020) Vereinigtes Königreich (2022)	**1. Zentralisierung und Spezialisierung** – Zentralisierung der Krankenhausverantwortung (z. B. Übertragung von Land auf Staat) (Kroatien) – Konzentration von Notfall- und komplexen Diensten auf weniger Krankenhäuser (Finnland) – Reorganisation von Krankenhausnetzwerken (Slowakei) **2. Qualitätsmanagement und Standards** – Einführung von Qualitätsindikatoren und Mindeststandards für Krankenhäuser (Lettland) – Zulassungsbeschränkungen für Kliniken, die Qualitätsanforderungen nicht erfüllen (Lettland) – Stärkung des Krankenhausmanagements durch höhere Anforderungen und Kontrollmechanismen (Kroatien) – Prüfung der privaten Tätigkeit in öffentlichen Krankenhäusern (Irland) **3. Patientenorientierung und Wahlfreiheit** – Freie Krankenhauswahl bei vier spezifischen Leistungen (Israel) – Maßnahmen gegen selektive Vertragsgestaltung, z. B. zur Stärkung des fairen Wettbewerbs (Israel) **4. Covid-19-Maßnahmen** – Dynamische Anpassung der Covid-19-spezifischen Krankenhausplanung (Rumänien) **5. Wartezeitenabbau** – Nationale Pläne zur Reduktion von Wartezeiten für planbare Behandlungen (Vereinigtes Königreich) – Investitionen in Diagnostik, Behandlungsräume und digitale Patientensteuerung (Vereinigtes Königreich) ***ZIELE***: – Verbesserung der Versorgungsqualität (Finnland, Israel, Lettland, Slowakei, Vereinigtes Königreich) – Sicherstellung von Kosteneffizienz und sinnvoller Ressourcennutzung (Kroatien, Lettland, Slowakei) – Förderung von Patientenautonomie und Wettbewerb (Israel) – Reduktion von Ungleichheiten im Zugang zur Versorgung (Israel) – Steigerung der Reaktionsfähigkeit des Gesundheitssystems (Rumänien, Vereinigtes Königreich) – Professionalisierung der Krankenhausführung und Erhöhung der Steuerungskapazitäten (Kroatien)

Krankenhaus-Report 2026

wert ist, dass viele dieser Strukturreformen bereits vor Ausbruch der Covid-19-Pandemie angestoßen wurden. Während sich die Reformdynamik im Jahr 2020 pandemiebedingt stark verlangsamte, ist seit 2021 ein deutlich beschleunigter Reformkurs zu beobachten. Ziel ist vor allem, stationäre Einrichtungen durch den Ausbau ambulanter Strukturen zu entlasten und gleichzeitig die Versorgungssicherheit für die Bevölkerung vor Ort zu gewährleisten. So hat Litauen territoriale Notfallstationen als primäre Anlaufstelle für geringfügige Beschwerden eingeführt. Kanada (2022) setzt zudem auf eine stärkere Einbindung privater

Kliniken in die öffentliche Leistungserbringung. In Québec übernehmen seit 2022 diese nun schrittweise Routineeingriffe bzw. typische Notfallbehandlungen.

Einen veränderten Umgang mit dem Privatsektor lässt sich nicht nur in Kanada bemerken. Bspw. unternahm Malta 2023 einen wichtigen Schritt zur Rückgewinnung öffentlicher Kontrolle im Gesundheitswesen: Ein Gericht erklärte alle Verträge mit einem privaten Konsortium, das drei große öffentliche Krankenhäuser betrieb, wegen schwerer Managementmängel und Vertragsverletzungen für nichtig. Die Einrichtungen gingen innerhalb von drei Monaten zurück in staatliche Verwaltung. Auch Israel verstärkte ab 2021 die Regulierung des privaten Versicherungsmarktes, um mehr Wettbewerb und Transparenz zu schaffen. Ausschlaggebend hierfür war die hohe Anzahl an freiwilligen Zusatzversicherungen (VHI), die über 80 % der Bevölkerung besitzen, um Zugang zu privaten Krankenhäusern zu erhalten oder Wartezeiten zu verkürzen. Um finanzielle Doppelbelastungen zu vermeiden, wurde 2021 zunächst eine Grundversicherung für Operationen eingeführt, die durch freiwillige Zusatzleistungen ergänzt werden konnte. 2023 folgte die vollständige Abschaffung doppelter VHI-Deckungen, automatische Vertragsumstellungen und strengere Kostendeckungspflichten für Versicherer.

Die Umstrukturierung der Krankenhauslandschaft ist in vielen Ländern ein wiederkehrendes Ziel. Systematische Planungs- und Strukturreformen lassen sich weit über Deutschland hinaus beobachten. Sowohl Tschechien (2019) als auch die Slowakei (2021) arbeiten am Aufbau neuer Krankenhausnetzwerke, um Kapazitäten effizienter zu nutzen und die Versorgung gezielter zu steuern. In Estland (2023) sollen mehrere Krankenhäuser zu Gemeindekrankenhäusern umgewandelt und in die primäre Gesundheitsversorgung integriert werden. In Belgien (2019), Litauen (2023), Lettland (2020) und der Slowakei (2021) soll durch den Aufbau regionaler Krankenhaus- oder Notfallnetzwerke (wie in Tschechien, 2019) sowie durch die Bündelung spezialisierter Leistungen in Behandlungszentren eine stärkere Zentralisierung der Krankenhausaufsicht und -verantwortung umgesetzt werden. Häufig gehen diese Maßnahmen mit der Schaffung oder Umstrukturierung zentraler Behörden einher, die eine übergeordnete Steuerung sicherstellen sollen. Bulgarien (2019) strukturierte bspw. seine Aufsichtsbehörden neu, indem die Exekutivagentur „Medizinische Audits" und die Agentur für Transplantationen zur neuen „Exekutivagentur für Medizinische Aufsicht" zusammengeführt wurden. Diese ist zuständig für die Überwachung medizinischer Standards, die Registrierung ambulanter Einrichtungen und Hospize sowie die Kontrolle der Finanzführung in öffentlichen Krankenhäusern. Auch Zypern strukturierte sein Gesundheitssystem grundlegend um: Mit der Einführung des allgemeinen Gesundheitssystems (Geniko Systima Ygeias, GeSY) 2019 erhielten alle Versicherten universellen Zugang zu medizinischen Leistungen. Die beiden zentralen Institutionen des neuen Systems sind die Krankenversicherungsorganisation (HIO) für Verwaltung und Finanzierung sowie die staatliche Gesundheitsdienstleistungsorganisation (SHSO), die seit 2020 öffentliche Krankenhäuser leitet und wettbewerbsfähig machen soll.

Einen Kontrast zu den Zentralisierungstendenzen bietet Polen (2024). Dort verfolgt man im Rahmen des Nationalen Wiederaufbauplans einen dezidiert dezentralen Ansatz durch die stärkere Einbindung kommunaler Akteure. Demnach erhalten lokale Gebietskörperschaften neue Möglichkeiten, Krankenhäuser zu betreiben, um gezielt auf demographische Entwicklungen und die Gesundheitsbedürfnisse der Bevölkerung zu reagieren.

Trotz unterschiedlichen Vorgehens verfolgen diese Reformen das Ziel, die Steuerungsfähigkeit und Rechenschaftspflicht im Gesundheitssystem zu stärken. Gleichzeitig soll das System patientenorientierter, zugänglicher und gerechter gestaltet und die Behandlungsqualität verbessert werden.

Ein wiederkehrendes Element einiger Länder ist dabei der Einbezug wissenschaftlicher und professioneller Expertise. In Dänemark (2024), Lettland (2020) und der Schweiz (2021) lassen sich Ansätze finden, die vergleichbar mit der deutschen Regierungskommission sind. Während jedoch die schweizerische Kommission Konzepte zur Qualitätsmessung und -förderung entwickelt, erarbeitet die dänische Gesundheitskommission umfassende Empfehlungen für ein präventives, gerechtes und nachhaltiges Gesundheitssystem im Allgemeinen. Währenddessen befasst sich in Lettland die vom Gesundheitsministerium eingesetzte Arbeitsgruppe mit der Überprüfung stationärer Versorgungseinrichtungen. Um zudem Investitionsentscheidungen evidenzbasiert treffen zu können und die Effizienz im Krankenhaussektor nachhaltig zu verbessern, werden daneben neue digitale Anwendungen eingeführt und der systematische Einsatz von HTA gefördert (Norwegen, 2019; Polen, 2020).

2.2.3 Die deutschen Reformen im internationalen Vergleich

Mittels systematischer Reformansätze setzt Deutschland auf eine umfassende Neustrukturierung der Krankenhauslandschaft. Ziel ist es, eine bedarfsgerechte Versorgung zu sichern und die Versorgungsqualität systemweit zu verbessern.

Viele Länder legen im Unterschied dazu einen stärkeren Fokus auf die unmittelbare Qualitäts- und Effizienzsteigerung innerhalb der Krankenhäuser. Um die Qualität von Leistungen, Abläufen und Managementstrukturen innerstationär zu verbessern, werden Maßnahmen oder gezielte Investitionen in Infrastruktur und Prozesssteuerung eingeführt. So wurden in Lettland (2023) bspw. Qualitätsindikatoren und Mindeststandards für Krankenhäuser festgelegt, verbunden mit Zulassungsbeschränkungen für Einrichtungen, die diese Anforderungen nicht erfüllen. Ziel ist es, die Behandlungsqualität verbindlich abzusichern und eine höhere Transparenz für Patientinnen und Patienten zu schaffen. Auch Kroatien verfolgt einen qualitätsorientierten Ansatz durch die Einführung strikter Vorgaben an das Krankenhausmanagement und verstärkte Kontrollmechanismen. Das Vereinigte Königreich (2022) setzt hingegen auf einen investiven Zugang zur Qualitätsverbesserung. Investitionen in moderne Diagnostik, zusätzliche Behandlungsräume sowie digitale Steuerungssysteme sollen dazu beitragen, Behandlungsprozesse zu optimieren. Ergänzt werden diese Maßnahmen durch nationale Pläne zur Reduzierung von Wartezeiten bei planbaren Eingriffen.

Um die Versorgungsqualität innerhalb des Krankenhaussektors zu verbessern, legt Deutschland durch das Gesetz zur Stärkung des Pflegepersonals sowie die Verordnung zu Pflegepersonaluntergrenzen einen verstärkten Fokus auf das Krankenhauspersonal. Auch international zeigt sich eine stärkere Fokussierung auf Personalfragen, verstärkt durch die Covid-19-Pandemie. Sowohl Deutschland als auch internationale Vergleichsländer verfolgen das Ziel, die personellen Ressourcen im Gesundheitswesen nachhaltig zu sichern und die Qualität der Versorgung durch gut ausgebildetes und zufriedenes Personal zu stärken. Zu den Reformansätzen zählen Verbesserungen in der Ausbildung, Maßnahmen zur Steigerung der Attraktivität von Gesundheitsberufen sowie Strategien zur Bewältigung des Fachkräftemangels, etwa durch gezielte Rekrutierung, Anpassung der Arbeitszeitmodelle oder bessere Vergütung. Insbesondere Frankreich sticht hier durch unterschiedliche Reformansätze heraus, die an die Gesundheitsfachberufe adressiert sind.

Im Gegensatz zu Deutschland, das vorrangig auf verbindliche gesetzliche Personalvorgaben im Krankenhausbereich setzt, legen Länder wie Frankreich (2021) und Israel (2021, 2023) Wert auf Flexibilität, bspw. durch die Bereitstellung zusätzlicher Krankenhausbetten bei Bedarf und flexible Arbeitszeitmodelle. In Israel wurden demnach die maximalen durchgehenden Arbeitszeiten für das medizinische Personal von 26 auf 21 Stunden reduziert und Nachtschichten für Assistenzärztinnen und Assistenzärzte verkürzt. Einkommensverluste können durch freiwillige, doppelt vergütete Abendschichten kompensiert werden. Beide Länder verfolgen damit einen anpassungsfähigen Umgang mit personellen und infrastrukturellen Ressourcen. Während jedoch in Israel 2021 noch die Einstellung von bis zu 600 neuen Fachkräften vorgesehen war, enthält die Reform von 2023 keine ausdrücklichen Pläne zur personellen Aufstockung. Frankreich (2021) und die Slowakei (2022) setzen zudem auf substanzielle Lohnerhöhungen für verschiedene Berufsgruppen im Gesundheitswesen, während Österreich (2022), Kroatien (2024) und Frankreich (2021) gezielt in die Verbesserung der Ausbildung investieren. Im Mittelpunkt stehen dabei die Bedürfnisse der Gesundheitsfachberufe, etwa mit Blick auf Vereinbarkeit von Beruf und Ausbildung, Arbeitsbedingungen und langfristige Entwicklungsperspektiven.

Auch mit der Stärkung des ambulanten Sektors verfolgt Deutschland keinen Sonderweg. Um unnötige stationäre Aufenthalte zu vermeiden, erweitert neben Deutschland auch Österreich (2024) gezielt ambulante Fachabteilungen und Tageskliniken, während Lettland (2019) auf integrierte Versorgungspfade setzt, beispielsweise in der Krebsversorgung, um die Behandlungskontinuität zu verbessern und Versorgungslücken zu vermeiden. Einige Länder beschreiten dabei innovative Wege, die über klassische Sektorengrenzen hinausgehen: Israel (2021) hat mit einer rund um die Uhr erreichbaren Telefon-Hotline sowie dem Ausbau von „Hospital-at-Home"-Modellen flexible Versorgungsstrukturen geschaffen, die Krankenhausaufenthalte ganz vermeiden können. Belgien (2023) testet ähnliche Ansätze. Auch Frankreich (2022) strebt durch die bessere Vergütung für Hausärzte und -ärztinnen, bezahlte Überstunden und Informationskampagnen zur Nutzung ambulanter Notrufnummern eine stärkere Verlagerung von Leistungen in den ambulanten Sektor an.

2.3 Stärken und Limitationen von internationalen Vergleichen

Der internationale Vergleich von Krankenhausreformen ermöglicht es Ländern nicht nur, sich selbst einzuordnen, sondern vor allem voneinander zu lernen. Während klassische Ländervergleiche oft einzelne Staaten in den Mittelpunkt stellen, verfolgt unsere Methodik einen anderen Zugang: Ausgangspunkt sind nicht die Länder, sondern die Reforminhalte selbst. Aus dieser Perspektive heraus entstehen neue, oft überraschende Vergleiche. In diesem Kapitel sind somit auch Länder einbezogen, die im klassischen internationalen Vergleich mit Deutschland eher selten berücksichtigt werden, wie etwa kleinere osteuropäische Staaten oder Länder außerhalb der unmittelbaren OECD-Kernregion. Gerade diese Beispiele zeigen, dass auch in weniger beachteten Systemen innovative Reformansätze entstehen, die für den deutschen Kontext relevante Impulse liefern können. Es lohnt sich, den Blick in andere Länder auszuweiten und auch von diesen zu lernen.

Jedoch weist auch die hier verwendete Methodik einige Limitationen auf. Dies liegt insbesondere am Vorgehen des *Reform Roundup* des HSPM, das als Grundlage für diese Analyse genutzt wurde. Da jährlich nur bis zu drei Reformen pro Land vorgestellt werden, unabhängig vom Versorgungsbereich, entsteht zwangsläufig eine gewisse Subjektivität in der Auswahl. Zudem ist die Übersicht nicht vollständig, da pro Land nur ein kleiner Ausschnitt des Reformgeschehens abgebildet wird und bestimmte Regionen oder Themen unterrepräsentiert sein können.

Trotz dieser Einschränkungen ermöglicht der vergleichende Blick auf die Reforminhalte ein differenziertes Verständnis aktueller Entwicklungen im Krankenhaussektor und eröffnet neue Perspektiven für den deutschen Reformdiskurs. Der internationale Vergleich verdeutlicht, dass viele Länder ähnliche Ziele verfolgen, doch mit teils sehr unterschiedlichen Wegen. Seit 2018 haben zahlreiche Länder

Strategien für den stationären Sektor entwickelt, um letztendlich ihre Gesundheitssysteme effizienter, patientenzentrierter, resilienter und qualitativ hochwertiger zu gestalten. Dabei reichen die Maßnahmen von der Stärkung des ambulanten Sektors über die Integration sektorübergreifender Versorgung, der Förderung und Entlastung von Gesundheitspersonal bis hin zu Anpassungen bei Vergütungssystemen und grundlegenden Strukturveränderungen. Gesundheitssysteme müssen sich somit immer wieder flexibel auf äußere Einflüsse einstellen. Globale Krisen wie die Covid-19-Pandemie oder wirtschaftliche Unsicherheiten haben in vielen Ländern unmittelbare Anpassungen im stationären Sektor ausgelöst.

Seit 2018 wurden jährlich zwischen 10 und 15 Krankenhausreformen (engl. *Hospital Care*) in den HSPM-Ländern gemeldet. Dies ist, im Vergleich zu anderen Reformclustern, ein bemerkenswert stabiler Wert (vgl. *Health Reform Tracker*) und deutet darauf hin, dass die Weiterentwicklung des stationären Sektors eine anhaltende politische Priorität darstellt – unabhängig von konkreten Krisen oder Kontextfaktoren.

2.4 Zusammenfassung und Fazit

Um Gesundheitssysteme effizienter, patientenzentrierter, widerstandsfähiger und qualitativ hochwertiger auszurichten, implementieren Länder unterschiedliche Reformvorhaben. Der internationale Reformvergleich verdeutlicht, dass zahlreiche Länder Strategien für den stationären Sektor entwickeln, wenn auch mit vermeintlich unterschiedlichen Ansätzen. Beispielsweise reduzieren einige Länder den Anteil der DRG-basierten Vergütung zugunsten alternativer Modelle, während andere ihr DRG-System gezielt ausbauten, wobei jedoch auch das jeweilige Ausgangsniveau betrachtet werden muss. In vielen Ländern zeigt sich zudem eine Tendenz zur Zentralisierung, etwa durch die Bildung regionaler Krankenhausnetzwerke oder tiefgreifende Strukturreformen, wohingegen Polen bewusst auf eine dezentrale Steuerung setzt.

Deutschland verfolgt mit seinen Reformzielen, wie die Entlastung der Krankenhäuser, Stärkung der wohnortnahen Versorgung und Integration ambulanter Leistungen, zentrale Anliegen, die international ebenfalls hohe Priorität besitzen. Dazu gehört die Bewältigung des Fachkräftemangels, die Verbesserung der Notfallversorgung sowie die nachhaltige Finanzierung des stationären Sektors. Gleichwohl variieren die Reformstrategien erheblich: Während andere Länder bspw. verstärkt auf flexible Arbeitszeitmodelle, Ausbildungen, neue Modelle der häuslichen Versorgung und alternative Finanzierungsmodelle setzen, verfolgt Deutschland einen regulativen Weg, etwa mit verbindlichen Personalvorgaben. Für die Entwicklung strukturierter Reformvorschläge hat Deutschland von 2022 bis 2025 auf die Expertise einer Regierungskommission gesetzt – ein evidenzbasiertes Vorgehen, das auch in anderen Ländern in ähnlicher Form zu finden ist. Gleichzeitig greifen andere Länder Themen auf, die in Deutschland bislang weniger Beachtung finden, etwa die Rolle des Privatsektors oder spezifische qualitätsorientierte Maßnahmen.

Das lässt darauf schließen, dass trotz vergleichbarer Herausforderungen kein einheitlicher Lösungsweg zu existieren scheint. Vielmehr entwickeln Länder Reformansätze, die ihre jeweiligen institutionellen, finanziellen und gesellschaftlichen Rahmenbedingungen widerspiegeln. Gerade diese Vielfalt stellt einen zentralen Mehrwert für die internationale Forschung dar. Systematische Vergleiche und wissenschaftliche Kooperationen schaffen eine solidere Evidenzbasis, helfen Fehler der Vergangenheit zu vermeiden, unterstützen fundierte politische Entscheidungen und sichern nachhaltige Verbesserungen der Gesundheitssysteme. Für den deutschen Reformdiskurs eröffnet der internationale Vergleich wichtige Anknüpfungspunkte. Er liefert Impulse für innovative Finanzierungsmodelle, flexible Personalstrategien oder integrierte Versorgungsformen. Deutschland kann von internationalen

2

Best Practices profitieren und gleichzeitig eigene Erfahrungen in die globale Diskussion einbringen.

Der Blick über die Landesgrenzen hinaus zeigt, dass Reformen im Krankenhaussektor ein globales, dynamisches Feld sind. Deutschland steht mit seinen Zielen nicht allein, sollte den internationalen Erfahrungsschatz jedoch noch konsequenter nutzen. Nur durch einen kontinuierlichen internationalen Dialog und eine evidenzbasierte Politikgestaltung lassen sich langfristig resiliente, qualitativ hochwertige und patientenorientierte Gesundheitssysteme sichern.

Literatur

European Observatory on Health Systems and Policies Health system policy monitor. https://eurohealthobservatory.who.int/monitors/health-systems-monitor. Zugegriffen: 17. Sept. 2025

European Observatory on Health Systems and Policies Health system reviews (HiT series). https://eurohealthobservatory.who.int/publications/health-systems-reviews. Zugegriffen: 17. Sept. 2025

European Observatory on Health Systems and Policies Health reform tracker. https://obshealthreformtracker.com/. Zugegriffen: 17. Sept. 2025

GBD 2019 Risk Factors Collaborators (2020) Global burden of 87 risk factors in 204 countries and territories, 1990–2019: A systematic analysis for the Global Burden of Disease Study 2019. Lancet 396(10258):1223–1249. https://doi.org/10.1016/S0140-6736(20)30752-2

Maier CB, Kroezen M, Busse R, Wismar M (Hrsg) (2022) Skill-mix innovation, effectiveness and implementation: Improving primary and chronic care. Cambridge University Press

McKee M, Merkur S, Edwards N, Nolte E (Hrsg) (2020) The changing role of the hospital in European health systems. Cambridge University Press

Polin K, Hjortland M, Maresso A, van Ginneken E, Busse R, Quentin W (2021) HSPM network. „Top-Three“ health reforms in 31 high-income countries in 2018 and 2019: an expert informed overview. Health Policy 125(7):815-832. https://doi.org/10.1016/j.healthpol.2021.04.005

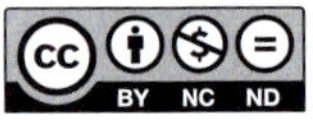

Impulse zur Weiterentwicklung der Leistungsgruppen: Ein Vergleich der Schweiz mit Deutschland

Alexander Geissler, Justus Vogel und David Ehlig

Inhaltsverzeichnis

D. Scheller-Kreinsen et al. (Hrsg.), *Krankenhaus-Report 2026*,
https://doi.org/10.1007/978-3-662-73132-1_3

3

Zusammenfassung

Leistungsgruppen wurden mit dem KHVVG als zentrales Instrument der Krankenhausplanung und -finanzierung in Deutschland eingeführt. Sie dienen der Vergabe von Versorgungsaufträgen durch die Bundesländer und sind zugleich Voraussetzung für den Zugang zur neuen Vorhaltevergütung. Vor diesem Hintergrund untersucht der vorliegende Beitrag, inwieweit die aktuelle Ausgestaltung der Leistungsgruppen geeignet ist, die Ziele der Krankenhausplanung – Erreichbarkeit, Versorgungsqualität und Wirtschaftlichkeit – zu unterstützen.

Hierzu werden die somatischen Leistungsgruppen in Deutschland, insbesondere aus Nordrhein-Westfalen und auf Bundesebene, systematisch mit den seit 2012 etablierten und mehrfach weiterentwickelten Leistungsgruppen des Kantons Zürich verglichen. Der Fokus liegt auf der Granularität der Leistungsgruppen, ihrer medizinischen Homogenität sowie den verknüpften Qualitätsanforderungen. Die Analyse zeigt, dass die Schweizer Systematik deutlich feingliedriger ist und komplexe Leistungen gezielter differenziert, während in Deutschland mehrere Leistungsgruppen medizinisch heterogen und breit gefasst sind. Auf Basis der Ergebnisse werden Impulse zur Weiterentwicklung der deutschen Leistungsgruppen abgeleitet, insbesondere hinsichtlich der Berücksichtigung von Komplexität, der Rolle von Querschnittsbereichen wie der Intensivmedizin sowie möglicher Zielkonflikte zwischen Planung und Finanzierung. Abschließend wird die Eignung von Leistungsgruppen als Grundlage der Vorhaltefinanzierung kritisch diskutiert.

With the KHVVG, service groups were introduced as a central instrument of hospital planning and financing in Germany. Their purpose is to grant hospitals access to service mandates awarded by the federal states, and they are also a prerequisite for access to the new flat-rate payment for the permanent provision of medical services regardless of the actual number of cases. Against this background, this article examines the extent to which the current design of service groups is suitable for supporting the objectives of hospital planning – accessibility, quality of care and cost-effectiveness.

To this end, the somatic service groups in Germany, particularly in North Rhine-Westphalia and at the federal level, are systematically compared with the service groups established in the canton of Zurich in 2012 and further developed on several occasions since then. The focus is on the granularity of the service groups, their medical homogeneity and the associated quality requirements. The analysis shows that the Swiss system is significantly more detailed and differentiates complex services in a more targeted manner, while in Germany several service groups are medically heterogeneous and broadly defined. Based on the results, the authors derive ideas for the further development of the German service groups, particularly with regard to the consideration of complexity, the role of cross-sectional areas such as intensive care medicine, and possible conflicts of interest between planning and financing. Finally, the suitability of service groups as a basis for the new flat-rate payments is critically discussed.

3.1 Einführung und Hintergrund

Mit dem Krankenhausversorgungsverbesserungsgesetz (KHVVG) und dem Krankenhausreformanpassungsgesetz (KHAG) wurden Leistungsgruppen (LG) für die Krankenhausplanung und -Finanzierung in Deutschland eingeführt. Nach Empfehlung des Leistungsgruppen-Ausschusses (LGA) aus dem Sommer 2025 sind dies aktuell 61 LG. Dabei sollen die LG hinsichtlich der Krankenhausplanung für die Leistungssteuerung, d. h. die Vergabe von Versorgungsaufträgen an die Krankenhäuser, durch die Bundesländer genutzt werden. Mit der Vergabe der Versorgungsaufträge[1]

1 In diesem Kapitel wird zur Vereinfachung der Begriff „Versorgungsauftrag" einheitlich für den in der

ist gleichzeitig die Zuweisung der Vorhaltevergütung, einer neuen leistungsunabhängigen Vergütungskomponente, an die Krankenhäuser verknüpft. Fraglich ist, ob die derzeitige Ausgestaltung der LG den Zweck der Leistungssteuerung und -finanzierung erfüllen kann. Für Impulse zur Weiterentwicklung lohnt daher ein Blick in Schweiz. Dort werden, methodisch angeführt durch den Kanton Zürich, LG seit 2012 für die Leistungssteuerung eingesetzt. Seither sind sie mehrfach revidiert worden (Kuklinski et al. 2025; Subelack et al. 2024).[2] In NRW wurde ab 2018 an einer neuen Methodik zur Krankenhausplanung gearbeitet, die schließlich im NRW-Krankenhaus-Rahmenplan 2022 veröffentlicht wurde und seit Januar 2025 umgesetzt ist (Langenberg et al. 2024). Im vorliegenden Beitrag werden diese beiden LG-Systematiken vergleichend analysiert. Wo passend, werden Entwicklungen auf Bundesebene mit berücksichtigt. Darauf basierend werden Impulse zur Weiterentwicklung der LG-Systematiken vorgestellt und die Eignung von LG für eine Vorhaltefinanzierung diskutiert.

3.2 Bedeutung und Zweck von Leistungsgruppen

LG wurden primär in der Schweiz (zunächst Zürich, mittlerweile in allen Kantonen), aber auch in Deutschland (zunächst NRW und nunmehr auf Bundesebene) entwickelt, um die Ziele der Krankenhausplanung zu erreichen (Vogel et al. 2020).[3] Um die Bedeutung und den Zweck von LG und deren Systematik zu beschreiben, müssen daher in einem ersten Schritt die Ziele der Krankenhausplanung dargestellt werden.

Die Krankenhausplanung ist sowohl in der Schweiz wie auch in Deutschland in föderaler Verantwortung. Der Auftrag zur Krankenhausplanung an Kantone und Bundesländer und ihre Ziele werden in beiden Ländern jedoch durch eine zentrale Gesetzgebung erteilt bzw. definiert. Die Ziele der Krankenhausplanung sind in übergeordneter Form in verschiedenen Gesetzen und/oder Reformvorhaben beschrieben, so z. B. in § 1 und § 6 des Krankenhausfinanzierungsgesetzes (KHG) oder der Schweizer Revision des Krankenversicherungsgesetzes (KVG) von 2012.

Demnach verfolgt Krankenhausplanung das Ziel, stationäre Leistungen so auf Krankenhäuser zu verteilen, dass (1) der Zugang zur Versorgung gewährleistet ist, (2) die Qualität der Versorgung sichergestellt wird und (3) Krankenhäuser wirtschaftlich arbeiten, wodurch nicht zuletzt die Finanzierbarkeit der Versorgung gesichert werden soll. Die drei Ziele Erreichbarkeit, Versorgungsqualität und Wirtschaftlichkeit stehen dabei in einem Spannungsfeld, da eine qualitativ hochwertige und wirtschaftlich effiziente Leistungserbringung eine Konzentration voraussetzt, die zulasten der Erreichbarkeit gehen kann (Geissler et al. 2024). Hinzu kommt, dass die Gewichtung dieser Zielgrößen je nach geographischen und populationsbezogenen Rahmenbedingungen sowie nach Art der Leistung (z. B. hinsichtlich der Komplexität und/oder Dringlichkeit) variieren kann.

Bei der Entwicklung der LG-Systematik wurde sowohl in Zürich als auch in NRW einer medizinischen Logik gefolgt. Das bedeutet, dass medizinisch-homogene Leistungen in einer LG zusammengefasst werden (z. B. verschiedene Arten der Knie-Erstimplantation). Hierzu werden LG, ähnlich wie in Deutschland und der Schweiz zur Abrechnung zur Anwendung kommende Diagnosis-related Groups (DRGs), mithilfe von Diagnose- und/oder Prozedurencodes definiert. In

Schweiz gebräuchlichen Begriff „Leistungsauftrag" und den in Deutschland verwendeten Begriff „Versorgungsauftrag" verwendet.

2 In diesem Kapitel wird zur Vereinfachung der Begriff „Krankenhausplanung" einheitlich für den in der Schweiz gebräuchlichen Begriff „Spitalplanung" und den in Deutschland verwendeten Begriff „Krankenhausplanung" verwendet.

3 In diesem Artikel fokussieren wir uns auf eine Analyse der akutsomatischen Krankenhausplanung. In Deutschland werden neben der Akutsomatik psychiatrische stationäre Leistungen und in der Schweiz psychiatrische und rehabilitative stationäre Leistungen geplant.

diesem Zusammenhang ist es jedoch wichtig zu betonen, dass die aufgewendeten Krankenhausressourcen und -kosten bei der LG-Definition keine Rolle spielen, d. h. anders als bei DRGs die Kostenverteilung und -homogenität nicht Teil des Gruppierungsalgorithmus sind.

Einer rein medizinischen Logik bei der LG-Definition wird aus folgenden Gründen gefolgt (Vogel et al. 2020; Kuklinski et al. 2025):

- **Qualitätsanforderungen und Leistungserbringung**: Für medizinisch-homogene Leistungen können zielführend spezifische Qualitätsanforderungen definiert werden. Zum Beispiel kann eine Mindestfallzahl für Knie-Erstimplantationen basierend auf einem spezifischen Volume-Outcome Zusammenhang evidenzbasiert festgelegt werden; für eine breitere LG wie z. B. „Endoprothetik", die alle oberen und unteren Extremitäten umfasst, wäre dies jedoch nicht möglich.
  Daran anknüpfend sollte ein Krankenhaus in der Lage sein, einen Versorgungsauftrag mit der für die Versorgung benötigten personellen und sachlichen Infrastruktur auszuführen. Wären beispielsweise spezialisierte orthopädische und viszeralchirurgische Leistungen derselben LG zugeordnet, wären für die Erbringung dieser LG Qualifikation und Verfügbarkeit beider Facharzttitel „Orthopädie und Unfallchirurgie" und „Viszeralchirurgie" notwendig. Fehlt einer dieser beiden Titel, dürften die Leistungen des jeweils anderen Fachbereichs nicht erbracht werden, was zu Versorgungsineffizienzen führt.
- **Bedarfsanalyse und -prognose**: Versorgungsaufträge werden sowohl in der Schweiz als auch in Deutschland auf der Grundlage des derzeitigen und für die Zukunft prognostizierten Versorgungsbedarfs vergeben. Eine medizinisch-homogene LG-Definition stärkt die Transparenz solcher Analysen und unterstützt, dass die bei der Prognose zu berücksichtigenden Faktoren einen möglichst spezifischen und erkennbaren Einfluss haben können.
- **Erreichung der Versorgungsziele**: Krankenhausplanung soll als ein effektives Instrument zur Erreichung der drei Versorgungsziele (Erreichbarkeit, Versorgungsqualität, Wirtschaftlichkeit) ausgestaltet sein. Eine medizinisch-homogene LG-Definition soll diesem Zweck dienlich sein, nicht zuletzt, indem Leistungsdifferenzierung, Spezialisierung und Qualitätswettbewerb ermöglicht werden.

Ein zentraler Aspekt einer LG-Systematik ist die Detailtiefe oder Granularität, ausgedrückt durch die Anzahl an LG. Die Detailtiefe sollte an die obenstehenden Punkte angepasst sein, insbesondere an die Erreichung der Versorgungsziele, jedoch gleichzeitig eine handhabbare Komplexität gewährleisten. Zu dieser Fragestellung haben wir an anderer Stelle anhand beispielhafter LG der Züricher Systematik analysiert, inwiefern LG die Erreichung der Versorgungsziele durch Leistungsdifferenzierung und Spezialisierung stützen können; siehe eine ausführliche Analyse in Kuklinski et al. (2025) und Subelack et al. (2024). Die Ergebnisse hierzu waren gemischt: So scheint es Leistungsbereiche (LB) zu geben, die von einer höheren Detailtiefe, d. h. mehr LG, profitieren (z. B. Kardiologie, Urologie), während bei anderen (z. B. Herzchirurgie) Leistungen breiter zusammengefasst werden sollten.

3.3 Vergleich der somatischen Leistungsgruppen in NRW und Zürich

Dem Schweizer Ansatz folgend hat sowohl NRW in seiner aktuellsten Krankenhausplanung 2022 als auch das Bundesministerium für Gesundheit (BMG; mit Hilfe des LGA) im Rahmen der aktuellen Krankenhausreform LB und LG definiert. Diese LG werden mit spezifischen Qualitätsanforderungen hinterlegt und dienen einer differenzierteren Planung (NRW) und Finanzierung (Bund). Im Folgenden werden die definierten LB und LG aus Deutschland/NRW und ihre Anforderungen beschrieben und mit den Züricher Spitalplanungsleistungsbereichen (SPLB) und -gruppen (SPLG) verglichen.

▪▪ NRW/Deutschland

Im Rahmen der NRW Krankenhausplanung 2022 wurden in der somatischen Versorgung 30 LB und 60 LG definiert (siehe ◘ Tab. 3.1). Während die LB den übergeordneten medizinischen Rahmen bilden, sollen die LG eine differenziertere Planung anhand von spezifisch zu erfüllenden Qualitätsanforderungen gewährleisten. In den meisten Fällen ist eine LG einer LB zugeordnet – in wenigen Fällen kann eine LG mehreren LB zugeordnet sein (z. B. LG „Minimalinvasive Herzklappenintervention"). LG sind in allgemeine und spezifische LG differenziert. Die allgemeinen LG sind über die Inhalte der Gebietes der Weiterbildungsordnung definiert und beinhalten in NRW ca. 55 % aller Fälle (siehe Allgemeine Innere Medizin und Allgemeine Chirurgie). Die weiteren allgemeinen LG sind den Gebieten Innere Medizin (Endokrinologie und Diabetologie, Gastroenterologie, Nephrologie, Pneumologie und Rheumatologie) und Chirurgie (Kinder- und Jugendchirurgie, Plastische, Rekonstruktive und Ästhetische Chirurgie) über Facharztkompetenzen zugeordnet. Spezifische LG sind nach Diagnosen (ICD-Codes) und Prozeduren (OPS-Codes) definiert.

Im Vergleich zu NRW hat der LGA eine weitere LG Spezielle Traumatologie hinzugefügt – somit summiert sich die Anzahl der bundesweiten LG auf 61 – die vier LG „Infektiologie", „Spezielle Kinder- und Jugendchirurgie", „Spezielle Kinder- und Jugendmedizin" und „Notfallmedizin" sind in den aktuellen LGA-Empfehlungen aus dem Sommer 2025 im Vergleich zum KHVVG nicht weiter berücksichtigt worden; siehe hierzu Diskussion, Thesen und Empfehlungen in Vogel et al. (2024).

▪▪ Zürich/Schweiz

Der Kanton Zürich – als Vorreiter der Schweizer SPLG-Systematik – hat in seiner akutsomatischen Spitalplanung 2023 insgesamt 152 SPLG, gruppiert in 26 SPLB, genutzt. Hierbei werden 36 SPLG über die Interkantonale Vereinbarung für Hochspezialisierte Medizin (IVHSM)[4] national und 126 SPLG kantonal geplant. 16 SPLG können der Kinder- und Jugendmedizin/-chirurgie zugeordnet werden. In der Schweiz werden alle Fälle einer spezifischen SPLG über Diagnosen (ICD-Codes) und Prozeduren (CHOP-Codes) zugeteilt. Alle nicht-zuordenbaren Fälle werden in die allgemeinen SPLG „Basispaket/Basispaket Elektiv" eingeordnet. In Zürich befanden sich in dieser allgemeinen SPLG ca. 35 % aller Leistungen im Jahr 2024 (vgl. Gesamtschweiz ca. 40 %; Subelack et al. 2024). Diese Differenz in der Zuordnung der somatischen Krankenhausfälle in allgemeine vs. spezifische (SP)LG kann damit begründet werden, dass der Kanton Zürich im Vergleich zur Gesamtschweiz einen höheren Anteil an spezialisierten bzw. universitären Versorgungsangeboten aufweist.

In ◘ Tab. 3.1 sind die NRW/deutschen LB den Züricher/Schweizer LB gegenübergestellt. Es ist ersichtlich, dass fast jeder LB in der Züricher Systematik in feinere und mehrere SPLG gegliedert ist. Die LB „Geriatrie" und „Palliativmedizin" sind in der Schweiz in Querschnittsbereiche eingeordnet – die Intensivmedizin wird nicht separat als LB geplant, sondern ist in den Qualitätsanforderungen der LG verankert. Dies ist angesichts der großen Heterogenität und interdisziplären Behandlung von intensivmedizinischen Fällen für die Krankenhausplanung zielführend.

Beispielhaft zeigt ◘ Tab. 3.2 den (SP)LB „Urologie", der in Deutschland nur eine LG beinhaltet, in der Schweiz allerdings in neun SPLG eingeteilt ist, von denen die besonders komplexen Leistungen der IVHSM zugeordnet sind und national geplant werden.

Ein Blick auf die (SP)LB „Orthopädie und Unfallchirurgie" bzw. „Bewegungsapparat chirurgisch" (◘ Tab. 3.3) zeigt, dass in

4 ▸ https://www.gdk-cds.ch/de/hochspezialisierte-medizin/organisation/die-ivhsm.

Tab. 3.1 Vergleich der Leistungsbereiche in NRW (Deutschland) und Zürich (Schweiz)

NRW (Deutschland)				Kanton Zürich (Schweiz)				Delta
	Anzahl LG		Fallzahl		Anzahl SPLG		Fallzahl	
Leistungsbereiche	**Erwachsene**	**Kinder & Jugendliche**	**% der Gesamtfallzahl**	**Spitalplanungs-Leistungsbereiche**	**Erwachsene**	**Kinder & Jugendliche**	**% der Gesamtfallzahl**	**Differenz (SPLG – LG)**
Allgemeine Innere Medizin	1		34,74	Basispaket/Basispaket Elektiv[4]	1		35,02	**–1**
Allgemeine Chirurgie	1		21,36					
Endokrinologie und Diabetologie	1		n/a	Endokrinologie	1		0,40	**0**
Gastroenterologie	1		n/a	Gastroenterologie	2		2,62	**1**
Nephrologie	1		n/a	Nephrologie	1		0,35	**0**
Pneumologie	1		n/a	Pneumologie	5		1,57	**4**
Rheumatologie	1		n/a	Rheumatologie	2		0,36	**1**
Hämatologie und Onkologie	2		0,19	Hämatologie	6		1,44	**7**
				(Radio-)Onkologie	3		0,94	
Kardiologie[1]	4		5,41	Herz	13		6,29	**8**
Herzchirurgie	1		0,40					
Plastische und Rekonstruktive Chirurgie	1		n/a	Schwere Verletzungen	3		0,28	**2**
Spezielle Traumatologie	Nur Bund							
Gefäßmedizin	3		0,66	Gefäße	7		1,64	**4**
Orthopädie und Unfallchirurgie	5		3,33	Bewegungsapparat chirurgisch	17		15,63	**12**
Thoraxchirurgie	1		0,12	Thoraxchirurgie	3		0,29	**2**
Viszeralchirurgie	5		0,30	Viszeralchirurgie	7		2,19	**2**
Augenheilkunde	1		1,77	Ophthalmologie	6		1,13	**5**
Haut- und Geschlechtskrankheiten	1		1,35	Dermatologie	4		0,38	**3**
Urologie	1		4,64	Urologie	9		5,43	**8**

Tab. 3.1 (Fortsetzung)

NRW (Deutschland)				Kanton Zürich (Schweiz)				Delta
	Anzahl LG		Fallzahl		Anzahl SPLG		Fallzahl	
Leistungsbereiche	Erwachsene	Kinder & Jugendliche	% der Gesamtfallzahl	Spitalplanungs-Leistungsbereiche	Erwachsene	Kinder & Jugendliche	% der Gesamtfallzahl	Differenz (SPLG – LG)
Frauenheilkunde und Geburtshilfe	4		8,24	Gynäkologie	4		3,17	**3**
				Geburtshilfe	3		7,08	
Neonatologie	3		0,12	Neugeborene	4		6,66	**1**
HNO	2		2,68	Hals-Nasen-Ohren	10		4,02	**7**
MKG	1		0,62					
Neurochirurgie	1		0,73	Neurochirurgie	9		0,90	**8**
Neurologie	3		5,36	Neurologie	9		1,94	**6**
Transplantation solider Organe	6		0,02	Transplantationen	7		0,08	**1**
Kinder- und Jugendmedizin		3	5,18	Pädiatrie und Kinderchirurgie (IVHSM)		13	0,06	**9**
Kinder- und Jugendchirurgie		1	n/a					
Herzchirurgie		1		Invasive kongenitale und pädiatrische Kardiologie und Herzchirurgie (IVHSM)		3	0,11	**2**
Geriatrie[2]	1		2,58					**n/a**
Intensivmedizin[3]	1		n/a					**n/a**
Palliativmedizin[2]	1		0,20					**n/a**
Summe	**55(56)**	**5**	**100**		**136**	**16**	**100**	**92**

Anmerkungen: 1. Minimalinvasive Herzklappenintervention und Kardiale Devices sind dem LB Kardiologie zugeordnet, obwohl sie auch der LB Herzchirurgie zugeordnet werden können. 2. Geriatrische und palliative Versorgung wird in Zürich als Querschnittsbereich definiert – allerdings nicht als einzelne SPLG. 3. Intensivmedizin gilt in Zürich als spezielle Qualitätsanforderung an verschiedene SPLG – diese Anforderungen sind in drei Leveln definiert (Kuklinski et al. 2025). 4. In der Schweiz enthält das Basispaket (elektiv) alle nicht spezifisch zuordenbaren Leistungen – dies ist vergleichbar mit den allgemeinen Leistungsgruppen Allgemeine Innere Medizin und Allgemeine Chirurgie in NRW.
Krankenhaus-Report 2026

3

Tab. 3.2 (SP)LG des (SP)LB Urologie

NRW (Deutschland)					Kanton Zürich (Schweiz)				
LG	**Name**	**Ebene**	**Fallzahl (2024)**	**% der Gesamtfallzahl**	**SPLG**	**Name**	**Ebene**	**Fallzahl (2024)**	**% der Gesamtfallzahl**
20.1	Urologie	Spezifisch	198.898	4,41	URO1	Urologie ohne Schwerpunktstitel ‚Operative Urologie'		20.418	4,17
					URO1,1	Urologie mit Schwerpunktstitel ‚Operative Urologie'		3.158	0,65
					URO1.1.1	Radikale Prostatektomie		1.832	0,37
					URO1.1.2	Radikale und einfache Zystektomie (IVHSM)	IVHSM	264	0,05
					URO1.1.3	Komplexe Chirurgie der Niere (Tumornephrektomie und Nierenteilsektion)		424	0,09
					URO1.1.4	Isolierte Adrenalektomie		178	0,04
					URO1.1.7	Implantation eines künstlichen Harnblasensphinkters		118	0,02
					URO1.1.8	Perkutane Nephrostomie mit Desintegration von Steinmaterial		186	0,04
					URO1.1.9	Retroperitoneale Lymphadenektomie bei Hodentumoren nach Chemotherapie (IVHSM)	IVHSM	4	0,00

Krankenhaus-Report 2026

Deutschland fünf LG, in Zürich 13 SPLG verwendet werden. Ähnlich sind die Einteilungen der Hüft- und Knienedoprothetik und teilweise der Wirbelsäulenchirurgie. Letztere ist in Zürich jedoch in drei SPLG gegliedert. In NRW werden Fälle, die in Zürich in eigenen SPLG eingruppiert sind, der LG „Allgemeine Chirurgie" zugeordnet – und somit nicht mit spezifischen Qualitätsanforderungen verknüpft.

Tab. 3.3 (SP)LG der (SP)LB Orthopädie und Unfallchirurgie (NRW) bzw. Bewegungsapparat chirurgisch (Zürich)

NRW (Deutschland)					Kanton Zürich (Schweiz)				
LG	**Name**	**Ebene**	**Fallzahl (2024)**	**% der Gesamtfallzahl**	**SPLG**	**Name**	**Ebene**	**Fallzahl (2024)**	**% der Gesamtfallzahl**
14.1	Endoprothetik Hüfte	Spezifisch	37.265	0,83	BEW1	Chirurgie Bewegungsapparat		15.858	3,24
14.2	Endoprothetik Knie	Spezifisch	35.420	0,78	BEW10	Plexuschirurgie		76	0,02
14.3	Revision Hüftendoprothese	Spezifisch	5.121	0,11	BEW11	Replantationen		12	0,00
14.4	Revision Knieendoprothese	Spezifisch	4.994	0,11	BEW2	Orthopädie		5.146	1,05
14.5	Wirbelsäuleneingriffe	Spezifisch	59.928	1,33	BEW3	Handchirurgie		2.758	0,56
					BEW4	Arthroskopie der Schulter und des Ellbogens		452	0,09
					BEW5	Arthroskopie des Knies		7.984	1,63
					BEW6	Rekonstruktion obere Extremität		9.074	1,85
					BEW7	Rekonstruktion untere Extremität		1.802	0,37
					BEW7.1	Erstprothesen Hüfte		9.038	1,85
					BEW7.1.1	Wechseloperationen Hüftprothesen		1.064	0,22
					BEW7.2	Erstprothesen Knie		8.510	1,74
					BEW7.2.1	Wechseloperationen Knieprothesen		686	0,14
					BEW8	Wirbelsäulenchirurgie		11.206	2,29
					BEW8.1	Spezialisierte Wirbelsäulenchirurgie		2.436	0,50
					BEW8.1.1	Hochkomplexe Wirbelsäulenchirurgie		338	0,07
					BEW9	Tumore am Bewegungsapparat		80	0,02

Krankenhaus-Report 2026

3

Tab. 3.4 Vergleich (SP)LG-spezifischer Anforderungen

Anforderung	Deutschland (Beschluss Leistungsgruppen-Ausschuss; August 2025)	Zürich (Schweiz; 2024)
Erbringung verwandter (SP)LG		
Standort	Je nach LG	Je nach SPLG
Kooperation	Je nach LG	Je nach SPLG
Sachliche Ausstattung	Je nach LG	–
Personelle Ausstattung		
Qualifikation	Je nach LG	Je nach SPLG
Verfügbarkeit	Je nach LG	4 Level – je nach SPLG
Mindestfallzahlen[1]	–[1]	Spitallevel: 33 SPLG[2]; Operateurslevel 10 SPLG[2]
Notfalldienst/-organisation	–	4 Level – je nach SPLG
Überwachungs- oder Intensivstation	Eigene LG	3 Level – je nach SPLG
Sonstige Struktur- und Prozessvorgaben	Je nach LG (z. B. Pflegepersonaluntergrenzen, Qualitätssicherungs-Richtlinien, Tumorboards)	Je nach SPLG (z. B. Tumorboards, Qualitätsprogramme)

Anmerkungen: 1. In Deutschland werden Mindestfallzahlen für planbare Eingriffe über die Mindestmengenregelungen gemäß § 136b Abs. 1 Satz 1 Nr. 2 SGB V – Mm-R – geregelt. Diese sanktionieren die Vergütung von Prozeduren ohne positive Prognose zur Einhaltung des Mindestmengenschwellwerts, sie sind also keine explizite Qualitätsanforderung in der Krankenhausplanung und damit kein Planungskriterium (vgl. Mindestmengen-Regelung des G-BA).
2. Die Zahl der SPLG mit Mindestfallzahlen ist exklusiv SPLG, die unter IVHSM geplant werden.
Krankenhaus-Report 2026

Tab. 3.4 zeigt die Kategorien der spezifischen Qualitätsanforderungen, die Krankenhäuser erfüllen müssen, um einen Versorgungsauftrag zu erhalten – wobei in NRW nach Mindestvoraussetzungen und Auswahlkriterien innerhalb der Kategorien unterschieden wird. Die genauen Anforderungen je LG und SPLG können den Webseiten des LGA[5], des MAGS[6] und der GDK[7] entnommen werden.

Sowohl in Deutschland als auch der Schweiz ist die Erbringung verwandter (SP)LG – entweder am Standort oder in Kooperation – eine Qualitätsanforderung. Durch die granulare Systematik in der Schweiz mag diese Anforderung in der Schweiz strikter sein als in Deutschland.

Zudem werden je (SP)LG Anforderungen an die personelle Ausstattung gestellt. Während die Qualifikation analog in beiden Ländern festgelegt ist, sind in Deutschland Verfügbarkeiten über eine definierte „Anzahl Fachärzte" festgelegt, wobei die Facharzt-Verfügbarkeiten in der Schweiz über Zeitziele anhand von vier Leveln definiert werden (z. B. Level 1: Facharzt ist innerhalb von einer Stunde erreichbar oder Patientin/Patient ist innerhalb von einer Stunde verlegt).[8] Sachliche Ausstat-

5 ▶ https://lg-ausschuss.de/.
6 ▶ https://www.mags.nrw/krankenhausplanung-neuer-krankenhausplan.
7 ▶ https://www.gdk-cds.ch/de/gesundheitsversorgung/stationaere-versorgung/spitalplanung-akutsomatik.

8 Beispiel für Level 1: Facharzt (FA) ist innerhalb 1 h erreichbar oder Patientin/Patient ist innerhalb 1 h ver-

tung (z. B. Röntgen, CT jederzeit, MRT) ist nur in Deutschland eine explizit definierte Anforderung.

In Zürich haben 33 SPLG (exklusive IVHSM) Krankenhaus-spezifische Mindestfallzahlen und 10 SPLG Mindestfallzahlen auf Operateurslevel (vgl. auch Kuklinski et al. 2025). In Deutschland sind Mindestfallzahlen für planbare Eingriffe losgelöst von der LG-Systematik über die Mindestmengenregelungen des G-BA geregelt und bei Nichteinhaltung finanzierungsrelevant und somit keine explizite Anforderung in der Krankenhausplanung.

Des Weiteren werden in der Schweiz Anforderungen an den Notfalldienst (vier Level) und die Überwachungs- oder Intensivstation (drei Level) je nach SPLG gestellt – für weitere Details siehe Subelack et al. (2024). Die Anforderungen für den Notfalldienst sind jedoch nicht mit den aus Deutschland bekannten Notfallstufen zu vergleichen. Dies liegt einerseits daran, dass die Anforderungen je nach SPLG variieren und verschiedene Level beinhalten und andererseits, dass die Erfüllung für die Vergabe des Versorgungsauftrags relevant ist und nicht (nur) wie in Deutschland mit einer zusätzlichen Vergütung verbunden ist. Je nach (SP)LG sind gegebenenfalls noch weitere Struktur- und Prozessvorgaben definiert (z. B. Pflegepersonaluntergrenzen, Qualitätssicherungs-Richtlinien, Tumorboards).

3.4 Impulse zur Weiterentwicklung der Leistungsgruppen

Die Anzahl und Definition der LG ist zentral für die Verknüpfung von Qualitätsvorgaben, Bedarfsanalysen und Abschätzung der wirtschaftlichen Leistungserbringung eines Krankenhauses.

legt; Beispiel für Level 3: FA ist jederzeit erreichbar. Eine diagnostische oder therapeutische Intervention ist innerhalb von 30 min möglich.

Dass jedoch die Granularität der Leistungsgruppen allein nicht zu einer ausgeprägteren Leistungsdifferenzierung führt, zeigen Schweizer Analysen (Kuklinski et al. 2025). Aus Perspektive der Krankenhausplanung muss daher für jeden LB untersucht werden, welche Steuerungswirkung erzielt werden soll und ob ein höherer Detailierungsgrad notwendig ist. Unter den derzeit fixierten 61 LG befinden sich einige LG, die medizinisch heterogen und breit definiert sind. Exemplarisch dafür kann die Urologie herangezogen werden, die in einer einzigen LG zusammengefasst ist. In der Schweiz werden für die Urologie neun LG verwendet, von denen sogar zwei aufgrund ihrer Komplexität auf nationaler Ebene über die IVHSM geplant werden (vgl. ◘ Tab. 3.2). Eine Weiterentwicklung vor dem Hintergrund der Heterogenität einer LG, insbesondere hinsichtlich der Komplexität, scheint daher angezeigt, da nur so die Erbringung spezifischer Leistungen gesteuert und eine Zentralisierung herbeigeführt werden kann.

Unter den 61 LG befindet sich auch der Querschnittsbereich Intensivmedizin. Fälle in dieser LG sind zumeist durch interdisziplinäre Behandlung und große medizinische Heterogenität geprägt. Dies wird u. a. beim Behandlungsanlass deutlich, da dieser z. B. von der Nachversorgung einer komplexen Intervention bis zur Versorgung Schwerverletzter reicht. Daher erscheint es wenig zielführend, die intensivmedizinische Versorgung einer eigenen LG zuzuordnen. Vielmehr könnte die Intensivmedizin analog zu den Schweizer SPLG als Voraussetzung für die Erbringung anderer (komplexer) LG mit verschiedenen Anforderungsstufen gesetzt werden (Vogel et al. 2024).

Neben der Komplexität kann auch die Dringlichkeit der Versorgung bei der Definition von LG berücksichtigt werden. Weniger dringliche (elektive) Fälle haben aus planerischer Perspektive andere Erreichbarkeitsziele als dringliche Notfälle. Wenn eine LG hinsichtlich Komplexität und Dringlichkeit sehr homogen ist, kann sie leichter geplant werden. Ist jedoch eine LG in dieser Hinsicht eher heterogen, können Zielkonflikte entstehen, da ein

Teil der LG eine stärkere Zentralisierung erfordern würde, während ein anderer Teil eine zeitnahe Behandlung und eine höhere Dichte an Krankenhäusern benötigt. Eine Berücksichtigung der Dringlichkeit in Verbindung mit der Komplexität kann daher bei der Weiterentwicklung und Definition von LG hilfreich sein. Derzeit sind diese Überlegungen jedoch weder in der Schweiz noch in Deutschland Teil der Weiterentwicklung von Leistungsgruppen (Kuklinski et al. 2025).

3.5 Nutzung der Leistungsgruppen für die Vorhaltefinanzierung

Mit dem KHVVG bzw. KHAG wird eine deutliche Korrektur des stationären Vergütungssystems vorgenommen (Messerle und Schreyögg 2024). Je nach DRG wird ein unterschiedlich großer Anteil der Vergütung nicht mehr leistungsorientiert, sondern pauschal für Zwecke der Vorhaltung von Versorgungsstrukturen vergütet. Dabei werden Krankenhäusern, die einen Versorgungsauftrag erhalten haben, abhängig vom LG-Umfang ein Teil des Vorhaltebudgets, das je Bundesland kalkuliert wird, zugesprochen (Roeder und Fiori 2024). Damit kommt den LG, anders als in der Schweiz, neben der Planungsfunktion auch eine Finanzierungsfunktion zu. Diese Funktion beschränkt sich jedoch lediglich auf den Zugang zum Vorhaltebudget, der mit der Zuteilung einer LG gewährt wird. Damit stellt sich die Frage, welche Auswirkungen ein veränderter Zuschnitt der LG (Granularität) auf die Verteilung des Vorhaltebudgets haben kann. Durch eine höhere Granularität und damit verbesserte Steuerungswirkung, insbesondere für komplexe LG, würde die Vorhaltefinanzierung gezielter verteilt und an weniger Standorten eingesetzt. Unabhängig davon wird jedoch die letztendliche Höhe der Vorhaltefinanzierung auf DRG-Ebene definiert und ist je nach Zusammensetzung der Personal- und Sachkosten einer DRG unterschiedlich. Um den Einfluss der LG-Granularität auf die Vorhaltefinanzierung abzuschätzen, ist eine umfassende Auswirkungsanalyse notwendig. Dies könnte durch eine simulierte Vergabe von entsprechenden Versorgungsaufträgen je nach LG-Zuschnitt modelliert werden. Für die Weiterentwicklung der LG bedeutet dies, dass die Auswirkungen einer Veränderung der LG-Struktur auf die Vorhaltebudgets zu berücksichtigen sind. Konkret wären Änderungsvorschläge des LGA hinsichtlich der Vorhaltefinanzierung zu simulieren. Durch die Verknüpfung von Versorgungsaufträgen und Vorhaltefinanzierung sind die Bundesländer aufgerufen, sehr gründlich zu analysieren, an welchen Standorten welche Vorhaltung bereitzustellen ist. Eine großzügige Vergabe von breit definierten Versorgungsaufträgen würde nicht zuletzt durch die Vorhaltefinanzierung die bisherigen Versorgungsstrukturen zementieren. Daher ist auch aus Finanzierungsperspektive eine Weiterentwicklung der LG angezeigt.

3.6 Fazit

Leistungsgruppen sind aufgrund ihrer Planungs- und Finanzierungsfunktion ein zentrales Instrument für die zukünftige Ausgestaltung der Krankenhauslandschaft. Deshalb kommt ihrem Zuschnitt eine hohe Bedeutung zu, um die Ziele hinsichtlich Qualität, Erreichbarkeit und Wirtschaftlichkeit erreichen zu können. Der Vergleich mit der Schweiz zeigt, dass eine höhere Granularität und medizinische Homogenität der Leistungsgruppen eine präzisere Leistungssteuerung und bessere Verknüpfung mit Qualitätsanforderungen ermöglicht. In Deutschland sind mehrere Leistungsgruppen bislang sehr breit gefasst, was ihre planerische Steuerungswirkung einschränkt und Zielkonflikte zwischen Qualität, Erreichbarkeit und Wirtschaftlichkeit begünstigt. Eine höhere Granularität der Leistungsgruppen könnte darüber hinaus die Vorhaltefinanzierung gezielter auf komplexe Leistungen und weniger Standorte konzentrieren, während breit definierte Leistungsgruppen bestehende

Strukturen verfestigen. Da die Höhe der Vorhaltefinanzierung weiterhin auf DRG-Ebene bestimmt wird, ist der Einfluss der Leistungsgruppenstruktur bislang unklar. Für eine Weiterentwicklung der Leistungsgruppen sind daher simulationsbasierte Auswirkungsanalysen erforderlich, um Fehlsteuerungen in Planung und Finanzierung zu vermeiden.

Literatur

Geissler A, Krause F, Leber W-D (2024) Neugestaltung der deutschen Krankenhauslandschaft. In: Klauber J, Wasem J, Beivers A, Mostert C, Scheller-Kreinsen D (Hrsg) Krankenhaus-Report 2024. Springer, Berlin Heidelberg, S 81–105

Kuklinski D, Subelack J, Geissler A, Vogel J (2025) Analyse der Schweizer Spitallandschaft anhand der Züricher Spitalleistungsbereiche und -gruppen: Ableitung von Empfehlungen für die Krankenhausreform in Deutschland. St. Gallen. https://hdl.handle.net/10419/279518.2. Zugegriffen: 22. Dez. 2025

Langenberg U, Loeser S, Wenning M, Köhne C, May P-J, Reinecke S-M, Watzlawik H (2024) Der Krankenhausplan NRW 2022 – Einsichten und Missverständnisse. In: Klauber J, Wasem J, Beivers A, Mostert C, Scheller-Kreinsen D (Hrsg) Krankenhaus-Report 2024. Springer, Berlin Heidelberg, S 23–44

Messerle R, Schreyögg J (2024) Ausgestaltung der Vorhalte- und Leistungsvergütung. In: Klauber J, Wasem J, Beivers A, Mostert C, Scheller-Kreinsen D (Hrsg) Krankenhaus-Report 2024. Springer, Berlin Heidelberg, S 159–176

Roeder N, Fiori W (2024) Krankenhausreform: Der Bezug von Vorhaltebudget zu Leistungsgruppen. Dtsch Ärztebl 121(4):216–220

Subelack J, Kuklinski D, Vogel J, Geissler A (2024) Spitalplanung in der Schweiz: Impulse für die deutsche Krankenhausreform. In: Klauber J, Wasem J, Beivers A, Mostert C, Scheller-Kreinsen D (Hrsg) Krankenhaus-Report 2024. Springer, Berlin Heidelberg, S 45–63

Vogel J, Letzgus P, Geissler A (2020) Paradigmenwechsel in der Krankenhausplanung – hin zu Leistungs-, Bedarfs- und Qualitätsorientierung für einen höheren Patientennutzen. In: Klauber J, Geraedts M, Friedrich J, Wasem J, Beivers A (Hrsg) Krankenhaus-Report 2020. Springer, Berlin Heidelberg, S 327–358

Vogel J, Kuklinski D, Geissler A (2024) Thesen und Empfehlungen zur Krankenhausreform in Deutschland. St. Gallen. https://hdl.handle.net/10419/285122. Zugegriffen: 22. Dez. 2025

NRW: Ziele und Auswirkungen der Krankenhausplanungsreform

Hanna Krüll, Simon Loeser und Corinna Hentschker

Inhaltsverzeichnis

D. Scheller-Kreinsen et al. (Hrsg.), *Krankenhaus-Report 2026*,
https://doi.org/10.1007/978-3-662-73132-1_4

4

Zusammenfassung

In diesem Beitrag erfolgt eine Gesamtbewertung der Umsetzung des Krankenhausplans Nordrhein-Westfalen 2022 mit einer Darstellung erster Effekte in der Versorgungsrealität. Der Plan ermöglicht dem Land NRW eine detailliertere Steuerung stationärer Versorgungsleistungen als unter der bisherigen Rahmenplanung. Erreicht wird dies durch die Einteilung des stationären Leistungsspektrums in 60 somatische und vier psychiatrische Leistungsgruppen, die den Kliniken nach Bedarfs- und Strukturqualitätskriterien zugewiesen werden. Die Entscheidungen der Planungsbehörde gaben vor allem bei Leistungen der Orthopädie, Gefäßchirurgie und Onkochirurgie deutliche Konzentrationen mit einer Reduktion der Standorte um bis zu 70 % der ursprünglichen Versorger vor. Gegen die 6.200 Einzelentscheidungen des Landes wurden bisher 93 Klagen durch Kliniken erhoben. In den 54 flankierenden Eilverfahren bewerteten die Verwaltungsgerichte die Grundsätze der Auswahlentscheidungen der Planungsbehörden für tragfähig. Daher hat sich das Land in den bisherigen Eilverfahren überwiegend durchgesetzt. Die planerisch vorgegebene Leistungskonzentration hat mittlerweile auch die Versorgungswirklichkeit entsprechend beeinflusst. Die vorgestellte Auswertung der Leistungsverlagerungen zeigt für die spezifischen Leistungsgruppen der Schwerpunktversorgung, dass die Gelegenheitsversorgung weitgehend überwunden ist und die Versorgung sich faktisch an den planerisch begünstigten Standorten konzentriert.

Die Leistungsgruppen und Regularien der Bundesreform (KHVVG, KHAG) weisen zum NRW-Modell relevante Inkompatibilitäten auf. Nach aktuellem Stand des KHAG ist NRW daher vollständig von Kernaspekten der Planungs- und Finanzierungsreform bis Ende 2030 ausgenommen, z. B. von der Vorhaltefinanzierung und den Mindestvorhaltezahlen.

This article provides an overall assessment of the implementation of the North Rhine-Westphalia Hospital Plan of 2022, describing the initial effects on healthcare provision. The plan enables the state of North Rhine-Westphalia to manage inpatient care services in greater detail than the previous framework plan. This is achieved by dividing the range of inpatient services into 60 somatic and four psychiatric service groups, which are assigned to clinics according to need and structural quality criteria. The decisions of the planning authority resulted in significant concentrations, particularly in the areas of orthopaedics, vascular surgery and oncological surgery, reducing the number of locations by up to 70 % of the original providers. To date, 93 lawsuits have been filed by clinics against 6,200 individual decisions made by the state. In 54 accompanying summary proceedings, the administrative courts assessed the principles of the planning authorities' selection decisions as viable. As a result, the state has prevailed in most of the summary proceedings to date. The concentration of services specified in the plan has now also had a corresponding impact on the reality of care provision. The presented evaluation of service shifts shows that, for the specific service groups of primary care, occasional care has been largely overcome and there is a de facto concentration of care at the locations favoured in the planning.

The service groups and regulations of the federal reform (KHVVG, KHAG) show relevant incompatibilities with the NRW model. According to the current status of the KHAG, NRW is therefore completely exempt from core aspects of the planning and financing reform until the end of 2030, e.g. from reserve financing and minimum reserve figures.

4.1 Grundsätze der Reform in Nordrhein-Westfalen

Mit dem letzten Krankenhausplan aus dem Jahr 2015 hatte sich das Land Nordrhein-Westfalen auf eine Rahmenplanung beschränkt und die Leistungsangebote der Krankenhäuser kaum aktiv gesteuert. Die Darstellung einer starken Fragmentierung und geringen Bedarfsorientierung der Versorgungsstrukturen in dem vom Land selbst beauftragten 900 Seiten starken Gutachten „Krankenhauslandschaft Nordrhein-Westfalen" aus dem September 2019 führte zu einer Kursänderung (PD 2019). Die Landesregierung stellte planerischen Handlungsbedarf fest und erkannte die Notwendigkeit einer differenzierten Steuerung der stationären Versorgungsangebote.

In diesem Zusammenhang hat sich Nordrhein-Westfalen als erstes Bundesland dazu entschlossen, eine Krankenhausplanung nach Leistungsgruppen einzuführen. Als landesgesetzliche Basis wurde das Krankenhausgestaltungsgesetz (KHGG NRW) im Jahr 2021 umfassend modifiziert. 2022 wurde der neue Krankenhausplan veröffentlicht, der die Grundlage für eine differenzierte Krankenhausplanung auf der Basis von somatischen und psychiatrischen Leistungsgruppen bildete (MAGS NRW 2022).

Explizite Zielsetzungen des Landes waren die Sicherung der Erreichbarkeit der Grund- und Regelversorgung, die Verbesserung der Qualität komplexer Versorgungsleistungen, die Optimierung der Allokation von Fachpersonal und die Stabilisierung der finanziellen Situation der Krankenhäuser durch die Vermeidung eines „schädlichen Wettbewerbs".

Statt wie bislang 22 Fachabteilungen (FAB) mit der zugehörigen Anzahl von Betten werden nun 60 somatische und vier psychiatrische Leistungsgruppen (LG) mit den jeweiligen Planfallzahlen ausgewiesen. Jeder Leistungsgruppe wurde je nach Komplexität eine geografische Planungsebene zugewiesen (Kreis/Stadt, Versorgungsgebiet, Regierungsbezirk, Landesteil), auf der gesichert werden muss, dass der aus den Fallzahlen der Vorjahre ermittelte Bedarf gedeckt ist. So soll der Bedarf für die Geriatrie möglichst in jedem einzelnen Kreis wohnortnah gedeckt sein. Für die Lungentransplantation ist dagegen eine rechnerische Bedarfsdeckung innerhalb der Landesteile Nordrhein und Westfalen sicherzustellen.[1]

Die Zuweisung einer Leistungsgruppe ist stets an die Erfüllung von Qualitätsvorgaben in Form von Struktur- und Prozesskriterien geknüpft. Hierbei wird in Mindest- und Auswahlkriterien unterschieden. Die Erfüllung der Mindestkriterien ist die Voraussetzung für die Zuweisung der Leistungsgruppe.[2] Wenn innerhalb einer Planungsregion die von den geeigneten Kliniken beantragten Fallzahlen in einer Leistungsgruppe den errechneten Bedarf überschreiten, ist darüber hinaus eine Auswahlentscheidung durch die Planungsbehörde zu treffen. In einer solchen Situation, die sich durch die bestehende strukturelle Überversorgung in NRW häufig darstellt, bieten die Auswahlkriterien eine objektive Basis für die Bestenauslese zwischen mehreren grundsätzlich geeigneten Antragstellern.

Das Resultat in NRW ergibt sich also nicht direkt aus der Prüfung der Erfüllung der Mindestkriterien, sondern erst durch eine bedarfsdeckende und objektivierbare Auswahl unter allen Antragstellern, die die Mindestkriterien erfüllen.

4.2 Umsetzungsstand in Nordrhein-Westfalen

Am 17. Oktober 2022 wurden alle regionalen Planungsverfahren von Amts wegen zeitgleich durch die fünf Bezirksregierungen initiiert. Die Antragsunterlagen zu den jeweiligen Leistungsgruppen waren von den Kliniken bis zum 17. November 2022 über eine digitale Austauschplattform zur Verfügung zu stellen. Im Anschluss führten die Verbände der Krankenkassen Verhandlungen mit den antragsstellenden Kliniken. Diese Verhandlungen werden im Krankenhausgestaltungsgesetz des Lan-

1 ► https://mags.nrw/system/files/media/document/file/uebersichtstabelle_ueber_die_leistungsgruppendefinitionen.pdf.

2 ► https://mags.nrw/system/files/media/document/file/uebersichtstabelle_ueber_die_qualitaetskriterien.pdf.

des Nordrhein-Westfalen (KHGG NRW) als regionale Planungskonzepte bezeichnet (§ 14 KHGG NRW). Aus ihnen leiteten die Kostenträger für jede beantragte Leistung und jede Klinik ein Votum für die Zuweisungsentscheidung ab. Dieses Votum konnte im Konsens oder im Dissens mit der antragstellenden Klinik ausfallen. Im Mai 2023 wurden die Voten der Kostenträger an die fünf für die Erstellung der Feststellungsbescheide verantwortlichen Bezirksregierungen übermittelt. Dort wurden die Verhandlungserbnisse bewertet und die geplanten Zuweisungsentscheidungen an das Ministerium für Arbeit, Gesundheit und Soziales Nordrhein-Westfalen (MAGS NRW) zur Prüfung übersandt. Die Zuweisungsentscheidungen orientierten sich oft an den Voten der Kostenträger. Bei einigen Leistungsgruppen wichen die Entscheidungen auf Basis unterschiedlicher Priorisierungen und Bewertungen aber auch vom Votum der Kassen ab.

Wertet man jede beantragte Leistungsgruppe eines Krankenhauses als eigene Planungsentscheidung, so hatten die Planungsbehörden in NRW innerhalb kurzer Zeit ca. 6.200 Planungsentscheidungen ohne Ermessensfehler zu treffen.

Vor der Erstellung der Feststellungsbescheide wurden die antragstellenden Kliniken im Sommer 2024 über die vorläufigen Ergebnisse informiert. Auf dieser Basis konnten sie in zwei anschließenden Anhörungsverfahren Stellung beziehen, die in gut begründeten Einzelfällen zu weiteren Modifikationen an den Planungsentscheidungen geführt haben.[3] Im Dezember 2024 wurden die Feststellungsbescheide an alle antragstellenden Kliniken versandt. Diese Bescheide erlangten zum 1. April 2025 Bestandskraft. Um den Kliniken mehr Zeit für strukturelle Anpassungen zu geben, wurde für zehn besonders relevante, fallzahlstarke Leistungsgruppen – vor allem aus der Kardiologie und der Endoprothetik – eine Übergangsfrist bis zum Jahresende 2025 festgelegt.[4] Die Feststellungsbescheide für diese Leistungsgruppen gelten erst ab dem 1. Januar 2026.

4.2.1 Entscheidungen der Planungsbehörde

Bei der Mehrzahl der Leistungsgruppen lag in allen Planungsregionen eine Überbeantragung durch die Kliniken vor. Das heißt, die von den Kliniken beantragten Fallzahlen innerhalb einer Leistungsgruppe überschritten regelhaft den empirisch ermittelten Bedarf. Im Hinblick auf die im Gutachten von PD dargestellte strukturelle Überversorgung in NRW war das ein erwartbares Ergebnis.

Auch nachdem die Erfüllung der Mindestkriterien geprüft worden war, blieb das Ausmaß der Überbeantragung groß. In einigen spezifischen Leistungsgruppen lag die beantragte Leistungsmenge durch geeignete Kliniken beim Vierfachen des Bedarfs. Dadurch mussten in nahezu allen Regionen Auswahlentscheidungen getroffen werden (Loeser 2024). Diese konnten sich sowohl auf die Höhe der zugeteilten Fallzahl als auch auf die Anzahl an berücksichtigten Leistungserbringern insgesamt beziehen. Krankenhäuser bekamen dann entweder eine geringere Fallzahl als beantragt zugewiesen oder erhielten die Leistungsgruppe gar nicht.

Diese Überbeantragung ist auch ein Hinweis darauf, dass die Krankenhäuser einer Region ihre Anträge in der Regel nicht aufeinander abgestimmt haben. Zwar war dies vom MAGS NRW und den Kostenträgern im Vorfeld immer wieder vorgeschlagen worden; die Konkurrenzsituation zwischen den Kliniken ließ aber offensichtlich einen Verzicht auf eine umfassende Beantragung möglichst vieler Leistungsgruppen nicht zu. Als Konsequenz musste das MAGS NRW sehr viele Auswahl-

3 ▶ https://mags.nrw/krankenhausplanung-erstes-anhoerungsverfahren-gestartet.

4 ▶ https://mags.nrw/neue-krankenhausplanung-nordrhein-westfalen-zweites-anhoerungsverfahren-gestartet.

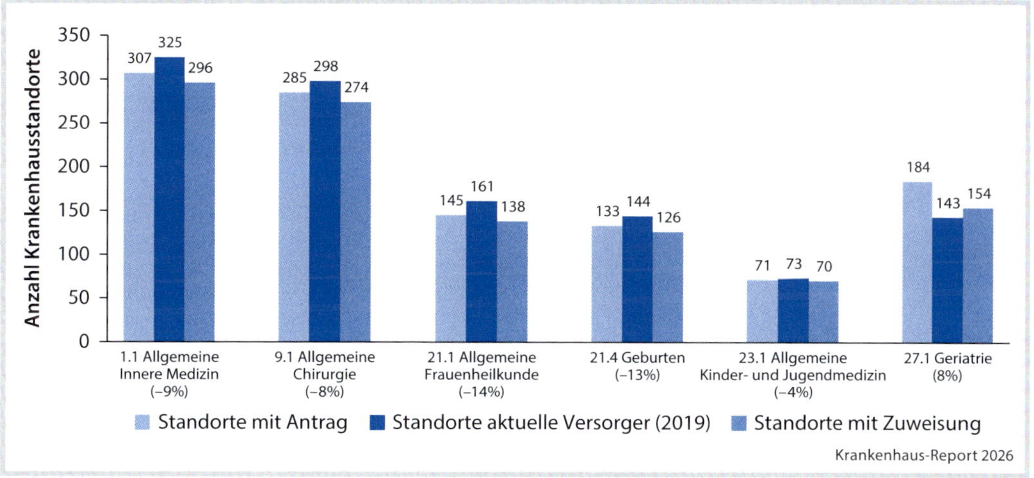

Abb. 4.1 Anzahl der Standorte im Bereich Grundversorgung in NRW. (Quelle: Loeser et al. 2025, eigene Darstellung)

entscheidungen zwischen geeigneten Kliniken treffen.

Die Entscheidungen des MAGS NRW können unter Berücksichtigung der medizinischen Komplexität und des Ausmaßes der entschiedenen Leistungskonzentrationen in drei Cluster unterteilt werden (Loeser et al. 2025):

1) Leistungsgruppen der medizinischen Grundversorgung, die nur eine geringe Reduktion der Standorte aufweisen.
2) Leistungsgruppen mit bereits hoher Spezialisierung im aktuellen Status quo, bei denen es kaum Veränderungen der Standortzahl gibt.
3) Leistungsgruppen mit Konzentrationspotenzial, die nach erfolgter Zuweisung eine deutliche Veränderung der Standortverteilung zeigen.

Einige Leistungsgruppen lassen sich nicht eindeutig einem der drei Cluster zuordnen. So wurden zum Beispiel die Neurologisch-Neurochirurgische Frührehabilitation und die Palliativmedizin expansiv geplant, um dem demographisch bedingt steigenden Bedarf gerecht zu werden.

Loeser et al. (2025) analysierten die strukturellen Auswirkungen der neuen NRW-Krankenhausplanung, in dem je Leistungsgruppe die Anzahl der Krankenhausstandorte mit einer Zuweisung im neuen Plan mit der Anzahl der Standorte in der aktuellen Versorgung aus dem Jahr 2019 verglichen werden. Es zeigten sich die folgenden Ergebnisse:

1. Cluster: Fortgeschriebene Grundversorgung

Die Leistungsgruppen der medizinischen Grundversorgung zeichnen sich durch eine hohe Anzahl an Standorten aus. Zwar reduzierte sich die Zahl der Standorte in geringem Ausmaß mit der Umsetzung des Krankenhausplans (Abb. 4.1), dies geschah aber aufgrund von bereits erfolgten Trägerentscheidungen zur Schließung oder Insolvenzen der letzten vier Jahre und ist nicht planerisch vorgegeben.

2. Cluster: Hochspezialisierte Versorgung

Diese Leistungen sind bereits stark konzentriert sind, weil sie der Maximalversorgung zuzurechnen sind. Die planerisch bedingten Veränderungen sind gering. Beispiele sind die Herzchirurgie und die minimalinvasive Herzklappenintervention, die jeweils an 16 beziehungsweise 15 Standorten durchgeführt werden (Abb. 4.2). Auch die Kinder-Hämatolo-

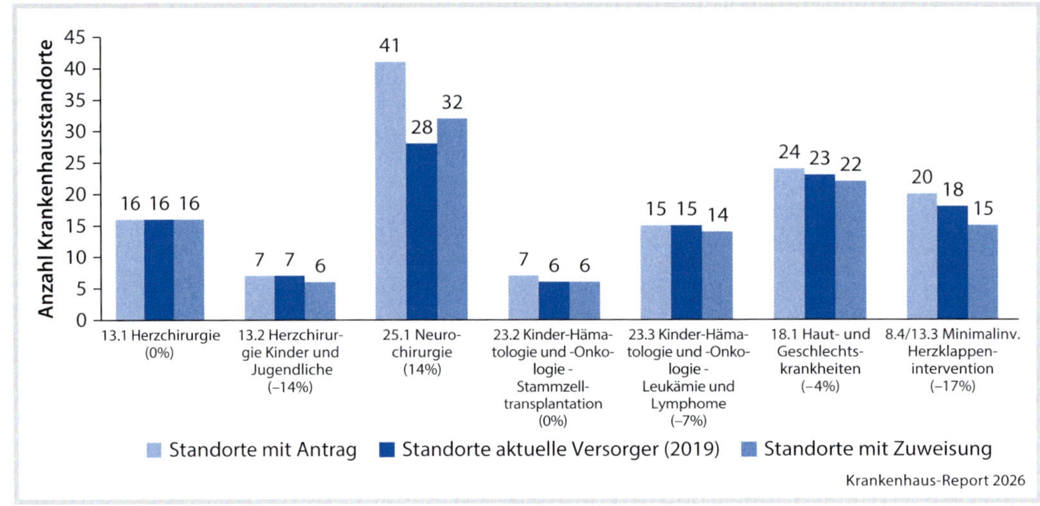

Abb. 4.2 Anzahl der Standorte im Bereich Spezialisierte Versorgung im Status quo in NRW. (Quelle: Loeser et al. 2025, eigene Darstellung)

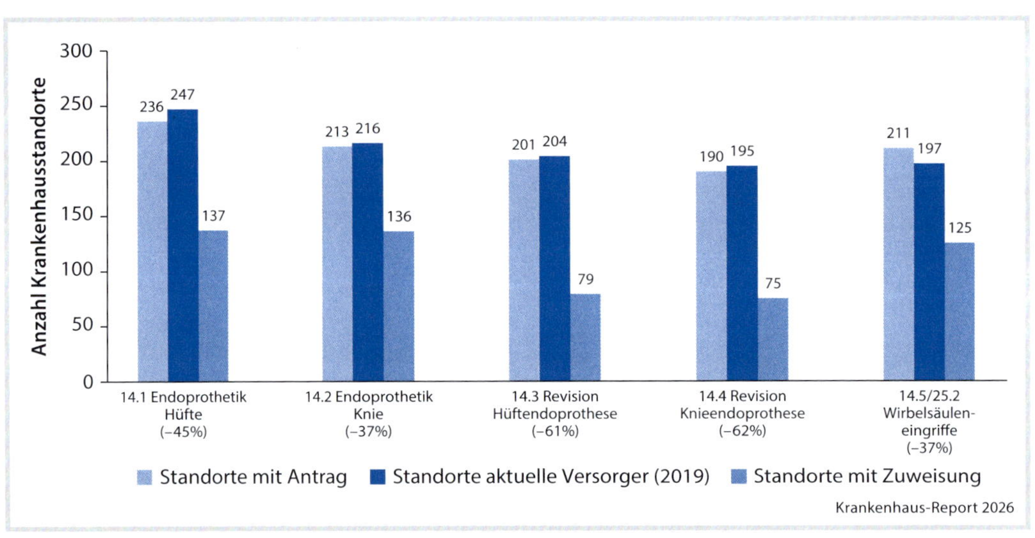

Abb. 4.3 Anzahl der Standorte im Bereich Schwerpunktversorgung in NRW: Orthopädie und Unfallchirurgie. (Quelle: Loeser et al. 2025, eigene Darstellung)

gie und -Onkologie sowie die Stammzelltransplantation bei Kindern bleibt stabil mit 14 bzw. 6 Standorten.

3. Cluster: Schwerpunktversorgung

In diesem Cluster hat das Land zahlreiche strukturrelevante Entscheidungen getroffen und die Leistungen an deutlich weniger Standorte vergeben als zuvor. Abb. 4.3 veranschaulicht dies exemplarisch für die Orthopädie und Unfallchirurgie. So sinkt die Zahl der Standorte in der Endoprothetik Hüfte von 247 auf 137 (–45 %) und in der Endoprothetik Knie von 216 auf 136 (–37 %). Auch in

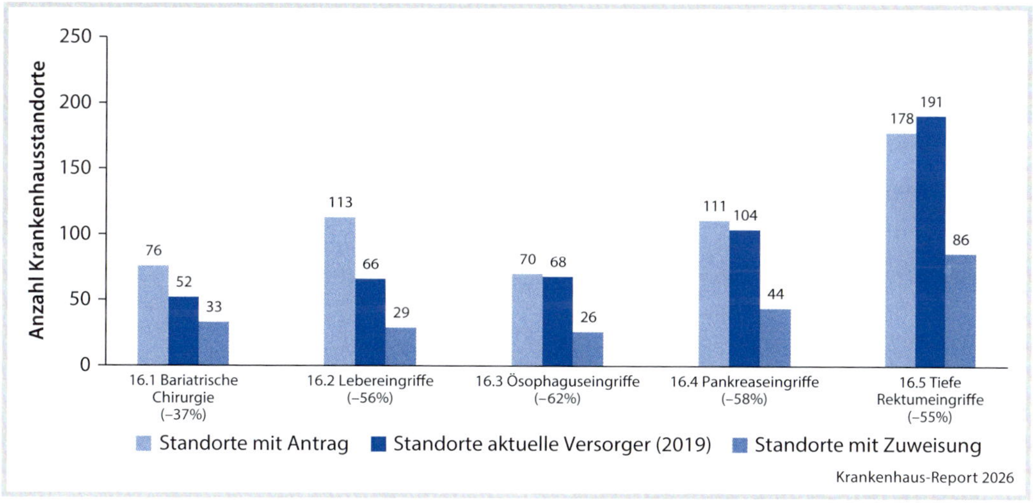

Abb. 4.4 Anzahl der Standorte im Bereich Schwerpunktversorgung in NRW: Viszeralchirurgie. (Quelle: Loeser et al. 2025, eigene Darstellung)

der großen Onkochirurgie wird eine deutliche Konzentration sichtbar (Abb. 4.4). Bisher waren viele Krankenhäuser mit jeweils niedrigen Fallzahlen an der Versorgung beteiligt. Künftig können weniger als die Hälfte der Krankenhäuser diese Leistungen erbringen. Die Zahl der Standorte für Ösophaguseingriffe sinkt von 68 auf 26 (−62 %), bei Pankreaseingriffen sinkt die Anzahl der Anbieter von 104 auf 44 (−58 %). Ähnliche Entwicklungen zeigen sich in der Kardiologie, der Gefäßmedizin, der Senologie, der operativen Behandlung des Ovarialkarzinoms und der Thoraxchirurgie.

4.2.2 Stand der Klageverfahren

Die betroffenen Krankenhäuser können grundsätzlich die Rechtmäßigkeit des neuen Feststellungsbescheids von einem Verwaltungsgericht überprüfen lassen. Um die Umsetzung des neuen Krankenhausplans nicht durch eine Vielzahl von Klagen auf lange Frist zu blockieren, hat die Landesregierung eine entscheidende Änderung im KHGG NRW vorgenommen: Seit 2023 lautet § 16 Abs. 5 KHGG NRW: „Rechtsbehelfe gegen einen Feststellungsbescheid haben keine aufschiebende Wirkung."

Dies bedeutet, dass zwar über einen vorläufigen Rechtsschutz eine Verzögerung der Umsetzung erreicht werden kann, nicht aber durch die bloße Klage gegen den Feststellungsbescheid. Daher sind von den Kliniken nicht nur 93 Klagen erhoben worden, sondern es wurde auch in bisher 54 Fällen vorläufiger Rechtsschutz im Eilverfahren angestrebt. Die Klagen richten sich teilweise gegen die Nichtzuweisung von Leistungsgruppen, teilweise aber auch nur gegen die zugeteilte Planfallzahl.

Da für einige wichtige Leistungsgruppen noch eine Übergangsfrist bis zum 31. Dezember 2025 gilt, ist bis dahin mit einzelnen weiteren Eilverfahren zu rechnen. In Relation zu 6.200 einzelnen Planungsentscheidungen für ca. 500 Krankenhausstandorte erscheinen diese Zahlen dennoch moderat. In einer Information an den Gesundheitsausschuss des Landtages zeigt sich das MAGS NRW im Februar 2025 nicht unzufrieden mit dem damaligen Zwischenstand der juristischen Überprüfung.[5]

Bei den bisher entschiedenen Eilverfahren sind die sieben Verwaltungsgerichte in NRW

5 ► https://www.landtag.nrw.de/portal/WWW/dokumentenarchiv/Dokument/MMV18-3587.pdf.

überwiegend zu dem Ergebnis gelangt, dass das Land NRW die Leistungsgruppen rechtsfehlerfrei zugewiesen hat. Die Begründungen der Gerichte lassen erkennen, dass die angewandten Auswahlkriterien grundsätzlich eine geeignete Basis für eine fehlerfreie Entscheidung darstellen. Nur da, wo das Land die eigenen Maßstäbe nicht sauber angewandt oder den Bedarf fehlerhaft errechnet oder verteilt hat, wurde zugunsten des klagenden Krankenhauses entschieden.

Von den Eilverfahren sind bislang 36 Verfahren zugunsten des Landes entschieden worden und sieben zugunsten des klagenden Krankenhauses. In weiteren vier Eilverfahren wurde die Entscheidung teilweise zugunsten des Landes und teilweise zugunsten des Krankenhausträgers getroffen. Ein Verfahren wurden eingestellt. Somit sind noch sechs Entscheidungen offen (Stand Oktober 2025).

Gegen die Entscheidungen konnte Beschwerde beim Oberverwaltungsgericht Münster eingereicht werden. Dies ist in den meisten Fällen auch geschehen. Von 40 eingelegten Beschwerden beim OVG sind sechs durch das Land Nordrhein-Westfalen selbst eingereicht worden. Bisher sind zwei Beschwerden eingestellt und neun Beschwerden zugunsten des Landes entschieden worden. Eine Beschwerde wurde zugunsten des Krankenhauses entschieden und eine Beschwerde teilweise zugunsten des Krankenhauses und teilweise zugunsten des Landes.

In den Hauptsacheverfahren liegen noch keine Ergebnisse vor. Die Erfolgsaussichten der Kliniken in Hauptsacheverfahren nach verlorenem Rechtsschutz im Eilverfahren sind vermutlich eher gering. Darüber hinaus ist bei einer Klage mit einer mehrjährigen Verfahrensdauer zu rechnen, sodass die Neuorientierung der Versorgungspfade schon aufgrund dieser langen Zeit von einer betroffenen Klinik schwer aufzuhalten sein wird. Dies alles spricht dafür, dass sinnvoll begründete Auswahlentscheidungen zwischen konkurrierenden Krankenhäusern juristisch tatsächlich durchsetzbar sind. Trotz Berufsfreiheit, Religionsfreiheit und kommunalem Selbstverwaltungsrecht beanstanden die Verwaltungsgerichte ermessensfehlerfrei getroffene Planungsentscheidungen offensichtlich nicht. Dies ist eine wichtige Erkenntnis auch für die Reform auf der Bundesebene, für die derselbe Rechtsweg in den Bundesländern relevant werden wird.

4.2.3 Landesförderung im Kontext der Planung

Für Baumaßnahmen, die die Umsetzung der neuen Krankenhausplanung flankieren, stellt das Land NRW bis 2027 ein Fördervolumen in Höhe von 2,51 Mrd. € zur Verfügung, das als Einzelförderung nach § 21a KHGG NRW beantragt werden kann. Die Fördergrundsätze sind hierbei:

1. Reduktion einer Über- oder Unterdeckung mit (teil-) stationären Versorgungsangeboten beziehungsweise Beseitigung einer Fehlallokation mit (teil-) stationären Versorgungsangeboten,
2. Bildung von Kooperationen oder Krankenhausverbünden sowie die Konzentration von Leistungsgruppen, Krankenhäusern und Betriebsstellen nach § 16 Absatz 1 Nummer 1 KHGG NRW,
3. die nachhaltige Stärkung der flächendenkenden Versorgung mit Krankenhäusern mit einem kinder- und jugendmedizinischen Versorgungsauftrag sowie Krankenhäusern der Geburtshilfe, sofern ansonsten die wohnortnahe Erreichbarkeit – innerhalb von 40 PKW-Minuten – nicht gewährleistet werden kann.[6]

Im Dezember 2024 wurden die ersten Förderbescheide an nordrhein-westfälische Krankenhäuser übergeben. Nach zwei weiteren Bescheidrunden wurden bis November 2025 insgesamt 35 Projekte durch das Land ausgewählt. Die Höhe der Förderung je Projekt

6 ▶ https://mags.nrw/startseite/gesundheit/stationaere-versorgung/krankenhausfinanzierung-und-foerderung/foerderung-zur.

reicht dabei von 4,6 Mio. EUR für die Errichtung einer neuen Tagesklinik bis zu 250 Mio. EUR für eine große Standortfusion. Anders als beim Strukturfonds entscheidet das Land NRW über diese Förderung allein, ohne die Beteiligung der Kostenträger.

Grundlage für die Projektauswahl war ein vom MAGS NRW selbst entwickeltes Punktwertsystem, auf dessen Basis das MAGS und die örtlich zuständige Bezirksregierung ein Ranking der Anträge nach krankenhausplanerischem Nutzen vornahmen (MAGS NRW 2025). Eine Veröffentlichung des Punktwertsystems und des Rankings erfolgte nicht.

Bei einer Betrachtung der bisher geförderten Projekte ist festzustellen, dass sich nicht alle Vorhaben durch Planungsentscheidungen erklären lassen. So finden sich viele geförderte Umbaumaßnahmen für Abteilungen und Strukturen, bei denen gar keine relevante Änderung des Versorgungsauftrags entschieden wurde. Dies ist nach den Grundsätzen zur Einzelförderung nach § 21a KHGG NRW[7] zwar keine obligate Voraussetzung für die Förderung. Allerdings waren die Fördermittel bei 357 Anträgen mit einem Gesamtvolumen von 11,4 Mrd. EUR deutlich überbeantragt, sodass eine enger an den Planungsentscheidungen orientierte Vergabe der Mittel die Umsetzung des Krankenhausplans spezifischer hätte unterstützen können. Zumindest in Teilen wurde der Fördertopf durch das Land also dazu genutzt, der „normalen" Investitionsverpflichtung in einem höheren Ausmaß nachzukommen. Das ist zwar ebenfalls zu begrüßen, entspricht aber nicht vollständig den Zielen der Förderung.[8]

Dennoch ist festzuhalten, dass einige strukturrelevante Projekte, wie die Errichtung eines Gesundheitscampus in Köln-Merheim durch eine Fusion der drei bisherigen Standorte der Kliniken der Stadt Köln, durch die Förderung erst ermöglicht wurden. Weiterhin haben mehrere Kliniken, die während des plötzlichen, insolvenzbedingten dauerhaften Ausfalls von drei Standorten der Kplus-Gruppe im Kreis Mettmann und in Solingen die Versorgung gesichert haben, jeweils eine Förderung für den kompensatorischen Aufbau von Strukturen und Kapazitäten erhalten, sodass durch die Förderung perspektivische Versorgungslücken vermieden werden konnten.

Mit den Regelungen zum Bundes-Transformationsfonds im KHVVG wurden die NRW-spezifischen Fördermittel durch die Landesregierung gekürzt. 500 Mio. EUR wurden umgewidmet zur Kofinanzierung von Transformationsfondsprojekten, sodass nur 2 Mrd. EUR unmittelbar für die Umsetzung des Krankenhausplans NRW zur Verfügung stehen. Es ist zu hoffen, dass sich die Fördermöglichkeiten aus dem Transformationsfonds nahtlos anschließen, wenn die Mittel des NRW-Fördertopfs spätestens 2027 erschöpft sein werden. Denn aus den aktuellen Zuweisungsentscheidungen ergeben sich erkennbar „strategische Zweitrundeneffekte" in Form von trägerübergreifenden Strukturvorhaben und Fusionsplanungen in mehreren Ballungszentren in NRW. In Kenntnis ihres zukünftigen Leistungsspektrums wagen Kliniken nun zunehmend die nächsten Schritte für eine zukunftsfeste Aufstellung. Dies wird weitere investive Mittel erfordern.

4.3 Auswirkungen der Reform

4.3.1 Effekte auf die Angebotsstrukturen

Auch wenn auf der Ebene der Leistungsgruppen viele strukturrelevante Entscheidungen getroffen wurden, hat das MAGS NRW nur in Einzelfällen ganze Standorte planerisch aufgegeben. Daher ist es bisher nicht zu einem deutlichen Anstieg der Zahl der Krankenhausschließungen gekommen.

Ein moderater Konsolidierungstrend war in NRW mit fünf Krankenhausschließungen

7 ▶ https://recht.nrw.de/lmi/owa/br_vbl_detail_text?anw_nr=7&vd_id=21383&ver=8&val=21383&sg=0&menu=0&vd_back=N.

8 ▶ https://mags.nrw/finanzielle-foerderung-zur-umsetzung-der-neuen-krankenhausplanung.

und einer Fusion schon im Jahr 2023 feststellbar. Diese Schließungen sind auf Insolvenzen oder krankenhausseitige Entscheidungen zurückzuführen, nicht auf planerische Maßnahmen. Zeitlich fällt dieser Trend zusammen mit dem Auslaufen der Coronahilfen bei noch immer deutlich reduzierten Fallzahlen. 2024 waren drei Standortschließungen und eine Fusion zu verzeichnen.

Im Jahr 2025 waren zwei Standortschließungen in Planung und zwei Fusionen geplant oder teilweise bereits umgesetzt. Darüber hinaus startete ein Insolvenzverfahren in Eigenverwaltung. Auch diese Schließungen waren nicht planerisch intendiert. Dennoch müssen sie planerisch nachvollzogen werden. Durch die Einführung der Leistungsgruppen und die Verteilung der empirischen regionalen Bedarfe über Planfallzahlen ist bei Standortschließungen eine bedarfsdeckende Neuverteilung der Fälle transparent und unter Beachtung der Kapazitäten der verbleibenden Versorger möglich. Auf diese Weise ist es bisher gelungen, Versorgungsengpässe zu vermeiden.

Es ist zu erwarten, dass es mit Verzögerung noch zu weiteren Standortaufgaben kommen könnte. Der ökonomische Effekt der neuen Feststellungsbescheide wird nicht für jede Klinik sicher prognostizierbar sein, sodass vor allem das 1. Halbjahr 2026 spannend wird: Dann werden die Entscheidungen zu den orthopädischen und kardiologischen Leistungsgruppen abrechnungsrelevant.

Interessant ist, dass die Anpassungsreaktionen mancher Krankenhäuser in ihrem Leistungsspektrum über die durch das Land getroffenen Planungsentscheidungen hinausgehen. Im Jahr 2025 wurden schon einige Einzelfortschreibungen initiiert, in denen Kliniken auf Leistungsgruppen, die ihnen erst Ende 2024 zugewiesen wurden, verzichten oder sie an andere Standorte verlagern. Bevor ein Leistungsangebot lückenhaft angeboten werden muss, wird offenbar eher ganz auf diesen Leistungsbereich verzichtet.

In vielen Regionen haben Kliniken im Anschluss an die große Planungsrunde weitere Veränderungsprozesse angestoßen, beispielsweise in der Stadt Duisburg: Hier wurden trägerübergreifende Strukturprojekte geplant, die sich nach Bekanntgabe der Planungsergebnisse konkretisierten. Einerseits hat es eine Fusion zwischen Krankenhäusern der Helios-Gruppe gegeben, wobei vier Standorte organisatorisch zu einem Krankenhaus zusammengefasst wurden, um die bestehenden Doppelstrukturen weitgehend bereinigen zu können. Die Leistungsgruppen wurden zwischen den vier Standorten neu aufgeteilt und redundante Angebote als Trägerentscheidung noch umfassender abgebaut, als es planerisch vorgegeben war. In der gleichen Region wurde 2025 auch der große trägerübergreifende Zusammenschluss zwischen Sana Duisburg und Bethesda Duisburg besiegelt. Ziel ist ein Neubau und somit eine Einhäusigkeit.

Die Planungsentscheidungen des Landes können offensichtlich als Katalysator für eine weitergehende Strukturmodernisierung wirken, bei der die Träger wieder die Regie führen. Eine intelligente Verteilung der Fördermittel ist die Voraussetzung dafür, diese Dynamik zu nutzen.

4.3.2 Effekte auf die Versorgung

Auf Basis von AOK-Abrechnungsdaten kann untersucht werden, inwieweit die Entscheidungen in der Krankenhausplanung im zweiten Quartal 2025 bereits in der Versorgungslandschaft angekommen sind. Es handelt sich um die erste Analyse der Auswirkungen der neuen NRW-Krankenhausplanung auf das tatsächliche Versorgungsgeschehen. Bei bisherigen Analysen stand noch die planerische Verteilung der Leistungsaufträge an die Kliniken im Vordergrund (Hentschker et al. 2024; Loeser et al. 2025).

Daten

Das aktuelle vorliegende Quartal ist das zweite Quartal 2025.[9] Da die Krankenhausreform

9 Es liegen aktuell nur Fälle vor, die bis zum 30. Juni 2025 entlassen worden sind. Fälle, die zum Zeitpunkt

zum 1. April 2025 Gültigkeit erlangt hat, werden alle Fälle einbezogen, die ab dem 1. April 2025 aufgenommen und bis zum 30. Juni 2025 entlassen worden sind. Entsprechend dem Datenschnitt 2025 werden die Vergleichsquartale 2023 und 2024 zugeschnitten. Fälle, die im zweiten Quartal aufgenommen und erst im dritten Quartal eines Jahres entlassen werden, werden nicht mit einbezogen, da diese für das Jahr 2025 noch nicht vorliegen. Die Abrechnungsdaten wurden mit dem NRW-Leistungsgruppengrouper 2025 gegroupt. Basierend darauf kann für jeden Krankenhausstandort je Leistungsgruppe und Jahr die entsprechende Fallzahl bestimmt werden. Zusätzlich kann für jeden Patienten die Fahrzeit zum gewählten Krankenhausstandort bestimmt werden[10] und es ist für jeden Krankenhausstandort bekannt, ob die Leistungsgruppe zugewiesen wurde. Für die Vergleichsbetrachtung werden die Planungsentscheidungen, die 2024 für 2025 getroffen wurden, auch über die Jahre 2023 und 2024 zur Differenzierung herangezogen. Die Bezeichnung „Fallzahl ohne Zuweisung" bezieht sich auf die aktuellen Feststellungsbescheide.

Krankenhausfälle, für die kein gültiger entlassender Krankenhausstandort vorliegt oder keine Leistungsgruppe bestimmt werden konnte, werden von der Analyse ausgeschlossen (< 1 %). Zusätzlich wurden vier Krankenhausstandorte mit Versorgungsvertrag gemäß § 109 SGB V ausgeschlossen. Diese Krankenhäuser sind nicht im Krankenhausplan und ihr Leistungsspektrum wird per Vertrag geregelt. Somit waren diese Krankenhäuser nicht Bestandteil der NRW-Krankenhausplanung und es ist nicht festgelegt, welche Leistungsgruppen diese Krankenhäuser zukünftig erbringen dürfen.

Ergebnisse

Im zweiten Quartal 2025 wurden in NRW-Krankenhäusern rund 255.600 AOK-Fälle an 324 Krankenhausstandorten behandelt. ◘ Tab. 4.1 stellt die Kategorien der Leistungsgruppen (siehe ▶ Abschn. 4.2.1) nach ihrem AOK-Fallzahlaufkommen im zweiten Quartal in den Jahren 2023 bis 2025 dar. Die Leistungsgruppen der Grundversorgung machen mit 63 % den größten Anteil am Fallzahlaufkommen aus. Zusätzlich werden in der Tabelle die Fallzahlen der Krankenhausstandorte ohne Zuweisung ausgewiesen. Deren Anteil liegt im zweiten Quartal im Jahr 2023 über alle Leistungsgruppen bei 4 %. Nur in der Kategorie der LG mit Konzentrationspotenzial ist ein relevanter Anteil von 15 % im Jahr 2023 zu verzeichnen. Das bedeutet, dass im Jahr 2023 noch viele Fälle an jenen Standorten erbracht wurden, die aktuell keinen Versorgungsauftrag mehr für diese Leistungen erhalten haben. Entsprechend ist für diese Gruppe die größte Auswirkung auf die Versorgung zu vermuten, wenn die Feststellungsbescheide in Kraft treten. Bei den folgenden Analysen wird der Fokus auf diese Gruppe gelegt.

Spezifische Leistungsgruppen mit Gültigkeit der Feststellungsbescheide seit 1. April 2025

◘ Tab. 4.2 stellt die spezifischen Leistungsgruppen nach Zuweisungsstatus dar. Für Leistungsgruppen mit Gültigkeit der Feststellungsbescheide seit 1. April 2025 zeigt sich, dass sich die Fallzahl der Krankenhausstandorte ohne Zuweisung deutlich reduziert hat: Betrug deren Anteil an der Gesamtfallzahl im zweiten Quartal 2023 noch 17 %, so sank dieser Anteil im zweiten Quartal 2025 auf 3 %. Somit haben jene Standorte ohne Zuweisung die Versorgung von Patientinnen und Patienten eingestellt beziehungsweise deutlich reduziert. Dass weiterhin 3 % der Fälle durch Krankenhäuser ohne Zuweisung erbracht wurden, kann teil-

der Datenlieferung noch nicht abgeschlossen waren, d. h. für die noch keine vollständige Abrechnung vorlag, sind nicht in den Daten enthalten und können nicht einbezogen werden. Entsprechend kann sich bei Folgeanalysen die Fallzahl im zweiten Quartal 2025 noch leicht erhöhen.

10 Fahrzeiten von mehr als 300 min werden nicht in die Auswertung einbezogen, da hier eher davon auszugehen ist, dass der Weg zum Krankenhaus nicht von der Wohnort-PLZ aus begonnen wurde.

Tab. 4.1 AOK-Fallzahlen im zweiten Quartal 2023 bis 2025 nach Kategorien der LG. (Quelle: AOK-Abrechnungsdaten)

Einteilung der Leistungsgruppen (Kategorien)	Anzahl LG	Fallzahl ohne Zuweisung			Fallzahl gesamt			Anteil ohne Zuweisung [%]			Anteil Kat. an Summe Fallzahl 2025 [%]
		2023	2024	2025	2023	2024	2025	2023	2024	2025	
LG der Grundversorgung	6	5.204	2.706	840	167.117	169.027	161.247	3	2	1	63
LG mit hohem Spezialisierungsgrad im Status quo	13	141	68	19	6.193	6.509	6.276	2	1	0	2
LG mit Konzentrationspotenzial	18	1.862	1.732	995	12.545	13.537	13.313	15	13	7	5
Weitere LG	15	2.493	1.728	748	50.471	51.975	51.502	5	3	1	20
LG ohne Bedarfsberechnung in NRW	7	563	455	245	20.167	22.066	23.283	3	2	1	9
Gesamt	59	10.263	6.689	2.847	256.493	263.114	255.621	4	3	1	100

Krankenhaus-Report 2026

Tab. 4.2 Spezifische Leistungsgruppen nach Zuweisungsstatus. (Quelle: AOK-Abrechnungsdaten)

Leistungsgruppe	Fallzahl ohne Zuweisung			Fallzahl gesamt			Anteil ohne Zuweisung in %			Durchschn. Fahrzeit in Minuten		
	2023	2024	2025	2023	2024	2025	2023	2024	2025	2023	2024	2025
Gültigkeit der Feststellungsbescheide seit 1. April 2025												
14.3 Revision Hüftendoprothese	77	57	10	209	183	148	37	31	7	24,2	25,1	27,3
14.4 Revision Knieendoprothese	97	94	17	231	275	231	42	34	7	25,2	24,7	28,8
16.2 Lebereingriffe	18	19	1	59	66	50	31	29	2	27,4	21,9	32,3
16.3 Ösophaguseingriffe	7	6	4	36	44	51	19	14	8	29,4	30,2	28,6
16.4 Pankreaseingriffe	24	32	5	65	94	97	37	34	5	21,5	26,7	30,0
16.5 Tiefe Rektumeingriffe	58	50	10	171	152	139	34	33	7	21,2	19,7	22,5
12.3 Komplexe periphere arterielle Gefäße	86	59	17	873	974	912	10	6	2	18,1	18,3	18,3
7.2 Leukämie und Lymphome	48	53	8	515	531	514	9	10	2	23,9	21,0	24,6
15.1 Thoraxchirurgie	41	44	4	324	340	291	13	13	1	24,6	24,1	25,3
21.2 Ovarial-CA	50	40	14	120	102	92	42	39	15	25,6	28,8	33,4
21.3 Senologie	85	58	4	950	955	1.039	9	6	0	19,9	21,4	20,4
Gültigkeit der Feststellungsbescheide ab 1. Januar 2026												
14.1 Endoprothetik Hüfte	291	235	168	1.722	1.788	1.776	17	13	9	22,0	22,8	21,7
14.2 Endoprothetik Knie	318	369	245	2.058	2.352	2.315	15	16	11	22,4	22,4	22,5
14.5/25.2 Wirbelsäuleneingriffe	412	378	285	3.346	3.732	3.644	12	10	8	23,8	24,0	23,4
16.1 Bariatrische Chirurgie	67	75	57	693	678	745	10	11	8	28,2	30,6	30,8
8.3/13.4 Kardiale Devices	84	91	75	556	573	584	15	16	13	20,5	19,9	19,5
12.1 Bauchaortenaneurysma	33	25	24	187	213	229	18	12	10	25,0	23,2	22,7
12.2 Carotis operativ/interventionell	66	47	47	430	485	456	15	10	10	20,5	21,0	20,1

4

Tab. 4.2 (Fortsetzung)

Leistungsgruppe	Fallzahl ohne Zuweisung			Fallzahl gesamt			Anteil ohne Zuweisung in %			Durchschn. Fahrzeit in Minuten		
	2023	2024	2025	2023	2024	2025	2023	2024	2025	2023	2024	2025
Summen nach Gültigkeit Feststellungsbescheid												
Seit 1. April 2025	591	512	94	3.553	3.716	3.564	17	14	3	21,6	21,6	22,7
Ab 1. Januar 2026	1.271	1.220	901	8.992	9.821	9.749	14	12	9	23,2	23,5	23,0

Anmerkung: AOK-Fallzahlen im zweiten Quartal 2023 bis 2025
Krankenhaus-Report 2026

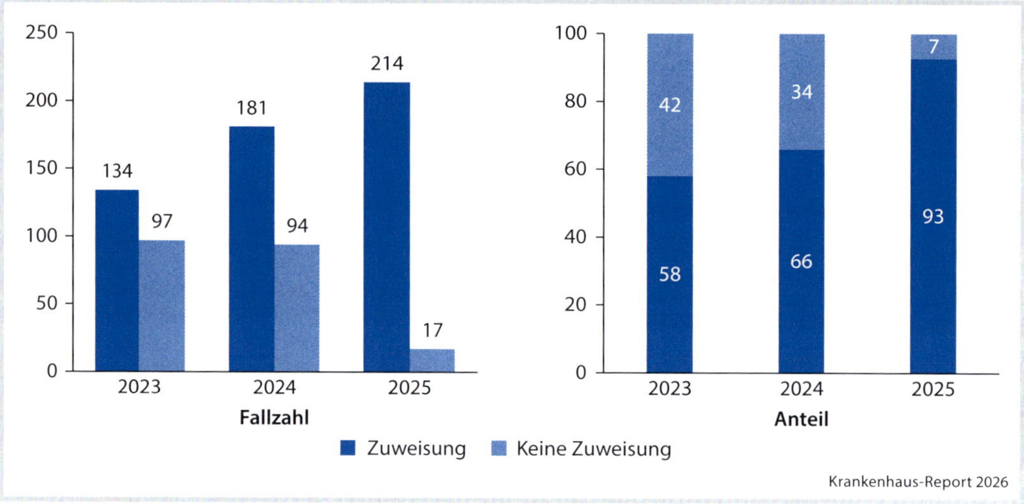

Abb. 4.5 AOK-Fallzahlen im zweiten Quartal 2023 bis 2025 in der LG Revision Knieendoprothese nach Zuweisungsstatus. (Quelle: AOK-Abrechnungsdaten)

weise durch besondere Fallkonstellationen wie Verbringungsleistungen, Notfälle oder intraoperative Diagnoseänderungen erklärt werden. Darüber hinaus gab es bei einzelnen Kliniken noch Adaptionsprobleme, die in der Abrechnungsprüfung der Kostenträger zu Auffälligkeiten führten und mittlerweile überwunden sind.

Der Verlauf zeigt sich exemplarisch in der LG „Revision Knieendoprothese". Die Gesamtfallzahl schwankt in den Quartalen etwas zwischen 231 (2023 und 2025) und 275 (2024). Bei Unterteilung der Krankenhausstandorte nach Zuweisungsstatus ist eine stetige Zunahme der Fälle bei den Standorten mit Zuweisung zu beobachten: von 134 im zweiten Quartal 2023 auf 214 im zweiten Quartal 2025 (Abb. 4.5). Krankenhausstandorte ohne Zuweisung zeigen ein konstantes Fallzahlvolumen von 97 bzw. 94 Fällen im zweiten Quartal 2023 und 2024. Mit Erlangung der Gültigkeit der Feststellungsbescheide im zweiten Quartal 2025 sinkt deren Fallzahl auf 17. Insgesamt sinkt somit der Anteil der Fälle an Krankenhausstandorten ohne Zuweisung von 42 % im zweiten Quartal 2023 auf 7 % im zweiten Quartal 2025. Durch den Wegfall von Leistungserbringern kam es also zu einer Allokation der Fälle bei den verbliebenen Standorten.

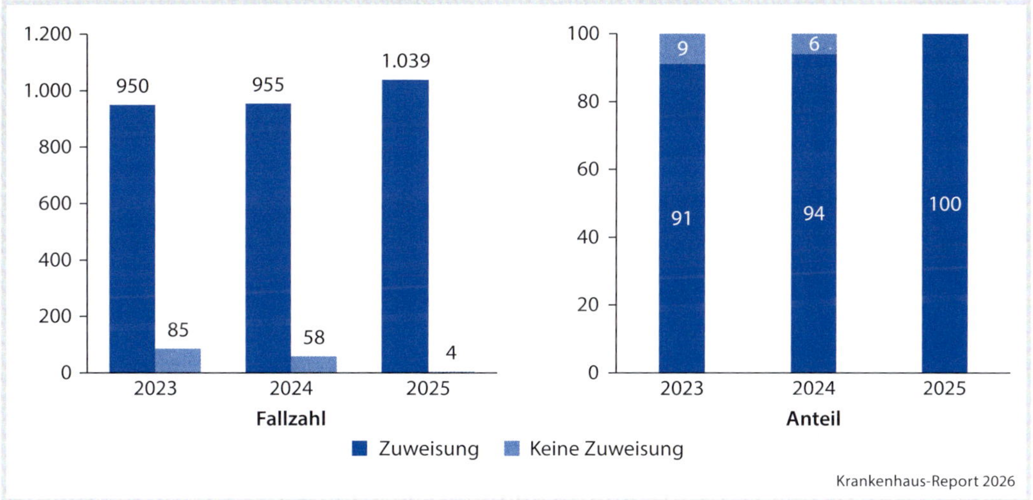

Abb. 4.6 AOK-Fallzahlen im zweiten Quartal 2023 bis 2025 in der LG Senologie nach Zuweisungsstatus. (Quelle: AOK-Abrechnungsdaten)

Ein ähnliches Bild zeigt sich in der Leistungsgruppe „Senologie": Die Gesamtfallzahl ist zwischen 2023 und 2025 leicht steigend; dieser Anstieg zeigt sich jedoch nur bei den Krankenhausstandorten mit Zuweisung nach der neuen Planungslogik. Die Fallzahl der Krankenhäuser ohne Zuweisung geht kontinuierlich zurück: von 85 Fällen im zweiten Quartal 2023 auf vier Fälle im Jahr 2025 (Abb. 4.6). Der Anteil der Krankenhausstandorte ohne Zuweisung lag mit 9 % im Jahr 2023 bereits niedriger als bei der LG „Revision Knieendoprothese" und sank im Jahr 2025 auf 0 %.

Insbesondere auch bei den LG Lebereingriffe und Pankreaseingriffe, bei denen es im Verhältnis sehr viele Standorte mit Kleinstfallzahlen gibt, zeigt sich eine entsprechende Reduktion der Fallzahlen der Krankenhäuser ohne Zuweisung.

Erreichbarkeit

Insbesondere bei Leistungsgruppen mit einem initial hohen Fallzahlanteil der Krankenhäuser, die nun keinen Versorgungsauftrag mehr erhalten haben, zeigt sich ein leichter Anstieg der durchschnittlichen Fahrzeiten im zweiten Quartal 2025 (Tab. 4.2). So steigt beispielsweise die durchschnittliche Fahrzeit bei der Revision der Knieendoprothesen von 25 min im zweiten Quartal 2024 auf 29 min 2025 an. Auch die Fahrzeit des 75%-Perzentils erhöht sich entsprechend: Erreichten im Jahr 2023 und 2024 bei einer Revision der Knieendprothese 75 % der Patientinnen und Patienten das Krankenhaus in 30 min, so waren es im Jahr 2024 40 min. Bei allen Leistungsgruppen mit Konzentrationspotenzial handelt es sich um hochspezialisierte, komplexe Leistungen, die planbar sind – eine schnelle Erreichbarkeit ist nicht ergebnisrelevant. Vielmehr ist hier wichtig, dass die Qualität der Leistungserbringung gesteigert wird. Zusätzlich ist zu beachten, dass es sich um Ist-Fahrzeiten handelt und die Patienten nicht das nächstgelegene Krankenhaus gewählt haben müssen.

Spezifische Leistungsgruppen mit Gültigkeit der Feststellungsbescheide ab 1. Januar 2026

Werden die spezifischen Leistungsgruppen betrachtet, für die noch eine Übergangsfrist bis zum 31. Dezember 2025 gilt, zeigt sich, dass die Fallzahlen der Krankenhausstandorte ohne Zuweisung hier noch nicht so stark zurückgehen. Betrug deren Anteil an der Gesamtfallzahl im zweiten Quartal 2023 14 %, so sank dieser Anteil im zweiten Quartal 2024 auf 12 % und im zweiten Quartal 2025 auf 9 % (◘ Tab. 4.2). Die durchschnittliche Fahrzeit änderte sich nicht.

Da in dieser Gruppe insbesondere die fallzahlstarken LG wie Endoprothetik Hüfte und Knie sowie Wirbelsäuleneingriffe zu verorten sind, bleibt abzuwarten, was die Entwicklung im Jahr 2026 zeigen wird. Auf Basis der Leistungsgruppen ohne Übergangsfrist lässt sich vermuten, dass auch hier die Krankenhausstandorte ohne zukünftige Zuweisung entsprechend aus der Versorgung ausscheiden werden.

4.4 Ausblick

4.4.1 Divergenzen zwischen den Reformansätzen in NRW und im KHVVG

Die Planungssystematik auf der Bundesebene ist in vielen Aspekten nicht kompatibel zur konzeptionellen Vorlage aus NRW. In drei Themenfeldern sind die Unterschiede besonders relevant.

▪ ▪ 1. Abgrenzung der Leistungsgruppen

Die Einteilung des Leistungsspektrums in die einzelnen Leistungsgruppen weicht in den beiden Systemen voneinander ab. Von den übereinstimmenden Bezeichnungen für die meisten Leistungsgruppen sollte man sich nicht täuschen lassen: Es werden ihnen unterschiedliche Fallkonstellationen zugeordnet.

Das Ausmaß dieser Abweichung ist bei einer vergleichenden Gruppierung auf den ersten Blick mit etwa 5 % bis 7 % der Fälle zu quantifizieren, mit Schwerpunkten bei den internistischen Teilgebieten, der Perinatalversorgung sowie der speziellen Traumatologie. Die tatsächlich zu erwartende Abweichung kann aber derzeit nicht bestimmt werden, denn eine rechtsverbindliche Zuordnungslogik von Fällen zu Leistungsgruppen liegt auf Bundesebene noch nicht vor. Es gibt bislang weder eine Rechtsverordnung nach § 135e Abs. 1 SGB V noch eine Einteilung von Leistungsgruppen in der mit dem KHAG aktualisierten Anlage 1 zu § 135e SGB V. Folglich existieren keine bundeseinheitlichen Leistungsgruppen. Es finden sich zwar ihre Bezeichnungen und ihre Qualitätsanforderungen in Anlage 1 zu § 135e SGB V, die Fallzuordnung ist dort aber ungeregelt. Das ändert auch der Leistungsgruppengrouper des Instituts für das Entgeltsystem im Krankenhaus (InEK) nicht, da über ihn keine für die Länder rechtsverbindlichen Zuordnungskriterien festgelegt werden können. Es gibt gesetzlich keinen Rückkopplungsmechanismus vom Grouper auf die Planung, was im vorliegenden Reformansatz auf der Bundesebene zu einer Divergenz von Versorgungsauftrag und Grouping-Ergebnis führen wird. Da diese Divergenz zum Verlust der Abrechnungsfähigkeit für die betroffenen Fälle führen kann, werden auch Abweichungen, die nur einen kleinen Prozentsatz der Fälle betreffen, zu Konflikten und Sozialgerichtsverfahren führen.

▪ ▪ 2. Definition und Prüfung der Qualitätsvoraussetzungen

Die Qualitätsvoraussetzungen in NRW sind als erste Stufe einer zweistufigen Krankenhausplanung konzipiert worden. Auf dieser ersten Stufe werden die geeigneten Krankenhäuser identifiziert, indem geprüft wird, welche Häuser die definierten Mindestkriterien erfüllen. In einer zweiten Stufe trifft das Land nach Bedarfsaspekten auf der Basis optionaler weiterer Qualitätskriterien eine Auswahlentscheidung. Diese optionalen Qualitätskriterien wurden „Auswahlkriterien" genannt und sind in den Rahmenvorgaben zum Krankenhausplan NRW nicht abschließend aufgeführt. Das Land zog also bei den getroffenen Auswahlentscheidung weitere Kriterien wie die Ist-Fallzahl heran. Diese Praxis ist in den Eilverfahren bestätigt worden.

Auf der Bundesebene wird in der Diskussion um die Qualitätskriterien deutlich, dass die meisten Akteure diese Kriterien als algorithmischen Filter im Rahmen eines einstufigen Verfahrens interpretieren. Daraus soll sich unmittelbar und ohne eine aktive Entscheidung der Länder eine bedarfsgerechte Versorgungsstruktur ergeben. Entsprechend vehement wurde zwischen Bund und Ländern in den letzten drei Jahren um diese Kriterien gerungen.

Im Ergebnis sind die Mindestkriterien auf der Bundesebene schärfer definiert und ihre Überprüfung ist präziser ausgestaltet. Während es in NRW zum Beispiel gar keine Anrechnungsgrenzen für Fachärztinnen und Fachärzte auf die Anzahl der Leistungsgruppen gibt, in denen sie berücksichtigt werden können, ist dieser Anrechnungsschlüssel auf der Bundesebene seit seiner „Premiere" im Referentenentwurf des KHVVG ein Streitpunkt. Ein weiteres Beispiel betrifft die Prüfung der Erfüllung der Mindestkriterien. Diese wurde in NRW von den Kostenträgern im Rahmen der regionalen Planungskonzepte festgestellt und von den Bezirksregierungen überprüft. Im Bund ist eine Vollprüfung durch die Medizinischen Dienste vorgesehen.

Die unterschiedliche Funktion der Mindestkriterien in NRW (Selektion geeigneter Kliniken vor der Auswahlentscheidung) und auf der Bundesebene (abschließende Entscheidungsinstanz) erklärt, warum die Einigung auf Qualitätskriterien in NRW im Vergleich zur Bundesebene konsensuell und schnell gelungen ist. Dass mit diesen Kriterien die in ► Abschn. 4.3.2 dargestellten Leistungskonzentrationen in der Onkochirurgie ohne Mindestvorhaltezahlen, onkochirurgische Abrechnungsverbote, Facharztanrechnungsschlüssel und MD-Prüfung gelungen sind, könnte ein Hinweis darauf sein, dass diese Konsens-Kriterien dennoch funktional sind.

■ ■ 3. Anwendung in der Abrechnung

Der größte Unterschied zwischen den beiden Systemen ist nicht leicht zu vermitteln: Er betrifft die Anwendung der Leistungsgruppen bei der Prüfung, ob ein Fall vom Versorgungsauftrag eines Krankenhauses abgedeckt und nach § 8 Abs. 1 KHEntgG abrechnungsfähig ist. Diese Prüfung wird über die Regelwerke der Kostenträger in jedem Fall durchgeführt. Sie ist der zentrale Effektor der Reform, denn durch sie wird sichergestellt, dass die Planungsentscheidungen zu einer Leistungskonzentration in der Versorgungswirklichkeit führen.

In NRW wird ein Fall für die Abrechnung nicht LG-gruppiert. Stattdessen wird für jede Leistung im Fall überprüft, ob das Krankenhaus über eine der Leistungsgruppen verfügt, die zur Erbringung dieser Leistung berechtigt. Das sind bei den allgemeinen Leistungsgruppen in aller Regel mehrere. Eine Hierarchisierung erfolgt für die Fallprüfung nicht, denn in der Versorgungsrealität weisen die Inhalte der unterschiedlichen ärztlichen Weiterbildungen große Schnittmengen auf, sodass eine 1:1-Zuordnung von Leistungen und Leistungsgruppen nicht zweckmäßig erscheint.

Eine LG-Gruppierung der Fälle inklusive Hierarchisierung findet in NRW lediglich für die Bedarfsberechnung statt, in der es keine unbilligen Härten gegenüber einzelnen Kliniken mit sich bringt, weitere inhaltlich befähigende Leistungsgruppen zu ignorieren, und die durch die hohen Fallzahlen als immer noch ausreichend genau angesehen wird.

Das System in NRW arbeitet je nach Anwendungsbereich also in zwei unterschiedlichen Modi. Es gibt einen Abrechnungsmodus ohne Hierarchisierung und einen Batchmodus für die Bedarfsberechnung, der einem Grouping nach allgemeinem Verständnis entspricht. Der Bundesleistungsgruppengrouper läuft dagegen aktuell nur im Batchmodus und ist laut Koalitionsvertrag von CDU/CSU und SPD (2024) für die Abrechnung mit seiner Hierarchisierung und 1:1-Zuordnung vorgesehen.

Ganz kurz zusammengefasst: In NRW muss für jede Leistung des Falls eine der passenden Leistungsgruppen vorhanden sein. Im Bund muss für die hochrangigste Leistung des Falls die eine als passend definierte Leistungsgruppe vorhanden sein.

Aufgrund der dargestellten Inkompatibilität hätten in NRW noch im Jahr 2025 die Vorbereitungen für die nächste große Planungsrunde begonnen werden müssen, um eine bundeskonforme Basis für die ab 2028 startende Vorhaltefinanzierung herzustellen. Um dieses Szenario zu vermeiden, findet sich im KHAG eine Ausnahmeregelung. Diese erlaubt unter anderem die Anwendung der NRW-Leistungsgruppensystematik in der Planung bis Ende 2030 sowie die Verschiebung der Einführung der Vorhaltefinanzierung auf das Jahr 2031. Die beiden Reformen im Bund und in NRW werden also für die nächsten fünf Jahre koexistieren. Damit wird ein erfolgreicher Abschluss des Krankenhausplans NRW 2022 ermöglicht, der mit der laufenden Förderung sowie den nun begonnen strukturellen Maßnahmen der Kliniken auf Planungssicherheit angewiesen ist.

4.4.2 Kapazitätsplanung mittels Planfallzahlen

Die quantitative Dimensionierung der Versorgungsaufträge wurde in der Vergangenheit in NRW über die zugewiesene Bettenzahl für jedes medizinische Gebiet geregelt. Diese Bettenzahl hatte nicht nur eine planerische Funktion, sondern auch eine Bedeutung für die Finanzierung der Krankenhäuser. Denn eine dauerhafte Auslastung der zugewiesenen Betten über 100 % wurde in der Regel im Budget wegen der Überschreitung des Versorgungsauftrags nicht berücksichtigt (§ 11 Abs. 1 KHEntgG) und könnte sogar Konsequenzen in der Abrechnung haben (§ 8 Abs. 1 KHEntgG).

Diese Festlegung der Kapazitäten wurde mit der Reform in NRW von einer Zuweisung von Betten in den medizinischen Gebieten auf die Zuweisung von Planfallzahlen in den Leistungsgruppen umgestellt. Es war ursprünglich geplant, dass die Quantifizierung des Versorgungsauftrags für jede Leistungsgruppe über Fallzahlen auch weiterhin Wirksamkeit für Planung, Budgetverhandlung und Abrechnung entfalten soll.

Dies wurde im Entwicklungsprozess aber von allen Beteiligten als problematisch erkannt. Denn die Einteilung des Leistungsspektrums über Leistungsgruppen ist viel detaillierter als über medizinische Gebiete. Dadurch sind die Fallzahlen in jeder Leistungsgruppe wesentlich kleiner und damit aus statistischen Gründen die jährliche Schwankung der Fallzahlen je Leistungsgruppe viel dynamischer. Eine mehrjährig gültige Begrenzung der Fallzahl mit Effekt auf Budget und Abrechnung hätte den Kliniken faktisch die Möglichkeit genommen, auf Bedarfsveränderungen adäquat reagieren zu können.

Daher hat das Land NRW die eigenen Planungsgrundsätze – für die Einführung der Systematik im Konsens mit allen Beteiligten – so interpretiert, dass eine Überschreitung der Planfallzahlen vorerst keine Überschreitung des Versorgungsauftrags darstellt. So führt das MAGS NRW in einem im September 2024 an den Landesausschuss für Krankenhausplanung übersandten Schreiben aus: „Die Fallzahlen dienen als Entscheidungsgrundlage, wie viele Krankenhäuser einen Versorgungsauftrag erhalten sollen. Es handelt sich somit gerade nicht um Budgetzahlen, vielmehr handeln Krankenhäuser, die den tatsächlichen Bedarf bei einer zugewiesenen Leistungsgruppe abdecken, im Rahmen ihres Versorgungsauftrages.“ Bei den Planfallzahlen handelt es sich demnach um eine kalkulatorische Hilfsgröße zur Ermittlung der Anzahl der notwendigen Standorte aus dem empirisch ermittelten Bedarf. Sie ist für die Planung außerordentlich wichtig, um Auswahlentscheidungen rechtssicher begründen zu können. Für das Budget und die Abrechnung haben die Planungsentscheidungen aber derzeit nur eine binäre Bedeutung. Relevant ist, ob ein Krankenhaus für eine Leistungsgruppe eine Zuweisung erhalten hat oder nicht. Ob damit die Zuweisung von einem Planfall verbunden ist oder von 2.000 Planfällen, hat vorerst keinen Effekt.

Die ersten Herausforderungen daraus zeigen sich aktuell in den Budgetverhandlungen für psychiatrische Einrichtungen: Hier sind die planerischen Kapazitätszuweisungen eigentlich relevant für die zu vereinbarende personelle Ausstattung und damit für das Budget. Das Fehlen einer funktionalen Kapazitätsdimension sorgt damit schon jetzt für Probleme.

Konzeptionell besteht dringender Korrekturbedarf für die nächste Planungsrunde in NRW. Auf der Bundesebene ist dieses Thema bislang noch nicht erörtert worden, obwohl es auch dort wichtig werden wird. Mit der Option für die Länder, die Verteilung der Vorhaltefinanzierung über Planfallzahlen vorzunehmen, wird die Notwendigkeit von klaren und rechtssicheren Regelungen zur Anwendung der Planfallzahlen sogar noch deutlicher.

4.5 Zusammenfassung und Fazit

Die Krankenhausplanung in NRW zeigt einen klaren Trend zur planerischen Leistungskonzentration, der je nach Leistungsgruppe unterschiedlich stark ausgeprägt ist. Als medizinische Schwerpunkte der Veränderung lassen sich vor allem die Orthopädie und Unfallchirurgie, die Gefäßchirurgie und die komplexe Onkochirurgie identifizieren. Während die Grundversorgung nur geringfügige Anpassungen erfährt, sind für einige spezialisierte Leistungsgruppen deutliche Reduktionen der Standortzahlen geplant. Komplette Standortschließungen sind abgesehen von wenigen Einzelfällen nicht vorgesehen. Die Konzentration der Versorgungsaufträge geschieht somit bei einer annähernd konstanten Anzahl an Krankenhausstandorten.

Die bisher entschiedenen Anträge der Kliniken auf einstweiligen Rechtsschutz sind von den Verwaltungsgerichten überwiegend abgelehnt worden. Die Schlussfolgerung daraus ist, dass die vom MAGS NRW festgelegten Auswahlkriterien eine tragfähige Basis für ermessensfehlerfreie Entscheidungen darstellen und die Umsetzung der Planung mit einer hohen Rechtssicherheit gelingen wird.

Die neuen Feststellungsbescheide gelten seit dem 1. April 2025. Über einen Vergleich der Leistungsverteilung im 2. Quartal 2025 zu den 2. Quartalen der Vorjahre kann nun erstmals abgeleitet werden, dass sich die Versorgungswirklichkeit eng an der planerischen Neugestaltung orientiert (▶ Abschn. 4.3.2). Die Behandlung der Patientinnen und Patienten konzentriert sich in den geplanten spezifischen Leistungsgruppen fast vollständig an den planerisch begünstigten Kliniken. Die Gelegenheitsversorgung bei elektiven Eingriffen ist damit weitgehend verschwunden.

Für die Folgequartale sollte analysiert werden, ob sich diese Entwicklung verstetigt. Das gilt insbesondere auch für die ökonomisch sehr relevanten Leistungsgruppen mit einer Übergangsregelung, bei denen sich bisher nur eine dezente Leistungskonzentration darstellt. Hierzu wird vermutlich die Analyse des 1. Quartal 2026 Aufschluss geben.

Durch die bis Ende 2030 erteilte Ausnahmeregelung für NRW im KHAG können die strukturmodernisierenden Impulse der aktuellen Planungsrunde wirken. Ohne diese Regelung wäre aufgrund zahlreicher Divergenzen zwischen den beiden Reformkonzepten ein sofortiger Neustart der Planung notwendig geworden.

Literatur

CDU, CSU, SPD (2024) „Verantwortung für Deutschland", Koalitionsvertrag für die 21. Legislaturperiode, S Z 3451

Hentschker C, Loeser S, Scheller-Kreinsen D (2024) Krankenhausplanung: Das verändert sich in NRW. f&w 9:806–810

Loeser S (2024) NRW-Modell und Bundesreform: Erfolgsmeldungen aus dem Testlabor. f&w 9:811–813

Loeser S, Hentschker C, Scheller-Kreinsen D (2025) Reform der Krankenhausplanung in NRW: Umsetzungsprozess und Auswirkung. In: Augurzky B, Karagiannidis C (Hrsg) Die große Krankenhausreform 2025 (KHVVG). medhochzwei, Heidelberg, S 55–76

MAGS NRW – Ministerium für Arbeit, Gesundheit und Soziales des Landes Nordrhein-Westfalen (2022) Krankenhausplan Nordrhein-Westfalen 2022. https://mags.nrw/system/files/media/document/file/krankenhausplan_nrw_2022.pdf. Zugegriffen: 1. Dez. 2025

MAGS NRW – Ministerium für Arbeit, Gesundheit und Soziales des Landes Nordrhein-Westfalen (2025) Einzelförderung gemäß § 21a Krankenhausgestaltungsgesetz NRW (KHGG NRW) – FAQ. https://www.mags.nrw/system/files/media/document/file/faqs-zur-foerderung-zur-umsetzung-der-krankenhausplanung-2022.pdf (Erstellt: 9. Apr. 2025). Zugegriffen: 1. Dez. 2025

PD – Partnerschaften Deutschland (2019) Gutachten Krankenhauslandschaft Nordrhein-Westfalen. https://broschuerenservice.mags.nrw/mags/shop/Gutachten_Krankenhauslandschaft_Nordrhein-Westfalen. Zugegriffen: 1. Dez. 2025

4

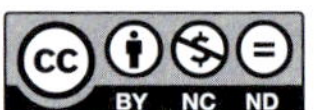

Krankenhausreform – Qualitätselemente im Fokus

Jürgen Malzahn, Marjana Mai, Christian Günster und Gerhard Schillinger

Inhaltsverzeichnis

D. Scheller-Kreinsen et al. (Hrsg.), *Krankenhaus-Report 2026*,
https://doi.org/10.1007/978-3-662-73132-1_5

■■ Zusammenfassung

Der Beitrag fokussiert auf die Qualitätsaspekte der Ende 2024 beschlossenen und aktuell noch zu beschließenden Krankenhausreform und die inhaltlich damit eng verbundene Planung auf der Basis von Leistungsgruppen. Es wird dargelegt, welche Reformziele angestrebt sind und in Anlehnung an den PDCA-Zyklus werden Handlungsmöglichkeiten aufgezeigt, die diese Ziele absichern sollen. Die Ziele sind vergleichbar mit denen des Krankenhausstrukturgesetzes aus dem Jahr 2016. Die Datenlage zeigt bei allen genannten Reformvorhaben die gleichen Defizite und ungenutzten Potenziale. Der Gesetzgeber strebt an, Qualitätsaspekte stärker in die Planungsprozesse zu integrieren, um eine effizientere und qualitative Versorgung abzusichern. Die Autoren schlagen die Etablierung eines Kennzahlensystems auf Basis von Abrechnungsdaten der Krankenhäuser sowie weiterer öffentlich zugänglicher Quellen vor. Vorab formulierte Zielwerte sind mit den jetzigen IST-Werten zu vergleichen und kontinuierlich nachzuhalten. Verantwortung tragen hierfür die Krankenhausplanungsbehörden unter Beteiligung der Landeskrankenhausgesellschaften und der Landesverbände der Krankenkassen und Ersatzkassen. Ein wissenschaftlich begründetes Kennzahlensystem bietet die Chance, auf einer soliden Basis die Wirkungen der Krankenhausreform zu messen und bei einer Zielverfehlung so zeitnah wie möglich mit Nachsteuerungen die grundsätzlich sinnvollen Reformansätze an die Erfordernisse anzupassen.

This article focuses on quality aspects of the German hospital reform decided on at the end of 2024 and currently still to be adopted, and the closely related hospital planning based on service groups. It outlines the reform goals pursued and, based on the PDCA cycle, identifies possible courses of action to ensure that these goals are achieved. The objectives are comparable to those of the Hospital Structure Act of 2016. The data reveal the same deficits and untapped potential in all of the reform projects mentioned. The legislator aims to integrate quality aspects more strongly into the planning processes in order to ensure more efficient and higher-quality care. The authors propose the establishment of a key performance indicator system based on hospital billing data and other publicly available sources. Predefined target values are to be compared with the current actual values and continuously monitored. Responsible are the hospital planning authorities, with the participation of the state hospital associations and health insurance funds. A scientifically based key performance indicator system offers the opportunity to measure the effects of the hospital reform on a solid basis and, if its targets are not met, to adjust the fundamentally sensible reform approaches to the requirements as quickly as possible.

5.1 Einleitung

Der Befund, dass die deutsche Krankenhauslandschaft reformbedürftig ist, wird von der Politik und gesundheitspolitischen Akteuren und der Wissenschaft gleichermaßen geteilt (Busse 2025). Kernprobleme sind hohe Kosten und ineffiziente Versorgungsstrukturen mit einer im internationalen Vergleich hohen Anzahl an Krankenhausbetten, -standorten und -fällen bei gleichzeitig – bezogen auf globale Parameter wie Lebenserwartung und vermeidbare Todesfälle – durchschnittlichen Ergebnissen (OECD 2023). Hinzu kommt, dass in vielen Bereichen eine aus qualitativen und ökonomischen Gründen zielführende Leistungskonzentration allenfalls langsam vorankommt und sich in den letzten zehn Jahren daher kaum etwas daran geändert hat. So dauerte beispielsweise die Einführung der Mindestmenge bei Brustkrebsoperationen sechseinhalb Jahre – von der Aufnahme der Beratungen am 19.07.2018 bis zur vollständigen Einführung in der Versorgung zum 01.01.2025 (G-BA 2018; Osterloh 2022).

Die Ende 2024 im Deutschen Bundestag beschlossene Krankenhausreform adressiert diesen Reformbedarf. Sie basiert überwiegend auf der Arbeit der Regierungskommission für eine moderne und bedarfsgerechte Krankenhausversorgung. Die Kommission hat in ihren insgesamt vierzehn Empfehlungen zu vielen Teilen der stationären Versorgung Impulse gegeben, die seitens der damaligen Ampelkoalition aufgegriffen wurden. Das Krankenhausversorgungsverbesserungsgesetz (KHVVG) wurde schließlich am 22.11.2024 vom Bundesrat gebilligt und ist zum 12.12.2024 in Kraft getreten.[1] Politik und gesundheitspolitische Akteure diskutieren weiterhin intensiv über die Umsetzung der Reform. Die aktuelle Regierungskoalition strebt eine „Nachjustierung" und „praxisgerechte Fortentwicklung" der Reform an, wobei „die grundsätzlichen Ziele der Reform – mehr Qualität und Effizienz in der Versorgung – gewahrt bleiben sollen" (Deutscher Bundestag 2025). Entsprechende Anpassungen des KHVVG werden im Rahmen des Krankenhausreformanpassungsgesetz (KHAG) im Bundestag beraten, dessen Verabschiedung im ersten Quartal 2026 vorgesehen ist.

Der vorliegende Beitrag fokussiert auf die Qualitätsaspekte der Reform und die inhaltlich damit eng verbundene Planung auf der Basis von Leistungsgruppen. Die zweite wesentliche Säule der Reform – die Einführung einer Vorhaltefinanzierung – wird nur insoweit berücksichtigt, als die Verbindung von Planung und Finanzierungselementen für eine erfolgreiche Umsetzung der Krankenhausreform elementar ist. Dazu gehen die Autoren zunächst auf die Ziele des Gesetzgebers bei der Krankenhausreform ein und beschreiben im Anschluss die im KHVVG und KHAG eingeführten Qualitätselemente. Darauf basierend stellen sie einen Vorschlag vor, der die angestrebten Reformziele absichern soll.

5.2 Ziele der Krankenhausreform

Schon das Krankenhausstrukturgesetz (KHSG) aus dem Jahr 2016 hatte Ziele, die zehn Jahre später auch für den aktuellen Reformprozess gelten: „Eine gut erreichbare und qualitativ hochwertige Krankenhausversorgung muss auch in Zukunft sichergestellt sein. Krankenhäuser bilden einen wesentlichen Pfeiler in der Versorgung von Patientinnen und Patienten. Sie sichern eine qualitativ hochwertige und leistungsfähige Medizin, die nicht zuletzt durch das hohe Engagement der über eine Million Beschäftigten in den Krankenhäusern ermöglicht wird. Vor dem Hintergrund u. a. der demographischen und regionalen Veränderungen und des medizinisch-technischen Fortschritts müssen die Rahmenbedingungen jedoch weiterentwickelt werden, um die Krankenhausversorgung zukunftsfähig zu gestalten und notwendige Umstrukturierungsprozesse zu unterstützen."

Die im Referentenentwurf des KHVVG formulierten Ziele Sicherung und Steigerung der Behandlungsqualität, Gewährleistung einer flächendeckenden medizinische Versorgung für Patientinnen und Patienten sowie Entbürokratisierung (Bundesministerium für Gesundheit 2024) unterscheiden sich nur graduell vom KHSG, allerdings werden zentrale Probleme wie die unzureichende Investitionsfinanzierung, der Kostendruck und der Mengenanreiz des DRG-Systems direkter als Gründe für Qualitätsdefizite benannt: „Da die Krankenhäuser seit vielen Jahren unter einer nicht ausreichenden Investitionsfinanzierung durch die Länder leiden, können sie den so entstandenen Investitionsstau bei dringend notwendigen Anschaffungen oder baulichen Maßnahmen oft nur unter Heranziehung von Behandlungserlösen abbauen. Dies erhöht den Kostendruck in den Krankenhäusern weiter und birgt das Risiko, dass sie vermeintlich weniger lukrative medizinische Leistungen nicht mehr anbieten oder sie ihren Betrieb – unabhängig vom regionalen Versorgungsbedarf – infolge fehlender wirtschaftlicher Perspektive einstellen. Krankenhäuser sehen sich teilweise zu Einsparungen zulasten einer qualitativ hochwertigen medizinischen Versorgung gezwungen; nicht immer halten sie die für die Behandlung notwendigen Strukturen vor. Auch aufgrund dessen, dass viele Krankenhäuser bestimmte Leistun-

1 BR-Drucksache 532/24.

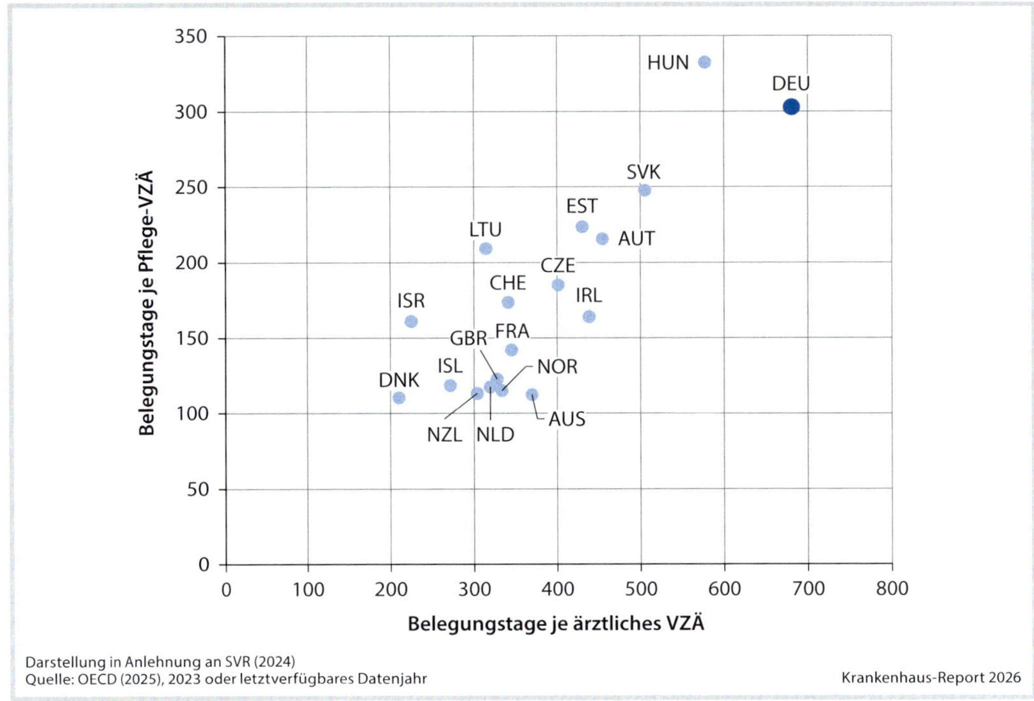

Abb. 5.1 Internationaler Vergleich von Belegungstagen je Pflege- und je ärztliches Vollzeitäquivalent

gen nur selten durchführen und somit wenig Erfahrung mit der jeweiligen Leistung haben, sind Qualitätsdefizite in der Versorgung die Folge, die sich negativ auf das Wohl der Patientinnen und Patienten auswirken können.“ (Bundesministerium für Gesundheit 2024).

Die Faktenlage zu den Defiziten in der akutstationären Versorgung ist eindeutig, war bereits vor zehn Jahren ähnlich und wurde von der Regierungskommission solide bestätigt. Dabei haben sich die Rahmenbedingungen weiter verschärft. Der Fachkräftemangel verstärkt sich, die Hospitalisierungsquote ist auch nach der Corona-Pandemie im internationalen Vergleich weiterhin hoch und die Investitionskostenfinanzierung ist unzureichend. Mit wenig Klinikpersonal finden zu viele nicht notwendige stationäre Behandlungen statt. Das Ambulantisierungspotenzial wird für die Krankenhausbehandlungen in Deutschland auf bis zu 60 % geschätzt (Messerle et al. 2025). Gleichzeitig finden notwendige stationäre Behandlung in Kliniken statt, die dafür qualitativ nicht adäquat aufgestellt sind. So wurden 2023 rund 11 % der Brustkrebs-Patientinnen nicht in von der Deutschen Krebsgesellschaft zertifizierten Brustkrebszentren operiert und rund 5 % der Herzinfarktpatientinnen und -patienten in Kliniken ohne ein erforderliches Herzkatheterlabor behandelt (WIdO 2025). In der Folge leistet sich Deutschland, dass die knappen Personal- und Finanzressourcen an vielen Klinikstandorten unabhängig vom stationären Behandlungsbedarf eingesetzt werden (vgl. Abb. 5.1). Das geht zu Lasten der Patientinnen und Patienten, aber auch der Kliniken, die sich spezialisiert haben und eine hervorragende Behandlungsqualität aufweisen, und bedingt gleichzeitig hohe Ausgaben im internationalen Vergleich (vgl. Abb. 5.2).

Das KHVVG zielt auf Qualitätsaspekte mit Verbesserungspotenzial für die stationäre Versorgung ab. Damit ist auch ein ökonomisches

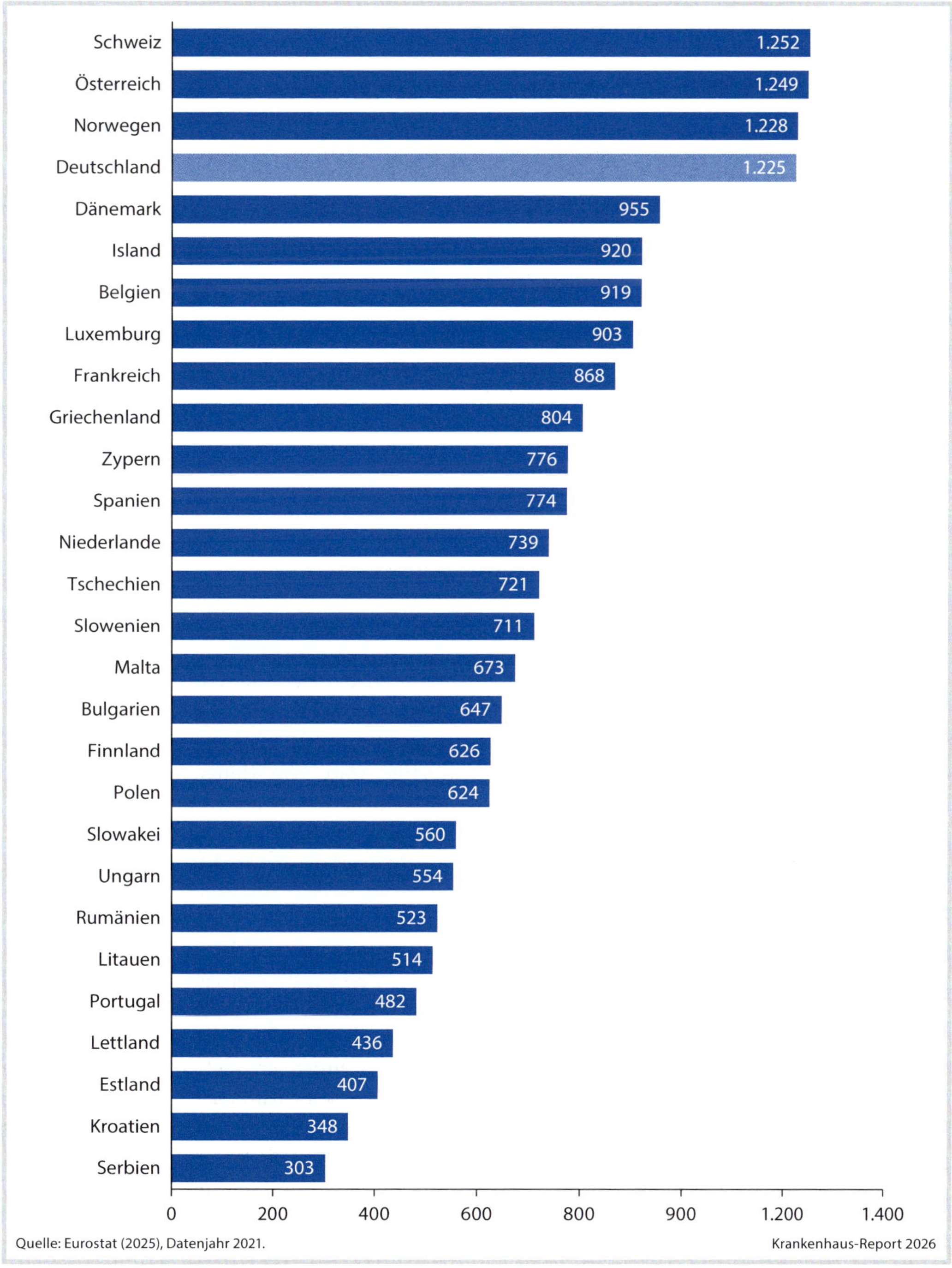

Abb. 5.2 Ausgaben für die stationäre Versorgung in Kaufkraftparitäten pro Einwohner

Tab. 5.1 Geschätzte mittlere Ausgaben je Komplikationsfall. (Quelle: IGES Institut auf Basis von Daten des WIdO)

Leistungs-bereich	Komplikation	Mittlere Ausgaben je Komplikationsfall in €	Gesamtausgaben für Komplikationen in €
Knie-TEP	Revisionsoperation innerhalb eines Jahres	9.355	9.261.614
Hüft-TEP	Revisionsoperation innerhalb eines Jahres	15.043	12.025.112
PCI ohne Herzinfarkt	Erneute PCI innerhalb von 91 bis 365 Tagen	4.898	8.938.402
Herzinsuffizienz	Wiederaufnahme wegen Herzinsuffizienz innerhalb von 90 Tagen nach Entlassung	4.132	57.524.833
Leistenhernie	Rezidive innerhalb von 365 Tagen	3.521	720.233

Krankenhaus-Report 2026

5

Potenzial verbunden, das im KHVVG noch unzureichend berücksichtigt wird. Denn die Nutzung von Qualitätspotenzialen kann in der Krankenhausversorgung nicht nur die Versorgung der Patientinnen und Patienten verbessern. Vielmehr kann sie auch die ökonomische Effizienz der Versorgung steigern, indem Komplikationen vermindert werden oder unter verschiedenen therapeutischen Alternativen die medizinisch gebotene, aber auch kostengünstigste Variante gewählt wird.

Im Folgenden sind Beispiele genannt, die aufzeigen, wie eine qualitativ hochwertige Versorgung entstehende Kosten senken kann.

5.2.1 Komplikationsverminderung kann kostensenkend sein

Leistungskonzentration hat das Potenzial, die Komplikationsraten zu senken, was zu einer Verringerung von Kosten führt. Im Auftrag des AOK-Bundesverbandes hat das IGES Institut untersucht, welche Kostenwirkung durch Komplikationen in den Leistungsbereichen primäre Knie- und Hüftendoprothetik, Herzinsuffizienz, perkutane Koronarintervention ohne Herzinfarkt, Herzinsuffizienz und Leistenhernien entstehen (IGES Institut 2023). Die Komplikationskosten wurden anhand der in Tab. 5.1 genannten Ereignisse ermittelt. Für jeden Qualitätsindikator wurden für die Follow-up-Fälle aus dem Verfahrensjahr 2022 die abgerechneten DRGs aus dem Jahr 2020 bereitgestellt. Zur finanziellen Bewertung der DRGs wurde der fiktive Bundesbasisfallwert für das Jahr 2023 in Höhe von 4.000 € verwendet. Als Pflegeentgeltwert wurde der von der Bundesregierung mit dem Krankenhauspflegeentlastungsgesetz bestimmte Wert von 230 € festgelegt. Auf Basis dieser Daten wurden die mittleren Fallkosten für typische Komplikationseingriffe errechnet. Für die Auswahl der Eingriffe wurde die empirische Verteilung aller abgerechneten DRG und medizinische Kriterien herangezogen. Das WIdO übermittelte zur Kostenkalkulation eine Liste der für diejenigen Patienten abgerechneten DRGs (Art und Anzahl), bei denen gemäß den Abgrenzungskriterien des QSR-Verfahrens im Jahr 2020 der Komplikationsfall vorlag.

Anschließend wurde in einem Szenario für alle Krankenhausstandorte mit einer überdurchschnittlich hohen Komplikationsrate für eine Simulation eine unterdurchschnittliche Komplikationsrate angenommen. Dieses Szenario führt dazu, dass für die AOK ein Einsparvolumen in Höhe von 13.685.893 € vorliegt, was einer Einsparung gemessen an allen Fallkosten für Komplikationen von 13,4 % entspricht; der größte Anteil entfällt dabei auf den Leistungsbereich Herzinsuffizienz. Wenn man stattdessen die mittlere Komplikationsrate für alle Krankenhausstandorte mit einer überdurchschnittlich hohen Komplikationsrate ansetzt, wird eine Einsparung von knapp 10 % erzielt.

Am Beispiel Darmkrebs konnte in einer weiteren Kosten-Effektivitäts-Analyse nachgewiesen werden, dass die Gesamtkosten in zertifizierten Zentren geringer sind als in nicht zertifizierten Kliniken (Cheng et al. 2021). Die Umsetzung einer leitliniengerechten Behandlung, interdisziplinärer Austausch in Tumorboardkonferenzen, Spezialsprechstunden oder auch regelmäßige Fort- und Weiterbildungen des onkologisch tätigen Personals verbessert die Outcomes und steigert die Wirtschaftlichkeit der Behandlung. In der Studie wurden die zusätzlichen Kosten pro gewonnenes Lebensjahr errechnet und verglichen. Es zeigte sich durchgehend, dass Patientinnen und Patienten, die in zertifizierten Zentren behandelt wurden, länger überlebten (vgl. auch ► Abschn. 5.3 zur onkochirurgischen Leistungserbringung) und gleichzeitig niedrigere Kosten pro Patient entstanden sind.

5.2.2 Auswahl der medizinisch korrekten Therapien

In der Onkologie gibt es weitere wichtige Beispiele für die Bedeutung medizinisch korrekter Therapien. Fehler oder Insuffizienzen am Anfang der Behandlung führen zu verlorenen Lebensjahren oder problematischen Verläufen, die mit großem Leiden und hohen Kosten verbunden sind. Die zergliederte Struktur der Versorgung von Krebserkrankungen in Deutschland wird den aktuellen Entwicklungen in der Onkologie nicht mehr gerecht. Ein Beispiel ist der fortgeschrittene nichtkleinzellige Lungenkrebs (NSCLC), für den inzwischen für zehn unterschiedliche Treibermutationen bzw. Biomarker zugelassene personalisierte Wirkstoffe zur Verfügung stehen. Diese sind mit teilweise erheblichen Überlebenszeitverlängerungen gegenüber der früheren Standardtherapie verbunden, bei gleichzeitig deutlich geringeren Nebenwirkungen. In der Rezidiv-Situation bestehen weitere nach dem molekularpathologischen Status ausdifferenzierte Behandlungsoptionen. Nicht spezialisierte Ärztinnen und Ärzte haben nur geringe Chancen, in einer solchen dynamischen und komplizierten Entwicklung stets die aktuell besten Behandlungskonzepte zu überblicken. Auswertungen von AOK-Routinedaten konnten zeigen, dass diese neuen Präzisionsbehandlungen auch Jahre nach Zulassung der Wirkstoffe nicht flächendeckend bei den Patientinnen und Patienten ankommen (Kästner et al. 2023; Schillinger und Kron 2019). Die Zergliederung der Versorgung von Lungenkrebs in mehr als 1.000 Kliniken und zusätzlich in onkologische Arztpraxen führt damit dazu, dass ein Teil der Patienten mit sogenannten Treibermutationen nicht von dem bis zu mehrere Jahre betragenden Überlebensvorteil profitieren kann. Für die Lungenkrebsbehandlung hat daher die Universität zu Köln mit Förderung der Deutschen Krebshilfe das nationale Netzwerk Genomische Medizin (nNGM) aufgebaut, zu dem inzwischen durch Verträge zur besonderen Versorgung 95 % der GKV-Versicherten Zugang haben. Dabei wird die molekularpathologische Untersuchung und resultierende Therapieempfehlung in besonders qualifizierten Netzwerkzentren konzentriert. Das nNGM hat eine strukturierte Zusammenarbeit der Netzwerkzentren aufgebaut; unter anderem stellen sich die Netzwerkzentren regelmäßigen strengen Qualitätstests der molekularpathologischen Untersuchungen. Zudem wird die aktuelle wissenschaftliche Studienlage im Sinne eines Netzwerks der Netzwerkzentren gemeinsam kontinuierlich bewertet und in einer gemeinsamen Datenbank hinterlegt, in der auch Diagnose- und Behandlungsdaten erfasst werden. Hiermit soll eine größtmögliche Qualität der Therapieempfehlungen erreicht werden. Die Behandlung kann in diesem Netzwerk heimatnah bei den kooperierenden Netzwerkpartnern stattfinden. Die Evaluationsstudie des nNGM hat 2023 einen Überlebensvorteil für Patientinnen und Patienten mit fortgeschrittenem nichtkleinzelligem Lungenkrebs bei einer Versorgung in der Netzwerkstruktur des nNGM zeigen können (Kästner et al. 2023).

Dies sind nur einzelne Beispiele dafür, wie durch eine Konzentration von Leistungen in Kliniken mit Erfahrung, ausgewiesener Behandlungskompetenz und überdurchschnittlichen Behandlungsergebnissen die Versorgungsqualität gesteigert und Behandlungskosten reduziert werden können.

5.3 Maßnahmen zur Qualitätssicherung im KHVVG und KHAG

Der Gesetzgeber beabsichtigt mit der Einführung von Leistungsgruppen, Qualitätskriterien als Voraussetzung für die Zuweisung und Ausnahmeregelungen für die Länder eine effizientere Versorgungslandschaft zu erreichen. Für eine erfolgreiche Krankenhausreform ist es zwingend erforderlich, dass Krankenhausplanung, -finanzierung sowie die zugehörigen Qualitätsvorgaben im Einklang miteinander vollzogen werden, um dem Zielbild einer bedarfsgerechten und effizienten Versorgung näherzukommen. Der Fokus dabei muss auf einer konsequenten Landesplanung liegen, die die Bedarfe vorausschauend berücksichtigt.

In § 135e Anlage 1 SGB V sind insbesondere Strukturparameter in Form von vorzuhaltenden Gerätschaften sowie des notwendigen ärztlichen Personals, das mindestens beschäftigt werden muss, beschrieben. Die geforderten Parameter beschränken sich in vielen Fällen auf ein Mindestmaß an sachlicher Ausstattung, die für eine Basisdiagnostik unerlässlich und im stationären Betrieb Standard ist, wie etwa das Vorhandensein eines EKG-Gerätes, der Sonographie oder einer Computertomographie. Sonstige Strukturvoraussetzungen wie die Pflegepersonaluntergrenzen sollen laut aktuellem Gesetzesentwurf des Krankenhausanpassungsgesetzes (KHAG) nicht mehr Bestandteil der Leistungsgruppenvergabe sein. In einigen Bereichen wird zusätzlich auf die Strukturvoraussetzungen des Gemeinsamen Bundesausschusses verwiesen. Auffällig ist dabei, dass es bei der Verfügbarkeit von Großgeräten oder Laboren nicht um deren tatsächlichen Betrieb geht. Die Umsetzung durch qualifiziertes Personal wird an dieser Stelle nicht adressiert und auch nicht vom Medizinischen Dienst zu prüfen sein. Auch die Streichung der Pflegepersonaluntergrenzenverordnung bei der Vergabe von Leistungsgruppen befreit Kliniken nicht davon, diese Untergrenzen einzuhalten. Im Sinne der Patientensicherheit wäre es gerechtfertigt, diese Anforderung auch im Planungsprozess beizubehalten. Abschläge bei Nichteinhaltung sind zwar ein Sanktionsmechanismus, der im besten Falle Kliniken dazu bewegt, das eigene Leistungsspektrum und -strukturen zu prüfen, könnten allerdings bereits auf planerischer Ebene dazu führen, dass sich Regionen mit dem knappen Gut Fachkräfte auseinandersetzen müssen. Der Wunsch der Länder, dieses Kriterium zu streichen, überrascht nicht. Die „Nachbesserungen" des KHAG zeigen auch hinsichtlich der Vorhaltung des ärztlichen Personals, dass eine Anrechnung über mehrere Leistungsgruppen hinweg angestrebt wird und die einst klare Zuordnung des ärztlichen Personals zu den jeweiligen Leistungsgruppen weiter aufgeweicht wird.

Die Erfüllung von Qualitätskriterien durch Kooperationen hängt von der konkreten Ausgestaltung ab. Sicherlich können Kooperationen, insbesondere in strukturschwachen Regionen, sinnvolle Ergänzungen sein. Um sowohl Patientensicherheit zu gewährleisten als auch eine hohe Versorgungsqualität bei einer kooperativen Zusammenarbeit verschiedener Akteure sicherzustellen, muss es sich um eine echte strukturierte und gelebte Zusammenarbeit handeln, die auch überprüft wird. Die im Gesetz vorgesehene reine Papierprüfung von Kooperationsverträgen wird dem nicht gerecht. Derzeit ist lediglich vorgesehen, dass der Medizinische Dienst feststellt, ob Kooperationsverträge vorhanden sind. Eine Bewertung, ob die zeitliche Verfügbarkeiten oder die Entfernung sachgerecht sind, ist nicht Teil des Auftrages.

Das bereits beschriebene Netzwerk Genomische Medizin zeigt eindrücklich, wie Kooperationen eine Versorgungsverbesserung zum Ziel haben können und dennoch eine wohnortnahe Versorgung sicherstellen.

Auch die Richtlinie zur Kinderonkologie des Gemeinsamen Bundesausschuss zeigt, wie durch stringente und nachvollziehbare Regelungen Kooperationen ausgestaltet werden können (G-BA 2025). In der Richtlinie werden die Anforderungen für die pädiatrisch-hämato-onkologische Versorgung festgelegt und die Anforderungen an entsprechende Einrichtungen konkretisiert. Die Richtlinie gewährleistet seit 2005 eine hohe Behandlungsqualität in der Kinderonkologie. Um zumindest erste Schritte für die Qualifizierung von Kooperationen zu ermöglichen, sollte in den Abrechnungsdaten mit einzuführenden OPS-Kodes hinterlegt werden, wann ein Einbezug des Kooperationspartners stattgefunden hat. Wenn dann Kooperationen überprüft werden, kann dies aus den Krankenakten nachvollzogen und bewertet werden. Dies wäre besonders im Fall von Komplikationen sehr sinnvoll.

Ein weiterer Hebel, der im Gesetz angelegt ist, ist die Konzentration von spezialisierten Leistungen in der Onkologie, die so genannten onkochirurgischen Leistungen gemäß § 40 KHG. Für die vom InEK definierten Indikationsbereiche werden auf Basis der § 21-KHentgG-Daten die Krankenhausstandorte ermittelt, die diese Leistungen erbringen, und nach Fallzahl sortiert. In einer Liste auf der Internetseite des InEK und im Bundes-Klinik-Atlas sollen alle Standorte dargestellt werden, die die geringsten Fallzahlen aufweisen, bis 15 % aller Fälle über alle Kliniken erreicht sind. Frist der Veröffentlichung war der 31. Mai 2025; die Liste wurde jedoch bisher nicht umgesetzt. Es ist vorgesehen, dass die benannten Kliniken ab dem 01. Januar 2027 keine Vergütung mehr für diese Leistungen erhalten. Grundsätzlich ist es zwar sinnvoll, hochspezialisierte Leistungen zu konzentrieren. Das Gesetz beschränkt sich an dieser Stelle allerdings lediglich auf die Fallzahlen. Dabei weist die sogenannte WiZen-Studie (Wirksamkeit zertifizierter Zentren), die in Zusammenarbeit zwischen der Deutschen Krebsgesellschaft, dem Wissenschaftlichen Institut der AOK (WIdO) und der TU Dresden entstanden ist, nach, dass die Überlebenschancen steigen, wenn Patientinnen und Patienten in zertifizierten Krebszentren behandelt werden (siehe ◘ Abb. 5.3). Für den Erhalt der Zertifizierung nach der Deutschen Krebsgesellschaft sind neben den Fallzahlen auch Struktur- und Prozessparameter zu erfüllen, die nachweislich zur Verbesserung der Ergebnisse führen (Schmitt et al. 2023). Malzahn und Schmitt (2024) haben in einer Auswirkungsanalyse für elf Krebsarten untersucht, inwieweit die im Gesetz vorgesehene Leistungskonzentration zertifizierte Kliniken ein- bzw. ausschließt. Mit der Zertifizierung legen Leistungserbringende dar, dass eine nachweislich leitlinienkonforme und evidenzbasierte Versorgung von Krebserkrankten umgesetzt wird.

Allerdings ist bei der Umsetzung des Gesetzesvorhabens nicht sichergestellt, dass auch nur die zertifizierten Kliniken in der Versorgung erhalten bleiben. Die Auswirkungsanalyse zeigt zum einen das Ausmaß von Gelegenheitsversorgung im Bereich der Krebsmedizin und zum anderen den unzureichenden Hebel, nachgewiesene Qualitätspotenziale voll auszuschöpfen. Bei einer Umverteilung der 15 % der Patientinnen und Patienten, die in den fallzahlschwächsten Häusern behandelt werden, würden zwischen 39,6 % (Magenkarzinom) und 60,9 % (Kolonkarzinom) der Krankenhäuser oberhalb der geforderten Mindestfallzahl liegen. Von den Standorten, die die Mindestanzahl nach § 40 KHG (neu) erfüllen würden, sind zwischen 17,9 % (Mammakarzinom) und 85,5 % (Magenkarzinom) nicht gemäß den Kriterien der Deutschen Krebsgesellschaft zertifiziert. Die Auswirkungsanalyse zeigt, dass mit den angesetzten Mechanismen in der Formulierung zum onkochirurgischen Leistungsgeschehens nach § 40 KHG hochwertige wissenschaftliche Evidenz unberücksichtigt bleibt.

Mit den Mindestvorhaltezahlen nach § 135f SGB V sollen Leistungsmengen auf

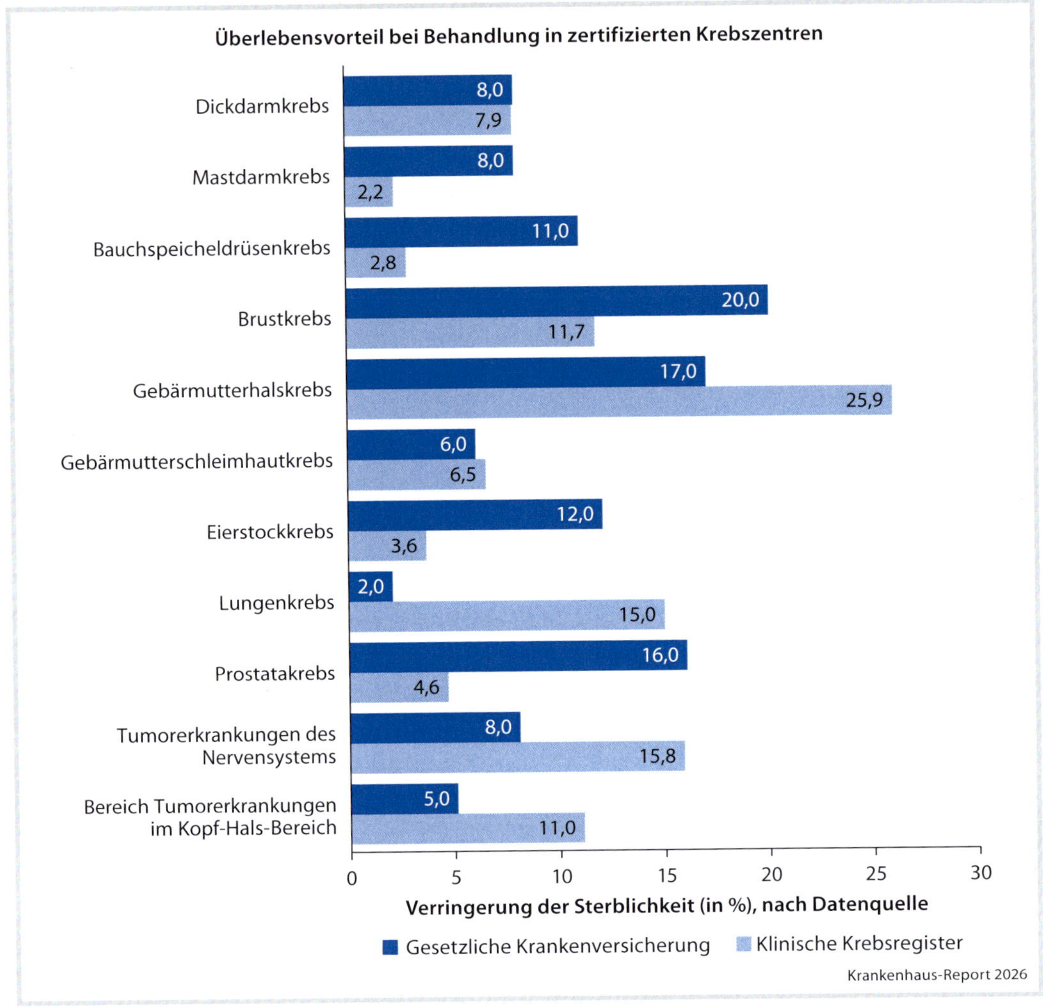

Abb. 5.3 Zusammenhang von Gesamtüberleben und Erstbehandlung in zertifizierten Zentren vs. nicht zertifizierten Krankenhäusern für die elf in der WiZen-Studie untersuchten Krebsentitäten (Zeitraum 2009–2017)

Basis des vorangegangenen Kalenderjahrs festgelegt werden, die eine weitere Voraussetzung für den Erhalt der Vorhaltevergütung sind. Das Institut für Wirtschaftlichkeit und Qualität im Gesundheitswesen (IQWiG) wurde damit beauftragt, eine allgemeine Methodik zu entwickeln. Die ersten Ausarbeitungen des IQWiG regen ein zweistufiges Verfahren an, das im ersten Schritt Qualitäts- und im zweiten Schritt Wirtschaftlichkeitsaspekte berücksichtigt (IQWiG 2025). Das Teilergebnis der Qualitätsanalyse soll dann bevorzugt für die Empfehlung des IQWiG herangezogen werden, wenn diesbezüglich verwendbare Ergebnisse vorliegen. Der Zielwert der Wirtschaftlichkeitsanalyse soll ebenfalls ausgewiesen werden, wenn dieser höher ist als das Ergebnis der Qualitätsanalyse. Die erste Ausarbeitung des IQWiG zur Methodik zielt darauf ab, die Mindestmengen des Gemeinsamen Bundesausschusses als Ausgangspunkt für Mindestvorhaltezahlen zu nutzen, wenn diese vorhanden sind. Die Vorgehensweise ist nachvollziehbar, da die vom G-BA beschlossenen Mindestmengen den aktuellen Stand der medizinischen Evidenz berücksichtigen.

Im Rahmen einer Folgenabschätzung müssen die Konsequenzen bei Einführung einer Mindestmenge auch in Bezug auf die Sicherstellung einer flächendeckenden Versorgung abwogen werden. Kritisch anzumerken ist dabei allerdings, dass von Erkenntnissen von Volume-Outcome-Zusammenhängen bis zur Einführung häufig ein großer Zeitverzug besteht und geforderte Zielwerte in der Regel deutlich unterschritten werden. Aktuelle Mindestmengen gemäß § 136b SGB V für die Knie-Endoprothetik liegen bei 50 Fällen pro Klinikstandort. Die Regierungskommission für eine moderne und bedarfsgerechte Krankenhausversorgung hat in ihrer 5. Stellungnahme ausgewertet, dass bei einer Mindestfallzahl von 100 212 Revisionsoperationen vermieden werden könnten, bei 150 Fällen wären sogar 269 Revisionsoperationen am Knie vermeidbar. Die medianen Fahrtzeiten würden sich im Gegenzug kaum verändern (Regierungskommission 2023).

Die Mindestmengenregelungen gehören zu den meist beklagten Qualitätssicherungsinstrumenten des Gemeinsamen Bundesausschusses. Der G-BA gibt das „Wie" in der Ausgestaltung vor. Das „Ob" durchzusetzen, obliegt den Krankenkassen auf Landesebene (G-BA 2024). Krankenkassen müssen Prognosewiderlegungen in Verwaltungsverfahren verteidigen; der Versorgungsauftrag der Planungsbehörde bleibt in der Regel davon unberührt. Eine Ausnahme bildet dabei die Nichtanwendung der Mindestmenge auf Antrag des Krankenhausträgers zur Sicherstellung einer flächendeckenden Versorgung. In diesen Fällen ist Einvernehmen zwischen der Landesplanungsbehörde mit den Landesverbänden der Krankenkassen und Ersatzkassen zu erreichen. Mindestmengen sind bisher auch nicht als Planungsinstrument konzipiert, sondern ein Element der Patientensicherheit bzw. der Qualitätssicherung.

Einschränkend ist allerdings festzuhalten, dass Planungsentscheidungen bisher keine detaillierte Leistungsplanung betreffen; mit der Einführung der Leistungsgruppen ändert sich dies grundsätzlich.

Bei konsequenter Umsetzung kann die Harmonisierung zwischen Mindestvorhaltezahlen und Mindestmengen des G-BA gelingen. Aber der Anspruch, dadurch insbesondere in größeren Leistungsgruppen abschließend Qualitätskriterien zu regeln, kann nicht eingelöst werden. Vielmehr sollte das Ziel der Mindestvorhaltezahlen sein, die Wirtschaftlichkeit der einzelnen Abteilungen in den Kliniken durch ausreichenden Casemix zu garantieren und Gelegenheitsversorgung zu beenden. Dies ergibt sich schon allein aus den unterschiedlichen Zweckbindungen: Qualitätskriterien in Leistungsgruppen formulieren idealerweise eine Mindestvoraussetzung, um Gelegenheitsversorgung zu vermeiden und wirtschaftlich tragfähig zu sein. Der Gemeinsame Bundesausschuss beschreibt hingegen die Voraussetzungen für eine patientensichere Versorgung, anwendbar für den jeweiligen Einzelfall (G-BA 2024). Der Gesetzgeber hat im Rahmen des KHVVG eine regelhafte, anlassbezogene Prüfung der Krankenkassen der Erfüllung von Strukturkriterien gestrichen. Die Streichung dieser Regelung muss zurückgenommen werden, weil die Anforderungen der G-BA-Richtlinien und der Leistungsgruppen nicht zwingend deckungsgleich sind. Alternativ kann ein Meldesystem etabliert werden, bei dem die Kliniken den Medizinischen Diensten z. B. halbjährlich anhand geeigneter Unterlagen (z. B. Lohnbuchhaltung) nachvollziehbar nachweisen, ob die Strukturkriterien eingehalten wurden.

Zusammenfassend ist es aufgrund der Ausnahmetatbestände nicht sicher, ob die Regelungen im KHAG ausreichen, um die Qualitätsziele zu erreichen. Die Umsetzung der Qualitätsanforderungen ist ein mittelfristiger Prozess, der sich über mehrere Jahre erstrecken wird. Daher erscheint es angebracht, eine Konkretisierung und Operationalisierung zu etablieren und auf dieser Grundlage kontinuierlich zu prüfen, ob die Ziele erreicht wurden.

5.4 Erreichen der Qualitätsziele der Krankenhausreform absichern

Die Analyse und die beschriebenen Konsequenzen für die Anpassung der stationären Versorgung werden zwar in dieser allgemeinen Form von der Politik weitgehend geteilt. Problematisch wird aber die konkrete Ausgestaltung des Anpassungsbedarfs. Dies zeigt sich unter anderem dadurch, dass nahezu alle Bundesländer betont haben, sie hätten ihre Hausaufgaben bereits im Wesentlichen erledigt. An diesem Punkt ist ein politisches Umdenken zwingend notwendig, wenn das KHAG nicht ebenso wie das KHSG scheitern soll. Denn kein Bundesland hat auf den Rückgang der Fallzahl um ca. 10 %, der mit der Covid-19-Pandemie einherging und nach wie vor im Krankenhaussektor besteht, mit einer entsprechenden Kapazitätsreduktion reagiert. Nach Angaben von Destatis sank die Anzahl der Klinikstandorte von 2019 (1.914 KHs) bis 2024 (1.841 KHs) gerade einmal um 4 %. Dabei ist nicht berücksichtigt, dass eher kleinere Klinikstandorte geschlossen worden sind und die Anzahl der Standorte auch durch Fusionen zurückgegangen ist, was den tatsächlichen Kapazitätsabbau weiter absenkt, da die fusionierten Einrichtungen real noch existent sind. Dazu korrespondiert der erhebliche Produktivitätsverlust der Krankenhäuser (Quelle: Goerdt et al. 2024).

Wenn man die politisch konsentierte Ambulantisierung zusätzlich berücksichtigt, wird deutlich, dass eine Erhöhung der Leistungskonzentration und der Kapazitätsverminderung hätte erfolgen müssen, um die Ziele der Krankenhausreform zu erreichen. Dazu erscheint es erforderlich, diese Ziele zu quantifizieren.

Die Ziele der Krankenhausreform sind dazu in messbare Parameter zu übertragen, sodass das Ausmaß der Umsetzung der Regelungen auf der Basis quantitativer Ergebnisse und nicht mehr von abstrakten Lagebewertungen beurteilt werden kann. Denn die Beantwortung der Frage nach einem ausreichenden Ausmaß der Umsetzung der Reform benötigt eine empirische Basis. Dies bedingt, dass allgemeine Begriffe wie Qualität, Leistungskonzentration und Ambulantisierung in konkrete Zahlen überführt werden. Dafür ist ein Kennzahlsystem zu entwickeln, das unter anderem die Bereiche Komplikationen, Interventionshäufigkeiten, Wiederaufnahmeraten, Indikationshäufigkeit, Investitionsfinanzierung, Produktivität der Kliniken, Auswirkungen auf die Ausgabenentwicklung der Beitragsmittel und andere geeignete Kennzahlen beinhaltet. Die Kennzahlen sind so zu erfassen, dass sie ganz überwiegend aus den Abrechnungsdaten der Krankenhäuser oder anderen öffentlich zugänglichen Datenquellen – ohne weiteren bürokratischen Aufwand – erstellt werden können. Für die Kennzahlen sind auf den Ausgangswerten basierend Zielwerte festzulegen, die ggf. in mehreren Teilschritten erreicht werden sollen. Werden die Zielwerte des Kennzahlensystems nicht erreicht, sind Anpassungen an den Qualitäts- und Vergütungsregeln der Krankenhausreform vorzunehmen. Ein derartiges System gewährleistet, dass durch stetiges Messen der Effekte der Krankenhausreform die Zielkonformität der Maßnahmen objektiviert werden und der Anpassungsbedarf auf einer nachvollziehbaren Grundlage deutlich wird. Damit wird die bisher eher thesengetriebene Diskussion auf eine sachlich fundierte Grundlage gestellt – und auch die Frage beantwortet, ob die Regelungen der Krankenhausreform die angestrebten Effekte haben.

Die Umsetzung dieser Vorgehensweise orientiert sich teilweise am PDCA-Zyklus (Plan–Do–Check–Act), wobei die Planungs- und Umsetzungsphase miteinander verwoben sind.

Dieses Vorgehen erfordert die politische Einsicht, dass eine tiefgreifende Anpassung der Krankenhausstruktur ein mittelfristiger Prozess ist, der über eine Legislatur hinaus reicht. Dabei ist die Gesetzgebung nur der erste Schritt; von entscheidender Bedeutung ist es, die Zielerreichung zu konkretisieren, zu messen und zu interpretieren. Werden die

Zielwerte nicht erreicht, müssen weitere Interventionen erfolgen – ähnlich wie bei den Klimazielen. Für eine erfolgreiche Krankenhausreform wird ein Zusammenspiel von Gesetzgeber, Exekutive und einer unabhängigen Institution für die Prozessevaluation benötigt. Diese bisher nicht etablierte Zusammenarbeit verlangt ein Umdenken der Akteure im Gesundheitswesen. Ein solcher Prozess hat das Potenzial, als gemeinsame Kraftanstrengung den umfangreichen Reformbedarf auch über Wahlen hinweg kontinuierlich voranzutreiben.

Planung: Das KHAG setzt den gesetzlichen Rahmen und definiert die Ziele der Krankenhausreform im Allgemeinen. Dabei stehen nach wie vor die Leistungskonzentration, die Ambulantisierung, die Verminderung des Mengenanreizes, die Gewährleistung einer flächendeckenden Versorgung und der Abbau von Bürokratie im Fokus. Über die konkreten gesetzlichen Regelungen wird derzeit im Bundestag beraten, diese Ziele werden aber im Kern erhalten bleiben.

Umsetzung: Das Umsetzen ist jedoch nicht mehr die Angelegenheit des Bundes, weil die Krankenhausplanung durch die Länder vorgenommen und verantwortet wird. Dabei werden Landeskrankenhausgesellschaften und die Krankenkassen beteiligt.

Diese Aufgabenteilung hat sich in der Vergangenheit zumindest für den Krankenhausbereich nicht bewährt. Ansonsten hätten in den letzten zehn Jahren erhebliche Anpassungen am KHSG vorgenommen werden müssen, weil dessen Ziele verfehlt worden sind; diese Anpassungen sind jedoch unterblieben. Die zielkonforme Entwicklung des Krankenhausbereichs als größtem Ausgabenblock im Gesundheitswesen bzw. eine solide stationäre Versorgung als unverzichtbarer Bestandteil eines qualitativ hochwertigen Gesundheitswesens darf nicht erneut aufgrund getrennter politischer Verantwortlichkeiten und Interessenskonflikten der Akteure dem Zufall überlassen bleiben, sondern bedarf einer kontinuierlichen, validen und verständlichen Kontrolle der Zielerreichung.

Messung: Dafür ist die Überführung der Ziele der Krankenhausreform in ein übersichtliches Kennzahlensystem ein wichtiges Instrument. Für die einzelnen Ziele der Reform lassen sich aus den Abrechnungsdaten der Krankenhäuser sowie weiteren öffentlich zugänglichen Quellen einzelne Kennzahlen ermitteln, die mit Zielwerten auf Basis der jetzigen Ist-Werte versehen werden müssen. Für einige Kennzahlen, wie Patientenzufriedenheit, sind gesonderte Erhebungen erforderlich. Das Patientenbefragungsinstrument VeZuF der AOK (Brzoska 2022), mit dem umfassend und fortlaufend die Patientenzufriedenheit auf der Ebene von Krankenhäusern erhoben wird, könnte eine Basis für diesen Aspekt darstellen.

Exemplarisch werden einige mögliche Kennzahlen vorgestellt:

- Ökonomie:
  - Durchschnittliche Verweildauer pro Fall
  - Ambulantisierungsraten für definierte Behandlungen
  - Kapazitätsauslastungsziele der Kliniken in Verbindung mit Personalkennzahlen
  - Investitionsquote der Länder
- Qualität
  - Komplikationsraten für wichtige Eingriffe (beispielsweise Endoprothetik, Cholezystektomie, perkutane Koronarintervention)
  - Wiedereinweisungsraten beispielsweise bei Herzinsuffizienz, Diabetes, Mangelernährung und weiteren Diagnosen mit hohem Ambulantisierungspotenzial (ASK-Diagnosen; Sundmacher et al. 2015)
  - Erreichen von Mindestfallzahlen
  - Anteil Herzinfarktfälle, die in Kliniken mit einer 24/7-Bereitschaft zur Durchführung von Linksherzkatheteruntersuchungen behandelt werden
  - Anteil Behandlungen in für die Behandlung zertifizierten Kliniken (nur Zertifizierungen, die die IQTIG-Kriterien erfüllen)
- Bürokratieabbau
  - Messung der Verminderung bürokratischer Tätigkeiten und Erschließung die-

ser zur Verminderung von Ausgaben (methodisch anspruchsvolles Ziel; es besteht Entwicklungsbedarf, weil Umfragen keineswegs ausreichend belastbar sind)
- Flächendeckende Versorgung
  - Veränderung von Fahrtzeiten aufgrund der Zuweisung von Leistungsgruppen an Krankenhäuser
  - Wartezeiten auf elektive Leistungen für definierte Behandlungen
  - Patientenzufriedenheit

Für alle Kennzahlen wird auf der Basis von Vergangenheitsdaten ein Ausgangswert erhoben und anschließend ein Zielwert festgelegt. Die entsprechenden Ist-Werte werden jährlich erhoben und veröffentlicht.

Anpassung: Die Ergebnisse des Kennzahlenberichts zeigen Interventionsbedarf, wenn die Zielwerte nicht erreicht werden. Ein Gremium wie der Sachverständigenrat zur Begutachtung der Entwicklung im Gesundheitswesen und in der Pflege (SVR) kann für die Erstellung von Anpassungsempfehlungen eine wesentliche Funktion übernehmen und diese in regelmäßigen Abständen (bspw. alle zwei Jahre) aktualisieren. Dazu ist ein Anhörungsverfahren vorzusehen, an dem die Prozessbeteiligten ihre Vorschläge einbringen können. Alternativ kann auch eine beratende Teilnahme von Politik und den gesundheitspolitischen Akteuren vorgesehen werden. Auch das Kennzahlensystem muss auf einer nachvollziehbaren wissenschaftlichen Grundlage entwickelt werden, die der SVR bereitstellen könnte.

5.5 Fazit

In das KHAG haben – aufbauend auf den Vorschlägen der Regierungskommission – geeignete Eckpunkte für die erfolgreiche Etablierung einer qualitätsbasierten Krankenhausstruktur und -versorgung Eingang gefunden. Dies betrifft insbesondere:
- die Verknüpfung von Planung und Finanzierung,
- die Differenzierung der Planung auf der Basis von Leistungsgruppen,
- Elemente zur Förderung der Ambulantisierung,
- Instrumente zur Qualitätssteigerung durch Konzentration von Leistungen durch die Leistungsgruppenzuweisung und Mindestfallzahlen,
- der Grundgedanke, mit einer Vorhaltefinanzierung den Mengenanreiz zu vermindern und
- erste Schritte der Entbürokratisierung, zum Beispiel durch Digitalisierung von Prüfungen des Medizinischen Dienstes.

Zwischen Bund und Ländern sowie zwischen Krankenhausvertretungen und der GKV besteht zwar Einigkeit darin, dass eine Krankenhausreform notwendig ist. Das benötigte Tempo und das Ausmaß des Reformbedarfs werden jedoch deutlich unterschiedlich bewertet, sodass über die Stringenz der Regelungen, den Umfang von Ausnahmen und über Zeithorizonte intensiv debattiert wird.

Da ein Erfolg der Krankenhausfinanzierung sowohl für die Qualität der Versorgung als auch für die Bezahlbarkeit des solidarisch finanzierten Krankenkassensystems unbedingt notwendig ist, wird ein Instrumentarium dafür benötigt, die Ziele zu konkretisieren und einer objektiven Bewertung zuzuführen. Dazu wird ein Kennzahlensystem aus Ist- und Zielwerten für die unterschiedlichen Dimensionen der Reformziele vorgeschlagen. Ein wissenschaftlich begründetes Kennzahlensystem bietet die Chance, auf einer soliden Basis die Wirkungen der Krankenhausreform zu begutachten und bei einer Zielverfehlung so zeitnah wie möglich mit Nachsteuerungen die grundsätzlich sinnvollen Reformansätze an die Erfordernisse anzupassen. Bei der Entwicklung eines Kennzahlensystems und der Ableitung von Empfehlungen zur Anpassung der Regelungen der Krankenhausreform kann der SVR eingebunden werden; die Umsetzung der Empfehlungen muss dann durch den Gesetzgeber erfolgen.

Sofern ein entsprechender Prozess aufgesetzt wird, erhöhen sich die Chancen für einen rationalen Umgang mit den Reformauswirkungen und notwendigen Anpassungen deutlich, weil damit die Rationalität und die Perspektive auf den Reformbedarf der stationären Versorgung stärker versachlicht werden.

Literatur

Brzoska P (2022) Entwicklung und Validierung eines diversitätssensiblen Fragebogens zur Erfassung der Zufriedenheit mit der stationären Krankenhausversorgung: Der generische Versorgungs-Zufriedenheits-Fragebogen VeZuF sowie der geburtsbezogene Versorgungs-Zufriedenheits-Fragebogen VeZuF-Geburt. https://www.uni-wh.de/zur-zufriedenheit-mit-der-stationaeren-krankenhausversorgung. Zugegriffen: 29. Dezember 2025

Bundesministerium für Gesundheit (2024) Referentenentwurf des Bundesministeriums für Gesundheit. Entwurf eines Gesetzes zur Versbesserung der Versorgungsqualität im Krankenhaus und zur Reform der Vergütungsstrukturen. (Krankenhausversorgungverbesserungsgesetz – KHVVG) vom 15.04.2024. https://www.bundesgesundheitsministerium.de/fileadmin/Dateien/3_Downloads/Gesetze_und_Verordnungen/GuV/K/KHVVG_RefE.pdf. Zugegriffen: 12. Jan. 2026

Busse R (2025) Krankenhausversorgung nach dem KHVVG. G+g Wissenschaft 25(4):16–23

Cheng C-Y, Datzmann T, Hernandez D, Schmitt J, Schlander M (2021) Do certified cancer centers provide more cost-effective care? A health economic analysis of colon cancer care in Germany using administrative data. Intl Journal of Cancer 149(10):1744–1754. https://doi.org/10.1002/ijc.33728

Deutscher Bundestag (2025) Pressekonferenz vom 12.11.2025 zur ersten Lesung des Krankenhausreformanpassungsgesetzes. Krankenhausreform soll nachjustiert werden. https://www.bundestag.de/dokumente/textarchiv/2025/kw46-de-krankenhausreform-1123110. Zugegriffen: 14. Jan. 2026

G-BA – Gemeinsamer Bundesausschuss (2018) Beschluss zur Einleitung des Beratungsverfahrens zur Festlegung einer Mindestmenge für die chirurgische Behandlung von Brustkrebs (Mamma-Ca-Chirurgie). https://www.g-ba.de/beschluesse/3408/. Zugegriffen: 18. Dez. 2025

G-BA – Gemeinsamer Bundesausschuss (2024) Stellungnahme der hauptamtlichen unparteiischen Mitglieder des Gemeinsamen Bundesausschusses (G-BA) vom 23. Sept. 2024 zum Entwurf der Bundesregierung (BT-Drs. 20/11854) in der Fassung der Ausschussdrucksache 20(14)22.1. Entwurf eines Gesetzes zur Verbesserung der Versorgungsqualität im Krankenhaus und zur Reform der Vergütungsstrukturen (Krankenhausversorgungsverbesserungsgesetz – KHVVG). https://www.g-ba.de/downloads/17-98-5762/2024-09-23_PA_AfG_G-BA_Stellungnahme_KHVVG.pdf. Zugegriffen: 18. Dezember 2025

G-BA – Gemeinsamer Bundesausschuss (2025) Richtlinie über Maßnahmen zur Qualitätssicherung für die stationäre Versorgung von Kindern und Jugendlichen mit hämato-onkologischen Krankheiten gemäß § 136 Abs. 1 Satz 1 Nr 2 SGB V für nach § 108 SGB V zugelassene Krankenhäuser – KiOn-RL. https://www.g-ba.de/richtlinien/47/. Zugegriffen: 29. Dez. 2025

Goerdt G, Wolff J, Malzahn J (2024) Krankenhausstrukturen, Dokumentation des stationären Produktivitätsverlusts. f&w 9:2024

IGES Institut (2023) Effizienzreserven im Gesundheitswesen. Kurzgutachten zu Einsparpotentialen durch Qualitätsverbesserung bei elektiven Krankenhausfällen. Berlin (2. Mai 2023)

IQWiG – Institut für Qualität und Wirtschaftlichkeit im Gesundheitswesen (2025) Methoden zur Ableitung der Empfehlung von Mindestvorhaltezahlen Entwurf für Version 1.0 vom 15.09.2025. https://www.iqwig.de/methoden/entwurf-methoden-zur-ableitung-der-empfehlung-von-mindestvorhaltezahlen_v1-0.pdf. Zugegriffen: 18. Dez. 2025

Kästner A, Kron A, van den Berg N et al (2023) Evaluation of the effectiveness of a nationwide precision medicine program for patients with advanced non-small cell lung cancer in Germany: a historical cohort analysis. Lancet Reg Health Eur 22(36):100788

Malzahn J, Schmitt J (2024) Was bringt die Krankenhausreform für die Versorgung von Patientinnen und Patienten mit Krebs? Eine Auswirkungsanalyse zur Umsetzung der WiZen-Studie mittels des im Kabinettsentwurf zum KHVVG vorgesehenen § 40 KHG (neu). Monit Versorgungsforsch 4:55–60. https://doi.org/10.24945/mvf.04.24.1866-0533.2633

Messerle R, Mostert-Brenck C, Scheller-Kreinsen D (2025) Ambulantisierungspotenziale der Leistungsgruppen im Krankenhaus – Empirische Analysen auf Basis von Abrechnungsdaten. WIdO e-Paper Nr 3. https://doi.org/10.4126/FRL01-006526381

OECD (2023) State of Health in the EU. Deutschland. Länderprofil Gesundheit 2023. https://health.ec.europa.eu/system/files/2023-12/2023_chp_de_german.pdf. Zugegriffen: 18. Dez. 2025

Osterloh F (2022) Neue Mindestmengen: Weitereichende Auswirkungen. Deutsches Ärzteblatt 12/2022. https://www.aerzteblatt.de/archiv/neue-mindestmengen-weitreichende-auswirkungen-e31bb0f5-b150-4def-8c4a-3fb3670a7648. Zugegriffen: 18. Dez. 2025

Regierungskommission für eine moderne und bedarfsgerechte Krankenhausversorgung Fünfte Stellungnahme der Regierungskommission für eine moderne und bedarfsgerechte Krankenhausversorgung. Verbesserung von Qualität und Sicherheit der Gesundheitsversorgung. Potenzialanalyse anhand exemplarischer Erkrankungen. https://www.bundesgesundheitsministerium.de/fileadmin/Dateien/3_Downloads/K/Krankenhausreform/5_Stellungnahme_Potenzialanalyse_bf_Version_1.1.pdf. Zugegriffen: 20. Jan. 2026

Schillinger G, Kron A (2019) Wissenstransfer aus der Forschung in die Routineversorgung von Lungenkrebs. Monit Versorgungsforsch 04:75–80

Schmitt J, Klinkhammer-Schalke M, Bierbaum V, Gerken M, Bobeth C, Rößler M, Dröge P, Ruhnke T, Günster C, Kleihues-van Tol K, Schoffer O (2023) Initial Cancer Treatment in Certified Versus Non-Certified Hospitals. Dtsch Ärztebl Int 120(39):647–654. https://doi.org/10.3238/arztebl.m2023.0169

Sundmacher L, Schüttig W, Faisst C (2015) Ein konsentierter deutscher Katalog ambulant-sensitiver Diagnosen. Versorgungsatlas.de, Bericht Nr 15/18. https://www.versorgungsatlas.de/fileadmin/ziva_docs/69/VA-69-ASK-Diagnosekatalog-final.pdf. Zugegriffen: 18. Dez. 2025

WIdO (2025) Qualitätsmonitor zeigt deutliche Konzentration bei Speiseröhren-OPs nach Anhebung der Mindestmenge. Pressemitteilung vom 15.04.2025. https://www.wido.de/fileadmin/Dateien/Dokumente/News/Pressemitteilungen/2025/wido_qua_pm_konzentration_bei_speiseroehren-operationen.pdf. Zugegriffen: 14. Jan. 2026

5

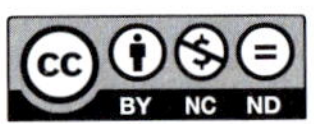

Qualitätsregulierung und Qualitätstransparenz

Max Geraedts

Inhaltsverzeichnis

D. Scheller-Kreinsen et al. (Hrsg.), *Krankenhaus-Report 2026*,
https://doi.org/10.1007/978-3-662-73132-1_6

Zusammenfassung

Seit 1989 sind alle Krankenhäuser gesetzlich zur Qualitätssicherung verpflichtet. Später wurden mit so gut wie jeder Reform der Gesundheitsgesetzgebung neue Formen der Qualitätsregulierung eingeführt, zuletzt mit dem Krankenhausversorgungsverbesserungsgesetz, das für alle Leistungsgruppen strukturelle Qualitätsanforderungen festlegt. Qualitätstransparenz wird vor allem auf der Basis der 2005 eingeführten gesetzlichen Qualitätsberichte der Krankenhäuser hergestellt. Der Buchbeitrag skizziert die theoretisch möglichen Formen der Qualitätsregulierung und erläutert die wichtigsten aktuell eingesetzten Maßnahmen der Qualitätsregulierung im stationären Sektor. Genauso werden zur Qualitätstransparenz deren Theorie und aktuellen Formen dargelegt. Zu beiden Maßnahmen – Qualitätsregulierung und Qualitätstransparenz – werden empirische Erkenntnisse zu deren zumeist geringen Effekten zusammengefasst. Für die Zukunft wird es darauf ankommen, das richtige Maß zu finden, mit dem die Qualität der Krankenhausversorgung gesichert werden kann, ohne die Leistungserbringenden mit Dokumentationspflichten zu überfordern. Statt einer Kultur des Misstrauens sollte es gelingen, die Motivation der Krankenhäuser und der Mitarbeitenden zum Umgang mit den eigenen Qualitätsdaten zu stärken.

Since 1989, all hospitals in Germany have been statutorily obliged to assure healthcare quality. Later, virtually every reform of healthcare legislation introduced new forms of quality regulation, most recently with the Hospital Care Improvement Act, which sets structural quality requirements for all service groups. Quality transparency is primarily achieved based on the statutory hospital quality reports introduced in 2005. This contribution to the book outlines the theoretically possible forms of quality regulation and explains the most important quality regulation measures currently in use in the inpatient sector. It also presents the theory and current forms of quality transparency. Empirical findings on the mostly minor effects of both measures – quality regulation and quality transparency – are summarized. In the future, it will be important to find the right balance between assuring the quality of hospital care and not overburdening care providers with documentation requirements. Instead of a culture of mistrust, the motivation of hospitals and their employees to deal with their own quality data should be strengthened.

6

6.1 Einleitung

Das Inkrafttreten des Gesundheitsreformgesetzes (1989) wird zumeist als Beginn einer systematischen Qualitätsregulierung und Qualitätstransparenz im Krankenhaussektor Deutschlands benannt. Seitdem sind gemäß § 137 SGB V in Verbindung mit § 112 SGB V alle Krankenhäuser „verpflichtet, sich an Maßnahmen zur Qualitätssicherung zu beteiligen. Die Maßnahmen sind auf die Qualität der Behandlung, der Versorgungsabläufe und der Behandlungsergebnisse zu erstrecken. Sie sind so zu gestalten, dass vergleichende Prüfungen ermöglicht werden.“ Mit dieser Regelung machte der Gesetzgeber die in den vorangegangenen 20 Jahren begonnenen Bemühungen der Ärzteschaft zur Verpflichtung, die darauf zielten, auf freiwilliger Basis mit Hilfe von Qualitätsvergleichen intern die Qualität der Versorgung zu verbessern. Seit dieser Zeit sind mit beinahe jeder Reform der Gesundheitsgesetzgebung zusätzliche Regelungen im Bereich der Qualitätsregulierung und der Qualitätstransparenz hinzugekommen. In Bezug auf die Qualitätstransparenz wäre als Meilenstein die Einführung der Pflicht zur Veröffentlichung strukturierter Qualitätsberichte der Krankenhäuser seit 2005 zu nennen. Der folgende Beitrag skizziert die theoretisch möglichen und die derzeit im deutschen stationären Versorgungssektor angewandten Formen der Qualitätsregulierung und Qualitätstransparenz und fasst einige empirische Befunde zu deren Effekten zusammen.

6.2 Qualitätsregulierung

Theoretisch stehen zur Qualitätsregulierung verschiedene Optionen zur Verfügung. Zum einen kann die Politik darauf vertrauen, dass die Leistungserbringenden aufgrund ihres Berufsethos, eines Qualitätsbewusstseins und einer immanenten Qualitätskultur freiwillig die Qualität ihrer Leistungen kontinuierlich prüfen und wenn nötig verbessern. Unterstützend initiieren die Leistungserbringenden regelmäßige interne Qualitätskontrollen oder aber externe Vergleiche mit anderen Leistungserbringenden, die in der höchsten Ausbaustufe in Form eines echten Benchmarkings durchgeführt werden. Dabei werden nicht nur Vergleiche durchgeführt, sondern die Strukturen und Prozesse der jeweils besten Leistungserbringenden wo möglich übertragen.

Zum anderen können gesetzlich verpflichtende Maßnahmen eingeführt werden, um die Versorgungsqualität zu steuern. Dabei kann die Qualität entweder nach der Leistungserbringung geprüft und bei Abweichung von Sollvorgaben gegengesteuert werden oder es wird vorab geprüft, ob bestimmte, zur Leistungserbringung nötige sachliche und personelle Voraussetzungen gegeben sind. Solche Prüfungen können nur bei Auffälligkeit oder sporadisch, als Stichprobenprüfung oder Vollerhebung durchgeführt werden. Die Prüfung kann auf der Basis von Selbstauskünften, als unabhängiges Audit oder bei Vorabprüfungen in Form von Zertifizierungen erfolgen. Die Konsequenzen aus Auffälligkeiten reichen zumeist von (Peer-)Beratung über Zielvereinbarungen bis hin zu Vergütungsabschlägen und Entzug des Versorgungsauftrags.

Die Qualitätsregulierung des stationären Sektors in Deutschland hat sich von der erstgenannten Option weg in Richtung der zweiten Option entwickelt und seit der gesetzlichen Einführung im Jahr 1989 stark differenziert. Reichten im erwähnten § 137 SGB V des Jahres 1989 noch 97 Wörter aus, um die Vorgaben zu erläutern, erstrecken sich die für die akutstationäre Versorgung relevanten, speziell der Qualitätsregulierung zuzuordnenden Paragrafen des SGB V (insbesondere §§ 27b, 110a, 113, 135a, c, d, e, f, 136, 137, 137a, b, c, i-n, 275a, 299) heute über mehr als 50 Textseiten und 20.000 Wörter. Hinzu kommen noch relevante Passagen aus anderen Gesetzen, unter anderem aus dem Krankenhausfinanzierungs- und Krankenhausentgeltgesetz. Die Inhalte ausführlich wiederzugeben, würde den Rahmen des Beitrags sprengen. Stattdessen sollen nur die jeweils bedeutendsten Vorgaben kommentiert werden.

6.2.1 Gemeinsamer Bundesausschuss und Krankenhausversorgungsverbesserungsgesetz

Als übergeordnet gilt zunächst einmal, dass alle Krankenhäuser verpflichtet sind, sich an entsprechenden Maßnahmen der Qualitätssicherung beteiligen und ein internes Qualitätsmanagement einführen zu müssen. Die darunter zu verstehenden einzelnen Strukturen, Prozesse und Methoden sowie Anforderungen werden vom Gemeinsamen Bundesausschuss (G-BA) gemäß § 136 SGB V in Richtlinien nach § 92 Absatz 1 Satz 2 Nummer 13 SGB V definiert. Dem G-BA oblag bisher die Schlüsselrolle der Festlegung von „Kriterien für die indikationsbezogene Notwendigkeit und Qualität der durchgeführten diagnostischen und therapeutischen Leistungen, insbesondere aufwändiger medizintechnischer Leistungen“, wobei auch „Mindestanforderungen an die Struktur-, Prozess- und Ergebnisqualität“ festgelegt werden sollten. Mit Inkrafttreten des Krankenhausversorgungsverbesserungsgesetzes (KHVVG) im Januar 2025 sind wesentliche Aufgaben der Qualitätsregulierung nun zum Teil von der Selbstverwaltung in Richtung des Bundesministeriums für Gesundheit (BMG) verschoben worden. Mit dem Ziel der Verbesserung der Versorgungsqualität im Krankenhaus werden die stationär zu erbringenden Leistungen auf der Basis einer Rechtsverordnung mit Zustimmung des Bundesrats detaillierter geplant. Dazu wurden von

6

der Krankenhausbehandlung umfasste Leistungen in Leistungsgruppen eingeteilt, die einzelnen Krankenhäusern dann zugewiesen werden können, wenn sie bestimmte Anforderungen an die technische Ausstattung sowie deren Verfügbarkeit und die personelle Ausstattung, Qualifikation und Verfügbarkeit erfüllen, was durch den Medizinischen Dienst geprüft wird. Diese Prüfungen gemäß § 275a SGB V können in der Konsequenz über die Vergütungsverweigerung bis zum Leistungsausschluss führen.

Zur Definition der Mindestanforderungen an die Struktur- und Prozessqualität der Leistungen richtet das BMG einen Ausschuss ein, der Empfehlungen abgibt und paritätisch aus Vertretern des Spitzenverbandes Bund der Krankenkassen einerseits und Vertretern der Deutschen Krankenhausgesellschaft, der Bundesärztekammer, der Hochschulmedizin und der Berufsorganisationen der Pflegeberufe andererseits besteht. Der G-BA nimmt zu den Empfehlungen Stellung und führt die Geschäftsstelle des Ausschusses. Letztlich sollen die Qualitätskriterien pro Leistungsgruppe „den aktuellen Stand der medizinisch-wissenschaftlichen Erkenntnisse berücksichtigen und zu einer leitliniengerechten, qualitativ hochwertigen und für Patienten sicheren medizinischen Versorgung beitragen". Gerade die bundesweite Festlegung dieser Mindestanforderungen greift in die Krankenhausplanung der Länder ein, sodass mit dem Krankenhausreformanpassungsgesetz (KHAG) einzelne Regelungen mit dem Argument, die flächendeckende Versorgung sei bedroht, aufgeweicht wurden.

Die feingranulierte Festlegung struktureller Anforderungen an die stationäre Leistungserbringung in zurzeit 61 Leistungsgruppen stellt eine bedeutsame Weiterentwicklung der gesetzlichen Qualitätsregulierung dar. Die detaillierte Festlegung der mindestens vorzuhaltenden medizintechnischen Ausstattung sowie der ärztlichen Personalausstattung und -qualifikation in vielen Leistungsbereichen geht weit über die bisher vom G-BA in Richtlinien beschlossenen Strukturanforderungen hinaus. Als Zwischenschritt zur Festlegung von Strukturanforderungen bei den Leistungsgruppen können die seit 2019 gültigen Pflegepersonaluntergrenzen angesehen werden, die auch bereits vom BMG mit der Pflegepersonaluntergrenzen-Verordnung – PpUGV eingeführt wurden.

Dagegen hatte der G-BA von der auch vormals schon bestehenden Option, in Richtlinien zur Qualitätssicherung strukturelle Anforderungen zu stellen, nur in einigen Bereichen Gebrauch gemacht. Anzuführen sind hier vor allem die ab 2004 eingeführten Mindestmengen für spezielle operative Prozeduren, wobei bei diesen Prozeduren die Strukturanforderungen der entsprechenden Leistungsgruppen die Mengenanforderungen ergänzen. Weiterhin zu nennen sind die Anforderungen an die Struktur-, Prozess- und Ergebnisqualität, die mit der Definition der Versorgungsstufen im Bereich der Versorgung Frühgeborener im Rahmen der Qualitätssicherungs-Richtlinie Früh- und Reifgeborene (QFR-RL) eingeführt wurden oder die Festlegung des gestuften Systems von Notfallstrukturen im Jahr 2018, das Krankenhäuser als Basis-, erweiterte- oder umfassende Notfallversorger oder eben ohne Notfallversorgung ausweist.

Als weitere Strukturvorgaben des G-BA zur Qualitätsregulierung im stationären Sektor zu nennen sind a) die Personalvorgabe für die psychiatrische und psychosomatische Versorgung; b) die Verpflichtung zum Fortbildungsnachweis für Fachärztinnen und Fachärzte auch in Krankenhäusern; c) die Beteiligung an einrichtungsübergreifenden Fehlermeldesystemen, für die Zuschläge gezahlt werden können; d) die Möglichkeit, Qualitätsverträge mit den Krankenkassen zu schließen, die wiederum Strukturvorgaben enthalten können; und e) die Verpflichtung zur jährlichen Qualitätsberichterstattung, auf die im ► Abschn. 6.3 eingegangen wird.

6.2.2 Datengestützte Qualitätssicherung

Der Fokus des G-BA im Bereich der Qualitätsregulierung liegt aber nicht bei der Vorabdefinition von Qualitätsanforderungen, sondern bei der Prüfung erbrachter Qualität in Form der datengestützten Qualitätssicherung (QS), die sich aus den oben genannten freiwilligen Aktivitäten der Ärzteschaft entwickelt hat. Zurzeit werden in neun Leistungsbereichen 16 Verfahren durchgeführt, von denen vier sektorübergreifend auch den ambulanten Sektor betreffen (◘ Tab. 6.1).

Diejenigen Leistungsbereiche und Verfahren beziehungsweise Prozeduren, deren Qualität mithilfe der externen, datengestützten Qualitätssicherung reguliert werden, bilden weniger als ein Fünftel aller stationären sowie nur einen Bruchteil ambulanter Fälle ab und lassen sich nur historisch verstehen (Döbler et al. 2025). Eine Strategie, zum Beispiel diejenigen Bereiche mit hohen Fallzahlen, hohem Risiko für Patientinnen und Patienten oder bekannten Qualitätsproblemen zu fokussieren oder aber ein repräsentatives Abbild aller Bereiche der Gesundheitsversorgung zu erfassen, lässt sich nicht erkennen. Stattdessen wurden zum Teil freiwillige Verfahren verpflichtend fortgesetzt, zum Teil Prozeduren ausgewählt, bei denen ab 1996 per Fallpauschalen und Sonderentgelten vergütet wurde und bei denen befürchtet wurde, dass diese Vergütung Anreize zu Qualitätsminderungen auslösen könnte. Teilweise sind Leistungen betroffen, für die Mindestmengen gelten, sowie andere Prozeduren, bei denen ebenfalls Indikationsausweitungen befürchtet werden, und teilweise werden bekannte Problemfelder wie nosokomiale Infektionen betrachtet. Die zunächst über die so genannten Projektgeschäftsstellen in den Bundesländern bzw. Ärztekammerbereichen administrierten Verfahren wurden über die Jahre ergänzt durch direkt von der Bundesebene koordinierte Verfahren und die Geschäftsstellen wurden zu Landesarbeitsgemeinschaften für Qualitätssicherung umfirmiert, die nun einheitlich aus Vertretern der Selbstverwaltung zusammengesetzt sind. Zudem wanderte die Administration auf der Bundesebene von der SQS über die BQS und das AQUA-Institut zum nun zuständigen IQTIG.

Aktuell befindet sich die Qualitätsregulierung durch die datengestützte Qualitätssicherung in einer Umbruchphase. Der G-BA hat das IQTIG mit einer Fülle von Weiterentwicklungen beauftragt, die vor allem dazu dienen sollen, den Aufwand für die QS zu reduzieren und die QS durch patientenberichtete Ergebnisse und Erfahrungen (Patient Reported Outcomes (PRO) und Patient Reported Experiences (PRE) und Messgrößen (PROM und PREM) dazu) zu ergänzen. Gerade die Erhebung von PROM und PREM, die für die Kardiologie bereits in der Routine durchgeführt wird, belegt, welches Potenzial zur Qualitätsprüfung und Qualitätssicherung ohne Aufwand für die Kliniken ausschöpfbar ist. Zudem werden nun vermehrt Sozialdaten eingesetzt, anstatt die QS vollständig auf selbstberichtete, zumeist extra erhobene Daten der Krankenhäuser und ambulanten Leistungserbringer fußen zu lassen. Des Weiteren werden in drei Verfahren Strukturabfragen eingesetzt, die den bisherigen Fokus auf Prozesse und Ergebnisse der Versorgung ergänzen.

Als Anregung für die Weiterentwicklung der datengestützten QS und Erhöhung der von der QS erfassten Krankenhausleistungen können zum einen die Erfahrungen mit dem System „Qualitätssicherung mit Routinedaten (QSR)" der AOK dienen, das die Versorgungsqualität von Krankenhäusern im Bereich von 13 Leistungsbereichen allein auf der Basis von Abrechnungsdaten und Stammdaten der Krankenkassen misst und Kliniken vergleicht (s. u. „Qualitätstransparenz"). Zum anderen wäre die „Initiative Qualitätsmedizin (IQM)" zu nennen, an der inzwischen rund 500 Kliniken teilnehmen. Auf der Basis der Krankenhausabrechnungsdaten gemäß § 21 Krankenhausentgeltgesetz (KHEntgG) werden die „German Inpatient Quality Indicators (G-IQI)" berechnet, die in der Version 5.4 über 500 Kennzahlen zu mehr als 70 Krankheitsbildern und Leistungsbereichen und letztlich mehr als 50 % al-

6

Tab. 6.1 Aktuell aktive Verfahren der datengestützten Qualitätssicherung [IQTIG[a]]

Verfahren	Leistungsbereich	Leistungserbringer (N) a/s[b]	Qualitätsindikatoren (N)	Datensätze (N)
Karotis-Revaskularisation (QS KAROTIS)	Gefäßchirurgie	~580 a, s	20	~35.000
Gynäkologische Operationen (QS GYN-OP)	Gynäkologie	~960 s	7	~200.000
Mammachirurgie (QS MC)	Gynäkologie	~640 s	14	~100.000
Koronarchirurgie und Eingriffe an Herzklappen (QS KCHK)	Kardiologie/Herzchirurgie	~290 s	60	~760.000
Perkutane Koronarintervention (PCI) und Koronarangiographie (QS PCI)	Kardiologie/Herzchirurgie	~1200 a, s	38	~3 Mio.
Versorgung mit Herzschrittmachern und implantierbaren Defibrillatoren (QS HSMDEF)	Kardiologie/Herzchirurgie	~890 s	38	~230.000
Hüftgelenkversorgung (QS HGV)	Orthopädie/Unfallchirurgie	~1.100 s	21	~360.000
Knieendoprothesenversorgung (QS KEP)	Orthopädie/Unfallchirurgie	~980 s	12	~230.000
Versorgung der hüftgelenknahen Femurfraktur (QSFFx)	Orthopädie/Unfallchirurgie	Noch keine Daten	Noch keine Daten	Noch keine Daten
Perinatalmedizin (QS PM)	Perinatalmedizin	~650 s	39	~150.000
Qualität der Versorgung sehr kleiner Frühgeborener (NICU)	Perinatalmedizin (Strukturabfrage)	309 s	–	–
Dekubitusprophylaxe (QS DEK)	Pflege	~1.600 s	5	~280.000
Ambulante psychotherapeutische Versorgung gesetzlich Krankenversicherter (QS Ambulante Psychotherapie)	Psychiatrische/Psychotherapeutische Versorgung	~7.000 a (nur NRW: Erprobung)	18	Noch keine Daten
Personalausstattung Psychiatrie und Psychosomatik (QS PPP)	Psychiatrische/Psychotherapeutische Versorgung	Noch keine Daten	Noch keine Daten	Noch keine Daten
Nierenersatztherapie bei chronischem Nierenversagen einschließlich Pankreastransplantationen (QS NET)	Transplantationsmedizin/Nierenersatztherapie	~520 a, s	52	~4,7 Mio.
Transplantationsmedizin (QS TX)	Transplantationsmedizin/Nierenersatztherapie	~60 s	55	~2.900
Cholezystektomie (QS CHE)	Viszeralchirurgie	~1.100 s	7	~1,1 Mio.
Ambulant erworbene Pneumonie (QS CAP)	Hygiene/Infektionsmanagement	~1.300 s	10	~400.000
Vermeidung nosokomialer Infektionen – postoperative Wundinfektionen (QS WI)	Hygiene/Infektionsmanagement	~5.000 a, s	18	~7,1 Mio.
Summe Verfahren = 16	**9**	**60–7.000**	**396**	**~19 Mio.**

[a] Quelle: ► https://iqtig.org/qs-verfahren/aktiv/
[b] a/s: betrifft Leistungserbringer im ambulanten (a) oder/und stationären (s) Sektor
Krankenhaus-Report 2026

ler Krankenhausfälle abbilden (Nimptsch und Mansky 2023).

6.2.3 Effekte der Qualitätsregulierung

In Anbetracht des großen Aufwands, der im stationären Sektor allein für die datengestützte QS betrieben wird, verwundert es, dass der Nachweis der Wirksamkeit – vor allem im Hinblick auf eine Qualitätsverbesserung – und auch der Kosteneffektivität dieser Maßnahmen bisher nur wenig Beachtung fand (Geraedts und de Cruppé 2022). Die Methode, die der datengestützten QS zugrunde liegt, wird im Englischen als „Audit and Feedback" bezeichnet. Zu deren Wirksamkeit liegt ein aktualisiertes Cochrane-Review aus März 2025 vor (Ivers et al. 2025). Demnach kann die Methode moderate Effekte entfalten, insbesondere auf die Verbesserung der Behandlung, während Ergebnisverbesserungen seltener zu verzeichnen sind. Die Wirksamkeit ist dann am besten, wenn klinisch hochrelevante Prozesse mit großem Verbesserungspotenzial adressiert werden, einzelne Leistungserbringer Rückmeldung erhalten zu ihrer Leistung im Vergleich zu den jeweils Besten und wenn verschiedene Rückmeldeformate genutzt werden sowie konkrete Hilfestellungen zur Qualitätsverbesserung angeboten werden. Neuere Studien, die die Wirksamkeit elektronischen Feedbacks untersucht haben, kommen zu vergleichbaren Ergebnissen (Soresi et al. 2025). Ähnlich wird für die Kosteneffektivität des Audit and Feedback konstatiert, dass es dafür nur schwache Belege gibt, wobei klar ist, dass bessere Ergebnisse dann erzielt werden, wenn die Methode in Einrichtungen mit einer vorhandenen Qualitätskultur angewandt wird (Moore et al. 2022).

Für die stationäre datengestützte QS in Deutschland liegen größtenteils nur methodisch schwache Studien vor (Geraedts und de Cruppé 2022). Nur eine retrospektive Kohortenstudie auf der Basis eines natürlichen Experiments, die vom Innovationsausschuss gefördert wurde („QUASCH – Ergebnisse qualitätsgesicherter Schlaganfallversorgung – Hessen im Vergleich zum übrigen Bundesgebiet, FKZ 01VSF18041") konnte bisher eine klare Assoziation der externen QS mit einem wesentlichen Langzeitoutcome, hier der Sterblichkeit nach einem Schlaganfall, feststellen (Geraedts et al. 2021).

Aber auch für die übrigen zur Qualitätsregulierung eingesetzten Verfahren sind empirische Belege im Hinblick auf ihre Effekte bislang nur spärlich vorhanden. Die unabhängige Überprüfung von Strukturanforderungen im Rahmen einer Akkreditierung (im Deutschen eher als Zertifizierung bezeichnet) geht beispielweise laut einem Review von Alhawajreh et al. (2023) nur inkonsistent mit Qualitätsverbesserungen einher. Dem muss entgegengehalten werden, dass die genannte QUASCH-Studie einen Überlebensvorteil für Schlaganfallpatienten feststellen konnte, die in einem Krankenhaus mit Stroke Unit behandelt worden waren (Geraedts et al. 2021). Genauso zeigte die WiZen-Studie, dass die Behandlung in zertifizierten onkologischen Organkrebszentren mit Überlebensvorteilen assoziiert ist (Schmitt et al. 2023). Dennoch kommen Quentin et al. (2019) in ihrem Fazit der Untersuchung einer Vielzahl von qualitätsregulierenden Verfahren, die auch Qualifikationsvorgaben für die Gesundheitsberufe, die Vorgabe von Klinischen Versorgungspfaden oder die leistungsabhängige Vergütung umfassen, zu dem Urteil, dass die Evidenz für Qualitätsverbesserungen durch solche qualitätsregulierende Anforderungen insgesamt bisher nur unzureichend ist und – wie immer – noch viel Forschung notwendig ist, um die wirklich effektiven Komponenten der oft mehrere Verfahren gleichzeitig nutzenden Qualitätsregulierung zu identifizieren (Quentin et al. 2019).

Der Enthusiasmus, mit dem international, aber auch in Deutschland, immer neue qualitätsregulierende Maßnahmen eingeführt werden, ohne vorab deren potenzielle Effekte zu untersuchen, sollte in Anbetracht der unsicheren Wirksamkeit der Maßnahmen, aber zu bedenkender potenzieller Nebenwirkungen, besser etwas gebremst werden. Fraglich ist zum einen, ob die Bürger und Patientinnen und Patienten aufgrund der eingeführten Maßnahmen – die zumeist wenig verstanden werden – tatsächlich ein höheres Vertrauen in die Sicherheit und Qualität der Behandlung empfinden. Sicher ist aber, dass die Leistungserbringenden demotiviert werden, wenn kein Sinn in Aktivitäten zur Erfüllung von externen Qualitätsanforderungen gesehen wird und diese stattdessen als überbordende Bürokratie empfunden werden. Letztlich ist offen, wie ein vernünftiges Ausmaß der Qualitätsregulierung aussehen kann. Eventuell hilft dabei eine genauere Betrachtung des in Dänemark seit einigen Jahren verfolgten Ansatzes weg von der externen Qualitätsregulierung hin zur Ermöglichung und Förderung von internen Qualitätsverbesserungen (Uggerby et al. 2021). Bei einem Übermaß an Qualitätsregulierung droht ansonsten der von Mechanic und Schlesinger (1996) in Anbetracht der Managed-Care-Einführung in den USA publizierte Befund, dass Gesundheitssysteme, denen das soziale Vertrauen fehlt, einen großen Teil der eigentlich für die Gesundheitsversorgung von Patienten aufgebrachten Mittel zum Selbstschutz, zur Durchsetzung gesetzlicher Vorgaben und zur Einhaltung der Regeln durch Ärzte und Patienten aufbringen müssen.

6.3 Qualitätstransparenz

Als prominente Maßnahme im Bereich der Qualitätsförderung, aber auch der Qualitätsregulierung im stationären Sektor, ist die Qualitätstransparenz zu nennen. Grundsätzlich kann argumentiert werden, dass Qualitätstransparenz allein deshalb notwendig ist, weil die Leistungserbringenden damit ihrer Rechenschaftspflicht über die Verwendung solidarisch aufgebrachter Finanzmittel gegenüber der Politik und den Bürgern nachkommen. Dieses Argument wird aber selten angeführt. Stattdessen wird die Qualitätstransparenz vordringlich als Maßnahme zur Qualitätsförderung angesehen. Im deutschen stationären Versorgungssektor wurde eine verpflichtende, leistungserbringerbezogene strukturierte Transparenz über das Leistungsgeschehen erstmals mit den 2005 eingeführten gesetzlichen Qualitätsberichten der Krankenhäuser geschaffen. Auch in diesem Bereich ist es mit dem Inkrafttreten des Krankenhaustransparenzgesetzes im März 2024 zu einer teilweisen Verschiebung der Verantwortung vom G-BA hin zum Bundesgesundheitsministerium gekommen. Außer den Qualitätsberichten der Krankenhäuser, deren Inhalte per G-BA-Richtlinie reguliert werden, veröffentlicht das BMG seit Mai 2024 einen Bundes-Klinik-Atlas (B-K-A), dessen Fortsetzung jedoch derzeit auf der Kippe steht. Das ursprüngliche Ziel des Gesetzes und Verzeichnisses erläutert der Gesetzgeber wie folgt (BMG 2025): „Mit dem Krankenhaustransparenzgesetz flankiert die Bundesregierung die geplante Krankenhausreform. Das Gesetz ist Basis für die geplante Veröffentlichung von Struktur- und Leistungsdaten der Krankenhäuser in Deutschland. Patientinnen und Patienten sollen erkennen können, welches Krankenhaus in ihrer Nähe welche Leistungen anbietet, und wie diese Klinik im Hinblick auf Qualität sowie ärztliche und pflegerische Personalausstattung abschneidet.“ Damit ergänzt der Gesetzgeber die Begründung zum Gesundheitsversorgungsweiterentwicklungsgesetz (GVWG) aus dem Jahr 2021, bei dem bereits zur Qualitätsberichterstattung Folgendes erwähnt wurde: „Die Veröffentlichung einrichtungsvergleichender Übersichten in einer für die Allgemeinheit verständlichen und zugänglichen Form unterstützt Patientinnen und Patienten und ihre Angehörigen sowie einweisende Ärztinnen und Ärzte bei ihrer Auswahlentscheidung für Leistungserbringende. Wenn die Öffentlichkeit über die Erfüllung von Qualitätskriterien der Leistungserbringenden in ausgewählten Versorgungsbereichen in einer Weise informiert wird, dass dies Qualitätsvergleiche zwischen Einrichtungen ermöglicht, ist davon auszugehen, dass Patientinnen und Patienten die Unterschiede bei ihrer Auswahlentscheidung berücksichtigen. Darüber hinaus werden die Leistungserbringenden auch im eigenen Interesse weiter an Qualitätsverbesserungen arbeiten, die der Sicherheit ihrer Patientinnen und Patienten dienen. Vor diesem Hintergrund ist zu erwarten, dass sich die Struktur-, Prozess- und Ergebnisqualität bei den Leistungserbringenden mit der Neuregelung weiter stetig verbessern werden." Der Gesetzgeber schätzt das Potenzial der Qualitätstransparenz also sehr optimistisch ein – eine Einschätzung, die von der wissenschaftlichen Empirie nur zum Teil gestützt wird.

6.3.1 Theorie der Qualitätstransparenz

Theoretisch fußen die Qualitätsberichte implizit auf der sozialkognitiven Lerntheorie von Bandura und Walters (1963), also dem Lernen am Modell: Die Theorie geht davon aus, dass eine Rückmeldung der eigenen Leistung im Vergleich zur Leistung anderer beziehungsweise das Bewusstsein über die Transparenz der eigenen Leistungen und die damit verbundenen Vergleichsmöglichkeiten für Patientinnen und Patienten sowie ein- und überweisende Ärztinnen und Ärzte und auch die Kostenträger die Leistungserbringer dazu motiviert, am Modell zu lernen, sich also an den jeweils besseren Leistungserbringern zu orientieren. Davon abgeleitet postulierten Berwick et al. (2003) zwei Wirkmechanismen von Vergleichsinformationen: 1) den „selection pathway", wonach Adressaten auf der Basis der Vergleichsinformationen die jeweils besten Leistungserbringer auswählen; 2) den „change pathway", der besagt, dass die Leistungserbringer ihre Versorgung ändern, da sie zur Qualitätsverbesserung motiviert werden, wenn sie sich als schlechter im Vergleich zu anderen erkennen. Eine offensichtliche Voraussetzung für den change pathway besteht darin, dass die Leistungserbringenden über die Mittel für Veränderungen verfügen und den Veränderungen gegenüber anderen Organisationszielen eine Priorität zuweisen.

Zur Theorie der Qualitätstransparenz gehören aber nicht nur die möglichen positiven Auswirkungen, sondern auch potenzielle Nebenwirkungen. Peter Smith (1995) unterscheidet acht Phänomene, mit denen bei einer leistungserbringerbezogenen Veröffentlichung von Qualitätsdaten gerechnet werden muss: 1) Tunnelblick: Fokussierung der bewerteten Versorgungsaspekte auf Kosten anderer wichtiger Aspekte, 2) Suboptimierung: Verfolgung zu enger statt organisationsweiter Ziele, 3) Kurzsichtigkeit: Verfolgung nur kurzfristig erreichbarer Ziele, 4) Messgrößenfixierung: Versuch, die Messgrößenausprägung zu optimieren statt der dahinter liegenden Ziele, 5) Falschangaben: entweder in Form verzerrt positiver Interpretationen oder offenen Betrugs, 6) Missdeutung: fehlerhafte Interpretation von Daten zum Beispiel aufgrund der Nichtbeachtung unterschiedlicher Umgebungsfaktoren (unter anderem der Versorgungsstrukturen), 7) „Gaming": formal korrektes, aber gegen die Absichten verstoßendes, geschicktes Ausnutzen von Vorgaben, Strukturen und Regeln (zum Beispiel Risikoselektion oder -vermeidung), 8) Verknöcherung: Erstarrung des Systems durch Konzentration auf extrem rigide Performanzmessungen.

Zuletzt muss noch bedacht werden, dass eine weitere Voraussetzung für die Wirkung von Qualitätstransparenz darin besteht, dass das KAP-GAP-Phänomen (die „Knowledge-Attitude-Performance-Lücke") beachtet wird. Demnach müssen die transparenten Informationen den Adressaten zunächst bekannt sein und diese müssen die Informationen verstehen; anschließend müssen die Informationen als nützlich für eine eigene Auswahlentscheidung bewertet werden und zuletzt müssen die Daten dann tatsächlich bei der Wahlentscheidung eingesetzt werden. Damit diese Voraussetzungen erfüllt werden, müssen die Informationen adressatengerecht aufbereitet sein und diejenigen Informationen enthalten, die von den Nutzern präferiert werden. Dazu zählen insbesondere Informationen darüber, a) ob der Leistungserbringer die zur Behandlung notwendigen Strukturen im Bereich des Personals und der Sachmittel vorhält; b) ob die Behandlung auf der Basis der jeweils effektivsten

Methoden erfolgt; c) ob die Behandlung patientenzentriert erfolgt; d) ob nur eindeutig indizierte Prozeduren durchgeführt werden; e) ob die Behandlungsergebnisse positiv ausfallen; f) ob die Patientensicherheit gewährleistet ist; und g) – aus der Perspektive der Kostenverantwortlichen – ob die Mittel kosteneffektiv eingesetzt werden.

6.3.2 Verfahren der Qualitätstransparenz in Deutschland

Vor dem Hintergrund der als Begründung zum Transparenzgesetz genannten Überzeugung des Gesetzgebers, dass Qualitätstransparenz wesentlich zur Qualitätsverbesserung der Versorgung beitragen kann, verwundert es, wie lange und zögerlich deren Einführung in Deutschland hinausgeschoben wurde. Während in den USA schon ab 1986 erste Vergleiche der Krankenhaussterblichkeit durch die Health Care Financing Administration publiziert wurden (Matthes und Wiest 2005), gab es in Deutschland auf einzelne Krankenhäuser bezogen nur Strukturinformationen über das Krankenhausverzeichnis oder aber Auswertungen zum Leistungsgeschehen im Rahmen des Krankenhaus-Reports. Als Ausnahme können die jährlich seit 1994 publizierten FOCUS-Kliniklisten erwähnt werden, die auf der Basis von Befragungen und Recherchen in öffentlichen Datenbanken und Internetquellen verschiedene Informationen zu einem Klinik-Ranking zusammenstellen. Weil die FOCUS-Zertifikat-Nutzung auf der eigenen Klinik-Internetseite käuflich erworben werden muss, wird dieses kommerzielle Informationsangebot aber vielfach kritisiert. Letztlich hat es in Deutschland bis zum Jahr 2007 gedauert, bis in den seit 2005 eingeführten gesetzlichen Qualitätsberichten Qualitätsdaten in Form der Ausprägungen einzelner Qualitätsindikatoren der externen Qualitätssicherung (QS) vergleichend pro Krankenhaus von der Selbstverwaltung offengelegt wurden. Die Krankenhäuser sind verpflichtet, die eigenen Daten auf ihren Internetseiten zu publizieren und die Krankenkassen können die Daten auch vergleichend darstellen.

Bis dahin waren die Daten der externen QS nur den jeweils zuständigen Landes- beziehungsweise Bundesgremien bei rechnerischen Auffälligkeiten pro Krankenhaus bekannt, sodass eventuell die so genannten Stellungnahmeverfahren eingeleitet werden konnten. Die Kliniken kannten ihre Ergebnisse im Vergleich zu allen anderen Kliniken, nicht jedoch die Öffentlichkeit. Immer noch ist es so, dass nicht alle erhobenen Daten der Öffentlichkeit zur Verfügung gestellt werden, sondern nur solche Daten, die vom G-BA auf der Basis einer Empfehlung des IQTIG als zur Veröffentlichung geeignet beurteilt werden. Für das Jahr 2024 waren beispielsweise 266 (61 %) der bewerteten 439 Qualitätsindikatoren und Kennzahlen nicht zur Veröffentlichung in den Qualitätsberichten empfohlen worden. Dies wird damit begründet, dass sich diese Indikatoren entweder noch in der Entwicklungs- und Überarbeitungsphase befinden oder die Eignungskriterien nicht vollumfänglich erfüllen. Dieses Argument gilt unter anderem auch noch für Daten der nun seit einigen Jahren durchgeführten Patientenbefragungen, die bislang nur unbewertet publiziert werden. Lange Jahre war der externen QS vorgeworfen worden, dass zum einen nur der Krankenhausaufenthalt selbst betrachtet wird und daher keine längerfristigen Versorgungsergebnisse in die Qualitätsbewertung einbezogen werden, zum anderen die von Patienten berichteten Ergebnisse und Erfahrungen (Patient Reported Outcomes (PRO); Patient Reported Experiences (PRE)) nicht einbezogen werden. Zu beiden Bereichen, längerfristige Outcomes und PRO/PRE, liegen inzwischen Daten für einzelne Verfahren vor, sodass diese Informationslücken zum Teil geschlossen wurden und leistungserbringerbezogen veröffentlicht werden könnten.

Seit der Einführung der gesetzlichen Qualitätsberichte werden deren Daten aber nicht nur von den Krankenhäusern und dem G-BA veröffentlicht, sondern auch von den Krankenkassen und der Deutschen Krankenhausgesellschaft in ihren jeweiligen Krankenhaus-Suchportalen in aufbereiteter Form verwendet. Darüber hinaus nutzen auch nicht-gewerbliche und kommerzielle Anbieter die Daten für eigene Informationsangebote, die zum Teil um zusätzliche Daten ergänzt werden. Unter den Krankenkassen, die zusätzliche Daten einpflegen, wäre die AOK hervorzuheben, die – soweit vorhanden – seit 2010 Ergebnisse ihres QSR-Verfahrens (= Qualitätssicherung mit Routinedaten) einbindet. Damit werden auf Routinedaten beruhende Verlaufsdaten transparent, die Hinweise auf den längerfristigen Erfolg der Krankenhaushausbehandlung geben können. Unter den nicht-kommerziellen Anbietern ist als prominentes Beispiel die „Weisse Liste" der Bertelsmann Stiftung zu nennen, die unter anderem Daten ihrer eigenen Patientenerfahrungs-Befragung zugefügt hatte; dieses Informationsangebot wurde jedoch nach Einführung des Bundes-Klinik-Atlas (B-K-A) eingestellt. Der B-K-A selber wird jedoch derzeit (2025) durch die amtierende Bundesgesundheitsministerin zur Diskussion gestellt. Nach einer kurzen Entwicklungsphase war dieses Angebot durch das BMG früh im Internet zugänglich gemacht worden, wobei sich schnell fehlerhafte Angaben zeigten, die eine Korrektur und Verschlankung des Informationsangebots bedingten. Dem B-K-A wird vorgeworfen, dass dieser kaum zusätzliche, über vorhandene Informationsangebote der Krankenkassen und der Deutschen Krankenhausgesellschaft hinausgehende Informationen bieten würde. Daher wird der B-K-A als mögliche Quelle für Einsparungen auf Seiten des BMG gesehen. Dabei wird außer Acht gelassen, dass im B-K-A im Gegensatz zum gesetzlichen Qualitätsbericht die Pflegepersonalquotienten dargestellt werden und geplant war, dies auch für die ärztliche Personalausstattung anzugeben. Diese wichtige Information über die personelle Ausstattung der Krankenhäuser im Verhältnis zum jeweiligen Bedarf könnte in die G-BA-Richtlinie zum Inhalt der Qualitätsberichte überführt werden, sollte der B-K-A abgeschafft werden.

6.3.3 Evidenz zur Qualitätstransparenz

Genauso wie für die Maßnahmen der Qualitätsregulierung im Allgemeinen muss auch für die ebenfalls mit einem hohen Ressourcenverbrauch einhergehende Qualitätstransparenz hinterfragt werden, ob sie nicht nur der Rechenschaftspflicht dient, sondern ob eine ausreichende Evidenz in Bezug auf eine tatsächliche Qualitätsförderung oder Qualitätsverbesserung vorliegt, um deren Aufwand zu rechtfertigen.

Zur Evidenz der Qualitätsberichterstattung (Public Reporting) liegen mehrere Übersichtsarbeiten vor, die ein heterogenes Bild zeichnen. Totten et al. (2012) hatten 97 quantitative und 101 qualitative Studien untersucht und konstatierten insgesamt eine geringe Evidenzstärke dafür, dass die öffentliche Berichterstattung Leistungserbringer zu Qualitätsverbesserungen anregt und zu besseren Performanzdaten führt. Es lägen keine oder kaum Evidenz für Auswahleffekte auf Seiten der Patienten/Angehörigen vor, aber auch keine Hinweise auf Schäden durch die Berichte. Der Einfluss von Charakteristika der Berichte sei aber kaum erforscht.

Dagegen fanden Campanella et al. (2016) in ihrem Überblick zu 27 Studien größtenteils positive Effekte des Public Reporting und berichteten sogar aus zehn der Studien, mit denen eine Metaanalyse möglich war, dass Public Reporting positiv mit der Gesamtsterblichkeit assoziiert war.

Ein Cochrane-Review von Metcalfe et al. (2018), in das zwölf kontrollierte Studien aus den USA, Kanada, Korea, China und den Niederlanden einbezogen wurden, stellte wiederum nur auf der Basis schwacher Evidenz fest, dass Public Reporting keine oder geringe Effekte auf die Auswahl bestimmter Leistungserbringer durch Konsumenten hat, dass geringfügig einzelne Outcomes verbessert werden und dass es keine Evidenz dafür gibt, dass Kostenträger Konsequenzen aus der Qualitätsberichterstattung ziehen oder aber nachteilige Effekte resultieren.

Ein weiterer Überblick stammt von Prang et al. (2021), die 45 Studien einschlossen, darunter auch eine Studie aus Deutschland. Diese Autoren zeichnen ein positiveres Bild, indem mehr als 50 % der eingeschlossenen Studien positive Effekte auf die Auswahl von Leistungserbringern durch Patientinnen und Patienten, Kostenträger und andere Leistungserbringer auf Qualitätsverbesserungsmaßnahmen in der ambulanten und stationären Versorgung und auf klinische Ergebnisse und Patientenerfahrungen zeigten. Auch diese Autorengruppe wies darauf hin, dass die Effekte des Designs der Berichte und der Implementierung genauer untersucht werden sollten.

Zur Gestaltung der Berichte haben Cacace et al. (2019) in ihrem Überblick zu den Aktivitäten europäischer Länder im Bereich des Public Reporting Stellung genommen. Die zusammengetragene Evidenz fassen die Autoren so zusammen, dass die Berichte für die jeweiligen Nutzer in unterschiedlichen Formaten erscheinen sollten, die deren Informationspräferenzen und Verständnisniveau treffen. Zudem sollten die Berichte für alle zugänglich sein und unterschiedliche Aggregationslevel beinhalten, sodass bei Bedarf auch einzelne Indikatoren nachgeschaut werden können.

Diese Gestaltungselemente werden in den gesetzlichen Qualitätsberichten bisher nicht beachtet, weshalb die Aufbereitung der Informationen durch die verschiedenen Anbieter weiterhin notwendig ist. Die Evaluation der ersten Qualitätsberichterstattung ergab dementsprechend auch, dass die Patientinnen und Patienten die Berichte zumeist nicht kannten, nicht verstanden und auch nicht für Auswahlentscheidungen nutzten (de Cruppé und Geraedts 2011, 2017). Aber auch Ärzte kannten die Berichte kaum und nutzten diese nicht für die Einweisungsberatung (Hermeling und Geraedts 2013). Die Krankenhäuser verwendeten die Berichte, um sich einen Überblick über die Strukturen und Leistungen der lokalen Konkurrenten zu verschaffen, nicht jedoch zur Initiierung von qualitätsverbessernden Maßnahmen (Auras et al. 2012). Diese auf Befragungen beruhenden Ergebnisse wurden später auf der Basis eines natürlichen Experiments hinterfragt (Kraska et al. 2016). Hierbei stellt sich heraus, dass die Kliniken nach der ersten Veröffentlichung von prozessbezogenen Qualitätsindikatoren pro Krankenhaus tatsächlich genau diese Indikatoren verbesserten, andere, nicht veröffentlichte Indikatoren jedoch nur dem Trend folgten. Die Qualitätsberichterstattung zur Krankenhausbehandlung in Deutschland scheint also zumindest mit der selbstberichteten Verbesserung der Behandlungsprozesse assoziiert zu sein. Ob hiermit auch eine Verbesserung der kurz- und langfristigen klinischen Ergebnisse, genauso wie der von Patienten berichteten Ergebnisse und Erfahrungen verbunden ist, kann nur eine erweiterte Erfassung von Qualitätsdaten ergeben, unter anderem durch eine strukturierte Befragung einer Stichprobe aller Krankenhauspatienten, wie sie seit längerem gefordert wird (Geraedts und Stegmaier 2023).

Perspektivisch kann Qualitätstransparenz durch eine umfassende Berücksichtigung folgender Hinweise wirksamer werden (Cacace et al. 2019):

a) Ziele und Zielgruppen klären und eine umfassende Strategie entwickeln, zum Beispiel durch Klärung, ob einzelne Patienten oder die Population als Ganze fokussiert werden,
b) Leistungserbringer und alle weiteren relevanten Akteure, unter anderem auch die Pflege und sozialen Dienste systematisch bei der Entwicklung weiterer Inhalte und Formate einbinden,
c) diejenigen Qualitätsdimensionen und Qualitätsdaten darstellen, die für Nutzer relevant sind und deren Verständnisniveau berücksichtigen, zum Beispiel durch die Verwendung leichter Sprache und Darstellung von PROM und PREM,
d) die Präsentationsmethoden verbessern, insbesondere die Komplexität reduzieren, verschiedene Medien nutzen und Daten auf unterschiedlichem Aggregationsniveau präsentieren sowie Desaggregation ermöglichen.

In Anbetracht der Tatsache, dass die meisten in ein Krankenhaus eingewiesenen Patientinnen und Patienten nur eine kurze Zeit zwischen Indikation zur Krankenhausbehandlung und Aufnahme ins Krankenhaus haben (de Cruppé und Geraedts 2017), wird es besonders darauf ankommen, zum einen die Gesundheitskompetenz der Patientinnen und Patienten im Hinblick auf eine qualitätsorientierte Auswahl eines Krankenhauses zu verbessern. Zum anderen müssen die einweisenden Ärztinnen und Ärzte darin geschult werden, die vorhandenen Qualitätsdaten bei der Beratung der Patientinnen und Patienten im Hinblick auf eine Krankenhauswahl zu nutzen. Wenn dann Patienten den Krankenhausmitarbeitenden gegenüber berichten, dass sie das Krankenhaus aufgrund der publizierten Qualitätsinformationen ausgewählt haben, könnte damit der positive Nebeneffekt verknüpft sein, dass die Mitarbeitenden in den Krankenhäusern die Dokumentation von Daten für die Qualitätsberichterstattung nicht mehr als zusätzliche bürokratische Gängelung, sondern als sinnvolle Tätigkeit zur Verbesserung der Patientenversorgung empfinden.

6.4 Fazit

Im stationären Sektor wurden in den letzten 35 Jahren vielfältige Maßnahmen der Qualitätsregulierung und Qualitätstransparenz eingeführt. Dabei steht ein immens hoher Aufwand für die Krankenhäuser der Kritik einer unzureichenden Abdeckung des patientenrelevanten Leistungsgeschehens bei gleichzeitig größtenteils unklarer Wirksamkeit der eingeführten Maßnahmen im Hinblick auf die Qualität der Versorgung gegenüber. Die Selbstverwaltung ist gefragt, das richtige Maß zu finden, mit dem die Qualität der Krankenhausversorgung gesichert werden kann, ohne die Leistungserbringenden mit Dokumentationspflichten zu überfordern. Krankenhäuser und deren Mitarbeitenden müssen in die Lage versetzt werden, eine Qualitätskultur zu etablieren, die Freude an der ständigen Qualitätsverbesserung zum Wohl der Patientinnen und Patienten ermöglicht. Dann könnte Qualitätstransparenz auch den Nimbus des Misstrauens verlieren und stattdessen den Ausgangspunkt einer freiwilligen internen Qualitätsregulierung bilden.

Literatur

Alhawajreh MJ, Paterson AS, Jackson WJ (2023) Impact of hospital accreditation on quality improvement in healthcare: a systematic review. PLoS ONE 18(12):e294180. https://doi.org/10.1371/journal.pone.0294180

Auras S, de Cruppé W, Blum K, Geraedts M (2012) Mandatory quality reports in Germany from the hospitals' point of view. BMC Health Serv Res 12:378. https://doi.org/10.1186/1472-6963-12-378

Bandura A, Walters RH (1963) Social learning and personality development. Holt Rinehart and Winston, New York

Berwick DM, James B, Coye MJ (2003) Connections between quality measurement and improvement. Med Care 41:I30–I38. https://doi.org/10.1097/00005650-200301001-00004

BMG – Bundesministerium für Gesundheit (2025) Krankenhaustransparenzgesetz. https://www.bundesgesundheitsministerium.de/service/gesetze-und-verordnungen/detail/krankenhaustransparenzgesetz.html. Zugegriffen: 10. Okt. 2025

Cacace M, Geraedts M, Berger E (2019) Public reporting as a quality strategy. In: Busse R, Klazinga N, Panteli D, Quentin W (Hrsg) Improving healthcare quality in Europe. Characteristics, effectiveness and implementation of different strategies. WHO European Observatory on Health Systems and Policies, Copenhagen, S 331–356

Campanella P, Vukovic V, Parente P, Sulejmani A, Ricciardi W, Specchia ML (2016) The impact of Public Reporting on clinical outcomes: a systematic review and meta-analysis. BMC Health Serv Res 16:296. https://doi.org/10.1186/s12913-016-1543-y

de Cruppé W, Geraedts M (2011) Wie wählen Patienten ein Krankenhaus für elektive operative Eingriffe? Bundesgesundheitsbl 54:951–957. https://doi.org/10.1007/s00103-011-1320-3

de Cruppé W, Geraedts M (2017) Hospital choice in Germany from the patient's perspective. A cross-sectional study. BMC Health Serv Res 17:720. https://doi.org/10.1186/s12913-017-2712-3

Deutscher Bundestag (2021) Entwurf eines Gesetzes zur Weiterentwicklung der Gesundheitsversorgung (Gesundheitsversorgungsweiterentwicklungsgesetz – GVWG). Bundestagsdrucksache 19:26822

Döbler K, Haeske-Seeberg H, Pietsch B, Veit C (2025) Historie der datengestützten Qualitätssicherung. In: Heidecke C-D, Dingelstedt A, Klein S (Hrsg) Weißbuch datengestützte Qualitätssicherung im Gesundheitswesen. Medizinisch Wissenschaftliche Verlagsgesellschaft, Berlin, S 14–19

Geraedts M, de Cruppé W (2022) Effekte der gesetzlichen Qualitätssicherung in der akutstationären Versorgung. Bundesgesundheitsbl 65:285–292. https://doi.org/10.1007/s00103-022-03489-z

Geraedts M, Stegmaier P (2023) Wir brauchen die strukturierte Erfassung von Patientenerfahrungen. Monit Versorgungsforsch 4(23):6–11. https://doi.org/10.24945/MVF.04.23.1866-0533.2518

Geraedts M, Ebbeler D, Timmesfeld N, Kaps M, Berger K, Misselwitz B, Günster C, Dröge P, Schneider M (2021) Quality assurance measures and mortality after stroke. Dtsch Ärztebl Int 118:857–863. https://doi.org/10.3238/arztebl.m2021.0339

Hermeling P, Geraedts M (2013) Kennen und nutzen Ärzte den strukturierten Qualitätsbericht? Gesundheitswesen 75:155–159. https://doi.org/10.1055/s-0032-1321744

Ivers N, Yogasingam S, Lacroix M, Brown KA, Antony J, Soobiah C, Simeoni M, Willis TA, Crawshaw J, Antonopoulou V, Meyer C, Solbak NM, Murray BJ, Butler EA, Lepage S, Giltenane M, Carter MD, Fontaine G, Sykes M, Halasy M, Bazazo A, Seaton S, Canavan T, Alderson S, Reis C, Linklater S, Lalor A, Fletcher A, Gearon E, Jenkins H, Wallis JA, Grobler L, Beccaria L, Cyril S, Rozbroj T, Han JX, Xu AX, Wu K, Rouleau G, Shah M, Konnyu K, Colquhoun H, Presseau J, O'Connor D, Lorencatto F, Grimshaw JM (2025) Audit and feedback: effects on professional practice. Cochrane Database Syst Rev 3(3):CD259. https://doi.org/10.1002/14651858.CD000259.pub4

Kraska RA, Krummenauer F, Geraedts M (2016) Impact of public reporting on the quality of hospital care in Germany: a controlled before-after analysis based on secondary data. Health Policy 120(7):770–779. https://doi.org/10.1016/j.healthpol.2016.04.020

Matthes N, Wiest A (2005) Veröffentlichung von Qualitätsdaten für Krankenhäuser in den USA. In: Klauber J, Robra B-P, Schellschmidt H (Hrsg) Krankenhaus-Report 2004. Schwerpunkt: Qualitätstransparenz. Schattauer, Stuttgart, S 49–74

Mechanic D, Schlesinger M (1996) The impact of managed care on patients' trust in medical care and their physicians. JAMA 275(21):1693–1697. https://doi.org/10.1001/jama.275.21.1693

Metcalfe D, Rios Diaz AJ, Olufajo OA, Massa MS, Ketelaar NA, Flottorp SA, Perry DC (2018) Impact of public release of performance data on the behaviour of healthcare consumers and providers. Cochrane Database Syst Rev 9(9):CD4538. https://doi.org/10.1002/14651858.CD004538.pub3

Moore L, Guertin JR, Tardif PA, Ivers NM, Hoch J, Conombo B, Antony J, Stelfox HT, Berthelot S, Archambault P, Turgeon A, Gandhi R, Grimshaw JM (2022) Economic evaluations of audit and feedback interventions: a systematic review. BMJ Qual Saf 31:754–767. https://doi.org/10.1136/bmjqs-2022-014727

Nimptsch U, Mansky T (2023) German Inpatient Quality Indicators – Messen, um zu verbessern. In: Martin J, Braun J-P, Zacher J (Hrsg) Handbuch IQM – Konsequent transparent – Qualität mit Routinedaten!, 3. Aufl. MWV Medizinisch Wissenschaftliche Verlagsgesellschaft, Berlin

Prang KH, Maritz R, Sabanovic H, Dunt D, Kelaher M (2021) Mechanisms and impact of public reporting on physicians and hospitals' performance: A systematic review (2000–2020). PLoS ONE 16(2):e247297. https://doi.org/10.1371/journal.pone.0247297

Quentin W, Panteli D, Klazinga N, Busse R (2019) Assuring and improving quality of care in Europe: conclusions and recommendations. In: Busse R, Klazinga N, Paneteli D, Quentin W (Hrsg) Improving healthcare quality in Europe: Characteristics, effectiveness and implementation of different strategies. Health Policy Series, No 53. WHO European Observatory on Health Systems and Policies, Copenhagen

Schmitt J, Klinkhammer-Schalke M, Bierbaum V, Gerken M, Bobeth C, Rößler M, Dröge P, Ruhnke T, Günster C, Kleihues-van Tol K, Schoffer O (2023) Initial cancer treatment in certified versus non-certified hospitals. Dtsch Ärztebl Int 120(39):647–654. https://doi.org/10.3238/arztebl.m2023.0169 (WiZen Study Group)

Smith P (1995) On the unintended consequences of publishing performance data in the public sector. Int J Pub Admin 18:277–310. https://doi.org/10.1080/01900699508525011

Soresi J, Bertilone C, Banks E, Marshall T, Murray K, Preen DB (2025) Features and effectiveness of electronic audit and feedback for patient safety and quality of care in hospitals: a systematic review. Health Informatics J 31(1):14604582251315414. https://doi.org/10.1177/14604582251315414

Totten AM, Wagner J, Tiwari A, O'Haire C, Griffin J, Walker M (2012) Closing the quality gap: revisiting the state of the science (vol. 5: public reporting as a quality improvement strategy). Evid Rep Technol Assess (full Rep) 208(5):1–645

Uggerby C, Kristensen S, Mackenhauer J, Knudsen SV, Bartels P, Johnsen SP, Mainz J (2021) From accreditation to quality improvement-The Danish National Quality Programme. Int J Qual Health Care 33(2):mzab71. https://doi.org/10.1093/intqhc/mzab071

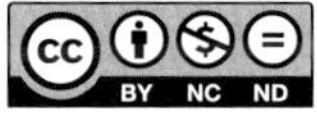
BY NC ND

Digitale Medizin und integrierte Versorgungsnetzwerke – von der Fragmentierung zur Vernetzung

Sebastian Kuhn und Sebastian Griewing

Inhaltsverzeichnis

D. Scheller-Kreinsen et al. (Hrsg.), *Krankenhaus-Report 2026*,
https://doi.org/10.1007/978-3-662-73132-1_7

▪▪ Zusammenfassung

Das deutsche Gesundheitswesen ist durch sektorale Fragmentierung geprägt, was zu Versorgungsbrüchen und Ineffizienzen führt. Angesichts demographischer Alterung, Multimorbidität und medizinischer Fortschritte gewinnen integrierte Versorgungsnetzwerke an Bedeutung. Digitale Medizin und Telemedizin fungieren hierbei als Schlüsseltechnologien, die Kommunikation, Koordination und datenbasierte Versorgung sektorübergreifend ermöglichen. Der Beitrag analysiert anhand nationaler (u. a. Gesundes Kinzigtal, TEMPiS, TraumaNetzwerk DGU®, Virtuelles Krankenhaus NRW) und internationaler Praxisbeispiele (Kaiser Permanente, Dänemark, Schweiz) Status quo, Nutzenpotenziale und Herausforderungen vernetzter Versorgung. Diskutiert werden Effekte auf Qualität, Effizienz, Patientenzentrierung und Zugang, aber auch Hürden wie sektorale Finanzierungslogiken, Interoperabilität und Projekt-Nachhaltigkeit. Ergänzend wird der regulatorische Rahmen (Krankenhausreform, Innovationsfonds, KHZG, Transformationsfonds) eingeordnet. Abschließend formuliert der Beitrag Handlungsempfehlungen zur Etablierung nachhaltiger, digital gestützter Netzwerkstrukturen im Zeitraum 2025–2029.

The German healthcare system is characterised by sectoral fragmentation, resulting in care discontinuities and inefficiencies. In light of demographic ageing, multimorbidity, and medical progress, integrated care networks are gaining importance. Digital medicine and telemedicine are key technologies that enable cross-sectoral communication, coordination and data-driven care. The authors analyse the status quo, potential benefits, and challenges of networked care, using national (e. g. Gesundes Kinzigtal, TEMPiS, TraumaNetzwerk DGU®, Virtuelles Krankenhaus NRW) and international practical examples (Kaiser Permanente, Denmark, Switzerland). Effects on quality, efficiency, patient-centeredness and access are discussed, alongside barriers such as sectoral financing logic, interoperability and project sustainability. The regulatory framework (hospital reform, innovation fund, KHZG, transformation fund) is also considered. Finally, recommendations are formulated to establish sustainable, digitally supported network structures for the years 2025–2029.

7.1 Einleitung

Das deutsche Gesundheitswesen ist traditionell stark fragmentiert in Sektoren und Fachdisziplinen. Dieses Silodenken führt zu Versorgungsbrüchen an den Übergängen und Ineffizienzen im Gesundheitssystem. Gleichzeitig wächst der Bedarf an integrierten Versorgungsansätzen, um Patientinnen und Patienten besser betreuen zu können, die aufgrund ihres hohen Alters, aber auch aufgrund medizinischer Fortschritte mit chronischen Erkrankungen und Multimorbidität leben. Digitale Technologien und Telemedizin gelten als Enabler einer vernetzten Versorgung, da sie orts- und zeitunabhängig Informationsaustausch und Kommunikation zwischen allen Beteiligten ermöglichen. So wird der Zugang zu relevanten Gesundheitsdaten und Expertise orts- und zeitunabhängig realisierbar – eine Grundvoraussetzung für hochwertige und effiziente Versorgung insbesondere in dünn besiedelten Regionen. Deutschland steht hier jedoch noch am Anfang der digitalen Patientenversorgung. Vor diesem Hintergrund rückt die Rolle von Versorgungsnetzwerken, gestützt durch Digital- und Telemedizin, in den Fokus von Forschung und Gesundheitspolitik.

Dieser Beitrag analysiert die Rolle von Versorgungsnetzwerken und Digitaler Medizin für die Gesundheitsversorgung der Zukunft. Auf Basis aktueller wissenschaftlicher Literatur und praktischer Beispiele wird der Status quo in Deutschland und international dargestellt, Nutzenpotenziale und Herausforderungen von Netzwerkansätzen beleuchtet sowie der technologische Entwicklungsstand der Telemedizin und evidenzbasierte Wirkungen zusammengefasst. Außerdem werden der regulatorische Rahmen und aktuelle Reformen

(Krankenhausreform 2025, Innovationsfonds, KHZG etc.) hinsichtlich ihrer Bedeutung für vernetzte Versorgung diskutiert. Abschließend werden Perspektiven für eine flächendeckende Netzwerkversorgung entwickelt und konkrete Handlungsempfehlungen für die wichtigsten Akteure – Krankenhäuser, niedergelassene Ärztinnen und Ärzte/Pflege, Kostenträger sowie Politik/Selbstverwaltung – abgeleitet. Der Beitrag verbindet damit wissenschaftliche Erkenntnisse mit einem politisch-strategischen Ausblick auf die Jahre 2025–2029.

7.2 Versorgungsnetzwerke und Digitale Medizin – Status quo in Deutschland

7.2.1 Definition und Typen von Versorgungsnetzwerken

Unter *Versorgungsnetzwerken* versteht man kollaborative Zusammenschlüsse verschiedener Leistungserbringer im Gesundheitswesen, die über Sektor- und Institutionsgrenzen hinweg kooperieren, um die Patientenversorgung koordiniert und effizient zu gestalten. Charakteristisch ist eine nicht-hierarchische Kooperation rechtlich eigenständiger Akteure, die gemeinsame Versorgungsziele verfolgen. Man kann verschiedene Typen von Netzwerken unterscheiden:

- **Regional integrierte Versorgungsnetzwerke**: Umfassende multisektorale Netzwerke, die die gesamte sektorenübergreifende Versorgungsstrecke für eine definierte Population abdecken. Beispiel: *Gesundes Kinzigtal*, ein populationsbezogenes Netzwerk im Schwarzwald, das alle Versorgungsaspekte für die regionale Bevölkerung koordiniert. Solche Netzwerke verfolgen einen bevölkerungsmedizinischen, präventiven Ansatz mit Shared-Savings-Modellen.
- **Sektorale Versorgungsverbünde**: Zusammenschlüsse innerhalb eines Sektors, z. B. Ärztenetze im ambulanten Bereich oder Klinikverbünde. Zwar zunächst sektorintern, aber oft mit Perspektive zur sektorübergreifenden Zusammenarbeit (etwa MVZ oder hybride Versorgungszentren, die ambulante und teilstationäre Versorgung anbieten).
- **Indikations- oder krankheitsspezifische sektorenübergreifende Netzwerke**: Hier kooperieren Akteure entlang eines bestimmten Krankheitsbildes oder Versorgungsbereichs. Beispiele sind onkologische Netzwerke, Herzinfarkt-Netzwerke sowie das TraumaNetzwerk DGU® für die Schwerverletztenversorgung. Diese fokussieren auf definierte Patientenpopulationen oder medizinische Versorgungsprozesse (z. B. onkologische Versorgung, Reanimationsversorgung, Polytrauma-Behandlung) über Sektorengrenzen hinweg.
- **Digitale Netzwerke und Telemedizinnetzwerke**: Vor allem durch digitale Plattformen getragene Kooperation, bei der Expertise über Telekonsil und Telemonitoring geteilt wird. Das *Virtuelle Krankenhaus NRW* ist ein aktuelles Beispiel, bei dem eine Plattform Ärztinnen und Ärzte verschiedener Kliniken digital vernetzt, um telekonsiliarische Beratung anzubieten.

Diese Netzwerktypen sind nicht strikt voneinander getrennt – vielfach entstehen hybride Modelle. So kann ein regionales Netzwerk sowohl einen breiten Versorgungsansatz verfolgen als auch spezifische Telemedizin-Komponenten enthalten. Entscheidend ist, dass alle Netzwerke eine strukturierte Zusammenarbeit zum Wohle der Patienten anstreben und Fragmentierung überwinden wollen.

7.2.2 Digitale Medizin – Schlüsseltechnologien und Anwendungsfelder

Digitale Medizin beschreibt den Einsatz digitaler Technologien zur Verbesserung von Gesundheit, Prävention, Diagnostik, Therapie und Versorgungskontinuität. Dazu zählen

Telemedizin, elektronische Patientenakten, digitale Therapeutika (Digitale Gesundheitsanwendungen DiGA oder Digital Therapeutics DTx), KI-gestützte Systeme sowie mobile Anwendungen und Wearables. Ihr gemeinsames Ziel ist es, Gesundheitsleistungen effizienter, zugänglicher und patientenzentrierter zu gestalten und gleichsam auf ökonomischer Ebene Kosteneffektivität zu erhöhen.

Die Weltgesundheitsorganisation (WHO) hat im *Regional digital health action plan for the WHO European Region 2023–2030* vier strategische Entwicklungsachsen definiert: evidenzbasierte Politikberatung, nationale Implementierungskapazität, sektorübergreifender Austausch und patientenzentrierte Versorgungslösungen (WHO 2022). Eine umfassende Scoping-Review der WHO zeigt, dass digitale Gesundheitstechnologien insbesondere dann wirksam sind, wenn sie systematisch in die intersektoralen Versorgungsprozesse eingebettet werden – z. B. durch digitale Fallakten, Telekonsile, standardisierte Kommunikation oder automatisierte Behandlungspfade.

Ein zunehmend bedeutsames Einsatzfeld digitaler Medizin liegt in der Versorgungssteuerung entlang komplexer Behandlungspfade. Digitale Tools wie Symptomchecker, KI-gestützte Triage-Systeme, Patientenlotsen-Apps oder interaktive Entscheidungsassistenten sollen helfen, Patientinnen und Patienten frühzeitig bedarfsgerecht zu lotsen, unnötige Inanspruchnahme zu vermeiden und Übergänge zwischen Sektoren zu koordinieren. Insbesondere in vernetzten Versorgungsmodellen können solche Anwendungen durch standardisierte Algorithmen, Schnittstellen zur elektronischen Patientenakte und Anbindung an Telekonsile zur Strukturierung der Versorgungskette beitragen (Carini et al. 2021; WHO 2022). Internationale Studien belegen die Potenziale: Telemonitoring bei chronischen Erkrankungen kann Hospitalisierungen und Mortalität senken, KI-Systeme verbessern die Entscheidungsqualität bei komplexen Diagnosen und patientenzentrierte Portale oder Apps steigern Adhärenz und Gesundheitskompetenz. Während Länder wie Dänemark, die Niederlande oder Estland digitale Versorgungsinfrastruktur bereits breitflächig nutzen, bleibt Deutschland im Vergleich zurück (OECD 2024). Zwar wurden mit dem Digitale-Versorgung-Gesetz (DVG), dem Digitalgesetz (DigiG) und dem Gesundheitsdatennutzungsgesetz (GDNG) wichtige Grundlagen geschaffen. Dennoch zählt Deutschland laut „OECD – Digital Health at a Glance" bei der Interoperabilität von Gesundheitsdaten zu den Schlusslichtern. Mit der Digitalisierungsstrategie „Gemeinsam Digital" will das BMG dies ändern – zentrale Maßnahmen sind der Ausbau von E-Rezept und ePA, ein Forschungsdatenzentrum Gesundheit sowie das Kompetenzzentrum für Interoperabilität. Durch diese Initiativen und die bundesweite Einführung der elektronischen Patientenakte im Opt-out-Verfahren seit April 2025 könnte ein Wendepunkt erreicht sein.

Digitale Kompetenzen sind gleichzeitig ein Erfolgsfaktor und eine häufig unterschätzte Barriere. Der Umgang mit datenbasierten Entscheidungshilfen, digitalen Behandlungspfaden oder telemedizinischen Tools erfordert neue Fähigkeiten. Ärztinnen und Ärzte sowie alle weiteren Akteure im Gesundheitssystem müssen nicht nur technische Systeme bedienen, sondern auch medizinische Logik und Limitationen verstehen (Kuhn 2018).

7.3 Praxisbeispiele in Deutschland

7.3.1 Gesundes Kinzigtal – populationsbezogene integrierte Versorgung mit digitaler Steuerung

Das Modell „Gesundes Kinzigtal" gilt als Pionier der regionalen, sektorenübergreifenden integrierten Versorgung in Deutschland. Seit 2006 vernetzt es im ländlichen Kinzigtal (Baden-Württemberg) Haus- und Fachärzte, das lokale Krankenhaus, Pflegeanbieter und weitere Akteure. Getragen wird es von einer Managementgesellschaft (OptiMedis AG, Ärzteinitiative MQNK) in Kooperation mit zwei gesetzlichen Krankenkassen. Zentrale Elemente sind ein Shared-Savings-Vertrag, der finanzielle Anreize zur Steigerung von Effizienz und Versorgungsqualität ohne Mengenausweitung schafft, sowie ein medizinisch präventiver Ansatz, der vor allem der Krankheitsprävention und -vermeidung dient (Schubert et al. 2019).

Das Versorgungsmodell nutzt eine digitale Infrastruktur mit Zugriff auf GKV-Routinedaten zur populationsbezogenen Steuerung. Ein umfassendes Monitoring ermöglicht individualisierte Versorgungspläne, unterstützt präventive Programme und verbessert das Schnittstellenmanagement. Patienten werden durch Gesundheitscoaches, Zielvereinbarungen und ein Ombudssystem aktiv eingebunden; Leistungserbringer erhalten Fortbildungen etwa zu Shared Decision Making (Schubert et al. 2019).

Die INTEGRAL-Studie (2019–2021) untersuchte die Versorgung über zehn Jahre anhand von 119 Indikatoren aus Routinedaten der AOK Baden-Württemberg. Die Ergebnisse zeigen: In 88 von 101 analysierten Indikatoren lag der Trend der Interventionsregion statistisch vergleichbar mit 13 strukturgleichen Kontrollregionen; bei sechs Indikatoren – etwa zu Herzinsuffizienz, Depression oder Rückenschmerz – zeigten sich signifikante Vorteile (Geraedts et al. 2020). Kritisch ist zu sehen: Bei sieben Indikatoren fanden sich schwächere Entwicklungen, ohne Hinweis auf systematische Unterversorgung trotz Einsparzielen (Farin-Glattacker et al. 2021). Zusammenfassend demonstriert „Gesundes Kinzigtal“, dass datengetriebene integrierte Versorgung wirksam sein kann; in den analysierten Indikatoren zeigte sich kein Hinweis auf Qualitätsverluste (Farin-Glattacker et al. 2021).

7.3.2 TEMPiS – sektoreninterne digitale Vernetzung in der Schlaganfallversorgung

Das TEMPiS-Netzwerk (*Telemedizinisches Projekt zur integrierten Schlaganfallversorgung in der Region Süd-Ost-Bayern*) verknüpft seit 2003 per Videotelemedizin über 20 regionale Kliniken ohne eigene Stroke Unit mit spezialisierten neurologischen Zentren. Über sichere Telekonsile, CT-/MRT-Bildübertragung und strukturierte Entscheidungsalgorithmen wird rund um die Uhr eine leitliniengerechte Akutversorgung ermöglicht. Die digitalen Strukturen erlauben es auch kleineren Krankenhäusern, komplexe Therapien wie die systemische Thrombolyse oder die Indikationsstellung zur mechanischen Thrombektomie zeitgerecht umzusetzen.

Der klinische Nutzen ist durch mehrere Studien belegt: Die Einführung von TEMPiS führte zu einer signifikanten Steigerung der Lyserate und zu einer Reduktion der Sieben-Tage-Mortalität (Wiestler et al. 2024). Des Weiteren konnte gezeigt werden, dass auch nach Interhospitalverlegung über das Netzwerk Patienten in ländlichen Regionen ähnlich gute funktionelle Outcomes nach endovaskulärer Therapie (EVT) erreichen wie in urbanen Zentren (Leitner et al. 2024). Zusätzlich dient TEMPiS als digitale Forschungsinfrastruktur zur systematischen Erfassung neurologischer Krankheitsbilder (Taheri et al. 2023).

TEMPiS steht exemplarisch für die gelungene sektorinterne digitale Integration im stationären Bereich. Die Skalierung telemedizinischer Entscheidungsunterstützung auf präklinische und rehabilitative Versorgungsphasen wird aktuell in verschiedenen Teilprojekten geprüft und markiert die Perspektive hin zu sektorübergreifender, digital gestützter Schlaganfallversorgung.

7.3.3 TraumaNetzwerk DGU® – Sektorenübergreifendes Netzwerk der Schwerverletztenversorgung mit Telemedizin-/Teleradiologie-Integration

Die Deutsche Gesellschaft für Unfallchirurgie initiierte 2008 das TraumaNetzwerk DGU® (TNW), ein flächendeckendes, zertifiziertes Netzwerk aus lokalen, regionalen und überregionalen Traumazentren zur Versorgung Schwerverletzter. Kernbestandteile sind standardisierte Schockraumalgorithmen, ein bundesweites TraumaRegister, regelmäßige Audits und gemeinsame Fortbildungen zur Qualitätssicherung und Prozessoptimierung (Ernstberger et al. 2018).

Seit 2012 ist die Telemedizin im TraumaNetzwerk DGU® fest etabliert. Über die Plattform TKmed® können radiologische Bilddaten sowie weitere Befunde in Echtzeit zwischen Netzwerkpartnern ausgetauscht werden, insbesondere zur Unterstützung zeitkritischer Verlegungen. Zunehmend wird Telemedizin jedoch auch für interdisziplinäre Telekonsultationen genutzt, bei denen der Patient im erstversorgenden Haus verbleibt, z. B. zur fachärztlichen Einschätzung komplexer Verletzungen. Diese Form der digitalen Beratung fördert den Wissenstransfer, erhöht die Handlungssicherheit vor Ort und reduziert unnötige Verlegungen oder Doppeluntersuchungen (Blätzinger 2019). Eine aktuelle Analyse zeigte, dass 90 % aller Sekundärverlegungen innerhalb von 24 Stunden erfolgen, 71 % sogar bereits nach sechs Stunden, mit signifikant besseren Überlebensraten bei hoher Verletzungsschwere (ISS > 25) bzw. hochgradigen Schädel-Hirn-Trauma (Spering et al. 2023). Strukturelle Verbesserungen betrafen auch kleinere Häuser: Sie erhielten moderne Ausstattungen, vernetzten sich enger und etablierten ein regionales „soziales Kapital" durch gemeinsame Treffen und Austausch (Ernstberger et al. 2018).

Bisher wurde die Netzwerkstruktur aus Eigenmitteln der Kliniken und projektbezogenen Förderprogrammen finanziert (z. B. BMBF), eine systemische Regelfinanzierung fehlte. Mit dem Krankenhausversorgungsverbesserungsgesetz (KHVVG)[1] wurde ein zehnjähriger Transformationsfonds aufgelegt, der bis zu 50 Mrd. € für Strukturreformen bereitstellt – finanziert je zur Hälfte von Krankenkassen und Ländern. Ab 2027 stehen jährlich rund 125 Mio. € zur Verfügung, etwa für digitale Vernetzungsstrukturen wie Teleradiologie oder Koordinierungsaufgaben. Damit erhält das TNW-Modell erstmals eine Perspektive auf strukturelle Förderung im neuen Finanzierungssystem.

7.3.4 Virtuelles Krankenhaus NRW – skalierbare Telemedizinplattform mit bundesweiter Ausrichtung

Mit dem Virtuellen Krankenhaus NRW wurde ab 2020 die erste landesweite Telemedizinplattform Deutschlands aufgebaut. Ziel war es, über strukturierte Telekonsile die Expertise universitärer Zentren – etwa in der Intensivmedizin, bei therapierefraktärer Herzinsuffizienz oder seltenen Erkrankungen – flächendeckend verfügbar zu machen. In der Covid-19-Pandemie konnten z. B. für beatmete Patienten um 20 % niedrigere Sterblichkeitsraten im Vergleich zum Bundesdurchschnitt nachgewiesen werden (Neft et al. 2022).

Nach über 5.000 durchgeführten Telekonsilen endete die durch das Land geförderte Pilotphase im Dezember 2024. Seit Januar 2025 wird die Plattform unter dem Namen *Virtuelles Krankenhaus RZV* vom IT-Dienstleister RZV GmbH betrieben – bundesweit offen für interessierte Gesundheitseinrichtungen. Technisch kommen workflowbasierte Telekonsilportale, das DICOM-Archiv und elektronische Fallakten zum Einsatz. Neben Verlegungsberatung steht die strukturierte Telekonsultation im Vordergrund – oft mit Verbleib der Patienten im Erstversorgerhaus. Die Plattform richtet sich primär an Krankenhäuser, doch perspektivisch ist auch der Austausch mit Praxen des ambulanten Sektors vorgesehen. Dieser ist technisch vorbereitet, befindet sich aber noch im Aufbau.

Finanziert wird das System über ein gestaffeltes Lizenzmodell (Subskriptionsprinzip). Einrichtungen können Fördermittel aus dem KHZG (Fördertatbestand 9), über Zentrumszu-

---

1 ▶ https://www.recht.bund.de/bgbl/1/2024/400/VO.html.

schläge oder perspektivisch über den Krankenhaus-Transformationsfonds beantragen. Das Modell steht exemplarisch für die Herausforderung, Telemedizinprojekte aus der Anschubförderung in die nachhaltige Regelversorgung zu überführen.

7.4 Internationale Perspektive

7.4.1 USA – Kaiser Permanente und integriertes digitales Versorgungssystem als Vorbild für Telemedizin und Versorgungsqualität

Kaiser Permanente (KP) zählt mit über 12 Mio. Mitgliedern zu den größten integrierten Versorgungssystemen in den USA. In ihrem Health-Maintenance-Organization-(HMO-)Modell vereint KP Gesundheitskasse, Kliniken und Praxen unter einem Dach. Das elektronische Gesundheitsaktensystem *HealthConnect* ist seit über einem Jahrzehnt aktiv und speist sämtliche Patientendaten zentral. Bereits 2019 entfielen rund 20 % aller Primärversorgungs-Kontakte auf Telefon- oder Videokonsultationen; während der Covid-19-Pandemie stieg dieser Anteil im Jahr 2020 auf rund 60 % (Reed et al. 2023). Bis 2021 blieben die Telekonsile deutlich über dem Niveau von 2019, mit über 50 % virtuellen Kontakten – allerdings mit vergleichbaren medizinischen Ergebnissen wie bei Präsenzvisiten, geringem Nachsorgebedarf sowie niedrigen Notfall- und Krankenhauswiederaufnahme-Raten.

Die hohe Nutzung wird durch organisatorische und technologische Faktoren ermöglicht: KP implementierte neben Video- auch Telefonkontakte, sichere Nachrichtenkommunikation und Telehealth-Koordinatoren sowie Tele-Dermatologie-Programme. Krankenhäuser und Praxen sind nahtlos über eine gemeinsame elektronische Patientenakte verbunden, was effiziente Care-Koordination, Prävention und proaktive Betreuung chronisch Kranker ermöglicht (Hsueh et al. 2021; Kaiser Permanente Institute for Health Policy o. J.). Darüber hinaus profitiert KP von „aligned incentives“: Die Capitation-Finanzierung ermutigt zu Investitionen in langfristige Infrastruktur und digitale Tools zur Versorgungssteuerung. Studien zeigen, dass Patientinnen und Patienten mit chronischen Erkrankungen bessere Kontrolle erreichen und Krankenhausaufenthalte im KP-System deutlich unter dem US-Durchschnitt liegen.

Das KP-Modell demonstriert eindrucksvoll: Telemedizin ist nicht nur ergänzendes Modul, sondern integraler Bestandteil eines digital integrierten Versorgungssystems. Für deutsche Netzwerke sollte die Verbindung von elektronischen Patientenakten, digitaler Infrastruktur, Präventionsorientierung und integriertem Governance-Modell als Vorbild dienen, wie Qualität, Zufriedenheit und Effizienz zusammenwachsen können.

7.4.2 Dänemark – Europas Vorreiter für digital vernetzte Versorgung

Dänemark gilt als europäische Referenz bei digital integrierter Gesundheitsversorgung. Hausärztinnen und -ärzte nutzen zu 100 % elektronische Gesundheitsakten, 98 % tauschen diese digital mit anderen Leistungserbringern aus und 99 % aller Rezepte werden elektronisch ausgestellt (Healthcare Denmark 2024). Herzstück der Infrastruktur ist das nationale Gesundheitsportal sundhed.dk, über das Patientinnen und Patienten mit ihrer Personennummer Zugriff auf Krankenhausdaten, Medikationspläne und Befunde erhalten können.

Dänemark verfolgt ein nationales „Stay at Home“-Konzept: Viele Leistungen, etwa Televisiten, Heimmonitoring und ambulante interprofessionelle Versorgungsteams, werden in die Wohnumgebung verlagert (Birk et al. 2024).

Zudem wurde die Krankenhausstruktur zu sogenannten „Superkrankenhäusern“ zentralisiert, die per Telemedizin die Versorgung der Peripherie unterstützen. Dänemark belegt regelmäßig Spitzenplätze in internationalen Digital-Health-Rankings – nicht zuletzt, weil 89 % der Bevölkerung dem Gesundheitssystem und digitalen Anwendungen vertrauen.

Das Beispiel zeigt: Politische Führung, langfristige Investitionen in Infrastruktur, eindeutige Standards und Vertrauensbildung sind essenziell, um digitale Vernetzung im Gesundheitswesen erfolgreich zu gestalten – eine Blaupause in Governance, Technik und Nutzerakzeptanz.

7.4.3 Schweiz – Integrationsmodelle regionaler Netzwerke, sektorale Verbünde und digitale Plattformen

Die Landschaft integrierter Versorgung in der Schweiz ist durch eine hohe Modellvielfalt und regionale Unterschiede geprägt. Bereits heute existiert eine breite Palette an Initiativen, die populationsorientierte, sektorübergreifende und digitale Ansätze kombinieren (Filliettaz et al. 2018). Beispiele sind regionale integrierte Versorgungsnetzwerke wie das *Réseau de l'Arc* im Kanton Bern, die auf definierte Bevölkerungsgruppen ausgerichtet sind und Prävention, Qualitätssteigerung und Kostensteuerung verbinden. Sektorale Verbünde umfassen etablierte Managed-Care-Ärztenetze wie *mednetbern* oder *Argomed* sowie Klinikgruppen wie die Insel Gruppe oder Hirslanden, die zunehmend hybride Versorgungszentren mit ambulanten Strukturen entwickeln.

Indikationsspezifische Netzwerke wie onkologische Zentren, Schlaganfallnetzwerke, Herzinfarktpfade oder Traumanetzwerke sichern spezialisierte Versorgungsketten über Sektorengrenzen hinweg. Neuere Fallstudien belegen zudem innovative Primärversorgungsmodelle: unabhängige multiprofessionelle Hausarztpraxen mit Advanced Practice Nurses (APN), multiprofessionelle Gesundheitszentren in größeren Verbünden sowie regionale integrierte Versorgungssysteme, die akute und Langzeitversorgung kombinieren (Carron et al. 2023).

Auch digitale Plattformen haben sich etabliert: das Virtuelle Spital Graubünden, Telekonsiliarstrukturen der Universitätsspitäler, Medgate oder santé24 bieten Telekonsultationen, Remote Monitoring und e-Triage. Laut Modellierungen könnten solche Technologien – einschließlich elektronischem Patientendossier, Workflow-Automatisierung und Patientenselbstmanagement – jährliche Effizienzgewinne von bis zu 8,2 Mrd. CHF realisieren (McKinsey Digital 2021).

Diese Vielfalt zeigt, dass Integration in der Schweiz, deren Gesundheitssystem vor vergleichbaren Herausforderung wie in Deutschland steht, auf unterschiedlichen Wegen gelingt – regional, sektoral, indikationsspezifisch oder digital. Voraussetzung bleibt die konsequente Vernetzung von Akteuren, Daten und Versorgungspfaden, unterstützt durch angepasste Finanzierungsmodelle und interoperable IT-Infrastrukturen.

7.5 Funktion, Ziele und Nutzenpotenziale von Versorgungsnetzwerken

Die vorgestellten Beispiele verdeutlichen die Kernfunktionen von Versorgungsnetzwerken. Sie koordinieren die Behandlung meist über Sektorgrenzen hinweg, standardisieren Versorgungsprozesse und bündeln Know-how zum Nutzen der Patientinnen und Patienten. Allgemein lassen sich folgende Ziele und Potenziale benennen:

- **Verbesserung der Versorgungsqualität**: Durch gemeinsame Leitlinien, abgestimmte Behandlungspfade und geteilte Informationen steigt die Qualität und Sicherheit der Versorgung. Netzwerke erleichtern auch zeitnahe Zweitmeinungen und interdisziplinäre Fallbesprechungen (Telekonsile und Boards), was Diagnostik und Therapie optimiert.

- **Kontinuität und Patientenerfahrung**: Patienten erleben in integrierten Netzwerken weniger Brüche. Das Überleitungsmanagement zwischen Krankenhaus und Praxis wird z. B. in vielen Netzwerken durch feste Koordinationsstellen verbessert. Elemente wie der Hausarzt als „Vertrauensarzt", die Patienten durch das System lotsen, sollen Zugang und Kontinuität der Behandlung verbessern.
- **Effizienz und Wirtschaftlichkeit**: Netzwerke können Über- und Unterversorgung reduzieren und Ressourcen zielgerichteter einsetzen. Dies umfasst die gemeinsame Nutzung von Infrastruktur und Fachexpertise. Kleinere Häuser können via Telemedizin z. B. CT-Befunde von Experten auswerten lassen, anstatt jede Facharztrichtung vorzuhalten. Außerdem zeigen einzelne Modelle Kosteneinsparungen durch Prävention und Vermeidung unnötiger Leistungen. Die integrierte Versorgung erzeugt einen *Aufwand-Nutzen-Ausgleich* zwischen Sektoren: Investitionen im ambulanten Bereich (z. B. Schulung, Telemonitoring) können teure Krankenhausaufenthalte vermeiden.
- **Erreichbarkeit und Zugang**: Besonders in ländlichen Regionen hilft Vernetzung, den Zugang zu Spezialversorgung zu sichern. Telemedizinische Netzwerke überwinden Distanzen – Patienten müssen nicht immer verlegt werden, sondern Expertise kommt virtuell zum Patienten. Dadurch wird eine wohnortnahe Versorgung auch für komplexe Fälle ermöglicht.
- **Innovation und Lernkurve**: Netzwerke fungieren als Lernorganisationen. Durch regelmäßigen Austausch (Qualitätszirkel, gemeinsame Fortbildungen) und Benchmarking (Register, Qualitätssicherung) lernt jeder Akteur von den Besten. Dies treibt Innovation voran und beschleunigt die Implementierung neuer evidenzbasierter Methoden.

Insgesamt leisten Versorgungsnetzwerke damit einen wichtigen Beitrag, um die viel beklagte Fragmentierung des deutschen Gesundheitswesens zu überwinden. Sie orientieren sich am Patientenpfad und organisieren sich um dessen Bedarf, statt dass der Patient sich durch das System navigieren muss.

7.6 Herausforderungen von Versorgungsnetzwerken

Trotz der genannten Potenziale stoßen Versorgungsnetzwerke in Deutschland auf diverse praktische Hürden. Viele Initiativen bleiben im Modellstatus stecken oder entfalten nicht die erhoffte Wirkung. Wichtige Herausforderungen sind:

Sektorengrenzen und Finanzierungslogik

Die strikte Trennung zwischen ambulant und stationär mit unterschiedlichen Zuständigkeiten (KVen vs. Krankenhausplanung) sowie getrennten Vergütungssystemen (EBM/GOÄ vs. DRG) erschwert echte Netzwerkbildung. Häufig stehen budgetäre Eigeninteressen einer kooperativen Gesamtoptik entgegen. Beispielsweise werden Vermeidungsgewinne durch Prävention ambulant erzielt, aber die Krankenhausfinanzierung verliert Erlöse – ohne geeignete Vertragskonstrukte fehlt der Anreiz zur Kooperation. Das klassische Fallpauschalensystem belohnte bislang Fallzahlen, nicht Vernetzung und Kooperation. Bislang mussten Netzwerke oft *Schattenbudgetierung* über Selektivverträge schaffen (wie der Shared-Savings-Vertrag im Kinzigtal). Ein weiteres Problem: Krankenkassen sind auf Bundesebene organisiert, regionale Netzwerke erfordern aber oft passgenaue Verträge je Region. Hier hat zwar der Innovationsfonds Projekte ermöglicht, aber nach Projektende scheitert die Überführung in Regelfinanzierung oft am fehlenden gesetzlichen Rahmen. Insgesamt ist die sektorale Zersplitterung nach wie vor eine strukturelle Barriere. Wir haben ein System, das Akteuren kaum Anreize zu echter sektorenübergreifender Versorgung gibt. Die Krankenhausreform 2025 versucht dem entgegenzuwirken, indem sie sektorenübergreifende

Einrichtungen (Level 1i) einführt – ob diese neuen Institutsformen die alten Grenzen überwinden, bleibt abzuwarten.

▪▪ Nachhaltigkeit und *„Projekt-itis"*

Viele Versorgungsnetzwerke beginnen als zeitlich befristete Innovationsprojekte, häufig gefördert durch den Innovationsfonds, Modellprogramme der Länder oder BMBF-Initiativen. Während der Förderperiode ist das Engagement oft hoch – doch nach Projektende droht die Netzwerkauflösung („Projekt-itis"), wenn keine Anschlussfinanzierung oder Transfer in die Regelversorgung gesichert ist. Derzeit fehlt es an einer strukturierten gesetzlichen Grundlage, die eine flächendeckende Verstetigung von erfolgreichen Projekten strukturiert fördert. Deshalb fordern Fachleute eine gesetzliche Grundlage sowie ein zentrales Überführungsinstitut zur Koordination (Hennig und Meyer 2025). Nur so können evidenzbasierte Innovationen dauerhaft in das Versorgungssystem integriert werden. Viele regionale Telemedizinprojekte – etwa in Teledermatologie oder Telepsychiatrie – überdauerten die Pilotphase nicht, weil eine Regelfinanzierung fehlte (Demirci et al. 2021). Ein weiterer Schlüsselfaktor für Nachhaltigkeit ist die institutionelle Verankerung: Netzwerke, die nicht über stabile Governance-Strukturen verfügen oder nur von Einzelpersonen getragen werden, zerfallen schnell, wenn diese Personen wegfallen. Modelle, die etwa als GmbH oder Genossenschaft organisiert sind, zeigen hingegen höhere Stabilität. In einer Studie über eHealth-Systeme wurden mehrere Faktoren identifiziert, die langfristigen Erfolg unterstützen: klare Governance, Nutzerakzeptanz, interoperable Technik und rechtliche Rahmenbedingungen (Hochwarter 2021). Analysen nachhaltiger Projekte zeigen: Förderprojekte bleiben nur dann erfolgreich, wenn Anschlussfinanzierung und Governance von Anfang an berücksichtigt werden.

▪▪ Technische und rechtliche Hürden

Trotz zahlreicher Digitalisierungsinitiativen bleibt die Interoperabilität zwischen Gesundheitssektoren eine der größten Hürden für Versorgungsnetzwerke. Selbst innerhalb einzelner Kliniken bestehen oftmals mehrere Informationssysteme, die nicht miteinander agieren können und damit manuelle Datenextraktion und -übertragung notwendig machen. Klinik-IT, Praxissoftware und Pflegedokumentation sind oft technisch inkompatibel, sodass strukturierter Datenaustausch kaum möglich ist (Pfob et al. 2023). Der Informationsfluss bleibt lückenhaft – viele Arztbriefe werden noch immer per Fax oder Post versendet. Auch die elektronische nationale Patientenakte (ePA) wurde bislang kaum genutzt. Erst mit der Umstellung auf das Opt-out-Verfahren Anfang 2025 wurde sie flächendeckend angelegt. Doch ihre tatsächliche Nutzung durch Leistungserbringer ist aktuell weiterhin gering (Stand August 2025) – nicht zuletzt, weil standardisierte Inhalte fehlen und Schnittstellen zu Primärsystemen oft unzureichend sind. Hinzu kommen rechtliche Unsicherheiten. Datenschutzanforderungen nach DSGVO und unklare Regelungen zur Schweigepflichtentbindung wirken in der Praxis als erhebliche Bremsfaktoren – sowohl für elektronische Konsile als auch für sektorübergreifende Fallakten. Die Einführung der ePA allein garantiert keine bessere Versorgung, wenn Nutzerakzeptanz und digitale Arbeitsabläufe fehlen.

▪▪ Kulturelle Hürden und fehlende digitale Kompetenzen

Auch kulturelle Faktoren erschweren die Zusammenarbeit: Netzwerkarbeit verlangt Vertrauen, Rollenflexibilität und klare Kommunikation. In der medizinischen Praxis stoßen solche Prinzipien auf gewachsene Hierarchien. Hausärztinnen und -ärzte etwa befürchten mitunter Kontrollverlust gegenüber Kliniken; umgekehrt tun sich Chefärztinnen und -ärzte schwer, externe Meinungen in Entscheidungsprozesse einzubinden. Studien aus dem TraumaNetzwerk zeigen: Integrative Führung und strukturierter Austausch können diese Hürden überwinden – doch das gelingt nur durch aktives Change-Management, gezielte Fortbildungen und gemeinsame Qualitätsformate (Ernstberger et al. 2018). Nicht zuletzt fehlen vielerorts digitale Kompetenzen. Fachpersonal wie Patientinnen und Patienten benötigen Schulungen im Umgang mit Telemedizin und digitalen Plattformen. Ohne gezielte Qualifizierungsstrategien bleibt der Nutzen digitaler Infrastruktur weit hinter dem Potenzial zurück (Hochwarter 2021; Kuhn 2018).

Governance und Pseudo-Netzwerke

Ein oft unterschätztes Hindernis für erfolgreiche Versorgungsnetzwerke ist die fehlende oder unklare Governance. Während in etablierten Versorgungsstrukturen klare Zuständigkeiten bestehen – etwa die Kassenärztlichen Vereinigungen (KVen) für die ambulante Versorgung und die Länder für die Krankenhausplanung – verschwimmen diese Rollen in Netzwerken. Wer trägt Verantwortung? Wer entscheidet? In der Praxis führt diese Unklarheit häufig dazu, dass sich zwar Arbeitsgruppen und Gremien bilden, konkrete Entscheidungen aber vertagt werden. Dies begünstigt sogenannte Pseudo-Netzwerke: Zusammenschlüsse, die formal existieren, aber weder Wirkung entfalten noch echte Steuerung leisten. Solche Netzwerke tauschen in erster Linie Absichtserklärungen aus – häufig ohne Budget, Verbindlichkeit oder Ergebnisverantwortung. Erfolgreiche Modelle – etwa *Gesundes Kinzigtal* – zeigen hingegen, wie es besser gehen kann: Dort übernimmt eine neutrale Managementgesellschaft die Steuerung, koordiniert sektorenübergreifend und ermöglicht transparente Entscheidungsfindung. Mit dem Krankenhausversorgungsverbesserungsgesetz (KHVVG) ist erstmals vorgesehen, dass Länder bestimmten Kliniken – z. B. Level-3-Krankenhäusern – koordinierende Aufgaben formell zuweisen können. Ob dies ausreicht, bleibt offen, denn auch die Selbstverwaltungsstrukturen in Deutschland stellen ein Hindernis dar: KVen, Krankenkassen und Klinikträger verteidigen teils strikt ihre eigenen Zuständigkeitsbereiche. Ohne neue, kooperative Steuerungsmodelle drohen viele Netzwerkinitiativen weiterhin im Zuständigkeitsvakuum zu scheitern.

7.7 Regulatorischer Rahmen und politische Steuerung

Netzwerkversorgung und Telemedizin können ihren vollen Nutzen nur entfalten, wenn der regulatorische Rahmen dies zulässt. Die letzten Jahre in Deutschland waren von umfassenden Reformen, Digitalisierungsinitiativen und politischen Vorhaben geprägt. In diesem Kapitel werden die zentralen Entwicklungen in folgenden Bereichen dargestellt: Krankenhausreform, Förderprogramme und der Koalitionsvertrag 2025.

7.7.1 Strukturvorgaben durch die Krankenhausreform

Mit dem Ende 2024 verabschiedeten Krankenhausversorgungsverbesserungsgesetz (KHVVG) wurden grundlegende strukturelle Veränderungen zur Sicherung einer qualitativen und flächendeckenden Krankenhausversorgung gesetzlich verankert. Zentral sind die Einführung von bundesweit einheitlichen *Leistungsgruppen* (60 somatische, 5 spezielle), denen im Rahmen der Landesplanung Krankenhäuser zugeordnet werden. Das Behandlungsspektrum der Krankenhäuser wird so klar definiert. Parallel dazu erfolgt anhand der Leistungsgruppen eine Einteilung in Versorgungslevel, verankert im § 6b des Krankenhausfinanzierungsgesetzes (KHG) und näher definiert in § 135d des Fünften Buches des Sozialgesetzbuches (SGB):

- **Level 1i** (integrierte Grundversorgung) – sektorenübergreifende kleinere Häuser mit stationärer und ambulanter Versorgung vor Ort
- **Level 1n** (Grund-/Notfallversorgung)
- **Level F** (Fachkrankenhaus)
- **Level 2** (Regel-/Schwerpunktversorgung)
- **Level 3** (Maximalversorgung, zentrale Koordinationsaufgaben)
- **Level 3U** (Maximalversorgung als Universitätsklinikum mit Forschung, Lehre, hochspezialisierten Zentren und überregionaler Patientenversorgung)

Insbesondere Level-1i-Einrichtungen sind als lokale Gesundheitszentren konzipiert, die stationäre, ambulante und pflegerische Angebote gemeinsam vorhalten – eine entscheidende Grundlage für vernetzte und wohnortnahe Versorgung. Level-3-Häuser können zudem koordinierende Rollen in regionalen Versorgungsnetzwerken übernehmen, was die Zusammenarbeit und Spezialisierung fördert. Level-3U-Kliniken erfüllen diese Aufgaben ebenfalls, verbinden sie jedoch mit universitärer Forschung, Lehre und hochspezialisierter Versorgung, wodurch sie auch überregionale und seltene Krankheitsbilder abdecken.

Insgesamt schafft das KHVVG einen für Versorgungsnetzwerke günstigen Ordnungsrahmen: Die Spezialisierung und Überweisungspflicht („wer Kriterium X nicht erfüllt, muss Patienten weiterleiten") begünstigen institutionalisierte Kooperation und Netzwerkbildung. Kritiker sehen Umsetzungsprobleme in der föderalen Praxis, zumal viele Übergangsfristen bis in die 2030er Jahre reichen werden. Nichtsdestotrotz werden Netzwerkstrukturen erstmals ausdrücklich in die Versorgungsplanung integriert.

Mit dem Krankenhausreformanpassungsgesetz (KHAG) liegt seit 5. August 2025 ein Referentenentwurf vor, der u. a. Fristverschiebungen vorsieht; nach derzeitigem Stand soll die Einführung der Vorhaltevergütung auf 2028 verschoben werden.

7.7.2 Förderung durch Innovationsfonds, KHZG, Transformationsfonds

Mehrere Förderprogramme haben die Entwicklung neuer Versorgungsformen und die Digitalisierung vorangetrieben:

- **Innovationsfonds**: Seit 2016 werden jährlich bis zu 300 Mio. € für innovative Versorgungsmodelle bereitgestellt. Viele telemedizinische und Netzwerk-Projekte konnten evidenzbasiert erprobt werden. Ein häufiges Problem bleibt jedoch die fehlende Überführung funktionierender Modelle in die Regelversorgung – der Fonds fördert zwar Anschub, aber die Verstetigung ist oft ungeklärt. Eine institutionelle Verstetigung ab 2025 ist politisch vorgesehen.
- **Krankenhauszukunftsgesetz (KHZG)**[2]: Mit 4,3 Mrd. € förderten Bund und Länder seit 2020 die Digitalisierung v. a. durch Anschaffung moderner IT, Patientenportale, telemedizinische Ausstattung und Aufbau interoperabler Systeme. Nahezu alle förderfähigen Krankenhäuser haben partizipiert und die technische Basis für Netzwerkstrukturen wurde erheblich verbessert. Folgerichtig stellt sich derzeit die Frage nach der Verstetigung dieser Investitionen.
- **Transformationsfonds**: Im Zuge der Krankenhausstrukturreform ist ein 50 Mrd. € umfassender Fonds (Bund/Länder) für Umbauten, Verbundbildung und Personalentwicklung vorgesehen. Auch die Infrastruktur für Netzwerke (digitale Plattformen, Koordinationsstellen, Netzwerkarbeiter-Weiterbildung) kann dadurch gefördert werden. Die konkrete Umsetzung und Zuweisung der Mittel ist noch offen und z. T. föderal strittig.

Hinzu kommen Strukturfonds für Umbau/Schließung sowie zahlreiche Landesprogramme, die speziell telemedizinische Infrastruktur, Piloten und regionale Vernetzungsinitiativen fördern. Entscheidend bleibt, dass diese Investitionen in nachhaltige Versorgungsverbesserungen übersetzt werden.

7.7.3 Koalitionsvertrag 2025 (CDU/CSU/SPD) – Kernpunkte zu Versorgungsnetzwerken und Digitalisierung

Mit dem Koalitionsvertrag 2025 werden Kernpunkte zu Versorgungsnetzwerken und Di-

2 ► https://www.bundesgesundheitsministerium.de/fileadmin/Dateien/3_Downloads/Gesetze_und_Verordnungen/GuV/K/bgbl1_S.2208_KHZG_28.10.20.pdf.

gitalisierung bis in das Jahr 2029 skizziert (CDU, CSU, SPD 2025). Der Vertrag setzt auf evolutionäre, nicht disruptive Veränderungen, insbesondere bei Digitalisierung, Versorgungsnetzwerken und sektorenübergreifender Versorgung, während die Finanzierung weiterhin ungeklärt bleibt.

▪▪ Krankenhausstruktur und regionale Versorgung

Die Koalition bekräftigt die Ziele der aktuellen Krankenhausreform und strebt eine flächendeckende Grund- und Notfallversorgung an. Kommunale Krankenhäuser sowie neue, kooperative Versorgungsmodelle werden gestärkt. Die geplante Erweiterung von Leistungsgruppen (u. a. nach dem Vorbild aus NRW) soll die Qualität sichern. Modellregionen und sektorenübergreifende Planung werden betont, bleiben in der Ausgestaltung aber vage.

▪▪ Digitalisierung und Telematik

Kernvorhaben sind die Einführung der verpflichtenden elektronischen Patientenakte (ePA, „Opt-out"-Regel), der Ausbau interoperabler IT-Strukturen und die Neuausrichtung der Gematik zur Digitalagentur. Telemedizinische Angebote sollen gezielt in ländlichen Regionen gefördert werden. Digitale Gesundheits- und Pflegeanwendungen werden implizit unterstützt.

▪▪ Versorgungsnetzwerke und sektorübergreifende Versorgung

Die Überwindung von Sektorengrenzen erhält hohen Stellenwert, z. B. durch Hybrid-DRGs und integrierte Versorgungspfade. Die Verzahnung von Haus- und Fachärzten, Kliniken sowie Pflege- und Therapieeinrichtungen soll ausgebaut werden. Versorgungsnetzwerke – etwa kommunale oder regionale Verbünde – werden förderpolitisch hervorgehoben, ihre dauerhafte Verankerung bleibt jedoch von nachhaltiger Finanzierung abhängig.

▪▪ Personalstrategie

Zur Fachkräftesicherung sieht der Vertrag einen Ausbau der Bildungs- und Weiterbildungsplätze in Gesundheitsberufen sowie die Förderung neuer Berufsrollen wie Advanced Practice Nurses und Physician Assistants vor. Digitale Kompetenzen sollen curricular verpflichtend verankert werden.

▪▪ Finanzierung und Unsicherheiten

Die Finanzierung bleibt problematisch: Konkrete Gegenfinanzierungsmodelle fehlen; eine Finanzkommission soll bis 2027 Lösungen erarbeiten. Dies wird von Verbänden kritisiert, da so Innovations- und Investitionsspielräume für Versorgungsnetzwerke eingeschränkt bleiben.

Insgesamt setzt die Politik evolutionäre, keine revolutionären Akzente. Für Netzwerkstrukturen bedeutet das: deutlich verbesserte Rahmenbedingungen, aber die dauerhafte Verankerung ist von der konsequenten Umsetzung und nachhaltigen Finanzierungsmodellen abhängig.

7.8 Implikationen und Handlungsempfehlungen

Auf Basis der Evidenz, der Praxisbeispiele und des regulatorischen Rahmens leiten wir im nächsten Schritt priorisierte Handlungsempfehlungen für Politik, Kostenträger und Leistungserbringer ab. Um die bisher aufgezeigten Voraussetzungen und Handlungsempfehlungen in die Praxis zu überführen, müssen alle Akteure gemeinsam und konsequent handeln. Nur so kann die Netzwerkversorgung in den kommenden Jahren flächendeckend etabliert und nachhaltig gesichert werden.

▪▪ Rahmenbedingungen schaffen

Dauerhaft tragfähige Versorgungsnetzwerke entstehen nur, wenn Politik, Kostenträger und Leistungserbringer gemeinsam verlässliche und verbindliche Rahmenbedingungen schaffen. Dies umfasst verpflichtende Kooperationsaufträge, kontinuierliche Messung der Ergebnis- und Prozessqualität sowie eine verlässliche Finanzierung der Vorhaltekosten. Modellprojekte wie „Gesundes Kinzigtal“ zeigen, dass ein solches Fundament sowohl medizinische Qualität sichert als auch Ressourcen effizient einsetzt. Um die Überführung erfolgreicher Pilotprojekte in die Regelversorgung zu gewährleisten, braucht es realistische Verstetigungspläne und eine klare gesetzliche Grundlage für den Transfer in die Regelversorgung.

▪ ▪ Gemeinsame Ziele formulieren und Governance-Strukturen festlegen

Erfolgreiche Versorgungsnetzwerke basieren auf klaren, Outcome-orientierten Zielmetriken (etwa Mortalität, patient-reported outcomes, Kosteneffizienz) und einer institutionalisierten Steuerungsstruktur. Das Krankenhausversorgungsverbesserungsgesetz eröffnet den Ländern hierfür zwei Hebel: Zum einen können sie Level-3U-Zentren – ersatzweise Level-3-Standorte – mit Koordinierungs- und Vernetzungsaufgaben betrauen, insbesondere mit der Konzeption und Koordinierung regionaler, auch telemedizinischer Netzwerke (ohne allgemeine 24/7-Erbringungspflicht). Zum anderen können sie Standorte als Einrichtungen der sektorenübergreifenden Grundversorgung (Level 1i) bestimmen und damit in die landesrechtliche Planung integrieren; hierbei werden die maßgeblichen Akteure, einschließlich der Kassenärztlichen Vereinigung, im Benehmen beteiligt. Auf dieser Grundlage lassen sich telemedizinische Angebote regional koordinieren, ambulant-stationäre Schnittstellen strukturieren, standardisierte Behandlungspfade etablieren und regionale Qualitätsziele im Rahmen der gesetzlichen Vorgaben und der Vereinbarungen der Selbstverwaltung verbindlich verankern.

▪ ▪ Digitale Infrastruktur etablieren und Datenintegration vorantreiben

Flächendeckende Versorgung setzt voraus, dass sektorenübergreifend klinische Daten verfügbar sind und ärztliches Handeln digital unterstützt wird. Seit April 2025 werden alle gesetzlich Versicherten mit einer Opt-out-ePA ausgestattet; parallel harmonisiert die European-Health-Data-Space-(EHDS-)Verordnung Schnittstellen und Terminologien auf europäischer Ebene. HL7-FHIR-basierte Schnittstellen gewährleisten zukünftig, dass Patientenakten, Praxis- und Krankenhaus-IT mit DiGA, Disease-Management-Programmen und klinischer Entscheidungsunterstützung (CDSS) interoperabel zusammenarbeiten. Digitale Patientensteuerung, App-basierte Triage, strukturierte DMP-Module sowie KI-gestützte CDSS werden so in den ärztlichen Workflow integriert und vermeiden Medienbrüche.

Für die notwendige Transformation sind Fördermittel wie der Transformationsfonds (50 Mrd. €, ab 2026) vorgesehen, die gezielt in Netzwerk-IT, Telekonsil-Infrastruktur und Klinikverbünde investiert werden. Damit die Potenziale dieser Technologien tatsächlich genutzt werden, ist eine künftig koordinierte und konsequente Umsetzung durch alle Akteure erforderlich, die bisher oft fehlte.

▪ ▪ Finanzierungsmodelle weiterentwickeln und Anreize setzen

Die Einführung der Vorhaltevergütung (Vorhaltebudgets) soll mengeninduzierte Anreize dämpfen und dazu beitragen, Strukturen der Grund- und Notfallversorgung zu einem relevanten Anteil unabhängig von Fallzahlen abzusichern; daneben bleibt eine leistungsorientierte Vergütung zunächst jedoch bestehen. Capitation-Ansätze können als internationale Best Practice zur Prävention, Koordination und Digitalisierung Orientierung geben, in Deutschland bestehen hierfür derzeit nur begrenzte Modellmöglichkeiten (v. a. § 64b SGB V für die psychiatrische Versorgung), kein flächendeckendes Regelmodell. Erfahrungen integrierter Systeme (z. B. Kaiser Permanente) deuten auf Effizienzgewinne hin, ersetzen aber zurzeit nicht die deutschen Rechtsgrundlagen.

7

Personal qualifizieren und Akzeptanz fördern

Erfolgsentscheidend ist qualifiziertes Personal mit geeigneten digitalen und intersektoralen Kompetenzen. Die WHO prognostiziert bis 2030 einen erheblichen Fachkräftemangel in Europa, und Pilotprojekte und Studien empfehlen neben der Schaffung dezidierter Qualifizierungen und Studiengängen die Weiterentwicklung der Berufsbilder. Digitalkompetenzen müssen verpflichtend in Aus-, Weiter- und Fortbildung integriert werden, flankiert durch finanzielle Mittel aus dem Krankenhaus-Transformationsfonds für Personalentwicklung und Netzwerkqualifikationen. Rotationsprogramme und Fellowships sollen strukturiert implementiert werden, um Know-how-Transfer in die Versorgungspraxis zu stärken.

Evaluationskultur stärken und Lernen ermöglich

Kontinuierliche Evaluation und transparente Rückmeldung der Outcome- und Prozessdaten sind die Grundlage einer lernenden Netzwerkorganisation. Audits und regelmäßiges Benchmarking fördert nachhaltige Verbesserungen. Um dauerhaft erfolgreich zu sein, müssen diese Evaluationsprozesse institutionalisiert und in die alltäglichen Abläufe integriert werden, sodass Netzwerke kontinuierlich aus Erfahrungen lernen und sich flexibel an neue Herausforderungen anpassen können.

7.9 Ausblick

Die kommenden Jahre markieren eine entscheidende Phase für die digitale Transformation des Gesundheitswesens. Digitale Technologien – insbesondere KI-basierte Systeme, automatisierte Entscheidungsunterstützung und vernetzte Plattformlösungen – entwickeln sich mit rasanter Geschwindigkeit. Ihr Potenzial, medizinische Prozesse präziser, effizienter und proaktiver zu gestalten, ist enorm: Von der frühzeitigen Risikoerkennung über individualisierte Behandlungspfade bis zur dynamischen Steuerung ganzer Versorgungsnetzwerke. Diese Entwicklung eröffnet völlig neue Möglichkeiten einer lernenden, datengetriebenen und patientenzentrierten Versorgung.

Doch dieser Fortschritt ist mit den Strukturen, Denkweisen und Routinen der Vergangenheit nicht zu realisieren. Ein fundamentaler Wandel ist erforderlich – in Organisation, Qualifizierung und Haltung. Das Silodenken, das bisher viele Versorgungsprozesse geprägt hat, muss durch eine kooperative Netzwerklogik ersetzt werden. Akteure benötigen nicht nur technisches Know-how, sondern ein neues Verständnis ihrer Rollen im digital unterstützten Versorgungssystem. Intersektorale Zusammenarbeit, gemeinsame Verantwortungsübernahme und kontinuierliche Weiterentwicklung müssen zum Selbstverständnis werden.

Gelingt dieser Wandel – getragen von politischer Entschlossenheit, technologischer Offenheit und professioneller Weiterbildung –, kann Deutschland den Übergang zu einem resilienten, integrierten Gesundheitssystem schaffen. Die Chance liegt darin, digitale Innovation nicht nur als Werkzeug, sondern als Motor für eine grundlegend neue Versorgungsrealität zu begreifen.

Literatur

Birk HO, Vrangbæk K, Rudkjøbing A, Krasnik A, Eriksen A, Richardson E, Jervelund SS (2024) Denmark: Health System Review. Health Syst Transit 26(1):1-186. PMID: 38841877.

Blätzinger M (2019) Teleradiologie im TraumaNetzwerk DGU. Unfallchirurg 122(9):676–682

Carini E, Villani L, Pezzullo AM, Gentili A, Barbara A, Ricciardi W, Boccia S (2021) The impact of digital patient portals on health outcomes, system efficiency, and patient attitudes: updated systematic literature review. J Med Internet Res 23(9):e26189

Carron T, Domeisen Benedetti F, Fringer A, Fierz K, Peytremann-Bridevaux I (2023) Integrated care models in Swiss primary care: An embedded multiple case study. J Eval Clin Pract 29(6):1025–1038

CDU, CSU, SPD (2025) Verantwortung für Deutschland Koalitionsvertrag zwischen CDU, CSU und SPD. https://www.koalitionsvertrag2025.de/sites/www.koalitionsvertrag2025.de/files/koav_2025.pdf

Demirci S, Kauffeld-Monz M, Schaat S (2021) Perspektiven für die Telemedizin: Voraussetzungen der Skalierung und Marktpotenzial: Eine Studie im Auftrag des Bundesministeriums für Wirtschaft und Energie im Rahmen der Begleitforschung zum Technologieprogramm „Smarte Datenwirtschaft". Institut für Innovation und Technik (iit) in der VDI/VDE Innovation+ Technik (https://www.iit-berlin.de/wp-content/uploads/2021/07/2021_10_06_Telemed-Studie.pdf)

Ernstberger A, Koller M, Zeman F, Kerschbaum M, Hilber F, Diepold E, Loss J, Herbst T, Nerlich M (2018) A trauma network with centralized and local health care structures: Evaluating the effectiveness of the first certified Trauma Network of the German Society of Trauma Surgery. PLoS ONE 13(3):e194292 (Trauma Centers of the Trauma Network of Eastern Bavaria (TraumaNetzwerk Ostbayern – TNO))

Farin-Glattacker E, Schubert I, Stelzer D, Siegel A, Köster I, Mehl C, Ihle P, Günster C, Dröge P, Klöss A (2021) 10-Jahres-Evaluation der populationsbezogenen integrierten Versorgung Gesundes Kinzigtal: Die INTEGRAL-Studie. Dtsch Ärztebl 118:27–28

Filliettaz SS, Berchtold P, Kohler D, Peytremann-Bridevaux I (2018) Integrated care in Switzerland: Results from the first nationwide survey. Health Policy 122(6):568–576

Geraedts M, Mehl C, Schmitz J, Siegel A, Graf E, Stelzer D, Farin-Glattacker E, Ihle P, Köster I, Dröge P (2020) Entwicklung eines Indikatorensets zur Evaluation der Integrierten Versorgung Gesundes Kinzigtal. Z Evid Fortbild Qual Gesundhwes 150:54–64

Healthcare Denmark (2024) Digitalisation in Danish Healthcare. https://healthcaredenmark.dk/media/sghmh0in/digitalisation_2024_onlineversion.pdf. Zugegriffen: 21. Aug. 2025

Hennig K, Meyer M (2025) Transfer innovativer Versorgungskonzepte Wie kann eine Verstetigung erfolgreich erprobter Versorgungskonzepte gelingen? https://dgiv.org/wp-content/uploads/2025/06/2025_04_24_Denkpapier_Ueberfuehrung-WM-KH.pdf. Zugegriffen: 21. Aug. 2025

Hochwarter S (2021) Sociotechnical challenges of eHealth technology for patient self-management: A systematic review. arXiv Preprint arXiv:2102.07119

Hsueh L, Huang J, Millman AK, Gopalan A, Parikh RK, Teran S, Reed ME (2021) Disparities in use of video telemedicine among patients with limited English proficiency during the COVID-19 pandemic. JAMA Netw Open 4(11):e2133129. https://doi.org/10.1001/jamanetworkopen.2021.33129

Kaiser Permanente Institute for Health Policy Integrated Care Stories: Meeting patients' needs through telehealth. https://www.kpihp.org/integrated-care-stories/telehealth/. Zugegriffen: 22. Aug. 2025

Kuhn S (2018) Medizin im digitalen Zeitalter: Transformation durch Bildung. Dtsch Ärztebl 115(14): A633–A638

Leitner MA, Hubert GJ, Paternoster L, Leitner MI, Rémi JM, Trumm C, Haberl RL, Hubert ND (2024) Clinical outcome of rural in-hospital-stroke patients after interhospital transfer for endovascular therapy within a telemedical stroke network in Germany: A registry-based observational study. BMJ Open 14(1):e71975

McKinsey Digital (2021) Digitization in healthcare: The CHF 8.2 billion opportunity for Switzerland. https://www.mckinsey.com/ch/~/media/mckinsey/locations/europe%20and%20middle%20east/switzerland/our%20insights/digitization%20in%20healthcare/digitization%20in%20healthcare%20%20the%20chf%2082%20billion%20opportunity%20for%20switzerland%20en.pdf. Zugegriffen: 21. Aug. 2025

Neft F, Kappler KE, Dohmen SM, Juhra C, Sperling K, Bause D, Smolnik S (2022) Expertise in die Fläche bringen: Analyse der Covid-19-Telekonsile und szenariobasierte Handlungsempfehlungen. HMD 59(6):1564–1576

OECD (2024) Health at a Glance: Europe 2024 State of Health in the EU Cycle. https://www.oecd.org/content/dam/oecd/en/publications/reports/2024/11/health-at-a-glance-europe-2024_bb301b77/b3704e14-en.pdf. Zugegriffen: 21. Aug. 2025

Pfob A, Griewing S, Seitz K, Hillen C, Becker S, Bayer C, Wagner U, Fasching P, Wallwiener M (2023) Current landscape of hospital information systems in gynecology and obstetrics in Germany: A survey of the commission Digital Medicine of the German Society for Gynecology and Obstetrics. Arch Gynecol Obstet 308(6):1823–1830

Reed M, Huang J, Somers M, Hsueh L, Graetz I, Millman A, Muelly E, Gopalan A (2023) Telemedicine versus in-person primary care: treatment and follow-up visits. Ann Intern Med 176(10):1349–1357. https://doi.org/10.7326/M23-1335

Schubert I, Siegel A, Graf E, Farin-Glattacker E, Ihle P, Köster I, Stelzer D, Mehl C, Schmitz J, Dröge P (2019) Study protocol for a quasi-experimental claims-based study evaluating 10-year results of the population-based integrated healthcare model ‚Gesundes Kinzigtal' (Healthy Kinzigtal): The INTEGRAL study. BMJ Open 9(1):e25945

Spering C, Bieler D, Ruchholtz S, Bouillon B, Hartensuer R, Lehmann W, Lefering R, Düsing H (2023) Evaluation of the interhospital patient transfer after implementation of a regionalized trauma care system (TraumaNetzwerk DGU®) in Germany. Front Med 10:1298562 (Committee on Emergency Medicine, I C and T M (Sektion N) of the G T S (DGU))

Taheri S, Peters N, Zietz A, Abel B, Hubert G, Barinka F, Wiestler H, Kovacic I, Linker R, Schlachetzki F (2023) Clinical course and recurrence in Transient Global Amnesia: a study from the TEMPiS Telestroke Network. J Clin Neurol 19(6):530

WHO – World Health Organization (2022) Regional digital health action plan for the WHO European Region 2023–2030. Meeting Report. https://www.who.int/europe/publications/i/item/EUR-RC72-5 Zugegriffen: 02. Feb 2025

Wiestler H, Zickler P, Erdur H, Abu-Mugheisib M, Kallmünzer B, Klingner C, Müller-Barna P, Hubert G, Gumbinger C, Worthmann H (2024) Recommendations for the organization of the teleconsultation service in a telestroke network. Neurol Res Pract 6(1):24

7

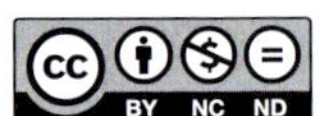

Krankenhausreformen umsetzen: Mit Kommunikation und Dialog zu gesellschaftlich tragfähigen Lösungen

Frank Brettschneider, Johannes Fischer und Tiziana Schuster

Inhaltsverzeichnis

D. Scheller-Kreinsen et al. (Hrsg.), *Krankenhaus-Report 2026*,
https://doi.org/10.1007/978-3-662-73132-1_8

Zusammenfassung

Die Krankenhausreform ist eine große Herausforderung: Sie verlangt nicht nur eine medizinische und ökonomische Neuausrichtung, sondern auch gesellschaftliche Akzeptanz. Fachlich ist oft klar, was zu tun ist – doch politischer Druck, emotionale Widerstände und fehlende kommunikative Steuerung führen dazu, dass selbst gute Strategien nicht umgesetzt werden. In einer Befragung nennen Experten aus dem Krankenhausbereich Kommunikation als entscheidenden Hebel für den Erfolg von Transformationsprozessen: Vier der fünf am häufigsten genannten Erfolgsfaktoren betreffen kommunikative Aspekte. Dazu zählt die verständliche Information der Öffentlichkeit. Hinzu kommen der Dialog mit den Entscheidungsgremien sowie mit den Betroffenen und den Kritikern. Gesellschaftlich tragfähige Lösungen lassen sich vor allem dann finden, wenn Information und Dialog in einem systematischen Kommunikationsmanagement geplant und umgesetzt werden.

Hospital reform is a major challenge: It requires not only medical and economic restructuring, but also social acceptance. From a technical point of view, it is often clear what needs to be done – but political pressure, emotional resistance, and poor communication management mean that even good strategies are not implemented. In a survey, experts from the hospital sector cited communication as a decisive lever for the success of transformation processes: Four of the five most frequently cited success factors relate to communication aspects. These include providing the public with understandable information. It is also important to engage in dialogue with decision-makers, those affected and with critics. Societally acceptable solutions can be found above all when information and dialogue are planned and implemented in a systematic communication management process.

8

8.1 Kommunikation als strategischer Erfolgsfaktor

Die Reform des deutschen Krankenhaussystems prägt schon seit langer Zeit die politische Debatte auf allen Ebenen – Bund, Länder, Landkreise und Kommunen. Neben der Finanzierung stellt auch der Fachkräftemangel im medizinischen und im pflegerischen Bereich eine Herausforderung dar. Dass der Veränderungsdruck enorm ist und dass es einen dringenden Reformbedarf gibt, darüber sind sich die meisten Experten einig – Politiker, Gesundheitsökonomen und Mediziner gleichermaßen. Auch besteht überwiegend Konsens darüber, wo angesetzt werden muss und was die wesentlichen Stellhebel für den Weg aus der Krise sind: Demnach steht die Konzentration und Spezialisierung von Leistungen in größeren Zentren im Mittelpunkt der notwendigen Transformation. Das soll die Versorgung sichern, die Behandlungsqualität verbessern und gleichzeitig die Effizienz steigern. Unterstützt und beschleunigt wird dieser Prozess durch die großen Trends der Ambulantisierung und Digitalisierung. Die Verzahnung von stationären und ambulanten Leistungen in sektorenübegreifenden Gesundheitsversorgern sowie telemedizinische Angebote sollen zukünftig die Grundversorgung in der Fläche gewährleisten.

Was die Krankenhausreform auf Systemebene abstrakt fordert, trifft einzelne Kliniken vor Ort oft mit voller Wucht. Es fehlen ihnen zunehmend sowohl die personellen als auch die finanziellen Ressourcen, um die gewohnte Versorgung weiterhin sicherzustellen. Mit steigenden Strukturvorgaben und der bevorstehenden Einführung der Leistungsgruppen nimmt der Transformationsdruck weiter zu. Schon heute können viele Krankenhäuser manche Leistungen nicht mehr erbringen. Doch obwohl der Druck weiter zunimmt, kommt die notwendige Transformation vielerorts noch nicht bzw. nicht richtig in Gang.

Nach Einschätzung der Expertinnen und Experten, die für die Studie *Krankenhaus-Ra-*

dar 2025 (Crunchtime Communications und Universität Hohenheim 2025) befragt wurden, hat rund ein Viertel der Krankenhäuser die dringend benötigte Transformation noch gar nicht begonnen. Weitere gut 50 % sehen die Experten zwar bereits in der laufenden Transformation, viele davon stehen jedoch noch am Anfang.

Angesichts der zu erwartenden Kritik zögern insbesondere im kommunalpolitischen Raum viele Entscheider, konsequente Beschlüsse zu fassen und umzusetzen. Denn Veränderungen im Krankenhausumfeld sind vermeintlich unpopulär. Sie ziehen große Aufmerksamkeit der internen und der externen Stakeholder auf sich. Hohe Emotionalität, gesellschaftliche Relevanz und individuelle Betroffenheit sorgen für ein großes Informationsbedürfnis. Patientinnen und Patienten, Mitarbeitende und die Öffentlichkeit beobachten sensibel jedes Detail und jede Äußerung. Nicht selten formieren sich massive Widerstände.

Vor diesem Hintergrund rückt die Frage in den Fokus, wie Transformationsvorhaben im Krankenhausumfeld nicht nur fachlich, sondern auch gesellschaftlich tragfähig umgesetzt werden können. Fachlich tragfähig bedeutet: medizinisch sinnvoll, ökonomisch darstellbar, organisatorisch machbar. Gesellschaftlich tragfähig bedeutet: von den zentralen Akteuren – politisch Verantwortlichen, Klinikleitungen, Mitarbeitenden, aber auch von Patienten und Bevölkerung – verstanden, akzeptiert und mitgetragen. Denn auch die fachlich beste Strategie kann ohne die Akzeptanz und Unterstützung der Mehrheit der internen und externen Stakeholder nicht erfolgreich umgesetzt werden. Information und Dialog sind der Schlüssel, um diese notwendige Akzeptanz und Unterstützung zu gewinnen und damit ein kritischer Erfolgsfaktor für Transformationsvorhaben im Krankenhausumfeld.

Im Folgenden gehen wir daher vier Fragen nach:

1. Welchen Stellenwert räumen Expertinnen und Experten aus dem Krankenhausbereich der Kommunikation für den Erfolg von Transformationsprozessen ein? Dazu haben wir 16 Personen befragt.
2. Welche Empfehlungen für Transformationskommunikation ergeben sich aus den Erkenntnissen der Experten und aus der entsprechenden kommunikationswissenschaftlichen Forschung für die Ebene des Krankenhausmanagements?
3. Wie lassen sich die kommunikationswissenschaftlichen Erkenntnisse zu einem systematischen Kommunikationsmanagement auf den Krankenhausbereich übertragen?
4. Wie kann dialogorientierte Kommunikation auf der gesellschaftlichen Ebene zu tragfähigen Lösungen führen? Dazu beschreiben wir das Bürgerforum zur Zukunft der Kliniken im Ostalbkreis.

8.2 Der Stellenwert der Kommunikation für Transformationen

Welchen Stellenwert Expertinnen und Experten aus dem Krankenhausbereich der Kommunikation für den Erfolg von Transformationsprozessen einräumen, haben wir im *Krankenhaus-Radar 2025* ermittelt. Dabei handelt es sich um eine gemeinsame Studie der Universität Hohenheim und der Kommunikationsberatung Crunchtime Communications. Die qualitative Umfrage basiert auf leitfadengestützten Interviews mit 16 Fachleuten aus Klinikmanagement, Beratung und angrenzenden Bereichen. Sie wurde im Zeitraum Februar bis April 2025 durchgeführt. Ziel war es, ein verdichtetes Lagebild der Transformation in deutschen Krankenhäusern zu zeichnen und dabei einen besonderen Fokus auf die Rolle der Kommunikation zu legen.

Die Ergebnisse liefern ein klares Bild: Die Expertinnen und Experten beschreiben einen enormen Reformdruck, aber die Umsetzung komme vielerorts nur schleppend voran. Kommunikation wird dabei von den Befragten zwar nicht als der einzige, aber als der entscheidende Erfolgsfaktor gesehen – sowohl für die politische Beschlussfassung als auch für die praktische Umsetzung.

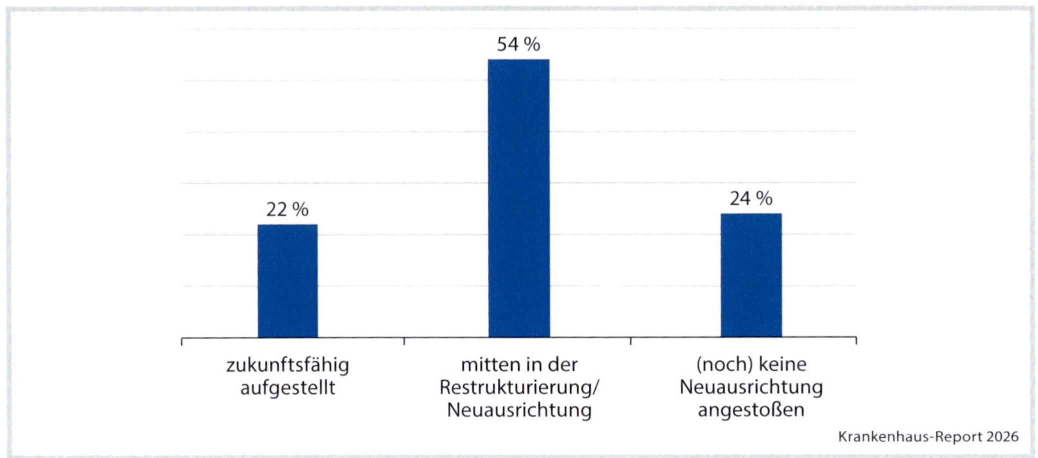

Abb. 8.1 Trotz des massiven Veränderungsdrucks hat nach Einschätzung der Experten rund ein Viertel der Krankenhäuser mit der notwendigen Transformation noch gar nicht begonnen

8

Hoher Handlungsdruck, aber zögerliche Umsetzung

Die befragten Expertinnen und Experten beschreiben die Situation der deutschen Krankenhäuser als „existenzielle Krise". Strukturelle Defizite, Fachkräftemangel und steigende regulatorische Anforderungen machen tiefgreifende Veränderungen unausweichlich. Gleichzeitig zeigt sich ein eklatanter Widerspruch: Rund ein Viertel der Krankenhäuser hat nach Einschätzung der Befragten die notwendige Transformation noch gar nicht eingeleitet, weitere 50 % befinden sich zwar in laufenden Restrukturierungsprozessen, doch vielfach noch am Anfang. Nur ein knappes Viertel gilt als bereits zukunftsfähig aufgestellt (Abb. 8.1).

Auffällig ist der Unterschied zwischen verschiedenen Trägerstrukturen: Private Krankenhäuser und große Maximalversorger seien häufig deutlich weiter, „weil sie freier von lokalpolitischen Zwängen agieren und ihre Strategien kontinuierlicher anpassen", so ein Interviewpartner. Demgegenüber verharren kommunale Träger oft im Abwarten, gebremst von der Sorge vor öffentlichem Widerstand und den politischen Auseinandersetzungen auf Landkreisebene.

Wissen ist vorhanden – das Problem liegt in der politischen Entschlossenheit

Ein zentrales Ergebnis der Studie: Es fehlt nicht am Wissen über notwendige Maßnahmen. Das Krankenhausmanagement und die Träger sind sich der Lage bewusst und wissen, was zu tun ist. Die Hürde besteht vielmehr in der politischen Umsetzung. Vor allem kommunale Entscheidungsträger zögern – häufig aus Angst vor öffentlichem Druck, Kritik oder Protesten. Oft werden tiefgreifende Reformen erst beschlossen, wenn eine finanzielle Notlage keine andere Wahl lässt. „Erst, wenn man in den Schlund der Insolvenz schaut, ist die Kommunalpolitik bereit für tiefgreifende Veränderungen", fasst ein Befragter pointiert zusammen.

Diese Dynamik ist hoch problematisch: Wer Entscheidungen erst trifft, wenn die Krise bereits offen ausgebrochen ist, verliert Spielräume für Planung und vor allem für Kommunikation. Dann bleibt häufig nur noch das wirtschaftliche Argument, wobei dieses bei Veränderungen in der Gesundheitsversorgung in der Öffentlichkeit auf wenig Verständnis stößt.

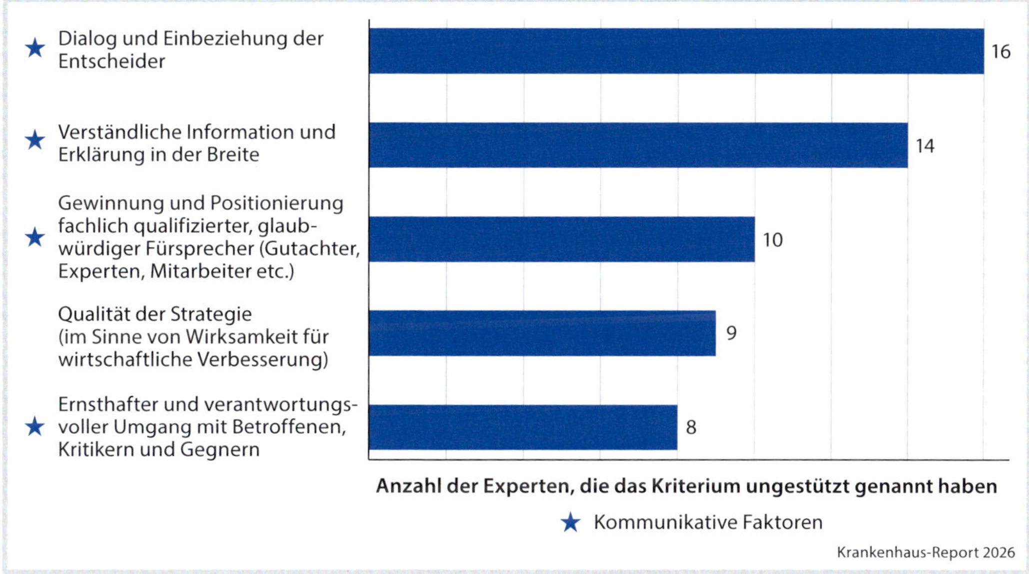

Abb. 8.2 Vier der fünf am häufigsten genannten Erfolgsfaktoren für Transformationsprozesse beziehen sich auf die Kommunikation

Kommunikation ist der wichtigste Erfolgsfaktor

Über alle Interviews hinweg wird Kommunikation als der entscheidende Hebel für den Erfolg von Transformationsprozessen gesehen. Vier der fünf am häufigsten genannten Erfolgsfaktoren betreffen kommunikative Aspekte; sie sind hier kursiv dargestellt (s. auch Abb. 8.2):

1. *Dialog und Einbeziehung der Entscheidungsgremien*
2. *Verständliche Information für die breite Öffentlichkeit*
3. *Gewinnung glaubwürdiger Fürsprecher*
4. Die inhaltliche Qualität der Strategie
5. *Ein verantwortungsvoller Umgang mit Betroffenen und Kritikern.*

Ein Experte bringt es auf den Punkt: „Kommunikation ist der Schlüssel, um ganz viel zu heilen, zu begleiten oder auch zu steuern." Eine andere Befragte ergänzt: „Selbst mit der besten Strategie kommt man nicht durch, wenn man die Menschen nicht mitnimmt." Dieses Urteil deckt sich mit internationalen Studien zur Veränderungskommunikation: In 70 bis 80 % der Fälle scheitern Transformationsprozesse nicht an der Strategie, sondern an fehlender Akzeptanz (u. a. McKinsey 2015; Lauer 2020; Change Strategists 2021). Damit ist Kommunikation für den Erfolg von Transformationsprozessen eine notwendige Bedingung, aber sie ist natürlich nicht ausreichend: Gute Kommunikation kann eine unzureichende inhaltliche Substanz nicht ersetzen.

Zielgruppenfokus: Entscheider und direkt Betroffene im Zentrum

Die Analyse der Stakeholder zeigt ein differenziertes Bild: Lautstarke Stimmen aus der Öffentlichkeit und aus lokalen Bürgerinitiativen dominieren häufig die Debatte, haben aber nur begrenzten formalen Einfluss auf Entscheidungen. Die eigentlichen Weichen werden in Aufsichtsräten, Kreistagen und von Landräten gestellt. Diese Gremien müssen überzeugt und handlungsfähig gehalten werden – nicht zuletzt, weil sie politische Mehrheiten sichern und Entscheidungen rechtlich verankern.

Zugleich sind interne Gruppen, insbesondere Führungskräfte und Mitarbeitende, Schlüsselakteure für Akzeptanz und Umsetzung. Sie sind nicht nur am stärksten von Veränderungen betroffen, sondern prägen auch die tägliche Funktionsfähigkeit und die Glaubwürdigkeit gegenüber Patientinnen und Patienten sowie der Öffentlichkeit. Wer diese Gruppen nicht kontinuierlich informiert, einbezieht und befähigt, riskiert Widerstände, Abwanderung und Reibungsverluste in der Umsetzung.

▪▪ Kritik und Widerstand sind unvermeidbar

Die Studie macht deutlich: Widerstand gehört zu tiefgreifenden Reformen dazu. Selbst mit umfassender und gut gemachter Kommunikation lassen sich nicht alle Menschen überzeugen. Lautstarke Kritik kommt häufig aus einem kleinen, hochaktiven Teil der Bevölkerung oder von Gruppen, die eigene Interessen verfolgen. Diese Stimmen prägen jedoch die öffentliche Wahrnehmung und üben Druck auf Politik und Klinikleitungen aus.

Mehrere Fachleute warnen davor, sich in einem reaktiven Rechtfertigungsmodus zu verlieren: „Das darf natürlich nicht passieren, dass der ganze Transformationsprozess komplett infrage gestellt wird, nur weil die Kritiker einfach sehr laut und dominant sind." Entscheidend sei vielmehr, die Mehrheit der ernsthaft Interessierten anzusprechen, tragfähige Mehrheiten in den Entscheidungsgremien zu sichern und klare Haltung zu zeigen. Dabei ist jedoch vor allem mit direkt Betroffenen, für die sich die Änderungen in ihrem Leben unmittelbar niederschlagen (etwa weil sie nach einer Klinikfusion längere Wege zum Arbeitsplatz haben), zu besprechen, was aus ihrer Sicht diese Veränderungen „verträglich" machen könnte.

▪▪ Information ist notwendig – Dialog gezielt einsetzen

Alle Befragten betonen die Bedeutung verständlicher, umfassender und leicht zugänglicher Informationen. Sie sind unverzichtbar, um Orientierung zu schaffen, Gerüchte zu vermeiden und einen sachlichen Diskurs zu ermöglichen. „Mit verständlicher Information gewinnt man die Akzeptanz und Unterstützung der meisten an der Sache interessierten Stakeholder", so ein Experte. Diese Informationsangebote müssen proaktiv bereitgestellt werden, damit Kritiker nicht das Feld mit dem Vorwurf besetzen können, es werde „zu wenig informiert".

Gleichzeitig wird Dialog als ergänzender Erfolgsfaktor gesehen – vor allem für Gruppen, die direkt betroffen sind. In dialogorientierten Beteiligungsformaten (intern zum Beispiel: Runde Tische mit Mitarbeitenden, extern zum Beispiel: Bürgerforen mit zufällig ausgewählten Bürgerinnen und Bürgern) können Sorgen adressiert, Fragen beantwortet und Vertrauen aufgebaut werden. Unsystematische Bürgerbeteiligung wird hingegen kritisch bewertet: Sie könne Prozesse verzögern, Erwartungen wecken, die nicht erfüllbar sind, und Konzepte verwässern. Erfolgreiche Transformationskommunikation findet die Balance: Sie bietet Raum für Dialog, ohne Entscheidungsprozesse aus der Hand zu geben (siehe ► Abschn. 8.5).

▪▪ Balance zwischen notwendiger und kontraproduktiver Kommunikation

Ein zentrales Spannungsfeld der Studie ist die Frage nach dem richtigen Maß an Kommunikation. Einerseits führt zu wenig Kommunikation zu Misstrauen, Gerüchten und Widerstand. Andererseits kann übermäßige Kommunikation kontraproduktiv sein, indem sie Debatten endlos verlängert, Details zerredet und bereits erzielte Mehrheiten wieder infrage gestellt werden. Drei Viertel der Befragten sehen dieses Risiko ausdrücklich.

Daraus folgt: Erfolgreiche Transformationskommunikation muss bewusst steuern, wie viel Information, Dialog und Beteiligung in welcher Phase sinnvoll sind. Sie muss frühzeitig einsetzen, klar priorisieren und mit dem Mut zur Fokussierung agieren. Wie ein Studienteilnehmer es formuliert: „Es geht nicht darum, alle zu überzeugen. Es geht darum, handlungsfähig zu bleiben."

Zusammengefasst machen die Ergebnisse des *Krankenhaus-Radar 2025* deutlich: Die größten Herausforderungen der Krankenhausreform sehen die befragten Expertinnen und Experten weniger in der medizinischen oder organisatorischen Konzeption als in ihrer gesellschaftlichen und politischen Umsetzung. Kommunikation ist dabei nicht nachgelagerte Begleitmusik, sondern zentrale Voraussetzung für Akzeptanz und Handlungsfähigkeit. Wer Transformation erfolgreich gestalten will, muss sie erklären, moderieren und gemeinsam mit den relevanten Gruppen aushandeln – von Beginn an und über den gesamten Prozess hinweg.

8.3 Zehn Empfehlungen für erfolgreiche Transformationskommunikation aus Expertensicht

Die Analyse des *Krankenhaus-Radar 2025* hat gezeigt, wie groß die Lücke zwischen notwendiger Transformation und tatsächlicher Umsetzung in deutschen Krankenhäusern ist. Fachlich ist oft klar, was zu tun ist – doch politischer Druck, emotionale Widerstände und fehlende kommunikative Steuerung führen dazu, dass selbst gute Strategien nicht umgesetzt werden. Dies unterstreicht: Kommunikation ist kein Beiwerk, sondern entscheidender Hebel für Umsetzungsfähigkeit und Akzeptanz. Sie muss frühzeitig, strategisch und konsequent gedacht werden.

Auf Basis der Studienergebnisse und der Erfahrung aus zahlreichen Transformationsprojekten im Krankenhausumfeld sowie weiteren Infrastrukturprojekten lassen sich Erfolgsfaktoren für eine gelungene Transformationskommunikation ableiten (▣ Abb. 8.3). Deren Berücksichtigung erhöht für Entscheider, Projektverantwortliche, Kommunikatoren und politische Akteure die Wahrscheinlichkeit, Akzeptanz und Unterstützung für ihre Transformationsvorhaben zu gewinnen (siehe auch Brettschneider 2020; VDI 2021).

▪ ▪ 1. Kommunikation als strategisches Führungsinstrument verankern

Transformationskommunikation muss als Führungsaufgabe begriffen werden. In Veränderungsprozessen reicht es nicht, Kommunikation als nachgelagerte PR-Funktion zu verstehen, die Informationen „nach außen trägt". Vielmehr ist sie von Anfang an ein wesentlicher Bestandteil der Strategieentwicklung und -umsetzung. Dann können Botschaften und Formate so entwickelt werden, dass sie die Bedürfnisse unterschiedlicher Zielgruppen von Anfang an berücksichtigen und strategische Risiken rechtzeitig adressieren. Die Erfahrung aus zahlreichen Klinikprojekten zeigt: Wo Kommunikation eng mit der Unternehmensführung verzahnt ist, lassen sich Debatten steuern, Missverständnisse vermeiden und Zustimmung systematisch aufbauen.

▪ ▪ 2. Frühzeitig und proaktiv kommunizieren

Zeit ist in Veränderungsprozessen ein entscheidender Faktor. Wer mit Kommunikation wartet, bis alle Details einer Strategie geklärt sind und diese zur Entscheidung vorgelegt wird, verliert wertvollen Gestaltungsspielraum. Einerseits entstehen in dieser Zeit Gerüchte und Gegen-Narrative, die sich später – wenn überhaupt – nur schwer entkräften lassen. Andererseits reagieren Stakeholder in der Regel kritisch darauf, wenn sie sich vor vollendete Tatsachen gestellt fühlen und wenn sie keine Zeit mehr haben, sich im Detail mit den komplexen Themen auseinanderzusetzen. Deshalb sollte die Kommunikation frühzeitig entlang des Entscheidungsprozesses gestaltet werden. Frühzeitige Kommunikation bedeutet nicht, dass schon alle Antworten vorliegen müssen. Sie bedeutet, die Ausgangslage transparent darzustellen, Handlungsdruck zu erklären und einen klaren Prozessrahmen zu skizzieren: Was passiert wann? Wann werden weitere Informationen folgen? Diese Proaktivität schafft Vertrauen und nimmt Kritikern den Nährboden, die häufig behaupten, man informiere „zu spät" oder „zu wenig". Sie gibt

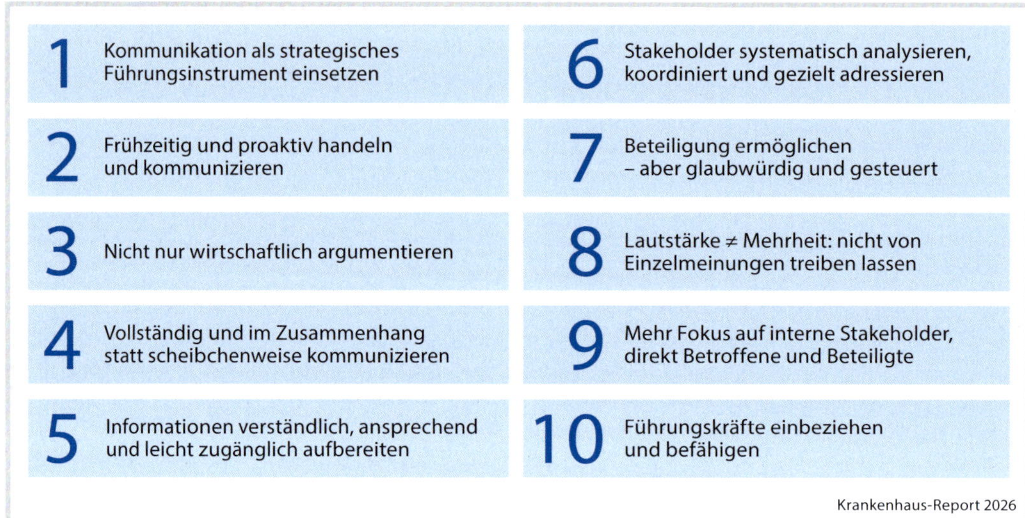

Abb. 8.3 Zehn Empfehlungen für eine erfolgreiche Transformationskommunikation

zudem allen Beteiligten Zeit, sich auf die anstehenden Veränderungen einzustellen.

3. Nicht nur wirtschaftlich argumentieren

Wirtschaftliche Notwendigkeit ist häufig der Auslöser für Reformen – aber sie ist ein schwaches Narrativ, wenn es darum geht, Akzeptanz zu schaffen. Im öffentlichen Diskurs über Krankenhäuser spielen Qualität der Versorgung, Patientensicherheit und regionale Erreichbarkeit eine weit größere Rolle als betriebswirtschaftliche Kennzahlen. Wer Reformen ausschließlich mit Kostendruck begründet, verstärkt Ängste und Widerstände, wie zum Beispiel den Vorwurf, es werde auf Kosten der Gesundheit gespart. Tatsächlich geht es aber nicht nur um finanzielle, sondern ganz wesentlich auch um personelle Ressourcen: Viele Krankenhäuser können bereits heute bestimmte Leistungen nicht mehr erbringen, weil Ärztinnen, Ärzte und Pflegekräfte fehlen. Die Erfahrung aus Transformationsprojekten zeigt: Argumente, die die langfristige Sicherung der Versorgung und Verbesserungen in der Behandlungsqualität betonen, werden von Mitarbeitenden, Patienten und Politikern eher nachvollzogen und mitgetragen. Wirtschaftliche Argumente sollten flankierend genannt, aber immer in ein Bild der medizinischen und gesellschaftlichen Notwendigkeit eingebettet werden.

4. Vollständig, im Gesamtzusammenhang und verlässlich kommunizieren

Fragmentierte Kommunikation – scheibchenweise veröffentlicht und auf Einzelmaßnahmen fokussiert – ist ein Nährboden für Misstrauen. Wenn Betroffene nicht wissen, wie eine Maßnahme in den Gesamtplan passt oder was als Nächstes kommt, entstehen Unsicherheit und der Verdacht, es werde etwas verschwiegen. Erfolgreiche Transformationskommunikation zeigt daher immer das große Bild: Warum sind Veränderungen notwendig? Welche Ziele verfolgt die Gesamtstrategie? Wie sehen die zeitlichen Etappen aus? Welche Auswirkungen haben sie für unterschiedliche Gruppen? Diese Transparenz bedeutet jedoch nicht, schon jedes Detail schildern zu müssen. Zudem können schwierige Inhalte in der Sache nicht „schöner" gemacht werden, als sie sind. Dann kommt es umso mehr auf die B-Note an, also die Art und Weise, wie kommuniziert wird. Hier gilt es, den Prozess und die nächsten Schritte zu erklären, realistische Erwartungen zu formulieren und Ankündigungen unbedingt einzuhalten.

5. Informationen verständlich und leicht zugänglich aufbereiten

Krankenhausreformen sind komplex und fachlich anspruchsvoll. Damit sie verstanden werden, müssen Informationen so aufbereitet sein, dass sie auch für Laien nachvollziehbar sind. Verständliche Sprache, visuelle Darstellungen und mehrkanalige Verbreitung sind hier wichtig. Gut aufbereitete Informationen erreichen nicht nur die „in der Sache Interessierten", die bereit sind, sich mit Hintergründen auseinanderzusetzen – sie reduzieren auch die Angriffsfläche für Kritiker. Häufiger Vorwurf von Gegnern ist, dass „zu wenig informiert" werde oder Entscheidungen auf „ungenügender Datengrundlage" getroffen würden. Wer hier mit proaktiven, zugänglichen und belastbaren Informationen agiert, entzieht diesem Argument den Boden und stärkt die eigene Glaubwürdigkeit. Informationsangebote sollten daher leicht auffindbar sein – sowohl für Mitarbeitende als auch für externe Interessierte – und kontinuierlich aktualisiert werden. Dafür ist eine zentrale Projektwebseite die Hauptanlaufstelle. Andere Kommunikationskanäle können auf sie verweisen.

6. Stakeholder systematisch analysieren und koordiniert adressieren

Nicht alle Zielgruppen haben die gleiche Rolle oder den gleichen Einfluss im Transformationsprozess. Während lokale Bürgerinitiativen mediale Lautstärke erzeugen können, entscheiden am Ende politische Gremien wie Aufsichtsräte oder Kreistage über strategische Weichenstellungen. Gleichzeitig sind Mitarbeitende und Führungskräfte entscheidend für die Umsetzung. Eine systematische Stakeholder-Analyse – nach Einfluss, Betroffenheit und Aktivitätsgrad – ist deshalb die Grundlage jeder Kommunikationsstrategie. Sie ermöglicht es, alle relevanten Stakeholder in der richtigen Reihenfolge und mit passgenauen Formaten zu adressieren: zunächst die Entscheider, dann direkt Betroffene, dann die breite Öffentlichkeit. Diese Reihenfolge reduziert Verunsicherung, verhindert Informationslecks und stellt sicher, dass jede Gruppe die für sie relevanten Botschaften im richtigen Moment erhält.

7. Beteiligung ermöglichen – aber glaubwürdig und gesteuert

Dialog und Beteiligung sind wirksame Instrumente, um Akzeptanz zu schaffen – vorausgesetzt, sie sind glaubwürdig und klar gerahmt. Glaubwürdigkeit entsteht, wenn Beteiligungsangebote ernst gemeint sind und nicht als reine PR-Maßnahme wirken. Klare Steuerung bedeutet, dass der Rahmen, in dem Beteiligung stattfindet, definiert ist: Welche Aspekte können diskutiert oder angepasst werden? Welche Entscheidungen sind nicht verhandelbar? Diese Klarheit schützt vor falschen Erwartungen und verhindert, dass Dialogformate missbraucht werden, um Prozesse zu verzögern oder zu verwässern.

8. Lautstärke ist nicht gleich Mehrheit – nicht von Einzelmeinungen treiben lassen

Reformprozesse erzeugen laute Gegenwehr, oft getragen von kleinen, sehr aktiven Gruppen. Diese Stimmen prägen die öffentliche Wahrnehmung, repräsentieren aber nicht zwingend die Mehrheitsmeinung. Kommunikation muss diesem Effekt bewusst begegnen, indem sie Unterschiede zwischen Lautstärke und Relevanz erklärt und die Perspektive der schweigenden Mehrheit sichtbar macht. Bürgerforen mit zufällig ausgewählten Teilnehmenden können ein Instrument dafür sein. Und für Entscheider gilt: standhaft bleiben, Mehrheiten sichern und sich nicht in reaktiven Rechtfertigungsdiskussionen verlieren. Strategische Kommunikation sollte erklären, warum bestimmte Entscheidungen trotz Protesten notwendig sind und gleichzeitig deutlich machen, dass Kritik gehört wird, man sich aber nicht von Druck oder gar Drohkulissen treiben lässt.

8. Mehr Fokus auf interne Stakeholder und direkt Betroffene

Gerade im kommunalpolitischen Umfeld ist häufig eine starke Fokussierung und teilweise sogar Limitierung auf die externe Kommunikation zu beobachten. Nicht selten wird die Pressemitteilung als primäres Kommunikationsinstrument gesehen. Dabei sind interne Mitarbeitende und Führungskräfte die zentralen Akteure für den Erfolg der Transformation – sie sind nicht nur Betroffene, sondern auch Multiplikatoren und wesentliche Treiber sowohl für die Akzeptanz als auch für den Umsetzungserfolg. Interne Kommunikation muss daher Vorrang haben. Erst wenn das „eigene Haus" informiert ist, kann es glaubwürdig nach außen treten. Regelmäßige interne Updates, klar strukturierte Informationen und offene Formate für Fragen sind entscheidend, um Vertrauen zu sichern und Gerüchte zu vermeiden. Wer nach innen nicht überzeugt, kann nach außen kaum glaubwürdig kommunizieren. Darüber hinaus braucht es eine gezielte Ansprache weiterer Beteiligter in der Versorgungskette, insbesondere niedergelassener Ärztinnen und Ärzte, Rettungsdienste, Pflegeeinrichtungen und anderer Partner im regionalen Netzwerk.

8

▪▪ 10. Führungskräfte einbeziehen und befähigen

Führungskräfte prägen die Wahrnehmung von Veränderungen im Alltag stärker als jedes offizielle Schreiben. Sie stehen im direkten Austausch mit Mitarbeitenden, beantworten Fragen und wirken als Verstärker – positiv wie negativ. Damit sie diese Rolle konstruktiv wahrnehmen können, müssen sie frühzeitig einbezogen werden. Sie brauchen Zugang zu konsistenten Informationen und ein klares Narrativ, das sie in ihren Teams weitergeben können. Unterstützende Materialien wie FAQs, Präsentationen und Visualisierungen helfen ihnen, Unsicherheiten abzubauen und konsistent zu kommunizieren. So werden Führungskräfte zu aktiven Treibern der Transformation statt zu bloßen Übermittlern von Beschlüssen.

Damit ist erfolgreiche Transformationskommunikation mehr als Krisen-PR oder Pflichtinformation. Sie ist ein strategisches Führungsinstrument, das Orientierung schafft, Vertrauen aufbaut und gesellschaftliche Tragfähigkeit herstellt. Vorhabenträger und Entscheider sollten daher, so auch die Empfehlungen des VDI (2021), Kommunikation von Beginn an in die Projektsteuerung integrieren und konsequent betreiben. Dann steigt die Wahrscheinlichkeit für Akzeptanz – und die Organisation gewinnt die Handlungsfähigkeit, die für die Umsetzung dringend benötigter Reformen unverzichtbar ist.

8.4 Systematisches Kommunikationsmanagement

Fehlende oder unzureichend gesteuerte Kommunikation ist einer der Hauptgründe, warum Transformationsprozesse in Krankenhäusern scheitern oder ins Stocken geraten. Doch wie lässt sich Kommunikation so organisieren, dass sie nicht nur reagiert, sondern den Veränderungsprozess aktiv steuert? Hier setzt das Konzept des systematischen Kommunikationsmanagements an.

Systematisches Kommunikationsmanagement bedeutet, die kommunikativen Beziehungen einer Organisation zu ihren relevanten Stakeholdern gezielt zu steuern und kontinuierlich zu überprüfen (u. a. Mast 2020). Im Krankenhausumfeld umfasst dies ein weites Spektrum: von Ärztinnen und Ärzten, Pflegekräften und Betriebsräten über niedergelassene Ärzte, Rettungsdienste, Krankenkassen und zahlreiche politische Akteure bis hin zu Medien und schließlich der allgemeinen Öffentlichkeit. All diese Gruppen haben unterschiedliche Rollen, Erwartungen und Einflussmöglichkeiten. Diese Unterschiede gilt es in einem klar strukturierten Prozess zu berücksichtigen.

Das Kommunikationsmanagement besteht im Wesentlichen aus vier Phasen: Analyse, Planung, Umsetzung und Evaluation (◘ Abb. 8.4). Die Analysephase beginnt mit einer umfassenden Stakeholder- und Themenfeldanalyse. Hier wird systematisch erfasst, wer welche Interessen verfolgt, welchen Einfluss auf den Reformprozess hat und welche Themen aus Sicht der jeweiligen Gruppen relevant sind. Wichtig ist dabei, nicht nur

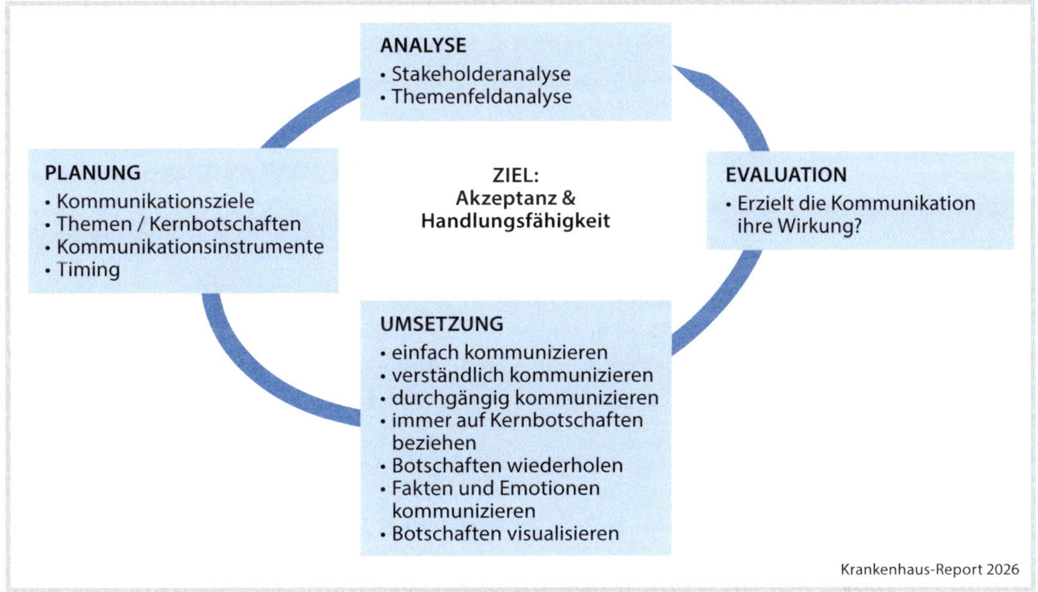

Abb. 8.4 Prozess für ein systematisches Kommunikationsmanagement

die Binnenperspektive der Klinik einzunehmen, sondern auch die Perspektive externer Anspruchsgruppen: Was beschäftigt Bürgerinitiativen, lokale Medien, Mitarbeitende oder Kreistagsmitglieder? Diese Themen werden in einer „Themenlandkarte" visualisiert. Sie ist eine wichtige Grundlage für spätere Informations- und Dialogmaßnahmen.

In der Planungsphase werden aus den strategischen Unternehmenszielen klare Kommunikationsziele abgeleitet. Diese Ziele gehen über reine Informationsvermittlung hinaus: Kommunikation soll Vertrauen aufbauen, Orientierung geben und Unsicherheiten reduzieren. Ein wesentliches Prinzip dabei ist die Umkehrung der Argumentationsreihenfolge: Statt mit internen Zwängen wie Personalmangel oder Defiziten zu beginnen, steht im Zentrum die Perspektive der Bevölkerung – etwa die Sicherung einer hochwertigen und zukunftsfähigen Gesundheitsversorgung. Erst danach werden die strukturellen und finanziellen Notwendigkeiten erläutert.

Auf Basis dieser Ziele werden Botschaften und Formate entwickelt. Die Botschaften müssen einfach, konsistent und einprägsam sein. Visualisierungen und bildhafte Sprache erleichtern Verständnis und Weitererzählbarkeit. Formate reichen von klassischen Pressegesprächen über Infoveranstaltungen und Printmaterialien bis hin zu Social-Media-Kanälen und Online-Dialogen. Entscheidend ist die Abstimmung von Informations- und Dialoginstrumenten: Beide sollten inhaltlich und zeitlich ineinandergreifen, um Orientierung zu schaffen und zugleich Raum für Fragen und Rückmeldungen zu bieten.

Die Umsetzungsphase erfordert Disziplin und Konsistenz. Alle Botschaften müssen eng an der Strategie ausgerichtet sein und regelmäßig wiederholt werden. Gleichzeitig ist Flexibilität gefragt: Kommunikation muss auf aktuelle Entwicklungen und neue Konfliktlinien reagieren können, ohne die Gesamtstrategie aus den Augen zu verlieren.

Schließlich gehört zum systematischen Kommunikationsmanagement die Evaluation der umgesetzten Maßnahmen. Die Wirkung der Kommunikation – etwa Akzeptanzniveaus in der Bevölkerung oder Haltungsmuster bei politischen Entscheidern – muss regelmäßig überprüft werden. So können Formate, Botschaften und Kanäle bei Bedarf nachjustiert werden. In der Praxis hat sich ein kontinuierliches Monitoring bewährt, das nicht nur harte Kennzahlen (Teilnehmerzahlen, Reichweiten), sondern auch qualitative Stimmungsbilder erfasst.

Systematisches Kommunikationsmanagement sorgt dafür, dass Kommunikation nicht nur reagiert, sondern proaktiv gestaltet, um intern und extern die benötigte Akzeptanz und Unterstützung zu gewinnen und Handlungsfähigkeit zu sichern.

8.5 Dialogorientierte Kommunikation

Information allein reicht nicht aus, um gesellschaftlich tragfähige Lösungen für Veränderungen in der Krankenhausversorgung zu schaffen. In hoch emotionalisierten Veränderungsprozessen, die tief in die Lebensrealität der Menschen eingreifen, ist Dialog ein wichtiger Hebel, um Vertrauen aufzubauen, Sorgen ernst zu nehmen und Akzeptanz zu gewinnen. Bei politischen Entscheidungen erwartet eine große Mehrheit der Bevölkerung dialogorientierte Verfahren für die Entscheidungsvorbereitung. Sie stellen die repräsentative Demokratie und die Entscheidungsbefugnis gewählter Repräsentanten nicht in Frage, sondern sie wünschen sich, dass ihre Stimme zuvor gehört wird (Vetter und Brettschneider 2023). Gleichzeitig ist klar: Dialog ist kein Allheilmittel. Er muss strategisch geplant, professionell moderiert und klar gerahmt sein, um wirksam zu werden – und selbst dann wird er nie alle überzeugen. Ziel ist es daher, tragfähige Mehrheiten zu sichern und handlungsfähig zu bleiben.

Fundierte Beteiligungsverfahren folgen einigen Grundregeln, die sowohl in Leitfäden (z. B. VDI 2021; Nanz und Fritsche 2024) als auch in der Praxis erfolgreicher Bürgerdialoge etabliert sind und die Qualität des Dialogverfahrens sichern (Brettschneider 2020):

- Frühzeitige Einbeziehung der Bürgerinnen und Bürger sowie der Anspruchsgruppen
- Einbeziehung von unterschiedlichen Interessen
- Aufgeschlossene und wertschätzende Grundhaltung gegenüber den Meinungen aller Beteiligten
- Klare Rahmenbedingungen für das Verfahren
- Professionelle Prozessgestaltung für Fairness und Transparenz
- Umfassende Faktenklärung
- Vielfalt der genutzten Kommunikationsinstrumente
- Auch für Laien verständliche Kommunikation
- Klarheit über den Umgang mit den Ergebnissen

Die Praxis zeigt: Zu wenig Information und Dialog führen zu Misstrauen und Widerstand. Gleichzeitig kann aber auch ein „Zuviel" an Beteiligung kontraproduktiv sein: Prozesse verlangsamen sich, Erwartungen steigen ins Unermessliche und die eigentliche Entscheidungsfähigkeit geht verloren. „Mit dem Kopf durch die Wand" funktioniert ebenso wenig wie der Versuch, es allen recht zu machen. Strategische Kommunikation sucht den Mittelweg: genug Dialog, um Akzeptanz zu schaffen und berechtigte Anliegen aufzugreifen – aber ohne sich in endlosen Diskussionen zu verlieren.

Ein wichtiger Aspekt ist dabei der gezielte Umgang mit Kritik. Dafür sollte man zunächst versuchen, die zugrundeliegende Motivation zu verstehen: Manche Einwände beruhen auf nachvollziehbaren Sorgen, andere sind Ausdruck von Eigeninteressen oder taktischer Blockadehaltung. Entscheider müssen hier sorgfältig unterscheiden: Geht es um inhaltliche Fragen, die beantwortet oder aufgegriffen werden können? Oder geht es um grundlegende Ablehnung, bei der Argumente kaum Wirkung entfalten? Kritiker, denen es nicht um die Sache, sondern um andere Motive geht, wird man auch nicht in der Sache überzeugen. Dann gilt es standfest zu bleiben und den Fokus auf die gewinnbaren Mehrheiten zu legen.

Je mehr es gelingt, den Dialogprozess aktiv zu gestalten und zu steuern, desto besser wird auch der Umgang mit Kritik und Widerstand gelingen. Dies braucht einerseits die Bereitschaft, einen ernsthaften und ehrlichen Dialog zu führen, sowie andererseits Zeit und Vorlauf.

Welche Informations- und Dialoginstrumente Vorhabenträger bei Bau- und Infrastrukturprojekten einsetzen, hat die Universität Hohenheim 2024 in einer Umfrage unter 224 Projektverantwortlichen in Deutschland, Österreich und Südtirol erfragt (Brettschneider und Langer 2025). Darunter waren auch Krankenhaus-Projekte. Um ihre Kommunikationsziele zu erreichen, greifen die Vorhabenträger auf eine große Bandbreite an Kommunikationsinstrumenten zurück. Am häufigsten setzen sie Informationsinstrumente ein: Pressemitteilungen und Pressekonferenzen, Informationsveranstaltungen, Projekt-Webseiten, Broschüren/Flyer/Plakate und Visualisierungen. In der Hälfte der Projekte kommen auch Social Media-Kanäle zum Einsatz.

Während in allen Projekten informiert wird, ist der Einsatz von Dialoginstrumenten etwas weniger verbreitet. In 56 % der Projekte gab es Dialog-Veranstaltungen mit der allgemeinen Öffentlichkeit. Dialog-Veranstaltungen mit institutionellen Vertretern kommen etwas seltener vor. In 46 % der Fälle wurden Rundgänge, Begehungen oder Spaziergänge durchgeführt. Online-Plattformen für Dialoge finden sich nur bei 16 % der Projekte, repräsentative Bevölkerungs-Umfragen noch seltener. Und nur bei acht Projekten gab es Dialog-Veranstaltungen mit zufällig ausgewählten Bürgerinnen und Bürgern – unter anderem bei der Debatte über die Zukunft der Kliniken Ostalb.

Dass Instrumente eingesetzt werden, heißt jedoch noch nicht, dass sie alle gleich nützlich für das Erreichen der Kommunikationsziele sind. Daher wurde auch danach gefragt, wie nützlich die Instrumente, die eingesetzt wurden, jeweils für den Erfolg des Projektes waren. Auf der Seite der Dialoginstrumente sind demnach Rundgänge und Begehungen besonders nützlich. Hier können sich Menschen einen unmittelbaren Eindruck von einem geplanten Vorhaben verschaffen, sodass gar nicht erst besorgniserregende Vorstellungen entstehen, wie das Bauvorhaben aussehen könnte. Auch Dialog-Veranstaltungen mit der Öffentlichkeit werden von den Vorhabenträgern als besonders nützlich eingestuft. Auf der Seite der Informationsinstrumente gelten die Informationsveranstaltungen sowie Visualisierungen als besonders nützlich.

Die größte Nützlichkeit wird jedoch Dialog-Veranstaltungen mit zufällig ausgewählten Bürgerinnen und Bürgern zugeschrieben. Meist wird dieses Format als „Bürgerrat" bezeichnet; in Baden-Württemberg spricht man stattdessen von „Bürgerforen" (Arndt 2021).

Bürgerforen sind eine Reaktion auf eine Unzulänglichkeit herkömmlicher Beteiligungs-Formate: Dort sind die Teilnehmenden meist untypisch für die gesamte Gesellschaft. Es artikulieren sich vor allem die Älteren, die formal höher Gebildeten oder die „Lauten". Anders ist dies beim Format der Bürgerforen. Dieses Format soll auch den „Leisen" Gehör verschaffen. Dafür werden die Teilnehmenden zufällig aus dem Einwohnermelderegister ausgewählt. Diejenigen Menschen, die zur Teilnahme bereit sind (meist um die 5 % der Kontaktierten), werden noch nach Alter, Geschlecht und ggf. Bildung „quotiert". Im statistischen Sinne repräsentativ ist ein Bürgerforum dennoch nicht. Aber es ist dann „vielfältig"; in ihm sind zahlreiche und heterogene Perspektiven aus verschiedenen Lebenswirklichkeiten vertreten (Brettschneider 2025). Die Zahl der Teilnehmenden an Bürgerforen liegt auf kommunaler und regionaler Ebene zwischen 20 und 60 Personen.

Bürgerinitiativen und andere Interessengruppen sind keine ständigen Teilnehmer am Bürgerforum, aber sie werden vom Bürgerforum angehört – neben Experten. In der Regel erfolgt dies in vier bis fünf Sitzungen. Damit nicht nur die ausgewählten Bürgerinnen und Bürger ihre Sichtweise artikulieren können, wird dieses Format mit anderen Formaten kombiniert: meist mit Informationsveranstaltungen sowie mit einer Online-Beteiligung für alle.

Die Ergebnisse des Bürgerforums – meist Empfehlungen – sind nicht bindend. Das Bürgerforum berät Entscheider – so, wie es Interessengruppen, Fachleute etc. auch tun, nur aus einer anderen Perspektive. Allerdings sollten Entscheider transparent machen, welche Anregungen sie übernehmen und welche nicht – mit nachvollziehbarer Begründung.

Auch zum „Zukunftskonzept Kliniken Ostalb“ wurde 2023 ein Bürgerforum durchgeführt. Es wurde mit Informationsveranstaltungen und einer Online-Beteiligung kombiniert (Brettschneider und Ulmer 2025). Das Bürgerforum hat sich in fünf Sitzungen getroffen. Der Ergebnisbericht wurde am 18. September 2023 dem Kreistag übergeben. Er besteht aus 26 Empfehlungen. Sie richten sich an verschiedene Akteure: den Kreistag, die Kliniken Ostalb, die Landesregierung von Baden-Württemberg, die Bundesregierung und an die Menschen im Ostalbkreis. Eine klare Botschaft an die Mitglieder des Kreistages lautete: „Bitte sehen Sie sich einer funktionierenden regionalen Gesundheitsversorgung verpflichtet und verkämpfen Sie sich nicht um lokale Interessen. Aus Sicht der Bürgerinnen und Bürger hängt eine bedarfsgerechte Gesundheitsversorgung nicht an der Standortfrage. Es gehe vielmehr um den Aufbau funktionierender Versorgungsstrukturen. [...] Ein weiteres Ergebnis: Auch wenn teilweise kontrovers diskutiert wurde, stehen die Bürgerinnen und Bürger einem zentralen Regionalklinikum grundsätzlich sehr wohlwollend gegenüber, jedoch müssen bei der Umsetzung dieses Klinikums gewisse Rahmenbedingungen gewährleistet sein, die in den Empfehlungen beschrieben sind. Das Zentralklinikum müsste in Kombination mit einer flächendeckenden Grund- und Notfallversorgung zu einer echten Verbesserung führen. Wichtig sei, das Gesundheitssystem grundlegend zu erneuern.“ (Kliniken Ostalb 2023). Die Ergebnisse des Bürgerforums flossen in die Weiterentwicklung und Konkretisierung des inzwischen vom Kreistag beschlossenen Modells „Regionalversorgung Kliniken Ostalb“ ein.

Dialog ist also unverzichtbar für gesellschaftlich tragfähige Krankenhausreformen – aber er funktioniert nur, wenn er ehrlich gemeint, gut geplant und professionell gesteuert ist. Er muss Raum für Fragen und Kritik bieten, darf aber nicht zur Bühne für endlose Grundsatzdebatten werden. Ziel ist nicht, alle zu überzeugen, sondern Verständnis zu schaffen, Vertrauen zu gewinnen und Mehrheiten handlungsfähig zu machen. Damit wird Dialog zu einem strategischen Führungsinstrument – und zu einem der wichtigsten Instrumente in der Transformation des deutschen Krankenhauswesens.

8.6 Die Rolle der Bundes- und Landespolitik

Kommunikation in der Krankenhausreform ist nicht allein Aufgabe der Krankenhausträger und Kommunen. Auch Bund und Länder stehen in der Verantwortung – nicht nur für gesetzliche Rahmenbedingungen und Finanzierung, sondern auch für kommunikative Flankierung und Unterstützung. Auf Bundesebene prägt die Krankenhausreform mit der Einführung von Leistungsgruppen und dem Transformationsfonds die Rahmenbedingungen für alle Regionen. Doch bislang bleibt die Förderlogik stark auf bauliche Maßnahmen fokussiert; strategische Kommunikation und Beteiligung werden nicht explizit genannt. Aus kommunikativer Sicht ist das ein Defizit: Akzeptanz für Reformen entsteht nicht allein durch Infrastrukturinvestitionen, sondern durch Verständnis und Mitgestaltung. Hier könnte der Bund Impulse setzen, indem er Kommunikationsmaßnahmen als förderfähig anerkennt und Best-Practice-Beispiele sichtbar macht. Das würde Entscheidungsträger für die Relevanz und die frühzeitige sowie proaktive Gestaltung von Kommunikation sensibilisieren, was den Umsetzungserfolg und die Umsetzungseffizienz der Krankenhausreform fördern würde.

Auf Landesebene sind die Gestaltungsspielräume größer – und werden bereits genutzt. Baden-Württemberg etwa hat mit seiner Servicestelle für dialogische Beteiligung Strukturen geschaffen, die Landkreise und Kommunen bei Beteiligungsprozessen unterstützen (Servicestelle Bürgerbeteiligung BW 2025). Diese Servicestelle kann nicht nur methodisches Wissen bereitstellen, sondern auch das Beteiligungsscoping moderieren und dabei helfen, Themenlandkarten zu entwickeln. Solche Unterstützungsangebote senken die Hürden für lokale Akteure, dialogische Verfahren professionell umzusetzen, und steigern deren Qualität und Akzeptanz.

Für Länder ergibt sich daraus eine strategische Chance: Sie können kommunikative Standards etablieren, Multiplikatoren schulen und durch zentrale Plattformen Transparenz schaffen. Landesweite Beteiligungsportale – wie Baden-Württemberg eines betreibt – bündeln Informationen, erleichtern Bürgern den Zugang zu Projektdaten und ermöglichen Rückmeldungen von überregionaler Bedeutung. Gleichzeitig sollten Länder sicherstellen, dass auch kleinere und weniger erfahrene Träger von diesen Angeboten profitieren, etwa durch Beratungs- und Moderationspools oder durch die Mitfinanzierung von Dialogprozessen.

Bund und Länder können so zu Katalysatoren werden: Indem sie die Rahmenbedingungen schaffen, in denen Krankenhäuser und Kommunen ihre Reformen nicht nur fachlich, sondern auch gesellschaftlich tragfähig umsetzen können. Ohne diese Unterstützung drohen Reformen lokal zu scheitern – selbst wenn sie auf Bundesebene gesetzlich beschlossen sind.

8.7 Fazit

Die Krankenhausreform ist ein Jahrhundertprojekt – in ihrer Tragweite vergleichbar mit den großen Strukturreformen anderer öffentlicher Infrastrukturen. Sie verlangt nicht nur eine medizinische und ökonomische Neuausrichtung, sondern nicht zuletzt auch gesellschaftliche Akzeptanz. Die Erkenntnisse des *Krankenhaus-Radar 2025* und die Erfahrungen aus konkreten Transformationsprozessen führen zu einer klaren Schlussfolgerung: Ohne strategische Kommunikation und echten Dialog ist Akzeptanz kaum zu erreichen. Und ohne Akzeptanz bleiben selbst die besten Konzepte wirkungslos.

Die Analyse zeigt, dass viele Kliniken und politische Entscheidungsträger den Handlungsdruck erkennen, aber in der Umsetzung zögern – aus Sorge vor Widerstand und öffentlichem Druck. Dieser Reflex ist nachvollziehbar, aber er ist gefährlich: Wer aus Angst vor Kritik abwartet, verliert nicht nur Zeit, sondern auch Glaubwürdigkeit und Handlungsspielräume. Die entscheidende Stellschraube liegt daher darin, Kommunikation nicht reaktiv, sondern proaktiv und systematisch zu gestalten.

Aus den oben genannten Analysen ergeben sich folgende Empfehlungen für Entscheiderinnen und Entscheider auf allen Ebenen:

- Kommunikation und Beteiligung sollten als wesentlicher Bestandteil der Transformation verstanden werden – nicht als Begleitmusik, sondern als strategischer Hebel in allen Phasen von der Strategieentwicklung über die Strategieankündigung bis hin zur laufenden Umsetzung. Das gelingt dann, wenn Kommunikationsziele von Anfang an in die Projektziele integriert sind, wenn Budgets und Ressourcen eingeplant werden und wenn Verantwortlichkeiten klar definiert sind.
- Frühzeitige Kommunikation kann von Beginn an Orientierung schaffen. Das gilt intern wie extern: Mitarbeitende, Führungskräfte, politische Gremien sowie Bürgerinnen und Bürger müssen frühzeitig wissen, warum Veränderungen nötig sind, wohin sie führen sollen und wie der Weg dorthin aussieht. So können Vorhabenträger Debatten prägen, statt ihnen hinterherzulaufen.
- Kommunikation ist dann erfolgreich, wenn sie zielgruppenspezifisch erfolgt. Daher sollten relevante Gruppen systematisch identifiziert, priorisiert und mit abgestimmten Botschaften adressiert werden.
- Information allein reicht nicht, um zu gesellschaftlich tragfähigen Lösungen zu ge-

langen. Gerade in hoch emotionalisierten Prozessen ist Dialog der Schlüssel, um Vertrauen auf- und Widerstände abzubauen. Bürgerforen zeigen, dass selbst schwierige Debatten konstruktiv gestaltet werden können.

- Bund und Länder sollten nicht nur gesetzliche Rahmenbedingungen setzen, sondern auch kommunikative Standards etablieren und unterstützen. Die Erfahrung aus Baden-Württemberg mit der Servicestelle für dialogische Beteiligung kann hier Vorbild sein. Kommunikationsförderung sollte Teil der Förderlogik des Transformationsfonds werden – denn ohne Beteiligung werden auch Milliardeninvestitionen in Beton ihre Wirkung verfehlen.
- Reformprozesse sind dynamisch, und Kommunikation muss flexibel reagieren können. Ein laufendes Monitoring von Stimmungen, Akzeptanzniveaus und Wirkungen ist unerlässlich, um Kurskorrekturen vorzunehmen und die eigene Legitimität zu sichern. Kommunikation sollte daher kontinuierlich überprüft und angepasst werden.

Kommunikation ist ein wesentlicher Erfolgsfaktor für die Transformation der deutschen Krankenhauslandschaft insgesamt sowie für die Transformationsvorhaben des einzelnen Krankenhauses. Sie schafft Orientierung, reduziert Widerstand und eröffnet politischen Entscheidungsträgern wie Krankenhausleitungen Handlungsspielräume. Wer sie ernst nimmt, schafft nicht nur Akzeptanz, sondern stärkt zugleich das Vertrauen in das Gesundheitssystem als Ganzes. In einer Zeit tiefgreifender Veränderungen ist dies vielleicht die wichtigste Ressource überhaupt.

Literatur

Arndt U (2021) Das Gesetz über die Dialogische Bürgerbeteiligung in Baden-Württemberg – eine Wegmarke für die Bürgerbeteiligung. Dtsch Verwaltungsblatt Dvbl 136:701–711

Brettschneider F (2020) Proteste gegen Bau- und Infrastrukturprojekte. Lösungen im Dialog suchen. Gesellschaft – Wirtschaft – Politik (GWP) 69:33–46

Brettschneider F (2025) So können Bürger von einer Klinikreform vor Ort überzeugt werden – mit Kommunikation und Dialog. In: Timm L, Beivers A, Krämer N (Hrsg) Handbuch Sektorenübergreifende Versorgungseinrichtung und Level-1i-Krankenhaus – Konzepte, Ideen, Anwendungen. medhochzwei, Heidelberg, S 255–267

Brettschneider F, Langer RA (2025) Gesellschaftliche Akzeptanz von Bau- und Infrastrukturprojekten. Über die Bedeutung von Projektkommunikation und Dialog. Z Politik 72:45–63

Brettschneider F, Ulmer F (2025) Bürgerräte auf Landkreisebene: „Zukunftskonzept Kliniken Ostalb“. In: Patze-Diordiychuk P (Hrsg) Bürgerräte. Mehr Beratung und Repräsentativität bei kommunalen Grundsatzfragen. Stiftung Mitarbeit, Bonn, S 164–183

Change Strategists (2021) Change management failure statistics explained. https://changestrategists.com/change-management-failure-statistics-explained. Zugegriffen: 15. Aug. 2025

Crunchtime Communications, Universität Hohenheim (2025) Crunchtime Krankenhaus-Radar 2025: Studie zur Rolle von Kommunikation in der Transformation der Krankenhausversorgung. https://www.crunchtime-communications.com/crunchtime-krankenhaus-radar-2025. Zugegriffen: 15. Aug. 2025

Kliniken Ostalb (2023) Pressemitteilung vom 22. Juli 2023. https://www.servicestelle-buergerbeteiligung.de/fileadmin/_servicestelle_buergerbeteiligung/PDFs/Buergerforum_endet_mit_klaren_Empfehlungen_an_den_Kreistag.pdf. Zugegriffen: 15. Aug. 2025

Lauer T (2020) Causes of failed corporate change. In: Lauer T (Hrsg) Change management: fundamentals and success factors, 2. Aufl. Springer, Wiesbaden, S 45–61

Mast C (2020) Unternehmenskommunikation. Ein Leitfaden, 8. Aufl. UVK, München

McKinsey & Company (2015) Changing change management. McKinsey Insights. https://www.mckinsey.com/featured-insights/leadership/changing-change-management (Erstellt: 1. Juli 2015). Zugegriffen: 15. Aug. 2025

Nanz P, Fritsche M (2024) Handbuch Beteiligung. Gestaltungsmöglichkeiten für Bürgerinnen und Bürger. Bundeszentrale für politische Bildung, Bonn

Servicestelle Bürgerbeteiligung BW (2025) Servicestelle für dialogische Bürgerbeteiligung Baden-Württemberg. https://www.servicestelle-buergerbeteiligung.de. Zugegriffen: 15. Aug. 2025

VDI – Verein Deutscher Ingenieure (2021) VDI-Richtlinie 7001. Kommunikation und Öffentlichkeitsbeteiligung bei Bau- und Infrastrukturprojekten – Standards für die Leistungsphasen der Ingenieure. DIN Media, Berlin

Vetter A, Brettschneider F (2023) Direkt-demokratisch oder doch repräsentativ: Welche Entscheidungsmodi präferieren Bürger*innen? Dms – Mod Staat – Z Public Policy Recht Manag 16:40–71

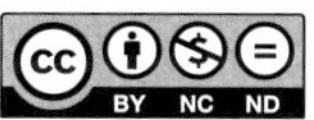

Flexibilisierung von Qualitätsvorgaben im Rahmen der Krankenhausplanung: Erfahrungen aus der Schweiz am Beispiel der Mindestfallzahlen

Carla Walker, Charlotte Lang, David Ehlig, Justus Vogel und Alexander Geissler

Inhaltsverzeichnis

D. Scheller-Kreinsen et al. (Hrsg.), *Krankenhaus-Report 2026*,
https://doi.org/10.1007/978-3-662-73132-1_9

■■ **Zusammenfassung**

In Deutschland wird derzeit eine Anpassung des Krankenhausversorgungsverbesserungsgesetzes (KHVVG) intensiv diskutiert. Ein zentraler und umstrittener Punkt ist dabei die mögliche Flexibilisierung der leistungsgruppenbezogenen Qualitätsvorgaben auf Landesebene. Vor diesem Hintergrund lohnt ein Blick in die Schweiz: Dort sind Anforderungen an die Leistungsgruppen und insbesondere Qualitätsvorgaben seit der schrittweisen Einführung 2012 nicht national vorgegeben, sondern kantonal unterschiedlich. Der Kanton Zürich nahm hierbei eine Pionierrolle ein. Die übrigen Kantone waren und sind frei, diese Vorgaben zu übernehmen, zu adaptieren oder auf deren Einführung zu verzichten. Durch die Analyse der kantonalen Anforderungen am Beispiel verschiedener Mindestmengenregelungen sowie deren tatsächlicher Umsetzung sollen Empfehlungen für Deutschland abgeleitet werden.

Grundlage für diesen Beitrag ist eine detaillierte Auswertung kantonaler Spitalplanungsunterlagen sowie eine quantitative Analyse aggregierter Fallzahlen aus der Medizinischen Statistik der Krankenhäuser des Schweizer Bundesamts für Statistik im Vergleich zu den vom Kanton Zürich festgelegten Mindestmengen. Zur Einordnung der beobachteten kantonalen Unterschiede wird ergänzend auf Interviews mit kantonalen Akteuren einer laufenden Studie zur schweizerischen Krankenhausplanung zurückgegriffen.

Die von Zürich entwickelte Vorlage wurde von vielen Kantonen aufgegriffen, jedoch in unterschiedlicher Weise umgesetzt. Von den 26 Schweizer Kantonen haben zehn Mindestmengenregelungen mit Schwellenwerten auf Operateurs- und Krankenhausebene eingeführt, während elf Kantone Mindestmengen nur auf Krankenhausebene anwenden. Fünf Kantone verzichten vollständig auf Mindestmengenregelungen. Insgesamt werden in den Kantonen mit Mindestmengen Vorgaben für 33 Leistungsgruppen definiert. Die Analyse ausgewählter Leistungsgruppen zeigt, dass kantonale Abweichungen nicht nur die Frage der Anwendung von Mindestmengen betreffen, sondern auch deren konkrete Höhe und Ausgestaltung.

Die Interviews zeigen, dass diese Variationen insbesondere durch strukturelle Faktoren wie die Siedlungsstruktur und Topographie (z B. ländliche und gebirgige Regionen) sowie durch politischen Druck und öffentliche Diskussionen erklärt werden können. Zudem befinden sich die Kantone häufig in einem Zielkonflikt, da sie zugleich Planer, Finanzierer und teilweise Eigentümer von Krankenhäusern sind. Dies kann zu Interessenkonflikten hinsichtlich der konsequenten Durchsetzung von Mindestmengen führen. Die Schweizer Erfahrungen deuten darauf hin, dass eingeräumte Spielräume zur Anpassung von Qualitätsvorgaben in der Praxis auch genutzt werden. Das wirft für die deutsche Reformdiskussion die Frage auf, ob und wie Flexibilisierung ausgestaltet werden muss, um den angestrebten leistungs- und qualitätsorientierten Wandel der Krankenhauslandschaft zu erzielen.

In Germany, an amendment to the Hospital Care Improvement Act (Krankenhausversorgungsverbesserungsgesetz, KHVVG) is currently being intensively debated. A central and controversial issue is the potential flexibilisation of service group specific quality requirements at the state level. Against this background, a look at Switzerland is instructive. There, requirements for service groups, and quality requirements in particular, have not been defined on a national level since their gradual introduction in 2012, but instead vary across cantons. The Canton of Zurich played a pioneering role in this process. Other cantons were and continue to be free to adopt, adapt, or refrain from introducing these requirements. By analysing cantonal requirements using the example of minimum volume requirements (MVR) and their practical implementation, this article aims to derive insights relevant to the German context.

The authors draw on an analysis of cantonal hospital capacity planning documents and a quantitative comparison of aggregated hospital case volumes from the Medical Statistics of Hospitals of the Swiss Federal Statistical Office with the minimum volume requirements defined by the Canton of Zurich. To contextualise the observed cantonal differences, the analysis additionally refers to interviews with cantonal stakeholders from an ongoing study on Swiss hospital planning.

The planning framework developed by Zurich has been taken up by many cantons, but implemented in different ways. Of Switzerland's 26 cantons, ten have introduced MVR with thresholds at both the hospital and surgeon level, while eleven apply MVR only at the hospital level. Five cantons do not apply formal MVR at all. In total, MVR are defined for 33 service groups in the cantons applying such rules. The analysis of selected service groups further shows that cantonal deviations concern not only whether MVR are applied, but also their specific levels and design.

The available evidence suggests that these variations may be explained in part by structural factors such as settlement patterns and topography (e.g. rural and mountainous regions) as well as by political pressure and public debate. In addition, cantons often face inherent conflicts of interest, as they simultaneously act as planners, payers, and in some cases owners of cantonal hospitals, which may create tensions with regard to the consistent enforcement of minimum volume requirements. The Swiss experience further indicates that where flexibility in quality requirements is granted, such flexibility is indeed used in practice. For the German reform debate, this raises the question of how and if flexibilisation should be designed so as not to counteract the intended shift towards a more performance- and quality-oriented hospital landscape.

9.1 Einleitung

In Deutschland wird aktuell die Anpassung des Krankenhausversorgungsverbesserungsgesetzes (KHVVG) intensiv diskutiert. Dabei ist ein zentraler Aspekt die mögliche Flexibilisierung leistungsgruppenbezogener Qualitätsvorgaben auf Landesebene. Die im KHVVG vorgesehenen Qualitätsvorgaben zur personellen und apparativen Ausstattung (Strukturqualität) können zur Zentralisierung der Versorgung beitragen, sofern die Anforderungen hoch genug sind. Die Befürworter der Flexibilisierung argumentieren, dass Qualitätsvorgaben an die örtlichen Verhältnisse anpassbar sein sollten, um den Zugang zur Versorgung durch Krankenhäuser sicherzustellen. Gegner hingegen befürchten, dass durch eine Flexibilisierung der Anforderungen des KHVVG ein Flickenteppich von Qualitätsvorgaben entsteht und damit die bekannten Qualitätsvariationen fortbestehen (Pross et al. 2017).

Nordrhein-Westfalen (NRW) war das erste Bundesland, das eine Neuausrichtung der Krankenhausplanung auf Grundlage von Leistungsgruppen als zentrale Planungsgröße vornahm (Langenberg et al. 2024; Subelack et al. 2024). Dies vor allem, weil die zuvor eingesetzte und wie in allen anderen Bundesländern übliche betten- und fachabteilungsorientierte Planung nicht mehr den Zielen der Krankenhausplanung gerecht wurde (Vogel et al. 2022). Auf Grundlage eines umfassenden Gutachtens zur Krankenhauslandschaft begann in NRW ab 2019 ein mehrjähriger Reformprozess, der 2022 abgeschlossen wurde (Roos et al. 2025). Kern der Reform ist die Umstellung auf eine leistungs- und qualitätsorientierte Planung auf Basis von Leistungsbereichen und -gruppen, die jeweils mit verbindlichen Struktur- und Qualitätsanforderungen verknüpft sind (MAGS 2022).

Dieser Ansatz diente als wesentliche Inspiration für die bundesweite Krankenhaus- und Finanzierungsreform, die 2024 im KHVVG mündete und verbindliche Leistungsgruppen inklusive Qualitätsvorgaben beinhaltet (KHVVG 2024). Ziele des KHVVG umfassen die Behandlungsqualität zu sichern und zu verbessern, eine flächendeckende medizinische Versorgung zu gewährleisten sowie den administrativen Aufwand zu reduzieren, insbesondere durch eine Vereinfachung der Planungs- und Vergütungsstrukturen (Roos et al. 2025).

Nur ein Jahr später soll nun das Gesetz bereits durch das Krankenhausreformanpassungsgesetz (KHAG) nachjustiert werden. Im Mittelpunkt stehen dabei insbesondere die Anwendung und Durchsetzung leistungsgruppenbezogener Qualitätsvorgaben sowie die Reduktion der Anzahl der Leistungsgruppen. Diskutiert werden unter anderem erweiterte Ausnahmeregelungen, Übergangsfristen sowie kooperative Erfüllungsmöglichkeiten, um regionale Versorgungsstrukturen stärker zu berücksichtigen (KHAG 2025). Die aktuellen politischen Diskussionen verdeutlichen, dass die Umsetzung leistungsgruppenbezogener Qualitätsvorgaben mit erheblichen praktischen und politischen Herausforderungen verbunden ist.

Die Schweiz bietet einen geeigneten Analysefall. Ähnlich wie in Deutschland liegt die Verantwortung für die Krankenhausplanung bei den Kantonen, die über große Gestaltungsspielräume insbesondere hinsichtlich der Qualitätsvorgaben verfügen. Das Beispiel der Mindestfallzahlen bzw. Mindestmengen zeigt, dass nationale Vorgaben in einem föderalen System auf sehr unterschiedliche regionale Ausgangslagen treffen. Vor diesem Hintergrund stellt sich die Frage, wie Mindestmengen in einem dezentral organisierten Gesundheitssystem tatsächlich ausgestaltet und angewendet werden können. Mindestmengen werden in der Schweiz seit mehr als einem Jahrzehnt als Bestandteil der Spitalplanung eingesetzt (Subelack et al. 2024) – dies allerdings nicht einheitlich, sondern in kantonal unterschiedlicher Ausprägung, wie wir in diesem Beitrag zeigen.

Ziel dieses Beitrags ist es, die Diskussion um die Flexibilisierung von Qualitätsvorgaben zu bereichern und exemplarisch anhand der Umsetzung von Mindestmengen in der kantonalen Krankenhausplanung der Schweiz aufzuzeigen, welche Form die Flexibilisierung von Qualitätsvorgaben annehmen kann. Dafür wird zunächst kurz die wissenschaftliche Evidenz zu Mindestmengen als Instrument der Qualitätssicherung dargestellt. Anschließend wird aufgezeigt, wie Mindestmengen in der schweizerischen Spitalplanung bzw. Krankenhausplanung verankert sind und wie sich die Mindestmengenvorgaben in den Schweizer Kantonen unterscheiden. Abschließend werden aus den Schweizer Erfahrungen Impulse für die Qualitätsvorgaben im Rahmen der deutschen Krankenhausreform abgeleitet.

9.2 Mindestmengen: Evidenz und gesundheitspolitische Einordnung

Mindestmengen sind durch Schwellenwerte definiert, die festlegen, dass nur Krankenhäuser, die eine definierte Mindestfallzahl erreichen, eine bestimmte medizinische Leistung künftig erbringen dürfen (Scharfe et al. 2025). Sie gelten immer für eine definierte Prozeduren- oder Diagnosegruppe (Vogel et al. 2019). Als gesundheitspolitisches Steuerungsinstrument zielen sie darauf ab, ausgewählte Behandlungen gezielt auf Krankenhäuser mit höheren Fallzahlen zu konzentrieren. Die zugrunde liegende Annahme ist, dass Routine und Erfahrung die Behandlungsqualität verbessern (Scharfe et al. 2025). Ein positiver Zusammenhang zwischen der Behandlungsmenge und der Ergebnisqualität ist in der internationalen Literatur für eine Vielzahl medizinischer Eingriffe gut belegt (Bakx et al. 2025; Hentschker und Mennicken 2018; Levaillant et al. 2021; Luft et al. 1979). Insbesondere bei komplexen, risikobehafteten oder seltenen Prozeduren zeigen zahlreiche Studien, dass höhere Fallzahlen auf Spital- oder Operateurs-Ebene mit besseren Behandlungsergebnissen einhergehen (Birkmeyer et al. 2003; Gandjour et al. 2003; Morche et al. 2016; Nimptsch und Mansky 2017). Dieser sogenannte Volume-Out-

Tab. 9.1 Mindestmengenkatalog der planbaren Leistungen in Deutschland (Stand 2025) im Vergleich zu den Zürcher respektive nationalen Schweizer Vorgaben

Leistungen	Mindestmengen DE	Regulierung Schweiz	Mindestmengen CH
Lebertransplantation	20	National (IVHSM)	Keine Mindestmenge
Nierentransplantation	25	National (IVHSM)	Keine Mindestmenge
Komplexe Eingriffe am Organsystem Ösophagus für Erwachsene	26	National (IVHSM)	10 Fälle pro Operateur pro Jahr in einem Spital
Komplexe Eingriffe am Organsystem Pankreas für Erwachsene	20	National (IVHSM)	10 Fälle pro Jahr und Standort
Allogene Stammzelltransplantation bei Erwachsenen	40	National (IVHSM)	10 Fälle pro Jahr und Standort
Kniegelenk-Totalendoprothesen	50	Kantonal (BEW7.2)	Operateur: 15 Fälle, Spital: 50 Fälle pro Jahr
Versorgung von Früh- und Reifgeborenen mit einem Aufnahmegewicht von < 1.250 g	25	Kantonal (NEO 1.1.1 und NEO 1.1.1.1)	Keine Mindestmenge
Chirurgische Behandlung des Brustkrebses (Mamma-Ca-Chirurgie)	100	Kantonal (Bestandteil von der SPLG GYNT)	Operateur: 20 Fälle, Spital: 20 Fälle pro Jahr
Thoraxchirurgische Behandlung des Lungenkarzinoms bei Erwachsenen	75	Kantonal (THO1.1)	Spital: 30 Fälle pro Jahr

Notiz: Die Mindestmengen in Deutschland gelten pro Standort eines Krankenhauses pro Jahr und umfassen alle Leistungen, die 2025 keine Übergangsregelung hatten (wie zum Beispiel Herztransplantationen). Die Daten stammen aus der Regelungen des Gemeinsamen Bundesausschusses gemäß § 136b Abs. 1 Satz 1 Nr. 2 SGB V für nach § 108 SGB V zugelassene Krankenhäuser (Mindestmengenregelungen 2025). In dieser Tabelle werden die Leistungen mit einer Mindestmenge in Deutschland im Kontext der Zürcher Vorgaben betrachtet. Es gilt zu beachten, dass Zürich für insgesamt 33 SPLG Mindestmengen festgelegt hat.
Krankenhaus-Report 2026

come-Zusammenhang bildet die wissenschaftliche Grundlage für Mindestmengenregelungen als Instrument der Qualitätssicherung.

Gleichzeitig weist die Evidenz darauf hin, dass sich Qualitätsgewinne nicht linear mit steigenden Fallzahlen fortsetzen (Halm et al. 2002; Morche et al. 2016). Während der grundsätzliche Zusammenhang weithin anerkannt ist, bleibt offen, ab welcher Fallzahl ein relevanter Qualitätsgewinn erzielt wird (Christian et al. 2005; Halm et al. 2002; Morche et al. 2016). Zur Definition von Schwellenwerten sollten jedoch nicht zuletzt neben den Qualitätseffekten auch Veränderungen der Fahrtzeiten für Patientinnen und Patienten und verfügbare Kapazitäten von Krankenhäusern berücksichtigt werden (Vogel et al. 2022).

International sind Mindestmengenregelungen weit verbreitet, werden jedoch unterschiedlich eingesetzt. Ein Überblick über internationale Erfahrungen zeigt eine erhebliche Varianz sowohl hinsichtlich der zugrunde liegenden Prozeduren als auch der gewählten Schwellenwerte (Follert et al. 2019; Vogel et al. 2019). In der gesundheitspolitischen Debatte besteht weitgehend Einigkeit darüber, dass ein Zusammenhang zwischen Fallzahl und Qualität existiert. Kontrovers diskutiert wird jedoch die konkrete Ausgestaltung, insbesondere die Festlegung von Schwellenwerten (Follert et al. 2019; Hemschemeier et al. 2019).

In Deutschland werden Mindestmengen bislang ausschließlich auf Bundesebene festgelegt. Zuständig ist der Gemeinsame Bundesausschuss (G-BA), der bundeseinheitliche Mindestmengenregelungen erlässt. Diese gelten verbindlich für alle Krankenhäuser und betreffen neun ausgewählte Prozeduren, etwa Lebertransplantationen oder komplexe Eingriffe am Organsystem Pankreas (mit je einer jährlichen Mindestmenge pro Standort eines Krankenhauses von 20 Eingriffen; Mindestmengenregelungen 2025). Bei Nichterfüllung der Vorgaben müssen die Krankenhäuser Vergütungseinbußen hinnehmen.

Tab. 9.1 stellt die bundesweiten Mindestmengen in Deutschland den entsprechenden Regulierungsansätze von Zürich gegenüber. Für besonders komplexe Leistungen wie Transplantationen oder allogene Stammzelltransplantationen erfolgt die Planung in der Schweiz national im Rahmen der Interkantonalen Vereinbarung über die hochspezialisierte Medizin (IVHSM; GDK o. J.a). Alle weiteren Leistungen werden durch die Kantone geplant.

9.3 Mindestmengen in der schweizerischen Krankenhausplanung

9.3.1 Hintergrund zur Krankenhausplanung in der Schweiz

Die heutige Spitalplanung in der Schweiz geht auf eine grundlegende Reform des Krankenversicherungsgesetzes (KVG) zurück, die im Jahr 2007 beschlossen wurde. Neben der Einführung von Diagnosis-related Groups (DRG) und damit eines auf Fallpauschalen basierenden Vergütungssystems (SwissDRG) wurden die Kantone verpflichtet, eine Krankenhausplanung zu etablieren (Lobsiger und Frey 2019). Mit dieser Reform vollzog die Schweiz einen grundlegenden Paradigmenwechsel. Die Krankenhausplanung wurde von einer historisch gewachsenen, primär kapazitäts- und ressourcenorientierten Steuerung hin zu einer leistungs-, bedarfs- und qualitätsorientierten Planung weiterentwickelt (Vogel et al. 2020). Seitdem stehen nicht mehr bestehende Strukturen wie Betten im Vordergrund, sondern die Frage, welche Leistungen in welcher Qualität und in welchem Umfang für die Bevölkerung benötigt werden. Alle stationären Leistungen, die nicht in den Bereich der hochspezialisierten Medizin fallen, werden durch die Kantone geplant. Diese vergeben Leistungsaufträge auf Basis des aktuellen und zukünftigen Versorgungsbedarfs und knüpfen diese an qualitative Anforderungen (Gesundheitsdirektion Kanton Zürich 2022b).

Eine zentrale Rolle bei der Ausgestaltung der neuen Spitalplanung nahm der Kanton Zürich ein. Dort wurde ein leistungsgruppenorientiertes Planungssystem entwickelt, das zwischen Spitalplanungs-Leistungsbereichen (SPLB) und darunterliegenden Spitalplanungs-Leistungsgruppen (SPLG) unterscheidet. Die SPLGs werden nach Diagnosen und Eingriffen zugeordnet und stützen sich dabei auf die Diagnose- und Prozedurklassifikationen ICD-10 und CHOP (Bleibtreu et al. 2022). Die SPLG sind fach- und organspezifisch zugeschnitten und nach zunehmender medizinischer Komplexität strukturiert. Auf diese Weise lässt sich insbesondere die Konzentration seltener und komplexer Behandlungen gezielt steuern. Ergänzend sind die Leistungsgruppen mit Qualitätsanforderungen hinterlegt. Neben allgemeinen Mindestanforderungen gelten leistungsspezifische Vorgaben, etwa zu Mindestmengen oder zum Einsatz qualifizierten Personals, um den unterschiedlichen Anforderungen der einzelnen Fachbereiche gerecht zu werden (Gesundheitsdirektion Kanton Zürich 2022a). Das Ergebnis dieses Planungsprozesses ist eine kantonale Spitalliste, die alle Krankenhäuser umfasst, welche die definierten Anforderungen erfüllen und somit einen Leistungsauftrag für die stationäre Versorgung erhalten (Subelack et al. 2024; Gesundheitsdirektion Kanton Zürich 2022a; Gesundheitsdirektion Kanton Zürich 2022b).

Die Konferenz der kantonalen Gesundheitsdirektorinnen und -direktoren empfiehlt seit 2011 den kantonalen Gesundheitsdepartementen die Anwendung der Zürcher SPLG-Systematik einschließlich der damit verbundenen Anforderungen an die einzelnen SPLG (GDK o. J.b). Bis 2024 haben alle Kantone die SPLG-Systematik des Kantons Zürich übernommen, mit Ausnahme des Kantons Uri, der nur mit Spitalplanungsleistungsbereichen (SPLB) plant (Walker et al. 2025).

9.3.2 Mindestmengen als Teil der leistungsspezifischen Anforderungen

Mit der Revision der Krankenversicherungsverordnung (KVV) im Jahr 2022 wurde die qualitätsorientierte Krankenhausplanung in der Schweiz weiter gestärkt. Die Kantone sind seither verpflichtet, ihre Planungsentscheidungen transparenter zu begründen, insbesondere hinsichtlich der Bedarfsprognose, der Wirtschaftlichkeit und der Berücksichtigung qualitativer Anforderungen (SR 832.102 Verordnung vom 27. Juni 1995 über die Krankenversicherung (KVV) 2022). Zu diesen Qualitätskriterien zählen unter anderem Mindestmengen, die von den Kantonen für bestimmte SPLG festgelegt werden können, insbesondere bei Leistungen mit hohem Spezialisierungsgrad (GDK o. J.a).

Im Kanton Zürich werden Mindestmengen sowohl auf Spital- und seit 2019 auch auf Operateurs-Ebene angewendet und über gleitende Zwei-Jahres-Zeiträume berechnet, um jährliche Fallzahlschwankungen zu berücksichtigen. Dabei werden nicht automatisch alle Prozeduren einer Spitalplanungs-Leistungsgruppe (SPLG) auf die Mindestmenge angerechnet, sondern klar definierte, qualitätsrelevante Eingriffe, die in den leistungsspezifischen Anforderungen festgelegt sind. Erreichen Spitäler in den jeweils zwei vorangegangenen Kalenderjahren nicht den doppelten festgelegten Mindestwert, wird der Leistungsauftrag zunächst nur provisorisch erteilt. Werden die Mindestmengen auch in der folgenden Prüfperiode nicht erreicht, führt dies zum Entzug des definitiven Leistungsauftrags bzw. zur Einschränkung der operativen Tätigkeit auf Einsätze unter Supervision (Gesundheitsdirektion Kanton Zürich 2025).

Die Gesundheitsdirektion des Kantons Zürich hat in der Zürcher Spitalliste Akutsomatik (Version 2025.1) für insgesamt 33 SPLG Mindestmengen festgelegt. Die Spannweite der Vorgaben ist groß: Sie reicht von zehn Fällen pro Spital für die SPLG DER1.1 (Dermatologische Onkologie) über 500 Fälle pro Spital für die SPLG KAR3 (Interventionelle Kardiologie) bis hin zu einer Zielgröße von 1.500 Fällen für die Leistungsgruppen GEB1 und GEB1.1 (Geburtshilfe und spezialisierte Geburtshilfe).

Auch bei den Mindestmengen auf Operateurs-Ebene variieren die Schwellenwerte deutlich von zehn Fällen, etwa bei der SPLG URO1.1.1 (Radikale Prostatektomie), bis zu 50 Fällen in der Wirbelsäulenchirurgie (BEW8; Gesundheitsdirektion Kanton Zürich 2025).

9.4 Analyse der Mindestmengen-Vorgaben in den Kantonen

9.4.1 Daten und Methodik

Die nachfolgenden Analysen stützen sich primär auf die Medizinische Statistik der Krankenhäuser des Schweizerischen Bundesamts für Statistik (BSF) sowie auf die Spitalliste des Kantons Zürich. Die Behandlungsfälle wurden durch das BFS den entsprechenden SPLG zugeordnet. Methodisch umfasst die Analyse eine empirische Gegenüberstellung der im Kanton Zürich festgelegten Mindestmengen (Spitallistenversion 2025.01) mit den tatsächlich erbrachten Leistungsvolumina für Leistungsgruppen mit Mindestmengenvorgaben. Dabei werden die Fallzahlen aus dem Jahr 2023 kantonsweise aggregiert, das heißt als Summe aller in einem Kanton erbrachten Leistungen über sämtliche Spitäler hinweg ausgewiesen. Um Verzerrungen durch sehr kleine Fallzahlen oder potenzielle Codierungsfehler zu vermeiden, wurden Leistungen ausgeschlossen, deren Fallzahlen weniger als 2,5 % der kumulierten Fallzahlen innerhalb eines Leistungsbereichs ausmachten (vgl. Vorgehensweise in MAGS 2022; Vogel et al. 2020). Ergänzend wurde für jede betrachtete SPLG erfasst, wie viele Spitäler in den jeweiligen Kantonen über einen Leistungsauftrag verfügen. Die herangezogenen kantonalen Spitallisten beziehen sich ebenfalls auf das Jahr 2023. Falls diese nicht verfügbar waren, wurde die zeitlich nächstliegende verfügbare Version berücksichtigt.

Um Impulse zur Erklärung der beobachteten Unterschiede in der Definition und Durchsetzung von Mindestmengen abzuleiten, greifen wir ergänzend auf Ergebnisse einer derzeit noch laufenden Studie zur schweizerischen Krankenhausplanung zurück, aus der vorläufige Ergebnisse in Form eines Arbeitspapiers veröffentlicht wurden (Walker et al. 2025). Diese Studie analysiert auf Basis qualitativer Erhebungen und Dokumentenanalysen die politischen, strukturellen und institutionellen Rahmenbedingungen der kantonalen Krankenhausplanung und dient im vorliegenden Beitrag dazu, die empirischen Befunde einzuordnen und mögliche Erklärungsansätze für die kantonale Variation zu diskutieren.

9.4.2 Kantonale Unterschiede in Mindestmengenvorgaben

Mindestmengen stellen jene leistungsbezogene Qualitätsanforderung dar, die von den Schweizer Kantonen am häufigsten angepasst wird. Zur Illustration werden nachfolgend vier SPLG dargestellt: die spezialisierte Wirbelsäulenchirurgie (BEW8.1), die Geburtshilfe (GEB1 gemeinsam mit GEB1.1), die radikale Prostatektomie (URO1.1.1) sowie gynäkologische Tumore (GYNT). ◘ Tab. 9.2 stellt für diese vier Leistungsgruppen die tatsächlich erbrachten Fallzahlen der Kantone den Mindestmengenanforderungen gegenüber, die der Kanton Zürich in der Spitalplanung 2023 (Version 2025.1) definiert hat. Die Zürcher Mindestmengen dienen dabei als Referenzmaßstab für den interkantonalen Vergleich.

◘ Tab. 9.2 verdeutlicht zunächst eine Heterogenität zwischen den Kantonen hinsichtlich der formalen Ausgestaltung von Mindestmengen. Während zehn Kantone Mindestmengen sowohl auf Spital- als auch auf Operateursebene anwenden und dabei weitgehend die Zürcher Vorgaben übernehmen, beschränken sich elf Kantone auf Mindestmengen auf Spitalebene. Fünf Kantone verzichten vollständig auf formale Mindestfallzahlen.

Größere und urbane Kantone wie Basel-Stadt, Waadt, Genf oder Zürich überschreiten die Zürcher Schwellenwerte in allen betrachteten Leistungsgruppen deutlich. Demgegenüber liegen die Fallzahlen in kleinen oder ländlich geprägten Kantonen teilweise unter den Zürcher Referenzwerten, selbst in Kantonen, die formal Mindestmengen anwenden. Dies betrifft insbesondere die Geburtshilfe, bei der die Zielgröße von 1.500 Geburten (Σ GEB1 und GEB1.1) in mehreren Kantonen verfehlt wird.

Ergänzend zeigt die Tabelle, dass sich kantonale Abweichungen von der Zürcher Systematik nicht nur auf die Frage beschränken, ob Mindestmengen auf Operateurs-Ebene angewendet werden oder nicht. Mehrere Kantone, die auf operateursbezogene Mindestmengen verzichten, setzen gleichzeitig andere Schwellenwerte auf Spitalebene als der Kanton Zürich. Dies betrifft vier Kantone (gemeinsame Spitalplanung AI-AR-SG und BE), die zwar Mindestmengen auf Krankenhausebene anwenden, diese jedoch in ihrer Höhe angepasst haben.

Besonders deutlich wird diese Flexibilisierung in der Geburtshilfe. Die gemeinsam planenden Kantone St. Gallen, Appenzell-Ausserrhoden und Appenzell-Innerrhoden verzichten vollständig auf die Festlegung eines Schwellenwerts für die Anzahl der Geburten. Ein Blick auf die Fallzahlen pro Spital in den Kantonen St. Gallen, Appenzell-Ausserrhoden und Appenzell-Innerrhoden zeigt, dass nur eines der neun Spitäler den von Zürich de-

Tab. 9.2 Fallzahlen pro Kanton im Vergleich zu den Mindestmengen exemplarisch anhand von vier SPLGs

				BEW8.1 Mindestmenge Operateur: 10; Spital: 20		**GEB1 und GEB1.1 Zielgrösse 1.500 (Σ GEB1 und GEB1.1)**		**URO1.1.1 Mindestmenge Operateur: 10; Spital: 10**		**GYNT Mindestmenge Operateur: 20, Spital: 20**	
	Mindestmengen von Zürich in der Version 2025.01	**Letzte Spitalplanung in diesem Kanton (Jahr)**	**Anpassungen bei der letzten Spitalplanung**	**Kumulierte Fallzahlen**	**Anzahl Spitäler in diesem Kanton mit Leistungsauftrag**	**Kumulierte Fallzahlen**	**Anzahl Spitäler in diesem Kanton mit Leistungsauftrag**	**Kumulierte Fallzahlen**	**Anzahl Spitäler in diesem Kanton mit Leistungsauftrag**	**Kumulierte Fallzahlen**	**Anzahl Spitäler in diesem Kanton mit Leistungsauftrag**
Kantone mit Mindestmengen auf Krankenhaus- und Operateur-Level (Stand 30.06.2025)	Basel-Land (BL)	2021	Letzte verfügbare ZH-Version übernommen	80	1	*683*	1	73	1	32	1
	Basel-Stadt (BS)	2021		196	3	5.337	2	269	3	173	4
	Fribourg (FR)	2015		92	2	2.934	3	63	2	40	Fehlende SPLG
	Genf (GE)	2025		323	3	6.304	4	240	4	108	3
	Jura (JU)	2023		*2*	0	*653*	1	*0*	0	*0*	0
	Schaffhausen (SH)	2025		*0*	1	*820*	1	36	1	26	1
	Solothurn (SO)	2017		66	1	1.811	1	41	1	30	1
	Schwyz (SZ)	2015		80	1	*1.163*	2	*0*	1	*13*	2
	Waadt (VD)	2024		320	4	9.852	6	364	4	162	3
	Zürich (ZH)	2023		1.224	7	16.749	11	870	10	393	8

Tab. 9.2 (Fortsetzung)

				BEW8.1 Mindestmenge Operateur: 10; Spital: 20		GEB1 und GEB1.1 Zielgrösse 1.500 (Σ GEB1 und GEB1.1)		URO1.1.1 Mindestmenge Operateur: 10; Spital: 10		GYNT Mindestmenge Operateur: 20, Spital: 20	
	Mindestmengen von Zürich in der Version 2025.01	**Letzte Spitalplanung in diesem Kanton (Jahr)**	**Anpassungen bei der letzten Spitalplanung**	**Kumulierte Fallzahlen**	**Anzahl Spitäler in diesem Kanton mit Leistungsauftrag**	**Kumulierte Fallzahlen**	**Anzahl Spitäler in diesem Kanton mit Leistungsauftrag**	**Kumulierte Fallzahlen**	**Anzahl Spitäler in diesem Kanton mit Leistungsauftrag**	**Kumulierte Fallzahlen**	**Anzahl Spitäler in diesem Kanton mit Leistungsauftrag**
Kantone mit Mindestmengen auf Krankenhaus-Level (Stand 30.06.2025)	Aargau (AG)	2024	Angepasst (kein Operateur-Ebene)	340	3	7.250	6	304	3	172	3
	Appenzell-Innerrhoden (AI)	2023	Angepasst (kein Operateur-Ebene, andere Schwellenwerte)	*0*	0	*0*	0	*0*	0	*0*	0
	Appenzell-Ausserrhoden (AR)	2023		92	0	*715*	1	*2*	1	*8*	1
	Bern (BE)	2019		1.408	13	11.272	9	551	10	354	3
	Glarus (GL)	2015	Alte ZH-Version verwendet	7	0	*323*	1	11	1	*5*	Fehlende SPLG
	Luzern (LU)	2016	Angepasst (kein Operateur-Ebene)	526	3	4.961	4	235	2	135	5
	Neuchatel (NE)	2016	Alte ZH-Version verwendet	29	1	*1.414*	1	27	1	35	Fehlende SPLG
	St. Gallen (SG)	2023	Angepasst (kein Operateur-Ebene, andere Schwellenwerte)	351	3	5.921	5	165	3	141	3
	Tessin (TI)	2023	Alte ZH-Version verwendet	186	2	2.762	1	91	1	97	Fehlende SPLG
	Wallis (VS)	2015		183	4	2.392	3	21	4	70	3
	Zug (ZG)	2023	Angepasst (kein Operateur-Ebene)	28	1	1.620	2	10	1	23	1

Tab. 9.2 (Fortsetzung)

				BEW8.1 Mindestmenge Operateur: 10; Spital: 20		**GEB1 und GEB1.1 Zielgrösse 1.500 (Σ GEB1 und GEB1.1)**		**URO1.1.1 Mindestmenge Operateur: 10; Spital: 10**		**GYNT Mindestmenge Operateur: 20, Spital: 20**	
	Mindestmengen von Zürich in der Version 2025.01	**Letzte Spitalplanung in diesem Kanton (Jahr)**	**Anpassungen bei der letzten Spitalplanung**	**Kumulierte Fallzahlen**	**Anzahl Spitäler in diesem Kanton mit Leistungsauftrag**	**Kumulierte Fallzahlen**	**Anzahl Spitäler in diesem Kanton mit Leistungsauftrag**	**Kumulierte Fallzahlen**	**Anzahl Spitäler in diesem Kanton mit Leistungsauftrag**	**Kumulierte Fallzahlen**	**Anzahl Spitäler in diesem Kanton mit Leistungsauftrag**
Kantone mit keinen Mindestmengen (Stand 30.06.2025)	Graubünden (GR)	2014	Angepasst (keine Mindestmengen)	122	3	2.031	9	91	4	52	8
	Nidwalden (NW)	2017		*0*	0	*763*	2	*1*	0	*5*	Fehlende SPLG
	Obwalden (OW)	2020		*0*	0	*273*	1	*0*	1	*1*	0
	Thurgau (TG)	2023		61	2	2.508	1	129	2	80	Fehlende SPLG
	Uri (UR)	2015		*15*	Fehlende SPLG	*371*	Fehlende SPLG	*0*	Fehlende SPLG	*4*	Fehlende SPLG

Notiz: Die Fallzahlen stammen aus dem Jahr 2023. Kursiv dargestellte Fallzahlen kennzeichnen Kantone, in denen die aggregierten Fallzahlen aller Spitäler zusammen die vom Kanton Zürich festgelegten Mindestmengen auf Spital-Ebene (Spitallistenversion 2025.01) nicht erreichen.
Krankenhaus-Report 2026

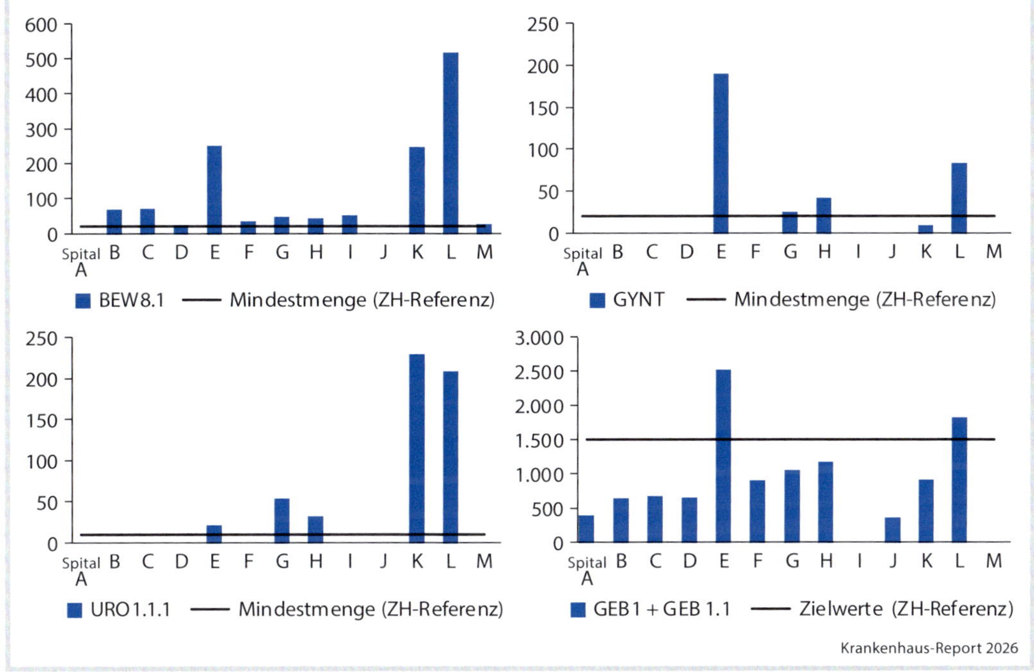

Abb. 9.1 Fallzahlen 2023 je Spital im Kanton Bern in den ausgewählten SPLG im Vergleich zur Mindestmenge gemäß Zürcher Spitalliste. (Version 2025.01)

finierten Zielwert von 1.500 Geburten erreicht. Der Kanton Bern reduziert die von Zürich vorgegebene Zielgröße von 1.500 Geburten auf 1.000 pro Jahr und auch hier erreichen nur zwei der kantonseigenen Spitäler die Zielgröße von 1.500 Geburten.

Abb. 9.1 stellt exemplarisch für vier ausgewählte Spitalplanungs-Leistungsgruppen (BEW8.1, GYNT, URO1.1.1 sowie GEB1/GEB1.1) die Verteilung der Fallzahlen auf Ebene einzelner Spitäler in einem Kanton dar. Die Balken zeigen die im Jahr 2023 erbrachten Fallzahlen der jeweiligen Spitäler, während die horizontale Linie die entsprechende Zürcher Mindestmenge beziehungsweise Zielgröße (Spitallistenversion 2025.01) markiert.

Die Darstellung verdeutlicht, dass sich die Fallzahlen innerhalb eines Kantons häufig stark auf einzelne Standorte konzentrieren, während mehrere Spitäler um die jeweilige Mindestmenge liegen.

Für die Geburtshilfe (GEB1/GEB1.1) zeigt Abb. 9.1 zudem, dass die aggregierten Fallzahlen zwar auf mehrere Spitäler verteilt sind, jedoch einzelne Standorte die Zürcher Zielgröße deutlich unterschreiten.

9.4.3 Einblicke in laufende Interviewstudie

Zur Ableitung von Erklärungsversuchen für die evidenten Unterschiede in der Definition und Durchsetzung der Mindestmengen berichten wir zusammenfassend aus einer derzeit noch laufenden Studie, aus der vorläufige Ergebnisse als Arbeitspapier veröffentlicht sind (Walker et al. 2025). Die für diese Studie durchgeführten Interviews zeigten, dass sowohl strukturelle Rahmenbedingungen als auch politische Erwägungen die Anwendung und Durchsetzung von Mindestmengen maßgeblich beeinflussen. Insbesondere in ländlichen und topographisch anspruchsvollen Regionen mit geringer Bevölkerungsdichte, etwa in alpinen Kantonen, würden kantonal einheitliche Mindestmengen faktisch zu einer Konzentration auf einen einzigen Versorgungsstandort führen. Die daraus resultierenden Fahrzeiten von teilweise über zwei Stunden werden von den Verantwortlichen als nicht vertretbar eingeschätzt, insbesondere bei zeitkritischen Leistungen wie der oft genannten Geburtshilfe.

Entsprechend variiert auch die praktische Durchsetzung von Mindestmengen. Erreichen Krankenhäuser die geforderten Fallzahlen nicht, werden Mindestmengen in vielen Kantonen flexibel gehandhabt, um den Leistungsentzug und damit eine eventuell zu starke Einschränkung des Zugangs zu Krankenhausleistungen zu verhindern. Mehrere Interviewpartner berichteten, dass die vom Kanton Zürich definierten Mindestmengen zwar als Referenz dienen, jedoch an die regionalen Versorgungsrealitäten angepasst werden müssen, etwa wenn die erforderlichen Fallzahlen in der gesamten Region oder in einzelnen Krankenhäusern nicht erreichbar sind.

Darüber hinaus erweist sich die Anwendung von Mindestmengen als politisch sensibel. Krankenhausstandorte haben eine hohe politische Bedeutung, nicht zuletzt aufgrund ihrer Rolle als große Arbeitgeber und Wirtschaftsmotor. Leistungsentzüge, die oft mit drohenden Standortschließungen in Verbindung gebracht werden, werden daher als politisch riskant wahrgenommen. Diese Dynamik wird dadurch verstärkt, dass die Kantone im Gesundheitssystem eine Dreifachrolle einnehmen, da sie zugleich als Planer, Zahler und teilweise als Eigentümer der Krankenhäuser agieren. In einzelnen Fällen scheiterten interkantonale Kooperationsansätze sogar an fehlender Einigung über Mindestmengen. Auch mehrere Expertinnen und Experten wiesen darauf hin, dass Abweichungen von Mindestmengen in der Praxis häufiger politisch als medizinisch motiviert seien.

Gleichzeitig besteht kantonsübergreifend ein breiter Konsens über den grundsätzlichen Nutzen von Mindestmengen. Die große Mehrheit der befragten Kantone sowie alle Expertinnen und Experten bewerten Mindestmengen als geeignetes Instrument zur Verbesserung der Versorgungsqualität. Die beobachtete kantonale Variation ist daher weniger Ausdruck einer grundsätzlichen Ablehnung des Instruments als vielmehr das Ergebnis situativer Anpassungen an politische Rahmenbedingungen.

Zusammenfassend zeigt sich, dass alle Kantone (mit Ausnahme von Uri) das Zürcher Planungssystem und dessen Qualitätslogik grundsätzlich übernehmen, jedoch einzelne SPLG oder leistungsspezifische Anforderungen an die jeweiligen kantonalen Gegebenheiten anpassen. Diese Anpassungen werden von den Beteiligten als notwendig erachtet, um sowohl regionalen Versorgungsanforderungen gerecht zu werden als auch politische Akzeptanz für die Krankenhausplanung sicherzustellen.

9.5 Zusammenfassung und Impulse für die deutsche Krankenhausreform

Während das KHVVG ursprünglich auf eine weitgehend einheitliche und verbindliche Anwendung leistungsgruppenbezogener Qualitätsvorgaben zielte, rücken mit dem KHAG nun verstärkt Fragen der praktischen Umsetzung und regionalen Differenzierung in den Vordergrund. Insbesondere bei qualitätsrelevanten Mindestanforderungen wird deutlich, dass deren konsequente Durchsetzung mit Zielkonflikten zwischen Qualitätsanspruch und flächendeckender Versorgung verbunden ist.

Anders als in der Schweiz sind Mindestmengen in Deutschland bislang kein integraler Bestandteil der Krankenhausplanung der Länder. Die Bundesländer haben keine Möglichkeit, eigenständig Mindestmengen festzulegen oder diese systematisch in ihre Planungsentscheidungen einzubinden. Im Zuge der Krankenhausreform werden Mindestmengen stärker in leistungsgruppenbezogene Qualitätsanforderungen integriert, bleiben jedoch weiterhin bundesrechtlich vorgegeben und unterliegen Ausnahmemöglichkeiten. Damit bleibt ihre unmittelbare Steuerungswirkung begrenzt.

Die Erfahrungen aus der Schweiz liefern wichtige Anhaltspunkte für die deutsche Krankenhauspolitik und verdeutlichen, welche unterschiedlichen Formen die Flexibilisierung von Qualitätsvorgaben in der kantonalen Krankenhausplanung annehmen kann. In der Schweiz werden Mindestmengen seit mehr als einem Jahrzehnt in der Spitalplanung eingesetzt, allerdings in kantonal unterschiedlicher Ausgestaltung und mit unterschiedlichem Durchsetzungswillen. Der Vergleich kantonaler Fallzahlen mit den Zürcher Mindestmengen zeigt, dass insbesondere kleinere und ländlich geprägte Kantone selbst bei aggregierter Betrachtung aller Spitäler die entsprechenden Schwellenwerte in mehreren Leistungsgruppen nicht erreichen. Dies gilt in besonderem Maße für sensible Bereiche wie die Geburtshilfe oder hochspezialisierte chirurgische Leistungen.

Gleichzeitig wird sichtbar, dass Kantone nicht nur zwischen „Anwendung" und „Nicht-Anwendung" von Mindestmengen unterscheiden, sondern Schwellenwerte gezielt anpassen, reduzieren oder in einzelnen Leistungsgruppen vollständig darauf verzichten, um regionale Versorgungsstrukturen aufrechtzuerhalten. Ob und in welchem Ausmaß dies zu einer Qualitätsvariation führt, ist derzeit Gegenstand aktueller Forschung (SNF 2024). Aufgrund niedriger Fallzahlen wird der statistische Nachweis von negativen Konsequenzen, d. h. der Zusammenhang von Adaption von Qualitätsvorgaben und schlechteren Outcomes, jedoch schwer zu führen sein. Darüber hinaus ist unklar, inwiefern die Schweizer Bevölkerung im Detail darüber informiert ist, dass einzelne Kantone und/oder Krankenhäuser unterhalb der Referenzwerte für Mindestmengen operieren, da ein umfassendes und valides Qualitätstransparenzportal bis heute nicht verfügbar ist (Sapin et al. 2024). Jedoch gibt es auch in diesem Bereich konkrete Bestrebungen, in Zukunft Qualität (Struktur-, Prozess- und Ergebnisqualität) national zu monitoren und zu veröffentlichen (Vogel et al. 2024).

Die kantonale Variation bei Qualitätsvorgaben ist weniger Ausdruck inhaltlicher Ablehnung als Ergebnis struktureller Gegebenheiten und politischer Abwägungen innerhalb eines föderalen Gesundheitssystems. Wie auch in Deutschland erweist sich die Anwendung von Qualitätsvorgaben als politisch hochsensibel. Es stellt sich die Frage, unter welchen Bedingungen Mindestmengen stärker als Ausdruck evidenzbasierter Entscheidungen und realer struktureller Unterschiede wirken können und weniger als Instrument, um bestehende Versorgungsstrukturen unangetastet zu lassen.

Vor diesem Hintergrund lassen sich die im KHAG vorgesehenen Flexibilisierungen als ein Versuch interpretieren, die deutsche Reform an die Realitäten eines dezentralen Systems anzupassen. Die Ausweitung von Ausnahmeregelungen, die stärkere Betonung von Kooperationen sowie verlängerte Übergangsfristen schwächen kurzfristig die unmittelbare Steuerungswirkung, erhöhen jedoch möglicherweise die politische Umsetzbarkeit der Reform. Entscheidend wird sein, ob diese Flexibilität als temporäres Instrument zur Transformation genutzt wird oder dauerhaft zu einer Erosion qualitätsbezogener Mindeststandards führt. Das Beispiel der Schweiz zeigt eindrücklich, dass wenn Möglichkeiten zur Adaption von Qualitätsvorgaben eingeräumt werden, diese auch genutzt werden. Es besteht somit die Gefahr, dass der durch das KHVVG eingeleitete Reformprozess verhindert und der leistungs- und qualitätsorientierte Umbau der Krankenhauslandschaft sich zumindest vorerst nicht vollumfänglich entfalten kann.

Literatur

Bakx P, Godoy C, Al-Azizi S et al (2025) Regionalization of Hip Fracture Care in Five High-Income Countries. Health Services Research 60(6):e70002. https://doi.org/10.1111/1475-6773.70002

Birkmeyer JD, Stukel TA, Siewers AE, Goodney PP, Wennberg DE, Lucas FL (2003) Surgeon volume and operative mortality in the United States. N Engl J Med 349(22):2117–2127. https://doi.org/10.1056/NEJMsa035205

Bleibtreu E, von Ahlen C, Geissler A (2022) Service-, needs-, and quality-based hospital capacity planning – The evolution of a revolution in Switzerland. Health Policy 126(12):1277–1282. https://doi.org/10.1016/j.healthpol.2022.09.011

Christian CK, Gustafson ML, Betensky RA, Daley J, Zinner MJ (2005) The volume–outcome relationship: don't believe everything you see. World j surg 29(10):1241–1244. https://doi.org/10.1007/s00268-005-7993-8

Follert P, Schuster H, Malzahn J (2019) Neustart: Überlegungen im „Jahr eins" nach Änderung der Mindestmengenregelung. In: Dormann F, Klauber J, Kuhlen R (Hrsg) Qualitätsmonitor 2019. Medizinisch Wissenschaftliche Verlagsgesellschaft, Berlin, S 47–62 https://doi.org/10.32745/9783954664344-1.4

Gandjour A, Bannenberg A, Lauterbach KW (2003) Threshold volumes associated with higher survival in health care: a systematic review. Med Care 41(10):1129–1141. https://doi.org/10.1097/01.MLR.0000088301.06323.CA

GDK Spitalplanungs-Leistungsgruppenkonzept für die Akutsomatik. Konferenz der kantonalen Gesundheitsdirektorinnen und -direktoren (GDK). https://www.gdk-cds.ch/de/gesundheitsversorgung/stationaere-versorgung/spitalplanung-akutsomatik/splg-konzept-akutsomatik. Zugegriffen: 18. Dez. 2025

Gesundheitsdirektion Kanton Zürich (2022a) Zürcher Spitalplanung 2023. https://www.zh.ch/de/news-uebersicht/medienmitteilungen/2022/09/zuercher-spitalplanung-2023-regierungsrat-setzt-spitallisten-fest.html

Gesundheitsdirektion Kanton Zürich (2022b) Zürcher Spitalplanung 2023. Strukturbericht. Amt für Gesundheit. https://www.zh.ch/de/gesundheit/spitaeler-kliniken/spitalplanung/archiv-projekt-spitalplanung-2023.html. Zugegriffen: 18. Dez. 2025

Gesundheitsdirektion Kanton Zürich (2025) Anhang zur Zürcher Spitalliste 2023 Akutsomatik: Leistungsspezifische Anforderungen (Version 2025.1; gültig ab 1. Januar 2025)

Halm EA, Lee C, Chassin MR (2002) Is volume related to outcome in health care? A systematic review and methodologic critique of the literature. Ann Intern Med 137(6):511–520. https://doi.org/10.7326/0003-4819-137-6-200209170-00012

Hemschemeier M, Bittkowski M, Stollorz V (2019) Mindestmengen im Krankenhaus – Bilanz und Neustart. Bertelsmann Stiftung. https://www.bertelsmann-stiftung.de/fileadmin/files/BSt/Publikationen/GrauePublikationen/VV_Analyse_Mindestmengen_final.pdf#page=30.12. Zugegriffen: 18. Dez. 2025

Hentschker C, Mennicken R (2018) The volume–outcome relationship revisited: practice indeed makes perfect. Health Serv Res 53(1):15–34. https://doi.org/10.1111/1475-6773.12696

GDK Hochspezialisierte Medizin. Konferenz der kantonalen Gesundheitsdirektorinnen und -direktoren (GDK). https://www.gdk-cds.ch/de/hochspezialisierte-medizin. Zugegriffen: 22. Dez. 2025

KHAG, Bundestag, Bundesrat (2025) https://www.bundesgesundheitsministerium.de/service/gesetze-und-verordnungen/detail/krankenhausreformanpassungsgesetz.html. Zugegriffen: 18. Dez. 2025

KHVVG (2024) Gesetz zur Verbesserung der Versorgungsqualität im Krankenhaus und zur Reform der Vergütungsstrukturen (Krankenhausversorgungsverbesserungsgesetz – KHVVG). https://www.recht.bund.de/bgbl/1/2024/400/VO.html. Zugegriffen: 18. Dez. 2025 (Pub. L. No. 400)

Langenberg U, Loeser S, Wenning M, Köhne C, May P-J, Reinecke S-M, Watzlawi H (2024) Der Krankenhausplan NRW 2022 – Einsichten und Missverständnisse. In: Klauber J, Wasem J, Beivers A, Mostert C, Scheller-Kreinsen D (Hrsg) Krankenhaus-Report 2024. Springer, Berlin Heidelberg, S 23–44 https://doi.org/10.1007/978-3-662-68792-5_2

Levaillant M, Marcilly R, Levaillant L, Michel P, Hamel-Broza J-F, Vallet B, Lamer A (2021) Assessing the hospital volume-outcome relationship in surgery: A scoping review. BMC Med Res Methodol 21(1):204. https://doi.org/10.1186/s12874-021-01396-6

Lobsiger M, Frey M (2019) Evaluation der KVG-Revision im Bereich der Spitalfinanzierung. Auswirkungen der Revision auf die Kosten und die Finanzierung des Versorgungssystems. Schlussbericht. Bundesamt für Gesundheit BAG, S 6

Luft HS, Bunker JP, Enthoven AC (1979) Should operations be regionalized?: the empirical relation between surgical volume and mortality. N Engl J Med 301(25):1364–1369. https://doi.org/10.1056/NEJM197912203012503

MAGS (2022) Krankenhausplan Nordrhein-Westfalen 2022. Ministerium für Arbeit, Gesundheit und Soziales des Landes Nordrhein-Westfalen (MAGS). https://mags.nrw/system/files/media/document/file/krankenhausplan_nrw_2022.pdf. Zugegriffen: 18. Dez. 2025

Mindestmengenregelungen, Pub. L. No. 136b Abs. 1 Satz 1 Nr. 2 SGB V (2025)

Morche J, Mathes T, Pieper D (2016) Relationship between surgeon volume and outcomes: a systematic review of systematic reviews. Syst Rev 5(1):204. https://doi.org/10.1186/s13643-016-0376-4

Nimptsch U, Mansky T (2017) Hospital volume and mortality for 25 types of inpatient treatment in German hospitals: observational study using complete national data from 2009 to 2014. BMJ Open 7(9):e16184. https://doi.org/10.1136/bmjopen-2017-016184

Pross C, Averdunk L-H, Stjepanovic J, Busse R, Geissler A (2017) Health care public reporting utilization – user clusters, web trails, and usage barriers on Germany's public reporting portal Weisse-Liste.de. BMC Med Inform Decis Mak 17(1):48. https://doi.org/10.1186/s12911-017-0440-6

Roos J, Wilhelm TI, Martin R, Welle K, Assaf E, Kaczmarczyk R (2025) Evaluation of the federal hospital atlas in the context of the hospital reform 2024: A critical analysis of the healthcare provision in German hospitals. Arch Public Health 83(1):155. https://doi.org/10.1186/s13690-025-01639-8

Sapin M, Kuklinski D, Geissler A, Vogel J (2024) Public reporting in five health care areas: a comparative content analysis across nine countries. Health Policy. https://doi.org/10.1016/j.healthpol.2024.105222

Scharfe J, Pfisterer-Heise S, Pachanov A, Kugler CM, Mathes T, Zhang Z, Morche J, Pieper D (2025) The effect of minimum volume standards in hospitals (MIVOS): a systematic review. BMJ Open 15(5):e90152. https://doi.org/10.1136/bmjopen-2024-090152

SNF – Schweizerischer Nationalfonds (2024) The Swiss hospital capacity planning: An empirical evaluation of its impact on hospital service delivery, quality and costs. Schweizerischer Nationalfonds. https://data.snf.ch/grants/grant/10001646

SR (2022) 832.102 Verordnung vom 27. Juni 1995 über die Krankenversicherung (KVV), Pub. L. No. 832.102. https://www.fedlex.admin.ch/eli/cc/1995/3867_3867_3867/de

Subelack J, Kuklinski D, Vogel J, Geissler A (2024) Spitalplanung in der Schweiz: Impulse für die deutsche Krankenhausreform. In: Klauber J, Wasem J, Beivers A, Mostert C, Scheller-Kreinsen D (Hrsg) Krankenhaus-Report 2024: Strukturreform. Springer, Berlin Heidelberg, S 45–63 https://doi.org/10.1007/978-3-662-68792-5

Vogel J, Polin K, Pross C, Geissler A (2019) Implikationen von Mindestmengen und Zertifizierungsvorgaben: Auswirkungen verschiedener Vorgaben auf den deutschen Krankenhaussektor. In: Dormann F, Klauber J, Kuhlen R (Hrsg) Qualitätsmonitor 2019. Medizinisch Wissenschaftliche Verlagsgesellschaft, Berlin, S 63–88 https://doi.org/10.32745/9783954664344-1.5

Vogel J, Letzgus P, Geissler A (2020) Paradigmenwechsel in der Krankenhausplanung – hin zu Leistungs-, Bedarfs- und Qualitätsorientierung für einen höheren Patientennutzen. In: Klauber J, Geraedts M, Friedrich J, Wasem J, Beivers A (Hrsg) Krankenhaus-Report 2020. Springer, Berlin Heidelberg, S 327–358 https://doi.org/10.1007/978-3-662-60487-8_18

Vogel J, Maxime S, Kuklinski D, Walker C, Mantwill S, Havranek M, Sabariego C, Pietro CD, Burgstaller J, Peytremann-Bridevaux I, Geissler A (2024) Quality Monitoring and Public Reporting: Recommendations for the Swiss Healthcare System. Report Mandated by the Federal Quality Commission. Federal Quality Commission. https://www.bag.admin.ch/dam/bag/de/dokumente/kuv-leistungen/eqk/Quality%20Monitoring%20and%20Public.pdf.download.pdf/Quality%20Monitoring%20and%20Public%20Reporting%20Recommendations%20for%20the%20Swiss%20Healthcare%20System.pdf. Zugegriffen: 18. Dez. 2025

Vogel JFA, Barkhausen M, Pross CM, Geissler A (2022) Defining minimum volume thresholds to increase quality of care: a new patient-oriented approach using mixed integer programming. Eur J Health Econ 23(7):1085–1104. https://doi.org/10.1007/s10198-021-01406-w

Walker C, Schneider C, Bukanova-Berend D, Lonnes K, Ehlig D, Vogel J, Geissler A (2025) What drives regional heterogeneity in hospital capacity planning? A qualitative study investigating the perspectives of Swiss cantons. https://hdl.handle.net/10419/334024

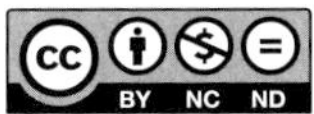

Deutsche psychiatrische Versorgungsstrukturen im internationalen Vergleich, Reformperspektiven

Michael Löhr und Hans-Joachim Salize

Inhaltsverzeichnis

D. Scheller-Kreinsen et al. (Hrsg.), *Krankenhaus-Report 2026*,
https://doi.org/10.1007/978-3-662-73132-1_10

▪▪ Zusammenfassung

Psychiatrische Versorgungssysteme unterscheiden sich international teils erheblich – auch dort, wo sich Länder auf ähnliche Leitbilder wie die Gemeindepsychiatrie berufen. Der Beitrag analysiert diese Unterschiede und beleuchtet insbesondere die deutsche Situation, die bis heute durch eine historisch gewachsene Trennung zwischen stationärer und ambulanter Versorgung geprägt ist. Diese Sektorentrennung führt zu erheblichen Schnittstellenproblemen, Doppelstrukturen und Brüchen in der Behandlungskontinuität. Trotz zahlreicher Reformbemühungen – von der Psychiatrie-Enquête über integrierte Versorgungsmodelle und stationsäquivalente Behandlungen bis hin zu Modellprojekten nach § 64b SGB V – bleibt die Fragmentierung bestehen. Im internationalen Vergleich zeigen Programme wie das britische „Improving Access to Psychological Therapies" (IAPT) oder die niederländischen FACT-Teams, dass sektorenübergreifende, datengestützte und niedrigschwellige Versorgungsmodelle wirksamere Lösungen bieten. Für Deutschland leitet der Beitrag daraus ab, dass eine konsequente Weiterentwicklung zu einem personenzentrierten, vernetzten und evidenzbasierten System nach dem Vorbild von Stepped- und Balanced-Care-Ansätzen notwendig ist.

Psychiatric care systems differ considerably across countries – even where nations adhere to similar guiding principles such as community psychiatry. This article analyses these differences, focusing in particular on the German system which remains shaped by a historically entrenched division between inpatient and outpatient care. This structural separation leads to significant interface problems, duplication of services, and disruptions in treatment continuity. Despite numerous reform efforts – from the 1975 Psychiatry Enquête and integrated care models to home treatment approaches and § 64b SGB V pilot projects – fragmentation persists. In contrast, international programs such as the United Kingdom's Improving Access to Psychological Therapies (IAPT) and the Netherlands' FACT teams demonstrate that cross-sectoral, data-driven, and low-threshold care models can provide more effective solutions. Drawing on these examples, the article highlights the need for Germany to advance toward a person-centered, networked, and evidence-based psychiatric care system, following the principles of Stepped Care and Balanced Care.

10

10.1 Einleitung

Ein Vergleich psychiatrischer Versorgungsstrukturen über Ländergrenzen hinweg gestaltet sich methodisch schwierig. Obwohl sich weltweit die meisten Länder übereinstimmend zu übergeordneten Versorgungskonzepten wie dem der „Gemeindepsychiatrie" bekennen, erweisen sich die nationalen psychiatrischen Systeme sowohl in qualitativer als auch quantitativer Hinsicht als sehr unterschiedlich. Dies ist auch in wirtschaftlich weitgehend homogenen Regionen wie z. B. der Europäischen Union der Fall.

Die konkrete Ausgestaltung der Versorgung psychisch Kranker in den jeweiligen Ländern wird von einer ganzen Reihe von nationalspezifischen Faktoren beeinflusst. Dazu zählen u. a.

- die heterogenen, über Jahrzehnte oder Jahrhunderte gewachsene Strukturen nationaler Gesundheitssysteme,
- Art und Höhe von deren Finanzierung,
- der allgemeine Stellenwert, den die Psychiatrie in einem Land hat,
- die Aufgaben und Ressourcenverteilung zwischen den Berufsgruppen,
- deren jeweilige Kompetenzzuschreibung hinsichtlich der Versorgungsverantwortung,
- die jeweilige nationale Psychiatriegesetzgebung,
- unterschiedliche Geschwindigkeiten und Dynamiken nationaler Psychiatriereformen sowie
- weitere soziale und kulturelle Faktoren.

Vor allem aber bestimmt die Leistungsfähigkeit der nationalen Volkswirtschaft die gesundheitspolitische Prioritätensetzung und damit, wie bedarfsgerecht die psychiatrische Versorgung der Bevölkerung ausgestaltet ist. Hinzu kommen unterschiedliche Finanzierungsbedingungen mit ihrem erheblichen Einfluss auf die Ausgestaltung der psychiatrischen Leistungserbringung. Bei steuerfinanzierten Modellen, wie z. B. in England, nimmt der Staat eine stark steuernde Wirkung ein. Im Vergleich dazu ist im deutschen Solidarsystem, in dem der Gesetzgeber nur den Rahmen festlegt und die Selbstverwaltungspartner diesen ausgestalten, die staatliche Einflussnahme nur begrenzt möglich. Hinzu kommen in Deutschland noch die föderal unterschiedlichen Bedingungen und Entscheidungskompetenzen in den Bundesländern.

Bewertungen oder Qualitätsvergleiche psychiatrischer Versorgungssysteme über Ländergrenzen hinweg müssen diese volatilen Rahmenbedingungen berücksichtigen. Die Datenlage dafür ist jedoch extrem defizitär. Trotz jahrzehntelanger einschlägiger Forderungen ist die Gesundheitsberichterstattung in dem sensiblen und gesellschaftlich hochrelevanten psychiatrischen Sektor europaweit nur rudimentär entwickelt (Korkeila et al. 2007; Forsman et al. 2015).

International mangelt es an aussagekräftigen, eindeutig definierten und regelmäßig bereitgestellten Indikatoren, die über Ausbau, Umfang und Leistungsfähigkeit der Versorgung psychisch Kranker in den verschiedenen Ländern Auskunft geben. Dies gilt leider auch uneingeschränkt für die Binnenverhältnisse in Deutschland (Salize 2013; Wolff-Menzler et al. 2014). Eine aktuelle Publikation der Europäischen Union beschreibt, dass Angst- und depressive Störungen sowie Alkohol- und Substanzgebrauchsstörungen den überwiegenden Teil der psychischen Krankheitslast in Deutschland ausmachen und Menschen mit niedrigem Einkommen überproportional betreffen (European Commission 2023).

Auf diesem Hintergrund gilt die Zahl der in einem Land vorgehaltenen psychiatrischen Krankenhausbetten als gebräuchlichster Kennwert zur Beschreibung von Struktur und Qualität eines nationalen psychiatrischen Versorgungssystems. Grund ist die vergleichsweise einfache Erheb- und Verfügbarkeit. Entsprechende Übersichten werden von Organisationen wie WHO, EU oder OECD jährlich vorgehalten.

Für das Jahr 2022 lag Deutschland mit 131,2 psychiatrischen Betten pro 100.000 Einwohner an Platz zwei der Statistik von Eurostat (Eurostat 2024). Bei näherer Betrachtung zeigt sich jedoch die eingeschränkte Aussagekraft dieser Zahlen. Die Beurteilung, ob die stationäre Bettenzahl für die Bevölkerung in einem gemeindepsychiatrisch organisierten System ausreichend ist oder nicht, hängt natürlich entscheidend davon ab, ob und in welchem Umfang außerstationäre psychiatrische Versorgungsstrukturen vorgehalten werden. Hierfür existiert jedoch weder ein international etablierter Indikator noch ist klar, wie solche Strukturen überhaupt quantifiziert werden könnten.

10.2 Status quo der psychiatrischen Versorgung in Deutschland

10.2.1 Strukturmerkmale

In Deutschland hat die gegenwärtige Ausgestaltung der psychiatrischen Versorgung der Bevölkerung ihren Ursprung in den Psychiatriereformen der 1970er und 1980er Jahre. Als Initialzündung dieser Reform gilt die sogenannte „Psychiatrie-Enquête" des Jahres 1975, ein vom Bundestag initiierter Bericht über die Lage der Psychiatrie in der Bundesrepublik Deutschland (Deutscher Bundestag 1975).

Der Bericht zielte vor allem auf die überkommenen und unwürdigen Verhältnisse in den abgelegenen psychiatrischen Anstalten als weitgehend einzige Versorgungsform für Menschen mit psychiatrischem Behandlungsbedarf. Er prangerte jahrzehntelange Versäumnisse an und forderte konkrete Schritte zur Angleichung der Versorgung psychisch kranker Menschen an die Standards der Gesundheitsversorgung in den körpermedizinischen Fächern. Seitdem sind erhebliche Anstrengungen unternommen worden, um die psychiatrische Versorgung in Deutschland zu modernisieren. Obwohl die Intensität der strukturellen Umgestaltung mittlerweile deutlich abgenommen hat, gilt der Reformprozess auch heutzutage immer noch nicht als abgeschlossen.

Aus der internationalen Perspektive gesehen ist das charakteristische Merkmal der psychiatrischen Versorgung in Deutschland deren strikte organisatorische Trennung in einen stationärpsychiatrischen Krankenhaussektor auf der einen und einen gemäß den Forderungen der Psychiatrie-Enquête entwickelten außerstationären, auch als sozial- oder gemeindepsychiatrisch bezeichneten Versorgungssektor auf der anderen Seite. Dieses Merkmal ist so signifikant, dass im Jahre 2024 die Regierungskommission für eine moderne und bedarfsgerechte Krankenhausversorgung ebenfalls Bezug auf das Problem der Sektorentrennung in der Versorgung von Menschen mit psychiatrischen Erkrankungen genommen hat (Regierungskommission 2024). Die Sektorentrennung führt zu Schnittstellenproblemen in kommunikativer, fachpersoneller, überweisungs- und finanzierungstechnischer Hinsicht, deren Ausmaße enorm, aber nirgendwo quantifiziert sind. Einer unter vielen negativen Effekten ist ein weiterhin dominierender Krankenhaussektor zur Versorgung psychisch kranker Menschen in Deutschland, dessen Stärke und Umfang dem seit der Psychiatrie-Enquête gültigen Versorgungsprinzip „ambulant vor stationär" entgegenläuft.

Es finden sich in Deutschland nicht nur die zweitmeisten psychiatrischen Betten in der EU (vgl. ◘ Abb. 10.1), sondern auch der Löwenanteil aller psychosomatischen Betten weltweit.

Dementsprechend hoch ist die Zahl der stationärpsychiatrischen Behandlungen: In Deutschland kommen nach den neuesten Zahlen 1.464 Entlassungen aus stationärpsychiatrischer Behandlung auf 100.000 Einwohner, eine um das 36-Fache erhöhte Quote im Vergleich zu den Niederlanden (40,1 Entlassungen auf 100.000 Einwohner; Eurostat 2024). Die in der Eurostat-Statistik ausgewiesenen Entlassungsraten beziehen sich auf stationäre Krankenhausentlassungen mit primärer Diagnose aus dem Kapitel „Psychische und Verhaltensstörungen" der ICD-10 (F00–F99) und umfassen damit alle Erkrankungen dieses Abschnitts, ohne separate Ausschlüsse psychosomatischer Betten oder Versorgungsformen.

Der Trennung des ambulanten vom stationären Sektor unterliegt nicht nur die Psychiatrie, sondern sie ist das zentrale Merkmal der Gesundheitsversorgung in Deutschland auch in den somatischen Fächern. Die Trennung ist historisch gewachsen und tief in der Sozial- und Gesundheitsgesetzgebung verankert. Die Sektoren werden unabhängig voneinander finanziert, haben voneinander abweichende Entgeltsysteme, eine Vielfalt voneinander unabhängiger Träger und separater personelle Ausstattungen. Die Leistungen der Krankenhäuser sowie der niedergelassenen Psychiater und Psychotherapeuten werden durch die Krankenkassen vergütet, während die außerstationären Angebote der Versorgung psychisch Kranker mit ihren Zielfeldern in den Bereichen Wohnen, Arbeit und Sozialbeziehungen steuerlich finanziert sind.

Mögliche Folgen dieser Trennungen sind u. a. therapeutische und verwaltungstechnische Doppelstrukturen sowie vielfältige Kommunikations- und Schnittstellenprobleme, die einen hohen Koordinationsaufwand und die Gefahr von Informationsverlusten, unterbrochenen Behandlungsketten oder unnötigen Wiederholungen diagnostischer und therapeutischer Maßnahmen bergen.

In der Versorgung von Menschen mit psychischen Störungen erstrecken sich die Behandlungsketten weit mehr als in den somatischen Fächern über beide Sektoren hinweg. Die verwaltungstechnischen, bürokratischen und finanziellen Auswirkungen der sektoriellen Aufteilung wirken sich deshalb in der

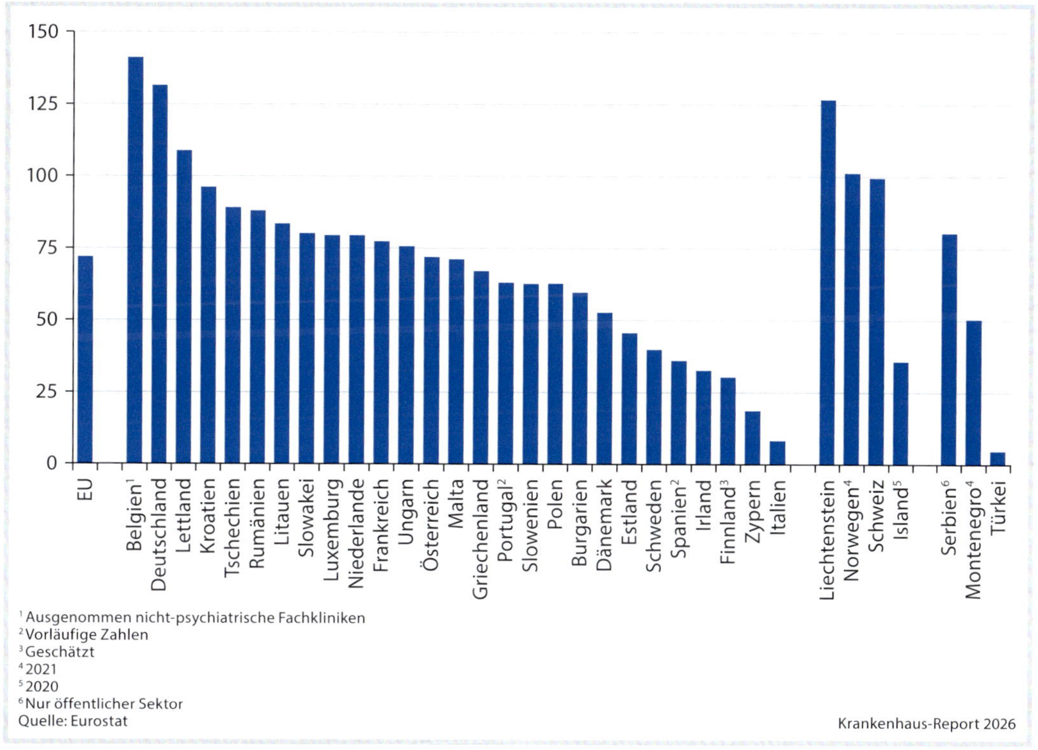

Abb. 10.1 Anzahl Betten in psychiatrischen Abteilungen 2022 (je 100.000 Einwohner)

Psychiatrie weit gravierender aus als in den körpermedizinischen Fächern. Letztere haben sich weitgehend mit der traditionellen Aufteilung in eine stationäre und eine ambulante Versorgungsstruktur abgefunden und thematisieren diese nur selten.

Obwohl in der Versorgung psychisch kranker Menschen individueller Hilfebedarf häufig durch Sozial- oder Gesundheitsdienste festgestellt wird, gelingt es in vielen Regionen aus den genannten Gründen nicht, diesen Bedarf in konkrete Unterstützungsleistungen zu übersetzen (Wiegand et al. 2025). In der DEGS1-Mental-Health-Studie nutzten nur etwa 12–24 % der Erwachsenen (Zwölf-Monats-Prävalenz) in Deutschland innerhalb eines Jahres irgendein professionelles Angebot der psychosozialen Versorgung, was auf eine große Versorgungslücke trotz nachweisbarer Morbidität hinweist (Mack et al. 2014). Zwölf-Monats-Prävalenz meint, wie viele Menschen im vergangenen Jahr mindestens einmal erkrankt waren. Gründe hierfür liegen in begrenzten und nicht auf- und ausgebauten Kapazitäten der Leistungserbringer im ambulanten Sektor, der Formulierung von Ausschlusskriterien, aber auch in der unzureichenden und sektoriell begrenzten Verantwortung der Kostenträger, die sich vielfach nicht zu einer Finanzierung notwendiger und miteinander verschränkter Leistungsdichten verpflichtet sehen (BAG GPV 2024).

Die Folgen sind gravierend: Patientinnen und Patienten mit komplexem Unterstützungsbedarf werden nicht erreicht, landen überproportional häufig im stationärpsychiatrischen Bereich oder fallen ganz aus dem Hilfesystem heraus – mit Risiken wie Chronifizierung, sozialer Desintegration oder Obdachlosigkeit (BAG GPV 2024).

Es gibt in Deutschland keine Studien dazu, inwieweit die Sektorenteilung möglicherweise zu fehlerhaften Therapieverläufen, Behandlungsabbrüchen und weiteren volkswirtschaftlichen Ineffizienzen führt. Beides wurde im deutschen Gesundheitswesen nie beziffert.

10.2.2 Psychiatrische Versorgungsplanung und -koordination

Die beschriebenen Schnittstellenprobleme in der deutschen Psychiatrie greifen tief in die Versorgungsqualität und den Versorgungsalltag der Patientinnen und Patienten ein. Ebenso bestimmen sie die täglichen Routinen von Einrichtungs- und Finanzierungsträgern. Auch die psychiatrische Versorgungsplanung und Gesundheitspolitik arbeitet sich seit Jahrzehnten an der Thematik ab.

Die Wirkmacht der Trennung in ambulante und stationäre Strukturen zeigte sich bereits in den zentralen Bemühungen der Psychiatriereform. Gemäß der Forderung der Psychiatrie-Enquête wurden in den 1970er und 1980er Jahren in den alten Bundesländern (und ab 1990 auch in den neuen Bundesländern) flächendeckend gemeindepsychiatrische Versorgungsstrukturen aufgebaut.

Die geforderte Abkehr von der mitunter jahrzehntelangen Unterbringung psychisch kranker Menschen in abgelegenen psychiatrischen Anstalten vermochte die historische Trennung in einen ambulanten und stationären psychiatrischen Sektor jedoch nicht zu überwinden. Die überkommenen psychiatrischen Anstalten wurden zwar verkleinert und modernisiert, aber nur ganz wenige wurden vollständig geschlossen. Parallel erfolgte der Aufbau (als gemeindenah deklarierter) psychiatrischer Abteilungen an regionalen Allgemeinkrankenhäusern, die die stationäre Versorgung psychisch kranker Menschen sichern und ergänzen sollten. In der Folge sank die Zahl psychiatrischer Betten in Deutschland vom Beginn der 1970er Jahre von einem Level von ca. 117.000 auf weniger als die Hälfte, begleitet von einer radikalen Reduzierung der durchschnittlichen Verweildauer pro Krankenhausepisode auf ca. 20 Tage.

Mit diesem Bettenabbau war jedoch keineswegs ein eindeutiger Übergang der Behandlungssteuerung und -verantwortung in den ambulanten oder gemeindepsychiatrischen Sektor verbunden – wie er nach dem damals proklamierten Behandlungsprinzip „ambulant vor stationär“ eigentlich hätte stattfinden müssen. Die Dominanz des stationären Sektors war trotz des Bettenabbaus ungebrochen. Die stationärpsychiatrische Bettenkapazität hatte in den Jahren zwischen 2003 und 2010 mit ca. 50.000 Betten ihr niedrigstes Niveau erreicht; seitdem ist es jedoch wieder zu einem kontinuierlichen Bettenausbau gekommen, der im Jahr 2024 ein Level von 77.103 Betten erreicht hat. Davon entfallen auf die Allgemeine Psychiatrie 57.090, auf die Kinder- und Jugendpsychiatrie 6.953 und auf die Psychosomatik/Psychotherapie 13.060 Betten (Statistisches Bundesamt 2025). Das entspricht dem Stand zu Beginn der 1990er Jahre.

Deshalb wundert es nicht, dass die Fragmentierung der Versorgung in die einzelnen Sektoren seit Mitte der 1990er Jahre, als der quantitative Ausbau gemeindepsychiatrischer Strukturen auf einem gewissen Level zu stagnieren begann, übereinstimmend als das Grundübel angesehen wurde, das den weiteren Ausbau und die Optimierung der psychiatrischen Versorgung verhinderte.

Hauptziel der planerischen Bemühungen war es, die Schnittstellenprobleme abzumildern und sektorenübergreifende Behandlungsketten zu ermöglichen. Viele dieser Bemühungen zur Überwindung der strukturellen Hürden und Mängel funktionieren jedoch nur punktuell. Ein auf die Psychiatrie-Enquête zurückzuführender Ansatz war der Aufbau von gemeindepsychiatrischen Verbünden (GPV), in denen alle psychiatrischen Leistungserbringer einer Region gemeinsam den regionalen Versorgungsbedarf identifizieren und in bedarfsgerechte Angebote und Behandlungspfade überführen. Nach der verbreiteten Erfahrung, dass die regionalen Verbünde trotz des sektorübergreifenden Ansatzes immer wieder an strukturelle Grenzen stoßen und deren flächendeckende Implementierung in Deutschland auch 50 Jahre nach der Psychiatrie-Enquête nicht erreicht worden ist, erhält die Diskussion um die Weiterentwicklung gemeindepsychiatrischer Versorgung in Deutschland durch das jüngste Positionspapier der Bundesarbeitsgemeinschaft Gemeindepsychiatrischer Verbünde (BAG GPV 2024) eine deutliche Zuspitzung. Im Zentrum steht die Forderung nach einer gemeinsamen Versorgungsverpflichtung, die gewährleisten soll, dass Menschen mit schweren psychischen Erkrankungen nicht länger aufgrund struktureller, finanzieller oder organisatorischer Barrieren von notwendigen Hilfen ausgeschlossen bleiben.

Ein anderer Ansatz zur Abmilderung der Fragmentierungsprobleme waren die sog. integrierten Versorgungsmodelle. Ab dem Jahr 2000 wurde in zahlreichen und teilweise sehr aufwändigen regionalen Modellen die kassenfinanzierte Krankenhausbehandlung mit der durch die kassenärztlichen Vereinigungen verwaltete Behandlung durch niedergelassene Psychiater in gemeinsamen Budgets zusammengefasst, um flexiblere und unbürokratischere Behandlungsentscheidungen zwischen dem ambulanten und stationären Sektor zu ermöglichen. Einzelne regionale Modelle erweiterten diese Budgets zusätzlich auf psychiatrische Krankenhausambulanzen, niedergelassene Psychotherapeuten oder örtliche Krisendienste. Ambulante Psychiatrische Pflegedienste und Anbieter soziotherapeutischer Dienste wurden ebenfalls nur punktuell integriert Die von der Eingliederungshilfe oder der Rentenversicherung finanzierten gemeindepsychiatrischen Einrichtungen wie Wohnheime, sozialpsychiatrische Dienste, Werkstätten für Menschen mit Behinderung (WfbM) oder rehabilitative Dienste, die einen erheblichen Teil der psychiatrischen Versorgungslast tragen, blieben bei allen diesen Modellen jedoch komplett außen vor. Entsprechend gering war der in mühevoller und langjähriger wissenschaftlicher Begleitung festgestellte wirtschaftliche und therapeutische Nutzen. Nur ganz wenige dieser Modelle wurden in die Routineversorgung übergeführt.

Eine Folge dieser Erfahrung war der Wechsel zum nächsten, als sektorübergreifend und fragmentierungsabbauend deklarierten Versorgungsmodell, der sogenannten stationsäquivalenten Behandlung (StäB, auch „Home-Treatment" genannt) sowie zu Modellprojekten nach § 64b SGB V für Menschen mit psychischen Störungen.

Unter dem Akronym StäB wird die stationsäquivalente Behandlung gegenwärtig als Aufweichung der formalen, finanzierungstechnischen und therapeutischen Trennung zwischen stationär- und ambulantpsychiatrischer Versorgung favorisiert und in vielen regionalen Modellversuchen erprobt.

Wie der Name andeutet, bedeutet StäB, dass Patientinnen und Patienten, die normalerweise in einem stationären Krankenhaus behandelt würden, mit entsprechender Unterstützung durch therapeutisches Fachpersonal in ihrer heimischen Umgebung, d. h. in der eigenen Wohnung versorgt werden. Dies entspricht zwar vollständig der alten Forderung der Psychiatrie-Enquête nach einer fachgerechten Behandlung psychisch kranker Menschen in ihrem gewohnten Wohnumfeld. Allerdings wird der verwaltungs- und finanzierungstechnische Pferdefuß dieser Maßnahme deutlich, wenn man berücksichtigt, dass die als innovativ gehandelte Versorgungsform von psychiatrischen Krankenhäusern bereitgestellt, organisiert, gesteuert und abgerechnet wird. Dabei muss jedoch berücksichtigt werden, dass der § 115d SGB V vorsieht, dass andere ambulante Akteure einbezogen werden. So heißt es im Abs. 1, Satz 3: „In geeigneten Fällen, insbesondere wenn dies der Behandlungskontinuität dient oder aus Gründen der Wohnortnähe sachgerecht ist, kann das Krankenhaus an der ambulanten psychiatrischen Versorgung teilnehmende Leistungserbringer oder ein anderes zur Erbringung der stationsäquivalenten Behandlung berechtigtes Krankenhaus mit der Durchführung von Teilen der Behandlung beauftragen." Den Autoren sind jedoch kaum Fälle bekannt, in denen von dieser Regelung Gebrauch gemacht wird. Auch gibt es bis heute keine Evaluation, die den Grad der Einbindung krankenhausexterner Leistungserbringer untersucht hat.

Faktisch bedeutet dieser Ansatz, dass eine bereits seit Jahrzehnten bestehende außerstationäre Versorgungsstruktur (soweit regional vorhanden), die fachpsychiatrische, psychotherapeutische, sozialarbeiterische und alle weiteren benötigten Kompetenzen bereits vorhält, erneut gedoppelt wird. Ungeachtet möglicher individueller Therapieeffekte wird die Fragmentierung und Trennung in ambulante und stationäre Versorgungssektoren durch die StäB-Modelle nicht aufgehoben, sondern perpetuiert. Sie haben zudem den nicht zu vernachlässigenden (Neben-)Effekt, die Dominanz psychiatrischer Krankenhäuser in den etablierten und bereits funktionierenden ambulanten Sektor auszudehnen. Allerdings muss berücksichtigt werden, dass in manchen Regionen Deutschlands ambulante Strukturen nur unzulänglich aufgebaut worden sind, sodass auf psychiatrische Krankenhäuser als einzig leistungsfähige Anbieter solcher komplexer psychiatrischer Versorgungsansätze zurückgegriffen werden muss.

Mittlerweile gibt es erste Evaluationsstudien, die die Wirksamkeit stationsäquivalenter Behandlung im Vergleich zur herkömmlichen vollstationären Behandlung zeigen. Eine der umfangreichsten Untersuchungen ist die AKTIV-Studie, wonach nur 29 % der StäB-Patienten im Folgejahr erneut stationär aufgenommen wurden, während es in der vollstationären Vergleichsgruppe 47 % waren. Die Symptomschwere (Health of Nation Outcome Scales, HoNOS), das Funktionsniveau (Personal and Social Performance Scale, PSP) und die Lebensqualität (EQ-5D-5L) der mit StäB Behandelten war mindestens gleichwertig mit der vollstationären Behandlung. Die durchschnittliche Behandlungsdauer war im häuslichen StäB-Umfeld länger (37 Tage) als im Krankenhaus (28 Tage), während die Gesamtkosten vergleichbar waren (Nikolaidis et al. 2023).

Die Entscheidung, ob und in welchem Umfang ein psychiatrisches Krankenhaus oder eine psychiatrische Fachabteilung mit regionaler Versorgungsverpflichtung StäB-Leistungen anbietet, liegt im Ermessen des Krankenhauses oder der Fachabteilung selbst. Die sozialrechtliche Vorgabe beschreibt im § 115d Abs. 1 SGB V die StäB-Behandlung als „Kann-Regelung". Damit ist eine flächendeckende Implementierung selbst bei nachgewiesener hoher Effektivität den jeweiligen regionalen Gegebenheiten (z. B. ökonomischer Anreiz) bzw. der Einsicht oder dem Willen regionaler Akteure ausgesetzt.

Modellprojekte nach § 64b SGB V werden von psychiatrischen Leistungserbringern (Krankenhäusern) in Kooperation mit gesetzlichen Krankenkassen initiiert und zielen auf eine sektorenübergreifende, flexible Versorgung ab. An die Stelle klassischer Entgeltsysteme tritt ein prospektiv verhandeltes Globales Behandlungsbudget (GBB), das sämtliche stationären, teilstationären, ambulanten und aufsuchenden Leistungen für eingeschriebene Versicherte umfasst (Schwarz et al. 2021). Damit verschiebt sich die Steuerungsverantwortung stärker zu den Leistungserbringern, die einerseits Gestaltungsspielräume gewinnen, andererseits aber auch ökonomische Risiken tragen. Erste Evaluationen zeigen eine Verlagerung von vollstationären zu ambulanten und stationsäquivalenten Behandlungen, was auf mehr Kontinuität und Flexibilität der Gesamtbehandlung hinweist (Universitätsklinikum Carl Gustav Carus o. J.).

Allerdings gibt es auch zu diesem Modellansatz kritische Stimmen. Es wird diskutiert, ob Globalbudgets als versteckte Kostensenkungsinstrument missbraucht werden könnten, was Fehlanreize zur Unterversorgung begünstigen würde (Wilms 2016). Zudem erschweren komplexe Vertragsverhandlungen und institutionelle Barrieren eine flächige Umsetzung. Bisher nutzen nur wenige Kliniken bundesweit solche Modelle. Insgesamt verdeutlichen die bisherigen Erfahrungen, dass § 64b SGB V zwar erhebliche Chancen für eine patientenzentrierte, flexible Versorgung bietet, zugleich aber klare Leitplanken und belastbare Evaluationen notwendig bleiben, um Risiken für die Qualität und Versorgungssicherheit zu verringern. Der Modellansatz bezieht sich dabei ausschließlich auf die Bündelung des Krankenhausbudgets (ambulant und stationär, SGB V). Zwar können nach den allgemeinen Regelungen zu Modellvorhaben (§§ 63, 64 SGB V) auch andere Leistungserbringer Vertragspartner sein; eine gleichberechtigte, budgetverantwortliche Einbindung ambulanter Akteure jenseits des Krankenhauses oder eine Initiierung solcher Modellvorhaben aus der ambulanten Versorgungsstruktur heraus ist jedoch strukturell nicht vorgesehen und praktisch bislang nicht realisiert.

Dass die psychiatrische Versorgungsplanung und Gesundheitspolitik gegenwärtig an den tatsächlich vorhandenen und auch von ihr selbst thematisierten Fragmentierungsproblemen vorbei handelt, wird auch an der Einführung des Bundesteilhabegesetzes (BTHG) in den Jahren von 2017–2023 (wurde in vier Stufen umgesetzt) deutlich. Dieses sich vor allem im ambulanten Sektor auswirkende Gesetz sieht u. a. die Wahlfreiheit von Betroffenen und Klienten hinsichtlich der von ihnen in Anspruch genommenen Leistungen im Bereich der Eingliederungshilfe, d. h. im betreuten Wohnen oder bei arbeitstherapeutischen und sozialarbeiterischen Maßnahmen vor. Zwar ist die Wahlfreiheit nach dem BTHG an Genehmigungsvorbehalte (§ 18 Abs. 7 SGB IX) sowie an Teilhabeplanverfahren gebunden. Diese Instrumente wirken jedoch primär administrativ-koordinierend und vermögen die durch leistungsrechtliche Entbündelung entstehenden Fragmentierungseffekte strukturell nicht aufzuheben.

Theoretisch bedeutet dies, dass ein Inanspruchnehmer die Wahlfreiheit besitzt, diesen Verbund an Leistungen, die herkömmlich meist durch den gleichen regionalen Träger erbracht werden, nun in ein Spektrum selbstgewählter, d. h. potenziell unterschiedlicher Anbieter und Träger aufzusplitten. Dass dies theoretisch zwar die Selbstermächtigung der Betroffenen steigert, jedoch mit einem erheblichen koordinativen, bürokratischen und abrechnungstechnischen Zusatzaufwand verbunden ist und dem ursprünglichen psychiatrischen Planungsziel der Fragmentierungsverringerung konträr entgegenläuft, ist unmittelbar evident.

Die dargestellten Reformansätze wie StäB oder Modellprojekte nach § 64b SGB V oder auch die Einführung des BTHG mögen aus Sicht der bestehenden Regelungsstruktur, d. h. aus Sicht der einzelnen Sozialgesetzgebungsbücher und damit aus Sicht von Finanzierungsträgern und verantwortlichen Versorgungsplanern in Ländern, Kreisen und Kommunen schlüssig erscheinen. Aus der Perspektive der Patienten und Leistungsberechtigten transzendieren sie die Struktur und die Sektorengrenzen in der psychiatrischen Versorgung jedoch nur ansatzweise und führen nicht zu einer wahren barrierefreien personenzentrierten und bedarfsgerechten Versorgung psychisch kranker Menschen.

Es gibt weitere Gründe für die weitgehende Ineffektivität der beschriebenen Reformbemühungen und Modellprojekte. Sie arbeiten sich an einem psychiatrischen Versorgungssystem ab, das in seiner historischen Entstehung und institutionellen Ausformung weitgehend an den Versorgungsbedürfnissen von Menschen mit Störungen aus dem schizophrenen Versorgungskreis orientiert. Diese waren in der Tat die mit Abstand größte Patientengruppe, die unter den unzumutbaren Bedingungen der Anstaltspsychiatrie in den 1950er und 1960er Jahre gelitten hatten. Dementsprechend zielten die Forderungen der Psychiatrie-Enquête sowie das gemeindepsychiatrische Versorgungsparadigma mit seinen speziellen Einrichtungen und Angeboten für Wohnen, Arbeit und Sozialbeziehungen auf die Symptomketten dieses speziellen Krankheitsbildes. Diese historische Fokussierung wirkt bis heute in Strukturen, Angebotslogiken und Planungsinstrumenten fort, auch wenn der gesetzliche Anwendungsbereich psychiatrischer Versorgung inzwischen deutlich breiter gefasst ist. Epidemiologisch macht jedoch die Schizophrenie mit einer Zwölf-Monats-Prävalenz von nur ca. 2,8 % (Jacobi et al. 2015) nur einen kleinen Teil der psychiatrischen Krankheitsfälle in Deutschland aus. Im Vergleich dazu beträgt die Zwölf-Monats-Prävalenz bei den

Angststörungen bei 15,4 %, bei den affektiven Störungen 9,8 % und bei Sucht- und Abhängigkeitserkrankungen 16,7 % (Jacobi et al. 2015).

Für diese Krankheitsbilder fehlt es wiederum an geeigneten ambulanten Strukturen und Kapazitäten. Für die Bedarfsdeckung scheint der eingeschlagene deutsche Weg, bei dem es keine regelfinanzierten Stepped-Care-Modelle gibt, zu teuer und träge. Durch die Fokussierung auf ambulante Fachärzte sowie auf ärztliche und psychologische Psychotherapeutinnen und -therapeuten entsteht ein Nadelöhr, das weder den Bedarf für an Schizophrenie Erkrankte noch für die weitaus häufigeren psychiatrischen Krankheitsbilder aus dem nichtschizophrenen Formenkreis zu decken in der Lage ist.

Noch schwerwiegender sind die konzeptionelle Eingeschränktheit und Schwerfälligkeit der psychiatrischen Strukturen hinsichtlich der mit dem rapiden sozialstrukturellen, wirtschaftlichen und politischen Wandel einhergehenden Ausdehnung des psychiatrischen Versorgungsbedarfs in der deutschen Bevölkerung. So werden z. B. die enormen kinder- und jugendpsychiatrischen Herausforderungen der Covid-19-Pandemie zwar weithin benannt, für ausreichende Mittel zum Ausbau angemessener Versorgungsstrukturen fehlt jedoch derzeit noch der Wille des Gesetzgebers und der Selbstverwaltungspartner. Hier hilft ein Blick ins Ausland.

10.3 Internationale Vergleiche und Handlungsoptionen für Deutschland

In Ländern mit vergleichbarer Wirtschaftskraft wie Großbritannien, die Niederlande oder im skandinavischen Raum ist die beschriebene strukturelle Trennung zwischen stationärer und ambulanter Versorgung psychisch kranker Menschen unbekannt. Auch wenn in diesen Ländern die medizinische Versorgung ebenfalls nationalspezifischen Bedingungen und Herausforderungen unterliegt, erstrecken sich dort die psychiatrischen Behandlungsketten weitgehend bruchlos über stationäre und ambulante Versorgungssettings hinweg, ohne dass das therapeutische Personal oder das Behandlungsregime wechseln.

Thornicroft und Tansella (2008) betonen, dass die Versorgung psychisch erkrankter Menschen nicht an einzelne Institutionen delegiert werden sollte, sondern als kollektive Verantwortung eines regionalen Versorgungssystems organisiert werden muss. Im Unterschied zu marktförmig organisierten Leistungssystemen setzt das Konzept der gemeinsamen Versorgungsverpflichtung auf regionale Verantwortungsgemeinschaften. Diese sollen im Sinne von Verbundstrukturen gemeinsam für die Sicherstellung einer bedarfsgerechten Versorgung eintreten – unabhängig von individuellen Kapazitätsengpässen.

Versorgungsansätze und -beispiele aus Großbritannien und den Niederlanden sollen zeigen, dass internationale Erfahrungen mögliche Orientierungsmarken für die Überwindung struktureller Versorgungshemmnisse in der psychiatrischen Versorgung in Deutschland bieten könnten.

Das „Improving Access to Psychological Therapies (IAPT)“-Programm ist ein national implementiertes Programm in Großbritannien mit dem Ziel, evidenzbasierte psychotherapeutische Interventionen für Depression und Angststörungen auf breiter Basis zugänglich zu machen und systematisch zu erfassen (Wakefield et al. 2021). IAPT adressiert Versorgungslücken im Bereich psychischer Gesundheit, insbesondere im Primärversorgungsbereich. Die Implementierung begann 2008 und ermöglichte durch gezielte Ausbildung und Anstellung mehrerer Tausend Therapeutinnen und Therapeuten einen signifikanten Ausbau psychotherapeutischer Versorgungsstrukturen. Das Programm richtet sich an Menschen mit leichten bis schweren Depressionen sowie Menschen mit Angststörungen. Es integriert auch entsprechende Angebote für chronisch körperlich Erkrankte und weitere Zielgruppen. Evidenzbasierte Therapien (bevorzugt kognitive Verhaltenstherapie, aber auch andere empfohlene Verfahren) werden in einem gestuften Versorgungsmodell („Stepped Care") angeboten, angepasst an Symptomschwere und Komplexität. Therapien und Verlauf werden routinemäßig und flächendeckend per Outcome-Monitoring erfasst (NCCMH 2023). Der Zugang ist niedrigschwellig; die Möglichkeit zur Selbstanmeldung ist vorgesehen. Meta-Analysen und Reviews zeigen hohe Effektstärken der IAPT-Angebote für Depressionen (d = 0,87; 95 % CI [0,78–0,96]) und Angststörungen (d = 0,88; 95 % CI [0,79–0,97]; Wakefield et al. 2021). Im Rahmen des Programms werden pro Jahr über eine Million Menschen betreut. Etwa zwei Drittel der Klientel zeigt eine klinisch relevante Verbesserung, rund die Hälfte gilt nach der Therapie als genesen („recovered"). Die Dropout-Rate ist vergleichsweise niedrig; Versorgungsqualität und Outcomes werden engmaschig kontrolliert (Clark 2018). Kritisch diskutiert wird, ob die Versorgungsangebote den hohen und komplexen Anforderungen aller Patienten ausreichend gerecht werden, insbesondere bei schwerer Komorbidität. Neue IAPT-Angebote erweitern die Versorgung für Menschen mit chronischen körperlichen Erkrankungen und schwerer psychischer Erkrankung. Empfehlungen für die Weiterentwicklung betreffen eine stärkere Berücksichtigung individueller Komplexität und die Schnittstelle zur Sekundärversorgung (Martin et al. 2022). Das IAPT-Programm gilt international als Vorzeigeprojekt für eine systematische, datengestützte und niedrigschwellige Versorgung mit evidenzbasierter Psychotherapie und hat die Versorgungssituation und Ergebnisqualität für Patienten mit Depression und Angststörungen signifikant verbessert (Wakefield et al. 2021).

Ein weiteres internationales Beispiel sind die sog. „Zorgstandards" in den Niederlanden. Die Zorgstandards legen nationale Qualitätsleitlinien für die ambulante und stationäre psychiatrische Gesundheitsversorgung fest, mit klarem Fokus auf evidenzbasierte Behandlung, Genesungsorientierung und sektorenübergreifende Zusammenarbeit. Die multiprofessionell ausgestatteten Flexible Assertive Community Treatment (FACT) Teams übernehmen die kontinuierliche, wohnortnahe Betreuung schwer psychisch kranker Menschen in allen Lebensbereichen und gewährleisten eine nahtlose Versorgung über ambulante und stationäre Sektoren hinweg. Outcome-Monitoring, individuelle Zielorientierung und die konsequente Integration sozialer, medizinischer und rehabilitativer Angebote zeichnen das niederländische Modell ebenso aus wie die Einbindung von Patientenwünschen und deren Teilhabe in allen Versorgungsphasen. Die Zorgstandards und FACT-Teams gelten international ebenfalls als innovatives Vorbild für eine moderne, koordinierte und qualitativ hochwertige psychiatrische Gesundheitsversorgung. Das FACT-Manual liegt als deutsche Übersetzung vor (Niehaus et al. 2013).

Für die zukünftige psychiatrische Versorgung in Deutschland werden zudem das Stepped-Care- und das Balanced-Care-Modell als vielversprechende Optionen diskutiert, zuletzt z. B. von der DGPPN (2024). Allerdings fokussiert die DGPPN hier (wieder) das Krankenhaus als Treiber und Träger der Weiterentwicklung. Stepped-Care-Konzepte sind jedoch international Standard. Stepped Care basiert auf einem gestuften Versorgungsansatz; Diagnostik und Intervention orientieren sich an Schweregrad, individuellen Ressourcen und Behandlungspräferenzen. Die Patientinnen und Patienten erhalten die am wenigsten aufwendige, aber wirkungsvolle Behandlung und wechseln bei Bedarf systematisch zwischen niedrig- und intensiven Angeboten (z. B. von Selbsthilfe zu Einzeltherapie). Dieses Modell ermöglicht die Integration von niederschwelligen Angeboten wie Online-Therapien und hilft durch kontinuierliches Monitoring Flexibilität, Unter- und Überversorgung zu vermeiden (Watzke et al. 2014).

Das Balanced Care-Modell kombiniert die Prinzipien von Stepped Care mit einer regionalen Integration ambulanter, tagesklinischer und stationärer Behandlungsoptionen. Es legt besonderen Wert auf Koordination aller Sektoren und Ressourcen in einem definierten Einzugsgebiet und empfiehlt, insbesondere für chronisch schwer Erkrankte, den Rückgriff auf multiprofessionelle, sektorenübergreifende und gemeindenahe Teams. Diese Teams sorgen für Kontinuität und Flexibilität – von ambulanten Angeboten bis hin zu stationären Kriseninterventionen (Karow et al. 2023).

Für die Umsetzung beider Modelle im deutschen Gesundheitswesen wären wesentliche strukturelle und rechtliche Änderungen nötig. Es müsste eine stärkte Vernetzung von ambulanten und stationären Leistungserbringern über die aktuellen Sektorengrenzen hinweg erfolgen. Dazu gehört der Aufbau von koordinierten Netzwerken, verbindlichem Case Management und der Ausbau abgestufter, evidenzbasierter Angebote auch im ambulanten Bereich. Zudem ist es erforderlich, die Vergütungssysteme anzupassen und gemeinsame Qualitätsstandards zu entwickeln. Fortschritte in Pilotprojekten wie RECOVER (Karow et al. 2023) oder Managed-Care-Modellen zeigen, dass diese Konzepte die Effizienz, Patientenzufriedenheit und Ergebnisqualität nachhaltig steigern können und deshalb eine konzeptionelle Grundlage für die Modernisierung der psychiatrischen Versorgung bilden sollten.

10

Ein zentrales Merkmal des Stepped-Care- und Balanced-Care-Modells ist der niederschwellige Zugang zur Versorgung. Das bedeutet, Patienten können früh und unkompliziert auf Hilfe zugreifen – etwa direkt über Hausärztinnen und -ärzte, spezialisierte Anlaufstellen, telefonische Hotlines oder Online-Angebote, ohne langwierige Zuweisungs- und Antragsverfahren. Die Leistungsauslösung erfolgt idealerweise bedarfsgerecht: Nicht erst nach aufwendigen diagnostischen Prüfungen, sondern bereits bei ersten klaren Hinweisen auf Behandlungsbedarf werden passende Interventionen angeboten. Dies senkt die Schwelle, psychische Hilfen in Anspruch zu nehmen, und beugt Chronifizierung vor (Watzke et al. 2014).

Beide Modelle setzen konsequent auf die Einbindung verschiedener Berufsgruppen. Neben ärztlichen und psychologischen Psychotherapeutinnen und -therapeuten gehören dazu examiniertes Fachpflegepersonal sowie Fachpersonal aus den Bereichen Sozialarbeit, Ergotherapie, Genesungsbegleitung (Peers) sowie Case Management. Die interdisziplinäre Zusammenarbeit ermöglicht eine umfassende, personen- und ressourcenorientierte Begleitung über alle Versorgungsstufen. Besonders Community-basierte Teams im Balanced-Care-Modell bieten so eine flexible, kontinuierliche Unterstützung im Alltag und koordinieren individuelle Versorgungsangebote sektorenübergreifend (Karow et al. 2023). Damit wird sichergestellt, dass Patientinnen und Patienten genau die Hilfe bekommen, die sie in ihrer aktuellen Lebenssituation benötigen – möglichst schnell, effektiv und wohnortnah.

Literatur

BAG GPV – Bundesarbeitsgemeinschaft Gemeindepsychiatrischer Verbund (2024) Positionspapier der Bundesarbeitsgemeinschaft Gemeindepsychiatrischer Verbünde e V zur Förderung einer gemeinsamen Versorgungsverpflichtung von Leistungserbringern für Menschen mit seelischen Behinderungen. https://www.bag-gpv.de/fileadmin/downloads/Positionspapier_BAG_GPV_Gemeinsame_Versorgungsverpflichtung_24-07-2024.pdf. Zugegriffen: 6. Jan. 2026

Clark M (2018) A guide to improving access to psychological therapies services. https://www.england.nhs.uk/blog/a-guide-to-improving-access-to-psychological-therapies-services/. Zugegriffen: 6. Jan. 2026

Deutscher Bundestag (1975) Bericht über die Lage der Psychiatrie in der Bunderepublik Deutschland. Drucksache Nr. 7/4200. Hans Heger, Bonn

DGPPN (2024) Versorgung weitergedacht Weiterentwicklung der psychiatrisch-psychotherapeutischen Versorgung durch das Krankenhaus. https://www.dgppn.de/_Resources/Persistent/5e4a4c12fa547441b1be3adbad82b57dac17a9d9/20241107_DGPPN_Versorgungsmodell.pdf. Zugegriffen: 6. Jan. 2026

European Commission (Hrsg) (2023) State of health in the EU; Synthesis report 2023. Publications Office, Luxembourg (https://health.ec.europa.eu/system/files/2023-12/state_2023_synthesis-report_en.pdf. Zugegriffen: 06. Januar 2026)

Eurostat (2024) Mental health and related issues statistics. https://ec.europa.eu/eurostat/statistics-explained/index.php?title=Mental_health_and_related_issues_statistics. Zugegriffen: 6. Jan. 2026

Forsman A, Wahlbeck K, Aarø LE, Alonso J, Barry MM, Brunn M, Cardoso G, Cattan M, de Girolamo G, Eberhard-Gran M, Evans-Lacko S, Fiorillo A, Hansson L, Haro JM, Hazo JB, Hegerl U, Katschnig H, Knappe S, Luciano M, Miret M, Nordentoft M, Obradors-Tarrago C, Pilgrim D, Ruud T, Salize HJ, Stewart-Brown SL, Tomasson K, van der Feltz-Cornelis CM, Ventus DB, Vuori J, Varnik A (2015) Research priorities for public mental health in Europe: recommendations of the ROAMER project. Eur J Public Health. https://doi.org/10.1093/eurpub/cku232 (ROAMER Consortium)

Jacobi F, Höfler M, Strehle J, Mack S, Gerschler A, Scholl L, Wittchen HU (2015) Twelve-months prevalence of mental disorders in the German Health Interview and Examination Survey for Adults–Mental Health Module (DEGS1-MH): a methodological addendum and correction. Int J Methods Psych Res 24(4):305–313

Karow A, Gallinat J, Deister A, König HH, Konnopka A, Konig H, Lambert M (2023) Gestufte, integrierte und koordinierte Versorgung psychischer Erkrankungen–Ergebnisse des RECOVER Modells. Z Psychosom Med Psychother 69(2):123–124

Korkeila J, Kovess V, Dalgard OS, Madianos M, Salize HJ, Lehtinen V (2007) Piloting mental heath indicators for Europe. J Ment Health 16:401–413

Mack S, Jacobi F, Gerschler A, Strehle J, Höfler M, Busch MA, Wittchen HU (2014) Self-reported utilization of mental health services in the adult German population–evidence for unmet needs? Results of the DEGS1-Mental Health Module (DEGS1-MH). Int J Methods Psych Res 23(3):289–303

Martin C, Iqbal Z, Airey ND, Marks L (2022) Improving Access to Psychological Therapies (IAPT) has potential but is not sufficient: how can it better meet the range of primary care mental health needs? British J Clinic Psychol 61(1):157–174

NCCMH – National Collaborating Centre for Mental Health (2023) The improving access to psychological therapies manual. https://www.rcpsych.ac.uk/docs/default-source/improving-care/nccmh/iapt/the-iapt-manual-v6.pdf?sfvrsn=79ece7e5_2. Zugegriffen: 6. Jan. 2026

Niehaus V, Wüstner A, Lambert M (2013) Flexible Assertive Community Treatment (FACT)-Manual (Deutsche Übersetzung). https://www.dvgp.org/fileadmin/user_files/dachverband/dateien/Materialien/FACT_Manual_und_QM-Skala_deutsch.pdf. Zugegriffen: 6. Jan. 2026

Nikolaidis K, Weinmann S, Von Peter S, Längle G, Brieger P, Timm J, Bechdolf A (2023) StäB oder Station? –Erste Ergebnisse zur Studienpopulation und zur Behandlung im Rahmen der multizentrischen AKtiV-Studie zur stationsäquivalenten Behandlung. Psychiat Prax 50(08):407–414

Regierungskommission (2024) Achte Stellungnahme und Empfehlung der Regierungskommission für eine modern und bedarfsgerechte Krankenhausversorgung – Psychiatrie, Psychosomatik und Kinder- und Jugendpsychiatrie („Psych-Fächer"): Reform und Weiterentwicklung der Krankenhausversorgung. https://www.bundesgesundheitsministerium.de/fileadmin/Dateien/3_Downloads/K/Krankenhausreform/BMG_Stellungnahme_8_Psych-Faecher.pdf. Zugegriffen: 6. Jan. 2026

Salize HJ (2013) Routinedaten – wer hat die Deutungshoheit. Psych Prax 40:241–243

Schwarz J, Schmid C, Neumann A, Pfennig A, Soltmann B, Heinze M, von Peter, S (2021) Implementing a global treatment budget for psychiatric hospital services-what are incentives, requirements, and challenges? Psychiatrische Praxis 49(2):71-79

Statistisches Bundesamt (2025) Grunddaten der Krankenhäuser 2024. Veröffentlicht am 6. November 2025. https://www.destatis.de/DE/Themen/Gesellschaft-Umwelt/Gesundheit/Krankenhauser/Publikationen/Downloads-Krankenhaeuser/statistischer-bericht-grunddaten-krankenhaeuser-2120611247005.xlsx

Thornicroft G, Tansella M (2008) Better mental health care. Cambridge University Press, Cambridge https://doi.org/10.1017/CBO9780511544347

Universitätsklinikum Carl Gustav Carus Evaluation von Modellvorhaben in der Psychiatrie nach § 64b SGB V. https://www.uniklinikum-dresden.de/de/das-klinikum/universitaetscentren/zegv/projekte/projektbeschreibung/eva64?utm_source=chatgpt.com. Zugegriffen: 6. Jan. 2026

Wakefield S, Kellett S, Simmonds-Buckley M, Stockton D, Bradbury A, Delgadillo J (2021) Improving Access to Psychological Therapies (IAPT) in the United Kingdom: a systematic review and meta-analysis of 10-years of practice-based evidence. British J Clinic Psychol 60(1):1–37

Watzke B, Heddaeus D, Steinmann M, Sänger S, Härter M (2014) Gestuftes Vorgehen (Stepped-Care) bei der Behandlung von Patienten mit Depressionen. Bericht über das Gesundheitsnetz Depression im psychenet-Hamburger Netz psychische Gesundheit. Verhaltenstherapie Psychosoz Prax 46(2):455–458

Wiegand HF, Hölzel L, Tüscher O, Lieb K, Falkai P, Adorjan K (2025) Mental health services in Germany – Structures, outcomes and future challenges. Int Rev Psychiatry. https://doi.org/10.1080/09540261.2025.2479601

Wilms B (2016) Modellvorhaben nach § 64b SGB V – aktueller Stand und Perspektiven. Vortrag, ACKPA. https://ackpa.de/wp-content/uploads/2021/07/10_2016-04-13_Vortrag_Wilms-aktueller_Stand_bearbeitet.pdf. Zugegriffen: 6. Jan. 2026

Wolff-Menzler C, Maier B, Junne F, Löhr M, Große C, Falkai P, Pollmächer T, Salize HJ, Nitschke R, Hauth I, Deister A, Godemann F (2014) Versorgungsindikatoren in der Psychiatrie und Psychosomatik (VIPP) – Ein Datenbank-Projekt. Fortschr Neurol Psychiatr 82:394–400. https://doi.org/10.1055/s-0034-1366577

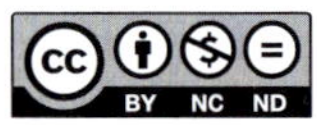
cc
BY NC ND

Reformperspektiven für Finanzierung und Vergütung

Inhaltsverzeichnis

Die Vorhaltevergütung im Lichte des KHVVG

Andreas Schmid und Volker Ulrich

Inhaltsverzeichnis

D. Scheller-Kreinsen et al. (Hrsg.), *Krankenhaus-Report 2026*,
https://doi.org/10.1007/978-3-662-73132-1_11

Zusammenfassung

Eine fallzahlunabhängige Vorhaltevergütung ist aus gesundheitsökonomischer Sicht ein sinnvoller Bestandteil eines Vergütungsmix für Krankenhäuser, der bisher stark von Fallpauschalen dominiert ist. Beim im KHVVG implementierten Instrument handelt es sich allerdings nicht um eine Vorhaltevergütung im eigentlichen Sinne. Die im Gesetzgebungsprozess damit verbundenen Ziele werden weitgehend verfehlt und erhebliche unintendierte Nebenwirkungen sind zu erwarten. Für eine Weiterentwicklung ist zwischen ambitionierten langfristigen und kurzfristig umsetzbaren Optionen zu unterscheiden. Mit Blick auf die negative Bewertung des Status quo im KHVVG erscheint ein zügiger Umbau mit einem einfachen Startmodell, welches sukzessive erweitert werden kann, vorzuziehen.

From a health economics perspective, a case-independent standby remuneration is a sensible component of a remuneration mix for hospitals, which in Germany has been heavily dominated by activity and case based funding to date. However, the instrument implemented in the KHVVG (Hospital Care Improvement Act) is not a standby remuneration in the true sense of the word. The objectives associated with it in the legislative process are largely missed, and significant unintended side effects are to be expected. For further development, a distinction must be made between ambitious long-term options and those that can be implemented in the short term. In view of the negative assessment of the status quo in the KHVVG, a rapid restructuring with a simple start model that can be gradually expanded appears to be preferable.

11.1 Notwendigkeit einer Vergütungsreform

Das deutsche Krankenhauswesen wird insbesondere mit drei Merkmalen in Verbindung gebracht, die zu einer potenziellen Fehlversorgung führen: Erstens gibt es eine weit überdurchschnittliche Zahl sehr kleiner Krankenhäuser: Von 1.874 Krankenhäusern haben im Jahr 2023 laut Statistischem Bundesamt 47 % weniger als 150 Betten und versorgen damit nur 11 % aller Patienten (Destatis 2024). Diese Häuser sind, soweit es sich um reguläre Grund- und Regelversorger handelt, zudem kaum wirtschaftlich zu betreiben. Zweitens ist die Anzahl der Krankenhausbetten mit acht pro 1.000 Einwohner im Vergleich zu fünf im EU-Durchschnitt relativ hoch (OECD 2024). Drittens erfolgen zu wenig Investitionen in Krankenhäuser: Die realen Ausgaben der Länder für Krankenhausinvestitionen haben sich seit dem Jahr 1991 nahezu halbiert und sind in nominalen Euro-Beträgen von 3,8 Mrd. € im Jahr 1993 auf 2,8 Mrd. € im Jahr 2018 gesunken. Dies führte zu einem erheblichen Investitionsstau. Erst ab 2018 stieg das Investitionsvolumen zumindest nominal wieder deutlich auf 4,0 Mrd. € an (DKG 2022; vdek 2025).

In Anbetracht weiterer die Situation verschärfender Entwicklungen (Demographie, Fachkräftemangel, Veränderungen in der Medizin etc.) ist offensichtlich, dass ohne eine tiefgreifende Reform der Krankenhausstruktur eine unkoordinierte, kalte Strukturbereinigung stattfinden würde, die ein Ausscheiden bedarfsnotwendiger regionaler bzw. lokaler stationärer Einrichtungen nicht verhindern könnte. Nach dem aktuellen Krankenhaus Rating Report sind 16 % der Kliniken insolvenzgefährdet, 43 % schreiben rote Zahlen (Augurzky et al. 2025).

Durch ein Vergütungssystem über Fallpauschalen wie die DRGs wird die Aktivität des Krankenhauses mit Erlösen belohnt. Dadurch werden äußerst starke Anreize gesetzt, das Leistungsvolumen wie auch die Effizienz zu erhöhen, während Qualitätsaspekte nur eine nachrangige Bedeutung haben. Die gegenwärtige Vergütung setzt damit starke Anreize zu einer stationären Behandlung und bindet entsprechende (auch personelle) Ressourcen.

Mit Blick auf das Finanzierungssystem im stationären Bereich hat Deutschland einen eher extremen Weg eingeschlagen, da das DRG-

System nahezu die alleinige Einkommensquelle im Bereich der Betriebskostenfinanzierung ist und fast die gesamte Leistungserbringung den Anreizen des Fallpauschalensystems unterliegt. International ist eher eine Kombination aus Fallpauschalen und festen Budgetkomponenten Standard. In Deutschland entfallen seit dem Jahr 2020 aber auch etwa 20 % der zuvor rein fallzahlabhängigen Vergütung der Pflegepersonalkosten auf ein Pflegebudget, das gesondert und unabhängig vom Leistungsvolumen vergütet wird (Milstein und Schreyögg 2024; Messerle und Schreyögg 2024).

Mit Blick auf die Ausgangslage herrschte 2021 zu Beginn der neuen Legislaturperiode ein weitreichender Konsens, dass eine grundlegende Strukturreform der stationären Versorgung zwingend notwendig ist (Schmid et al. 2024). Die in der Folge eingesetzte Krankenhaus-Kommission schlug 2022 vor, fachrichtungsbezogen neben den Pflegepersonalkosten weitere 40 % der Finanzierungsmittel in Form einer sogenannten Vorhaltevergütung an die Krankenhäuser zu vergeben und somit den gesamten Vergütungsmix stärker von der Fallzahl zu entkoppeln. Diese sogenannte Vorhaltevergütung war aber nicht als zusätzliche Finanzierung geplant, sondern das Erlösvolumen (Fallpauschalen, Pflegepersonalkosten und Vorhaltevergütung) sollte unverändert bleiben. Es ging darum, die Zuordnung der bestehenden Mittel auf die Krankenhäuser zu beeinflussen (Regierungskommission 2022).

Die Finanzierungsreform, als zentraler Bestandteil des Krankenhausversorgungsverbesserungsgesetzes (KHVVG), wurde mit einem bunten Strauß zu erreichender Ziele assoziiert, u. a.

1. den Anreiz zur Mengensteigerung zu reduzieren,
2. die Qualität der Versorgung zu sichern und zu steigern,
3. (bedarfsnotwendige) kleine ländliche Krankenhausstandorte zu sichern,
4. einen Anreiz auf Ebene der Länder zur weiteren Standort-Konsolidierung zu setzen,
5. eine grundlegende Verbesserung der Wirtschaftlichkeit des Krankenhaussektors zu unterstützen,
6. die wirtschaftlichen Anreize, die bei Versorgungsentscheidungen zu einer Unter-, Über- oder Fehlversorgung führen könnten, zu reduzieren und
7. einen Beitrag zur Entbürokratisierung zu leisten.

Die Entwicklung der Vorhaltevergütung lässt sich in drei Schritte aufteilen. Am Anfang stand das Konzept der Regierungskommission, die stark auf die Reduktion des Mengenbezugs in der Vergütung abstellte. Zudem war die Vorhaltevergütung für das Gesamtkonzept wichtig, da sie nur für Leistungsgruppen an Krankenhausstandorten fließen sollte, die entsprechende Voraussetzungen (Levels) erfüllen. Sie war damit auch ein Baustein, der zur weiteren Konsolidierung des Krankenhausmarktes beitragen sollte (Regierungskommission 2022).

Nachdem die Reform nach massiver Intervention der Bundesländer zwischenzeitlich in Frage stand, einigten sich Bund und Länder im Sommer 2023 auf ein Eckpunktepapier. Hinsichtlich der Vorhaltevergütung war vorgesehen, dass diese sich als Prozentsatz des Case Mix bemessen soll: „Jedes Krankenhaus wird [. . .] nach seiner bisherigen Fallzahl und Fallschwere eingestuft.“ (BMG 2023, S. 5) Damit war aber erneut eine direkte Verknüpfung der Vorhaltevergütung mit der Leistungsmenge gegeben.

Im KHVVG erfolgten dann diverse Konkretisierungen der Vorhaltevergütung, die auf der grundsätzlichen Einigung im Eckpunktepapier fußten und im Detail weiter unten beschrieben werden. Hinsichtlich des Mengenbezugs bleibt festzuhalten, dass dieser in der initialen Bestimmung der Vorhaltevergütung für einen Standort in einer Leistungsgruppe vollumfänglich bestehen bleibt. Durch die Einführung eines +/−20%-Fallzahl-Korridors auf Standort- und Leistungsgruppenebene wird der prozentuale Anteil eines Standorts am Vorhaltebudget eines Bundeslandes aber wieder eingefroren. Die Einhaltung des Korridors wird nur alle drei Jahre überprüft, was für die Krankenhäuser eine weitere Dimension strategischen Verhaltens eröffnet. Anpassungen am Anteil können jedoch auch jährlich durch vom Land bestimmte Planfallzahlen erfolgen, was eine längerfristige Planung erschwert.

11.2 Berechnungssystematik der Vorhaltevergütung

Die Kalkulation der Vorhaltepauschalen wird durch das Institut für das Entgeltsystem im Krankenhaus (InEK) durchgeführt, das den Vorhalteanteil aus dem bestehenden DRG-Fallpauschalensystem ausgliedert. Durch die bereits erfolgte Ausgliederung der Pflegepersonalkosten aus dem ursprünglichen G-DRG-System resultiert das aDRG-System (ausgegliedertes DRG-System; Reimbursement Institute 2025). Rechnet man nun zusätzlich die Vorhaltekosten heraus, ergibt sich ein residuales DRG-System ohne Pflege- und ohne Vorhaltekosten (rDRG-System). Grundlage für die Berechnungen bilden die bundeseinheitlichen Bewertungsrelationen des DRG-Vergütungssystems, der auszugliedernden Pflegepersonalkosten und der noch zu bestimmenden Bewertungsrelationen für die Vorhaltevergütung.

Mit Blick auf die konkrete Kalkulation der Vorhaltevergütung werden zunächst sogenannte verminderte Kosten ermittelt, welche die variablen Sachkosten der Behandlung nicht mehr enthalten. Sonst könnte ein negativer Deckungsbeitrag resultieren und es bestünde die Gefahr, dass diese Leistungen nicht mehr oder nur in einem erheblich geringeren Umfang erbracht würden. Für die Einführung der Vorhaltevergütung wird aus den verminderten Kosten ein Anteil von 60 % ausgegliedert. Die Berechnung geschieht auf Basis der jährlich vorliegenden Kalkulationsgrundlagen, um Veränderungen der Kosten in dem auszugliedernden Anteil der Vorhaltevergütung zu berücksichtigen. Die Berechnung erfolgt auf Basis der letzten vorliegenden Zahlen für das Folgejahr, was zu einer um zwei Jahre verzögerten Abbildung der Mengenentwicklung führt. Liegen die Pflegepersonalkosten unterhalb von 60 % der verminderten Kosten (was dem Regelfall entspricht), so werden die Pflegepersonalkosten von den 60 % der verminderten Kosten subtrahiert. In den Fällen, in denen die Pflegepersonalkosten den 60 % entsprechen oder darüber liegen, ist die Höhe der Vorhaltebewertungsrelationen mit null zu bewerten. Dies wird damit begründet, dass die Pflegepersonalkosten zur Vorhaltung gehören und damit das Vorhaltungsziel bereits durch die Vorhaltung von Pflegepersonal erreicht ist. Auf diese Weise werden das bundesweite Vorhaltebudget einer Leistungsgruppe sowie die auf die einzelnen Länder entfallenden Vorhaltebudgets ermittelt. Eine schematische Darstellung der Ermittlung der Vorhaltevergütung enthält ◻ Abb. 11.1. Die Vorhaltevergütung wurde auf Basis von Durchschnittswerten der Jahre 2023/24 ermittelt. Diese erhebliche zeitliche Diskrepanz bis zur Einführung führt je nach Leistungsentwicklung in einzelnen Leistungsgruppen zu einer initialen Über- oder Unterfinanzierung mit ggf. deutlicher Anpassung im Folgejahr.

Die auf den einzelnen Krankenhausstandort entfallende Vorhaltevergütung wird in einem weiteren Prozess ermittelt. Sobald die Krankenhausplanungsbehörde des jeweiligen Landes die Leistungsgruppen zugewiesen hat, stellt das InEK bis zum 30. November eines Jahres die Anteile der Krankenhausstandorte an der Vorhaltevergütung fest. Alternativ können dafür vom Land festgelegte Planfallzahlen herangezogen werden. Wurden keine Planfallzahlen festgelegt, führt das InEK erstmals nach zwei Jahren und danach alle drei Jahre die Neuermittlung durch. Die Vorhaltevergütung je Standort wird dabei als Anteil des Landesvorhaltebudgets definiert, sodass sich eine Veränderung des Landesbudgets sowie ggf. an anderen Standorten stattgefundene Mengenveränderungen auf die Höhe des absoluten Budgets auswirken. Die konkrete Einführung der Vorhaltefinanzierung soll nun zum 01.01.2027 starten (laut Gesetzentwurf der Bundesregie-

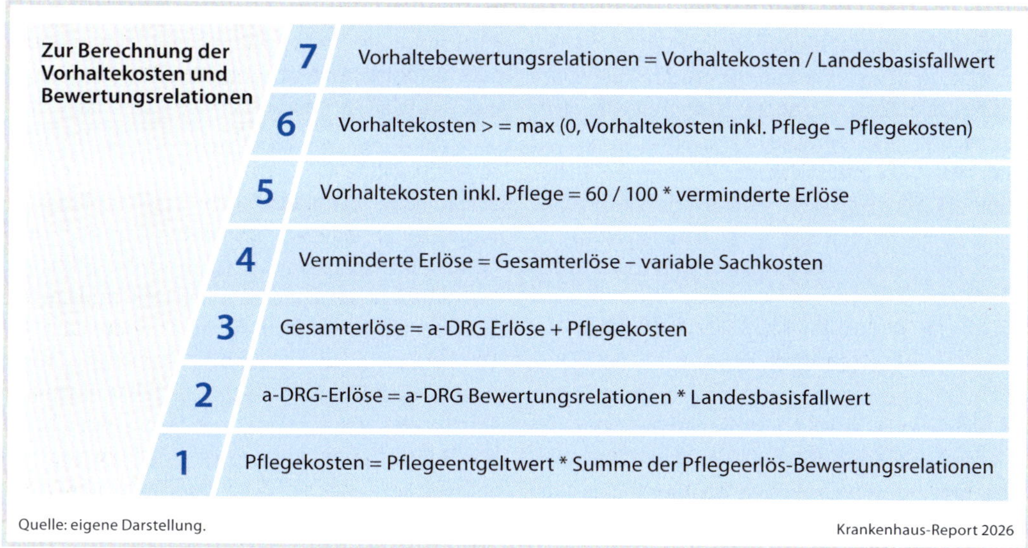

Abb. 11.1 Schematische Darstellung der Schritte zur Ermittlung der Vorhaltevergütung

rung für ein Krankenhausreformanpassungsgesetz [KHAG] BT-Drucksache 21/2512) und ist eingebettet in eine Konvergenzphase, die 2027 finanzneutral gegenüber dem Status quo stattfinden soll. Dabei sollen in den Jahren 2028 und 2029 jegliche ausgelösten Minder- oder Mehrerlöse der Krankenhäuser erhöht bzw. abgesenkt werden.

11.3 Vorhaltevergütung im ökonomischen Check

11.3.1 Ökonomisches Grundmodell

Blickt man auf die Wirkungsweise einer Vorhaltevergütung im eigentlichen Wortsinn, d. h. einer fallzahlunabhängigen Vorhaltevergütung, führt dies zu einer Drehung und Abflachung der Erlösgeraden. Damit wird der **Anreiz**, die **Menge** zu erhöhen, reduziert (Schmid et al. 2023b). Die Stärke des Anreizes wird durch die Höhe des Anteils an der Gesamtvergütung beeinflusst, der fallzahlunabhängig ausgestaltet wird. Die Auswirkungen auf die eingangs beschriebenen Ziele hängen von der konkreten Ausgestaltung ab. Eine Differenzierung zwischen Leistungsgruppen wäre relativ leicht umsetzbar, sollte sich das Problem des Mengenanreizes unterschiedlich stark darstellen. Grundsätzlich ist es denkbar, dass in einzelnen Leistungsgruppen auch steigende Bedarfe vorliegen und ein Ausbau der Kapazitäten eher befördert als behindert werden soll.

Dies gilt zunächst für die Ermittlung und Festlegung der Höhe der Vorhaltevergütung. Diese kann für alle Standorte einheitlich festgelegt werden oder sie kann sich an konkreten regionalen Einflussfaktoren orientieren, was zu standortspezifischen Vorhaltebudgets führen würde. Im ersten Fall einer einheitlichen Vorhaltevergütung würden kleinere Standorte, die wenig von der Fixkostendegression profitieren, im Vergleich zum Status quo etwas bessergestellt, größere Standorte (stets bezogen auf eine Leistungsgruppe) würden etwas schlechter gestellt. Inwiefern dies einen substanziellen Beitrag zur **Sicherung kleiner Krankenhausstandorte** darstellt, hängt von der Höhe der Vorhaltevergütung ab. In diesem Fall wird nicht zwischen bedarfsnotwendigen und nicht bedarfsnotwendigen Einrichtungen differenziert, sodass eher von einer niedrigeren Ausgestaltung auszugehen ist.

Als bedarfsnotwendig definierte Standorte könnten dann durch spezifische Zuschläge zur Vorhaltevergütung abgesichert werden, ohne den über die Fixkostendegression angelegten Anreiz, größere Einheiten zu bilden, zu stark zu reduzieren. Alternativ könnte eine grundlegend standortspezifische Ermittlung der Vorhaltevergütung erfolgen. Aus ökonomischer Perspektive wird das nur gelingen, falls kostenrelevante und von den Krankenhäusern nicht beeinflussbare lokale bzw. regionale Strukturmerkmale in die Berechnung der Vorhaltepauschalen einfließen. Dazu müssten die Strukturmerkmale exogene Größen darstellen, d. h. durch Krankenhausakteure und Planungsbehörde nicht beeinflussbar sein (Monopolkommission 2023).

Ähnlich wie beim morbiditätsorientierten Risikostrukturausgleich (Morbi-RSA) zwischen den gesetzlichen Krankenkassen wären vor allem exogene Strukturmerkmale auszugleichen. Die so ermittelte mengenunabhängige Vorhaltevergütung könnte dann, bei korrekter Kalibrierung der Parameter, eine Sicherung kleiner bedarfsnotwendiger Standorte befördern und vom Krankenhaus nicht beeinflussbare Kostentreiber zumindest in Teilen berücksichtigen. Werden im Wesentlichen ein adjustierter Bevölkerungswert (Einwohnerzahl, demographische Faktoren, Morbiditätsfaktoren) bzw. der Marktanteil eines Krankenhauses als Strukturmerkmale herangezogen, die einen mittelbaren Fallbezug besitzen, dürfte sich die Verteilung der Finanzierungsmittel wiederum nur wenig von der gegenwärtigen Finanzierung durch Fallpauschalen unterscheiden.

Ein **Anreiz zur Konsolidierung** von Krankenhausstandorten besteht für den Krankenhausplaner dann, wenn das für die Vorhaltevergütung aufgewendete Budget nicht unmittelbar reduziert wird, sobald ein Standort wegfällt oder mit einem anderen Standort zusammengeführt wird. Hat der Krankenhausplaner Entscheidungshoheit über die neue Zuordnung dieser freigewordenen Mittel, kann dies ein Anreiz sein, die Konsolidierung der Krankenhausstruktur zu forcieren. Dabei ist jedoch stets ein Vergleich mit dem Status quo vorzunehmen. Das klassische DRG-System inkludiert Fixkosten, die bei einer Vorhaltevergütung auszugliedern wären. Folgt die Neuzuordnung der Vorhaltevergütung also 1:1 der Menge, verändert sich das Ergebnis gegenüber dem Status quo bestenfalls marginal. Denn auch im Status quo bestehen unter der Annahme einer Fixkostendegression Anreize, größere Einheiten zu bilden. Ein Bundesland hat bei weniger Standorten geringere Infrastrukturkosten über die Investitionskostenfinanzierung abzudecken, mithin einen weiteren Anreiz im Status quo, weniger Standorte zu betreiben.

Unterstellt man, dass viele Standorte unterhalb einer optimalen Betriebsgröße agieren, würde eine Konsolidierung auch zu einer Verbesserung der **Wirtschaftlichkeit** der Krankenhäuser bzw. des Sektors führen. Das hängt aber stark mit den Anreizen zur Konsolidierung zusammen. Da die Umgestaltung des Vergütungssystems nicht zwingend impliziert, dass das gesamte Vergütungsvolumen ansteigt, erhöht sich die Wirtschaftlichkeit der einzelnen Kliniken nicht automatisch; die Effizienzpotentiale müssen erst – ggf. auch durch entsprechende Investitionen – gehoben werden. Der beschriebene umverteilende Effekt kann dazu führen, dass ein geringerer Teil der Kliniken defizitär arbeitet, mithin beispielsweise auch die Belastung für Kommunen als Träger zahlreicher öffentlicher Krankenhäuser zurückgeht. Für die GKV reduzieren sich bei einer fallzahlunabhängigen Vorhaltevergütung die auf die Vorhaltevergütung entfallenden Ausgaben, wenn die Zahl der Standorte je Leistungsgruppe sinkt. Zu berücksichtigen ist allerdings auch, dass der einer fallbezogenen Vergütung eigene Effizienz- und Produktivitätsanreiz geschmälert wird, je höher der fallzahlunabhängige Anteil ist. Entsprechend wichtig ist die umsichtige Gewichtung der Komponenten je nach Zielfunktion.

Der intendierte mengenunabhängige Anteil an der Krankenhausvergütung dämpft aus ökonomischer Perspektive die Anreize für die

Kliniken, ihre Fallzahlen auszuweiten (Monopolkommission 2023). Allerdings gilt es zu beachten, dass die Fallzahlen eines Krankenhauses auch durch die in der Klinik erbrachte **Qualität** und die Bereitschaft zu Innovationen beeinflusst werden, insbesondere wenn stationäre Einrichtungen in Ballungsgebieten im Wettbewerb stehen. Die Zahlung von Vorhaltepauschalen könnte damit auch mit negativen Effekten auf den Qualitätswettbewerb einhergehen bzw. seine Bedeutung verringern (Schmid et al. 2023a). Dem entgegen steht die Annahme, dass eine stärkere Konsolidierung von Krankenhausstandorten in größere Einheiten nicht nur die Wirtschaftlichkeit erhöht, sondern einen Beitrag zur Qualitätssicherung und -verbesserung leistet. Blickt man auf den heute messbaren Anteil der Qualitätsvarianz, der durch die Fallzahl einer Einrichtung erklärt werden kann, ist allerdings fraglich, ob dies in der Breite der Indikationen neben komplexen Indikationen, für die bereits heute häufig Mindestmengen vorgegeben sind, einen substanziellen Beitrag leisten kann.

Die Umsetzung einer fallzahlunabhängigen Vorhaltevergütung kann sehr einfach oder sehr komplex sein. Entsprechend ist eine pauschale Aussage zur Zieldimension der **Entbürokratisierung** nicht pauschal zu treffen. Eine aufwandsarme, unbürokratische Umsetzung erscheint jedoch durchaus möglich. Mit Blick auf das Ziel, eine ökonomisch inzentivierte **Unter-, Über- oder Fehlversorgung** zu vermeiden, kann sie den ökonomisch und nicht am Bedarf hergeleiteten Anreiz zur Mengenausdehnung reduzieren. Sofern die Herausforderung gelöst wird, standortspezifische Budgets zu ermitteln, die regionale Bedarfe auf Basis exogener Faktoren berücksichtigen, könnte sie eine konkretere Orientierung an regionalen Bedarfen und damit noch stärker eine bedarfsgerechte Versorgung erlauben.

Die Reduktion des Anreizes zur Ausweitung der Leistungsmenge ist unstrittig in allen Ausprägungen einer fallzahlunabhängigen Vorhaltevergütung gegeben. Die Stärke des Anreizes hängt von der konkreten Höhe ab und steht in einem Zielkonflikt zu Wettbewerbsanreizen, u. a. zur Förderung von Qualität. Ebenfalls zwangsläufig ist eine Umverteilung zugunsten kleinerer Leistungseinheiten. Dies ist aus ökonomischer Sicht sachgerecht, um eine zu starke Bevorteilung großer Einrichtungen durch den Faktor der Fixkostendegression zu korrigieren. Auch hier hängt das Ausmaß von der festgelegten Höhe ab. Die Sicherung bedarfsnotwendiger Einrichtungen kann nicht aus dem Instrument der Vorhaltevergütung selbst heraus erfolgen. Diese Einrichtungen sind zu identifizieren und bei Bedarf durch weitere Zuschläge wirtschaftlich abzusichern. Wie die Identifikation bedarfsnotwendiger Einrichtungen erfolgt, bleibt dabei zunächst offen. Ein Konsolidierungsanreiz auf Ebene der Krankenhausplaner stellt keinen Automatismus dar, sondern ist abhängig von der konkreten Ausgestaltung. Er eröffnet jedoch Optionen, die zur Schaffung entsprechender Anreize genutzt werden können. Der Einfluss einer Vorhaltevergütung auf die Qualität der Leistung ist lediglich indirekt – indem der ökonomische Anreiz zur Mengenausdehnung reduziert und sofern ein Konsolidierungsprozess befördert wird, der zu einer Qualitätssteigerung führt. Die Reduktion des Mengenanreizes könnte auch einen Beitrag dazu leisten, eine Überversorgung zu vermeiden. Da die Vorhaltevergütung eine zusätzliche Vergütungskomponente darstellt, führt sie zwangsläufig zu weiterem finanziellem und bürokratischem Aufwand. Dieser kann je nach Ausgestaltung von sehr niedrig bis sehr hoch ausfallen.

Es bleibt die Frage, ob die Vorhaltevergütung per se ein sinnvolles Instrument darstellt, um auf die Herausforderungen im Krankenhaussektor zu reagieren. Fokussiert man auf das Ziel, die im klassischen DRG-System angelegte Zuspitzung des Anreizes zur Mengenausdehnung zu reduzieren und systembedingt schlechter gestellte, kleine Einrichtungen etwas zu entlasten, kann dies mit ja beantwortet werden. Hinsichtlich der anderen Ziele hängt es stark von der konkreten Ausgestaltung, den getroffenen Annahmen sowie der Gewichtung der einzelnen Zieldimensionen ab, ob das Instrument positive Effekte zeigt.

11.3.2 Im KHVVG angelegte Umsetzung

Bei dem im KHVVG ausgestalteten Konstrukt handelt es sich nicht um eine Vorhaltevergütung im eigentlichen Sinne. Durch den unmittelbaren Mengenbezug bei der initialen Festlegung der auf einen Standort entfallenden Vorhaltevergütung fehlt ihm ein zentrales Charakteristikum, das durch die Ergänzung um den +/−20%-Korridor zwar in Teilen, aber nicht vollständig kompensiert wird.

Der initiale direkte Mengenbezug führt dazu, dass jedes Krankenhaus eine individuelle Erlösgerade besitzt, die sich durch das abgeleitete Budget unterscheidet. Die Erlösgerade verläuft flacher als im Status quo. Dadurch wird der Anreiz, die Menge auszudehnen, reduziert. Durch die einheitliche Festlegung auf 60 % wirkt dieser Anreiz innerhalb des +/−20%-Korridors in gleicher Weise auf alle Leistungsgruppen, moderiert ggf. durch unterschiedlich hohe Sachkostenanteile. Die Intensität liegt dabei über dem bisher etablierten Fixkostendegressionsabschlag – sowohl in der Höhe als auch in der Langfristigkeit der Wirkung.

Infolge der standortindividuellen und an der Leistungsmenge ansetzenden Festlegung des Vorhaltebudgets geschieht keine Umverteilung zugunsten kleinerer Einrichtungen. In Kombination mit dem flacheren Verlauf der Erlöskurve ist der Break-Even-Punkt für kleine Einrichtungen sogar noch schwerer zu erreichen als im Status quo, da der Deckungsbeitrag je Fall geringer ist. Eine Besserstellung kleiner bedarfsnotwendiger Einrichtungen erfolgt nicht. Unterstellt man – etwa aufgrund einer fortschreitenden Ambulantisierung – einen Fallzahlrückgang, federt der zweijährige Verzug in der Ermittlung des globalen Vorhaltebudgets die Entwicklung zugunsten der Krankenhäuser etwas ab. Sollte es in Leistungsgruppen aber zu einem Anstieg der Leistungen kommen, geht dies zu Lasten der Kliniken.

Ein Anreiz zur Konsolidierung scheint nur vordergründig gegeben. Auf Landesebene bleibt bei konstanten Leistungen die Höhe des Vorhaltebudgets gleich. Gibt es weniger Standorte, verteilt es sich entsprechend auf weniger Akteure, die davon profitieren. Bei näherer Betrachtung entspricht das Ergebnis jedoch dem Ergebnis unter klassischen DRG-Bedingungen. Wird bei konstanter Fallzahl ein Standort aus der Versorgung genommen, verteilt sich die Vergütung auf weniger Standorte, die durch die Fixkostendegression profitieren. Mithin führt das Modell hinsichtlich des Anreizes zur Konsolidierung zu keiner Verbesserung gegenüber dem Status quo. Die Anreize zur Standortkonsolidierung kommen aus anderen im KHVVG angelegten Instrumenten wie der Kopplung der Leistungsgruppen an Struktur- und Personalvorgaben, die Mindestvorhaltezahl in der onkologischen Chirurgie und die allgemeinen, noch zu definierenden Mindestvorhaltezahlen je Leistungsgruppe. Als Gegenargument kann angeführt werden, dass die Krankenhausplaner durch das Instrument der Planfallzahl auch von der Fallzahl abweichende Zuweisungen der Vorhaltevergütung erzwingen können. Diese gehen dann unmittelbar zulasten anderer Kliniken im Bundesland, die trotz erbrachter Leistung niedrigere Anteile erhalten. Um hier unintendierte negative externe Effekte zu vermeiden, ist eine hervorragende Prognosegüte der Patientenströme beim Krankenhausplaner erforderlich, die kaum realistisch erscheint. Auch rechtlich ist es fraglich, ob bei einer – dem Grunde nach an der Fallzahl ansetzenden – Vorhaltevergütung eine längerfristig persistierende Diskrepanz zwischen Ist und Plan zu rechtfertigen ist.

Vor diesem Hintergrund erscheint es unwahrscheinlich, dass sich aus der im KHVVG angelegten Interpretation einer Vorhaltevergütung tatsächlich eine Qualitätsverbesserung erzielen lässt; es bleibt lediglich der geringere Anreiz für eine Mengenausweitung, der jedoch undifferenziert in gleicher Weise – ggf. moderiert durch unterschiedliche Sachkostenanteile, aber nicht durch inhaltliche Argumente – auf alle Leistungsgruppen wirkt.

Mit Blick auf die Wirtschaftlichkeit lassen sich durch die gewählte Umsetzung der Vorhaltevergütung keine wesentlichen Verbesserungen erkennen. Das Gesamtvolumen bleibt konstant, eine Stärkung des Konsolidierungsanreizes bleibt aus und es erfolgt keine Umverteilung. Lediglich unter der Annahme sinkender Fallzahlen könnte ein abmildernder Effekt zum Tragen kommen.

Die mit der Ausgestaltung des Vergütungssystems einhergehende Komplexität steht der angestrebten Reduktion ökonomischer Einflüsse entgegen – im Gegenteil, die Komplexität des Vergütungssystems wird massiv erhöht. Es eröffnen sich an verschiedenen Stellen wirtschaftliche Optimierungspotenziale durch Anpassungen der Leistungsmengen. So gewinnen unechte Fixkosten, z. B. Personalkosten im ärztlichen Dienst, an Relevanz. Anders als echte Fixkosten könnten diese bei geringfügig längerem Betrachtungshorizont durchaus beeinflusst werden. Dies eröffnet weitere Potenziale einer ökonomischen Optimierung des Leistungsportfolios, losgelöst von konkreten Bedarfen. Eine bedarfsgerechte oder qualitätsorientierte Leistungserbringung wird durch die gewählte Implementierung nicht inzentiviert. Die bereits angesprochene Komplexität konterkariert damit ebenso den proklamierten Bürokratieabbau. Allein die Umsetzung des Instruments der Planfallzahl erfordert auf Ebene der Landesministerien einen Kapazitätsaufbau. Das InEK muss zusätzliche Aufgaben abbilden – neben der jährlichen Berechnung auch die Entwicklung und Pflege des Leistungsgruppen-Groupers. Auf Ebene der Krankenhäuser erhöht sich die Komplexität der Wirtschaftsplanung erheblich. Krankenkassen sehen sich mit standortindividuellen und jährlich schwankenden Vorhaltebudgets konfrontiert, die über entsprechende Zuschläge abzufinanzieren sind. Deutlich negativ wirkt sich die seit Beginn des Reformprozesses anhaltende Unsicherheit aus, was die konkrete Ausgestaltung der Vorhaltevergütung betrifft. Dies erhöht Planungsaufwände sowie Risikorückstellungen und bindet wertvolle Managementkapazitäten und wirkt sich somit negativ auf die Wirtschaftlichkeit aus.

Zusammenfassend kann nach vorliegender Bewertung keines der Ziele als erfüllt angesehen werden. Einzige Ausnahme ist eine Reduktion des Anreizes, die Leistungsmenge auszudehnen, die jedoch pauschal und undifferenziert wirkt. Bei anderen Zielen wie Konsolidierung und Qualität bewirkt das Instrument keine Veränderung gegenüber dem Status quo oder führt mit hoher Wahrscheinlichkeit zu einer Verschlechterung der Situation bei Wirtschaftlichkeit, Bedarfsorientierung und Entbürokratisierung. Mit Blick auf dieses negative Fazit und der Erkenntnis, dass die Beibehaltung des DRG-Systems in seiner originären Form ebenfalls keinen erstrebenswerten Zustand darstellt, bleibt die Frage nach Perspektiven zur Weiterentwicklung. Den Ausgangspunkt bildet die Annahme, dass ein Vergütungssystem, das aus einer Pauschale und einer fallbezogenen Komponente besteht, die Vorteile beider Ansätze nutzen und die negativen Effekte mildern kann.

11.4 Perspektiven zur Weiterentwicklung

11.4.1 Einheitliche, fallzahlunabhängige Budgets je Leistungsgruppe und Standort

Es ist anzunehmen, dass das System der Leistungsgruppen Bestand haben wird. Nutzt man diese als Planungsinstrument, erscheint es naheliegend, auch die Vorhaltevergütung daran zu orientieren, da mit der Zuweisung der entsprechenden Leistungsgruppe ein Versorgungsauftrag einhergeht. Eine selbst initiierbare Aufnahme der Versorgung durch Kliniken in Leistungsgruppen in Kombination mit einer fallzahlunabhängigen Vorhaltevergütung würde zudem einen Fehlanreiz zur Ausdehnung kleinteiliger Versorgungsangebote nach sich ziehen. Ein unbürokratischer Ansatz wäre es nun, sich an der für die Behandlung des ersten Falles vorzuhaltenden Mindestausstattung an Inventar, Personal etc. zu orientieren (Schmid et al. 2023b). Da dabei auch unechte Fixkosten enthalten sind, ist von diesem Wert nur ein Anteil als Vorhaltevergütung auszuweisen. Für den Einstieg wäre ein eher geringer Anteil zu wählen, um entsprechende Erfahrungswerte sammeln zu können. Durch den relativ großen Abstand zum ermittelten Wert verliert es an Bedeutung, dass dieser Wert nicht absolut objektiv und exakt ermittelt werden kann. Synergien zwischen Leistungsgruppen können beispielsweise durch Abschläge bei Leistungsgruppen aus demselben Leistungsbereich berücksichtigt werden. Eher aufwandsarme Leistungsgruppen erhalten eine geringere Vorhaltevergütung, komplexere und in der Vorhaltung aufwendigere Leistungsgruppen, wie sie meistens bei Schwerpunkt oder Maximalversorgern vorkommen, eine höhere.

Auch bei diesem Konzept ist eine Meldung der Leistungsgruppen durch die verantwortende Behörde für Krankenhausplanung notwendig, da der für die Vorhaltevergütung aufzuwendende Betrag vorab aus dem DRG-Gesamtvolumen auszugliedern ist. Um auch hier den Aufwand gering zu halten, erfolgt die Ausgliederung zumindest im ersten Schritt pauschal und führt zu einer gleichmäßigen Absenkung des Fallwertes. Die zum Einstieg eher niedrig angesetzte Vorhaltevergütung mit entsprechend schwachen Verhaltensanreizen erlaubt es, finanzielle Effekte auf Leistungsgruppenebene zu evaluieren und die Höhe des als Vorhaltevergütung auszuschüttenden Anteils auf Basis der Ergebnisse anschließend anzupassen. Die Abfinanzierung erfolgt weiter fallbezogen über die etablierten Abrechnungswege, was auch eine angemessene Beteiligung der PKV und anderer Kostenträger sicherstellt.

Der Ansatz ermöglicht einen Einstieg in ein Mischsystem mit Vorhaltevergütung und Fallpauschale, ohne unmittelbar massive Verhaltensänderungen zu induzieren. Zumindest initial handelt es sich um eine moderate Drehung der Erlösgeraden. Eine schrittweise Erhöhung kann bei dafür geeigneten Leistungsgruppen jedoch eine Verstärkung der Anreizwirkungen erlauben. Es erfolgt eine Umverteilung von fallzahlstarken Standorten einer Leistungsgruppe zu eher fallzahlschwachen. Eine automatische wirtschaftliche Sicherung kleiner Standorte bedeutet dies aber nicht. Bedarfsnotwendige kleine Standorte können durch weitere Zuschläge zur Vorhaltevergütung gezielt gestärkt werden.

Ein derartiges Konzept kann beliebig erweitert werden, ohne im ersten Schritt die Beteiligten zu überfordern. Als Erweiterungen wären beispielsweise Anreize zur Konsolidierung von Standortstrukturen denkbar. Streicht ein Land an einem Standort eine Leistungsgruppe, könnte es über die freiwerdende Vorhaltevergütung zunächst weiter verfügen dürfen und diese für einen begrenzten Zeitraum einem oder mehreren anderen Standorten zuweisen. Auch die Dimensionen der gestuften Notfallversorgung ließen sich gut in ein derartiges System integrieren.

11.4.2 Standortindividuelle Budgets

Ausgehend vom Impuls der Regierungskommission (2022) werden regelmäßig auch Ansätze für eine standortbezogene und am regionalen Bedarf orientierte Vorhaltevergütung diskutiert. Die Kommission schlägt vor, nach einer Konvergenzphase das Vorhaltebudget anhand dreier Kriterien zu bestimmen: Das Bevölkerungsvolumen unter Berücksichtigung von Demographie und Morbidität in der Region, der auf den Standort entfallende Anteil dieses Fallvolumens sowie Prozess- und Ergebnisqualität.

Die zugrundeliegende Intention ist gesundheitsökonomisch nachvollziehbar, in der Umsetzung jedoch alles andere als trivial. Bereits in der KHVVG-Version der Vorhaltevergütung zeigt sich, wie heterogen Einzugsbereiche von Leistungsgruppen sind. Sie reichen von spezialisierten Zentren mit bundesweitem Einzugsgebiet bis zu rein lokal relevanten Versorgern. Die Einzugsgebiete sind regelhaft nicht klar abgegrenzt, sondern überlappen. Zudem hebt die Monopolkommission korrekt hervor, dass die Aufteilung nach Marktanteilen wiederum einen starken Mengenbezug mit sich bringt. Sie empfiehlt eine Orientierung an insbesondere von den Kliniken nicht beeinflussbaren strukturbedingten Kosten der Versorgung und verweist zur Illustration auf das Gutachten zu den regionalen Verteilungswirkungen des – bekanntlich methodisch nicht trivialen – morbiditätsorientierten Risikostrukturausgleichs (Monopolkommission 2023).

Sowohl die Ausführungen der Regierungskommission als auch die der Monopolkommission verdeutlichen die methodischen Herausforderungen, die mit einer derartigen Ermittlung einhergehen. In beiden Fällen sind anspruchsvolle ökonometrische Modelle notwendig, entweder um die Krankenhauswahl der Bevölkerung auf Basis exogener Faktoren zu schätzen und Endogenitäten zu vermeiden oder um Determinanten der Kostenstruktur von Kliniken zu ermitteln. Hinzu kommt die Herausforderung, dass bisher mit Ausnahme einzelner wissenschaftlicher Ansätze wie dem PopGrouper (Kreutzberg et al. 2025) kaum sektorenübergreifende Tools zum Thema Versorgungsbedarf existieren. Selbst diese eher ambitionierten Ansätze fokussieren dabei zwangsweise weiter auf in der Vergangenheit im Zuge der Abrechnung von Leistungen codierten Diagnosen, was nur einen groben Proxy für einen Versorgungsbedarf im originären Sinne darstellen kann.

Mit Blick auf die Entwicklungsoptionen für die Vorhaltevergütung scheinen Ansätze mit standortspezifischen Vorhaltebudgets eher eine langfristige Zielvision zu sein. Da bei erfolgreicher Umsetzung einer derartigen Vorhaltevergütung durchaus positive Effekte zu erwarten sind, erscheint eine weitere Ausarbeitung durchaus sinnvoll. Für eine kurzfristig umsetzbare, aufwandsarme und pragmatische Umsetzung dürfte das Konzept jedoch nicht geeignet sein.

11.4.3 Landesbudgets

Entwicklungsoptionen, die auf Landesbudgets abstellen, fokussieren meist den krankenhausplanerischen Anreiz zur Standortkonsolidierung. So betont Augurzky: „[d]er Wert der Reform bemisst sich danach, wie viel Zentralisierung und Schwerpunktbildung wir erzielen, ohne die geographische Erreichbarkeit der Angebote zu gefährden“ (Mau 2025, S. 805) und fordert fixe Vorhaltebudgets für die Bundesländer. Wenn diese ihr Budget dann auf zu viele Standorte verteilen, ist dies für keinen Standort auskömmlich. Neben dem Konsolidierungsanreiz führt er ferner an, dass auch Ambulantisierung dadurch erleichtert wird.

Offen bleibt dabei zunächst der konkrete Bemessungsansatz für das Budget auf Länderebene sowie der Zuteilungsmechanismus auf die Krankenhausstandorte. Beides wirkt sich entscheidend auf die weiteren Anreize aus. Lösungen braucht es dann auch für bundeslandübergreifende Versorgungsstrukturen mit sich im Zeitablauf verändernden Import- bzw. Exportbeziehungen zwischen den Ländern. Auch diese Punkte sind methodisch lösbar. Sowohl schlichte fallzahlunabhängige Vorhaltebudgets je Leistungsgruppe als auch morbiditätsorientierte Ansätze, z. B. in Anlehnung an PopGrouper, stellen denkbare Varianten dar. Für eine weiterführende Bewertung von Landesbudgetansätzen sind jedoch diese Details zu klären, um eine Bewertung vornehmen zu können. Schließlich beinhaltet auch die im KHVVG angelegte Variante Länderbudgets, ohne zu überzeugen.

11.4.4 Berücksichtigung des Pflegebudgets

Mit der Einführung des Pflegebudgets wurde bereits ein Teil der fallzahlabhängigen DRG-Vergütung in eine fallzahlunabhängige Variante überführt. Dabei handelt es sich jedoch nicht um ein gegebenes Budget, sondern um ein System der Selbstkostendeckung. Die damit einhergehenden Probleme haben sich als gravierend erwiesen (Beivers et al. 2025). Schon aufgrund der massiven Ausgabensteigerungen durch das Pflegebudget ist mit Blick auf die finanzielle Lage klar, dass dieses Konstrukt keinen Bestand haben kann. Zugleich ist es ein politisch hoch sensibles Thema.

Ein Lösungsansatz könnte entsprechend darin liegen, die Ähnlichkeit im Budgetcharakter zu nutzen und Vorhaltevergütung und Pflegebudget zusammenzuführen. Um die Anreizdefizite des Pflegebudgets zu überwinden, muss dabei die Selbstkostendeckung aufgehoben werden, was die Gefahr birgt, dass die Defizite dann nur von den Kostenträgern auf die Kliniken verlagert werden. Entsprechend müssen den Kliniken größere Handlungsräume als bisher eingeräumt werden, was die Ausgestaltung der Personalisierung angeht. Strukturvorgaben wären auf ein Minimum und auf besonders sensible Bereiche zu beschränken. Um dennoch eine Abwärtsspirale zu vermeiden und den Beitrag der Pflege nicht nur sichtbar, sondern auch wirtschaftlich relevant zu machen, sollten diese durch pflegesensitive Qualitätsindikatoren ergänzt werden.

11.5 Fazit

11

Nach dem Willen des Gesetzgebers sollen Krankenhäuser künftig einen erheblichen Teil ihrer Betriebskosten über eine Vorhaltevergütung decken können. Hierfür wird das bestehende DRG-System der Fallpauschalen, das im Jahr 2004 verpflichtend für alle somatischen Krankenhäuser eingeführt wurde, weiter zurückgefahren. Mit der Einführung des Pflegebudgets im Jahr 2020 wurde die Bedeutung der Fallpauschalen bereits verringert, denn seitdem gilt für die Pflege am Bett wieder das Selbstkostendeckungsprinzip. Mit der Einführung einer Vorhaltevergütung sollte nun ein weiterer Schritt weg vom DRG-System gegangen werden. Bedarfsnotwendige Krankenhäuser sollten damit eine Art Existenzgarantie erhalten, indem sie unabhängiger von der Leistungserbringung werden und damit ein Stück weit den vermeintlichen ökonomischen Zwängen entkommen können. Die gesetzlichen Vorschläge zur Weiterentwicklung der Krankenhausstrukturen und der entsprechenden Finanzierungsgrundlagen enthalten zweifellos eine Reihe sinnvoller Maßnahmen. Die Frage, ob die Reform in ihrem Kern funktionstüchtig ist, erscheint aktuell jedoch fraglich. Zu den Kernproblemen der Reform gehört die konkrete Ausgestaltung der Vorhaltevergütung. Grundsätzlich geht eine stärkere Vorhaltevergütung gegenüber dem Status quo mit einer erwünschten Drehung und Abflachung der Erlösgeraden einher. Damit wird der Anreiz, die Menge zu erhöhen, reduziert und die fallzahlunabhängige Vergütungskomponente gestärkt.

Der derzeit verfolgte Ansatz des Gesetzgebers verfehlt jedoch das Ziel einer fallzahlunabhängigen Vergütung und läuft Gefahr, Überregulierungen zu schaffen und neue Fehlanreize zu setzen. Die angestrebte Entkopplung des Mengenbezugs gelingt bislang nicht – im Gegenteil: Der Mengenbezug bleibt bei der Bestimmung der Vorhaltevergütung eines Standorts in einer Leistungsgruppe bestehen. Durch die Einführung eines +/−20%-Fallzahl-Korridors auf der Ebene von Standorten und Leistungsgruppen wird der relative Anteil eines Standorts am Vorhaltebudget eingefroren. Die Einhaltung des Korridors wird nur alle drei Jahre überprüft, was für die Krankenhäuser weitere strategische Optionen eröffnet. Anpassungen am Anteil können zwar auch jährlich über vom Bundesland bestimmte Planfallzahlen erfolgen, dadurch wird den Kliniken aber eine längerfristige Planung erschwert.

Mit dem sich in der parlamentarischen Abstimmung befindenden Krankenhausreformanpassungsgesetz (KHAG) bleibt die geplante Vorhaltevergütung unangetastet. Das wird insbesondere für kleine, aber unverzichtbare Standorte in der Fläche zum Problem. Personal, Vorhaltung und Einsatzbereitschaft rund um die Uhr verursachen in den Krankenhäusern hohe Fixkosten, welche die vorgesehene Vorhaltevergütung bislang nicht ausreichend abbildet. Kleine Leistungserbringer erhalten nach den Bemessungsregeln wenig Vorhaltevergütung, große viel. Damit könnten gerade die Häuser unter Druck geraten, die in der Fläche die Grund- und Regelversorgung sichern.

Nach dem gegenwärtigen Stand der Krankenhausreform kann die Vorhaltevergütung keines der vorgegebenen Ziele erreichen. Eine Ausnahme bildet die Verringerung des Anreizes zur Ausdehnung der Leistungsmenge, die jedoch pauschal und undifferenziert wirkt. Bei den Zielen der Konsolidierung und Qualitätssicherung führt die Vorhaltevergütung zu keiner Veränderung gegenüber dem Status quo der Fallpauschalenvergütung oder sogar mit hoher Wahrscheinlichkeit zu einer Verschlechterung bei Wirtschaftlichkeit, Bedarfsorientierung und Entbürokratisierung. Die Verschiebung der Vorhaltefinanzierung um ein Jahr sollte genutzt werden, um einen alternativen, pragmatischen und für die Einführung einfachen Ansatz zur Bestimmung der fallzahlunabhängigen Vorhaltebudgets zu entwickeln.

Literatur

Augurzky B, Krolop S, Monsees D, Pilny A, Schmidt CM (2025) Aufbruch aus dem Tal der Tränen. Krankenhaus-Rating-Report. medhochzwei, Heidelberg

Beivers A, Scheller-Kreinsen D, Schmid A (2025) Das Pflegebudget – ein kostspieliges Trauerspiel. https://background.tagesspiegel.de/gesundheit-und-e-health/briefing/das-pflegebudget-ein-kostspieliges-trauerspiel. Zugegriffen: 3. Aug. 2025

BMG – Bundesminsterium für Gesundheit (2023) Eckpunktepapier vom 10.07.2023. Krankenhausreform. BMG, Berlin (https://www.bundesgesundheitsministerium.de/ministerium/meldungen/krankenhausreform-eckpunkte.html. Zugegriffen: 28. Juli 2023)

Destatis (2024) Grunddaten der Krankenhäuser. EVAS-Nummer 23111 (Verschiedene Jahre)

DKG – Deutsche Krankenhausgesellschaft (2022) Investitionsfinanzierung durch die Länder bleibt ein Trauerspiel. DKG, Berlin (https://dkgev.de/dkg/presse/details/investitionsfinanzierung-durch-die-laender-bleibt-ein-trauerspiel/)

Kreutzberg A, Tsatsaronis C, Grobe TG, Quentin W, Busse R (2025) The PopGrouper as a tool for morbidity adjustment in regional comparisons of health care: an analytical framework. Res Health Serv Reg 4(1):10. https://doi.org/10.1007/s43999-025-00068-y

Mau J (2025) Wir brauchen landesspezifische Vorhaltebudgets. Interview mit Prof. Dr. Boris Augurzky. f&w 42(9):805–809

Messerle R, Schreyögg J (2024) Ausgestaltung der Vorhalte- und Leistungsvergütung. In: Klauber J, Wasem J, Beivers A, Mostert A, Scheller-Kreinsen D (Hrsg) Krankenhaus-Report 2024. Strukturreform. Springer, Berlin Heidelberg, S 159–176

Milstein R, Schreyögg J (2024) The end of an era? Activity-based funding based on diagnosis-related groups: a review of payment reforms in the inpatient sector in 10 high-income countries. Health Policy 141:104990. https://doi.org/10.1016/j.healthpol.2023.104990

Monopolkommission (2023) Vorhaltepauschalen für Krankenhäuser adjustieren, Versorgungsbedarf sichern, Wettbewerb erhalten. Monopolkommission. Policy Brief, 11, Bonn. https://www.monopolkommission.de/de/policy-brief.html. Zugegriffen: 28. Juli 2023

OECD (2024) Health at a Glance: Europe 2024. OECD, Paris

Regierungskommission (2022) Dritte Stellungnahme und Empfehlung der Regierungskommission für eine moderne und bedarfsgerechte Krankenhausversorgung. Grundlegende Reform der Krankenhausvergütung. BMG, Berlin (https://www.bundesgesundheitsministerium.de/fileadmin/Dateien/3_Downloads/K/Krankenhausreform/3te_Stellungnahme_Regierungskommission_Grundlegende_Reform_KH-Verguetung_6_Dez_2022_mit_Tab-anhang.pdf. Zugegriffen: 28. Juli 2023)

Reimbursement Institute (2025) aG-DRG System. https://reimbursement.institute/glossar/ag-drg-system. Zugegriffen: 22. Aug. 2025

Schmid A, Heinz K, Klages L, Baierlein J (2023a) Analyse der Vorhaltevergütung zur Reform des Krankenhaussektors. Policy Paper im Auftrag des PKV-Verbandes. https://www.pkv.de/fileadmin/user_upload/PKV/3_PDFs/Gutachten_Studien/Gutachten_Oberender_Analyse_der_Vorhalteverguetung_zur_Reform_des_Krankenhaussektors.pdf. Zugegriffen: 20. Sept. 2023

Schmid A, Schlüchtermann J, Ulrich V (2023b) Impuls zur Weiterentwicklung der Vorhaltevergütung im Kontext der Krankenhausreform. Recht Polit Im Gesundheitswes 29(4):87–92 (https://www.goe.uni-bayreuth.de/pool/dokumente/Alternativer-Vorschlag-zur-Vorhalteverguetung-.pdf. Zugegriffen: 19. November 2025)

Schmid A, Baierlein J, Heinz K, Leibinger P (2024) Krankenhausreform – ein Blick zurück, ein Blick nach vorn. In: Repschläger U, Schulte C, Osterkamp N (Hrsg) Gesundheitswesen aktuell 2024. Beiträge und Analysen. Barmer, Berlin, S 14–27

vdek – Verband der Ersatzkassen (2025) Grunddaten zum Gesundheitswesen: Krankenhaus. https://www.vdek.com/presse/daten/d_ausgaben_krankenhaus.html. Zugegriffen: 1. Mai 2025

Die Finanzierung des Strukturwandels: Welche Rolle spielt der Transformationsfonds?

Boris Augurzky und Adam Pilny

Inhaltsverzeichnis

D. Scheller-Kreinsen et al. (Hrsg.), *Krankenhaus-Report 2026*,
https://doi.org/10.1007/978-3-662-73132-1_12

■■ Zusammenfassung

Im internationalen Vergleich nimmt Deutschland bei der Krankenhausdichte einen Spitzenplatz ein, während das durchschnittliche Krankenhaus eher klein ausfällt. Unter wirtschaftlichen und medizinischen Aspekten ist dies nicht optimal. Seit vielen Jahren findet daher ein Konzentrationsprozess statt, der langsam voranschreitet. Das Krankenhausversorgungsverbesserungsgesetz beschleunigt diesen Prozess, unter anderem durch den Transformationsfonds, der 50 Mrd. € für den Zeitraum von 2026 bis 2035 für Investitionen in eine effizientere Struktur bereitstellt. Das Krankenhausreformanpassungsgesetz sieht vor, die Bundesmittel für den Fonds von 25 auf 29 Mrd. € zu erhöhen und über Bundesschulden statt aus dem Gesundheitsfonds zu finanzieren. Um eine moderate Zentralisierung der Strukturen zu erreichen, wären nach einer Überschlagsrechnung mindestens 60 Mrd. € an Investitionen nötig. Die knappen Mittel des Fonds sollten daher möglichst effizient eingesetzt werden. Dazu sollten erstens die derzeit acht Fördertatbestände auf die drei wichtigen reduziert werden: Zusammenlegung, Umwandlung und Schließung von Standorten. Zweitens sollten die Anträge für den Transformationsfonds nach einem transparenten Kosten-Nutzen-Schema priorisiert werden und drittens direkt von Krankenhäusern beim Bundesamt für Soziale Sicherung eingereicht werden. Viertens muss das Bauen, insbesondere die Phase vor dem Spatenstich, durch ein Krankenhausbau-Beschleunigungsgesetz deutlich beschleunigt werden, um die schwierige Übergangszeit von der alten in die neue Struktur mit entsprechender Doppelbelastung und politischer Brisanz so kurz wie möglich zu halten.

In international comparison, Germany has one of the highest hospital densities, while the average size of its hospitals is relatively small. From both economic and medical perspectives, this structure is suboptimal. As a result, a consolidation process has been underway for many years, although progress has been slow. The Hospital Care Improvement Act (KHVVG) is intended to accelerate this process, among other things through the Transformation Fund, which allocates €50 billion for the period from 2026 to 2035 to support investments in a more efficient hospital structure. The Hospital Reform Adjustment Act (KHAG) provides for an increase in the federal contribution to the fund from €25 billion to €29 billion and for financing these resources through federal debt rather than statutory health insurance funds. Rough estimates indicate that achieving a moderate degree of structural centralisation would require investments of at least €60 billion. Given the limited resources available, it is therefore essential that the Transformation Fund be used as efficiently as possible. First, the current eight funding categories should be streamlined and reduced to three key measures: the consolidation, conversion, and closure of hospital sites. Second, applications to the Transformation Fund should be prioritized according to a transparent cost-benefit framework. Third, applications should be submitted directly by hospitals to the Federal Office for Social Security (BAS). Fourth, hospital construction – particularly the pre-construction phase – must be significantly accelerated through a Hospital Construction Acceleration Act in order to minimise the duration of the difficult transition period from the old to the new structure, which is associated with substantial double burdens and political sensitivity.

12.1 Die Krankenhausstruktur im Ist und Soll

12.1.1 Ist-Struktur

Die Krankenhausstruktur in Deutschland befindet sich seit vielen Jahren in einem ständigen – wenn auch langsamen – Wandel hin zu einer stärkeren Zentralisierung bzw. Schwerpunktbildung. Die Vorteile davon liegen auf der Hand: Medizinische Schwerpunkte erlauben es Krankenhäusern, eine höhere medizinische Qualität zu liefern und gleichzeitig

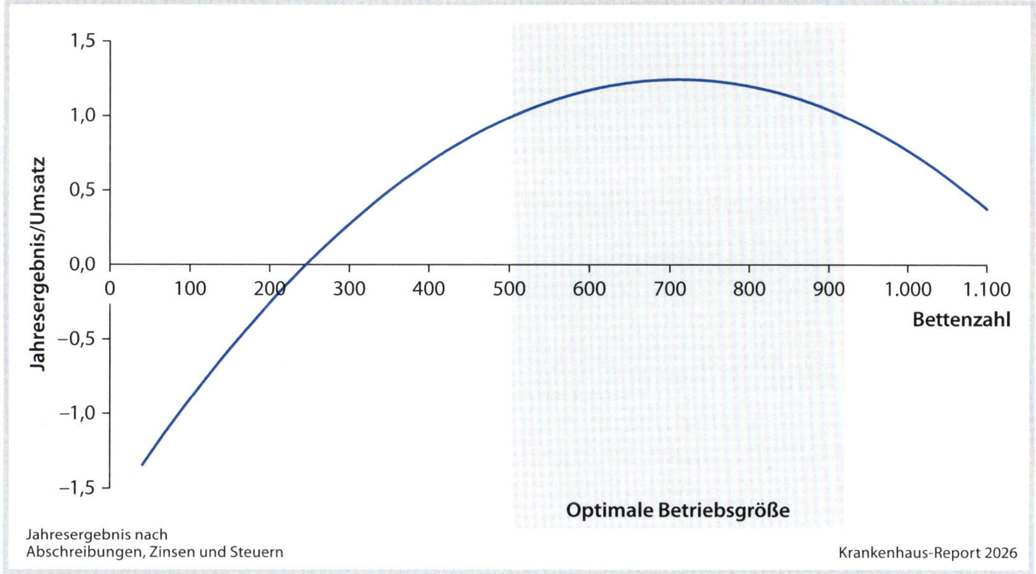

Abb. 12.1 Optimale Krankenhausgröße unter wirtschaftlicher Hinsicht. (Quelle: Augurzky et al. 2023)

wirtschaftlicher zu arbeiten. Höhere Qualität ist möglich, weil in Schwerpunkten mehr Erfahrung über die dort zu erbringende größere Leistungsmenge gesammelt werden kann, weil aufgrund der höheren Fallzahlen auch bessere Gerätschaften genutzt werden können und weil meist eine größere Interdisziplinarität vorliegt. Eine bessere Wirtschaftlichkeit kann erreicht werden, weil die hohen Fixkosten der Krankenhausversorgung bei größeren Fallzahlen einfacher gedeckt werden können. Eine Untersuchung von Augurzky et al. (2023) hat ergeben, dass unter dem wirtschaftlichen Aspekt die optimale Krankenhausgröße im Bereich von 500 bis 900 Betten liegt (Abb. 12.1) – ausgenommen Fachkliniken.

Mit der Schwerpunktbildung geht aber der Nachteil einher, dass für die Patientinnen und Patienten und ihre Angehörigen die Distanzen zu einem neu gebildeten Schwerpunkt größer werden können. Auch kann der Qualitätswettbewerb zwischen Krankenhäusern zurückgehen, wenn weniger Angebote wohnortnah zur Auswahl stehen. Ob die Vorteile oder die Nachteile überwiegen, hängt von der konkreten Krankenhausstruktur der betroffenen Region ab. In Ballungsgebieten spielen die Nachteile typischerweise nur eine untergeordnete Rolle, weil in kurzer Distanz eine große Auswahl an Krankenhäusern besteht. In ländlichen Regionen kann es dagegen anders aussehen und es muss der Einzelfall geprüft werden.

Um einen Eindruck von der gegenwärtigen Krankenhausstruktur in Deutschland zu bekommen, stellen wir die Krankenhausdichte auf regionaler Ebene dar. Kreisfreie Städte verbinden wir dabei mit den sie umgebenden Landkreisen. Denn typischerweise stehen in Städten größere Krankenhauskapazitäten zur Verfügung als auf dem Land, das von der Stadt mitversorgt wird. Aber auch ein Bundesland wie Bremen versorgt in großem Maße das niedersächsische Umland mit. Daher müssen größere Städte stets mit ihrem Umland gemeinsam betrachtet werden.

Bei der Darstellung der Krankenhausdichte beschränken wir uns im Folgenden auf die Allgemeinkrankenhäuser. Rein psychiatrische und psychotherapeutische Kliniken schließen wir nicht in die Analysen mit ein. Des Weiteren schließen wir Tages- und Nachtkliniken

Tab. 12.1 Zahl der Standorte nach Größe und Verteilung nach G-BA-Notfallstufen 2023. (Quelle: G-BA 2025)

Bettenzahl	Anzahl Standorte	Anteile nach GBA-Notfallstufen [%]			
		0	1	2	3
Unter 200	787	58	39	2	1
200 bis unter 500	599	11	50	34	6
500 bis unter 900	167	5	5	38	51
900 und mehr	61	0	0	8	92
	1.614	**33**	**38**	**18**	**11**

Krankenhaus-Report 2026

aus. Wir verwenden die öffentlich zugänglichen Daten der Qualitätsberichte der Krankenhäuser für das Berichtsjahr 2023. Tab. 12.1 sortiert die Krankenhausstandorte ihrer Größe nach. Es gibt auffällig viele kleine Krankenhäuser unter 200 Betten, die typischerweise wirtschaftliche Schwierigkeiten haben, falls sie keine Fachklinik sind. 58 % davon verfügen über keine Notfallstufe nach G-BA. Allerdings befinden sich unter diesen kleinen Standorten viele Fachkliniken. Eine grobe Auswertung der Daten ergibt, dass unter den Standorten mit G-BA-Notfallstufe 0 etwa 300 Fachkliniken sind. Im Durchschnitt verfügt ein Standort über 280 Betten.

12

Bezogen auf die Fläche Deutschlands fällt die Standortdichte hoch aus; sie schwankt regional jedoch stark. Abb. 12.2 stellt die Dichte auf Ebene der Raumordnungsregionen (ROR) dar, wobei wir Hamburg, Bremen, Bremerhaven und Berlin ihren umliegenden ROR zuordnen, weil die Stadtstaaten dort einen Großteil der Krankenhausversorgung übernehmen. Zudem müssen wir im Fall von Hamburg und Berlin die umliegenden Regionen ebenfalls zusammenfassen, weil diese Stadtstaaten sich nicht einer einzelnen Region zuordnen lassen. Tab. 12.2 stellt die Bundesländer als Ganzes dar. Hier verbinden wir die Stadtstaaten mit ihren umliegenden Flächenländern. Hamburg ordnen wir zu 61 % Schleswig-Holstein und zu 39 % Niedersachsen zu. Wir orientieren uns dabei an der Länge der jeweiligen Landesgrenzen.

Am höchsten ist die Standortdichte im dicht besiedelten Nordrhein-Westfalen und im Saarland. Auffällig ist dagegen die geringere Dichte in Ostdeutschland. Bezogen auf die Einwohnerzahl ergibt sich ein anderes Bild: Hier liegt der Wert in Baden-Württemberg am niedrigsten und in Mecklenburg-Vorpommern bzw. generell in Ostdeutschland am höchsten. Nachrichtlich weist die Tabelle auch die Bettendichte und die durchschnittliche Standortgröße aus. Relativ große Standorte gibt es im Saarland; in Bayern sind die Standorte am kleinsten. Die geringste Bettenzahl je Einwohner hat Baden-Württemberg, die größte Zahl hat Thüringen, das über 63 % mehr Betten je Einwohner verfügt.

Dass Deutschland eine ausgesprochen hohe Standortdichte hat, zeigt sich im internationalen Vergleich (Tab. 12.3). Die meisten mit Deutschland vergleichbaren Länder weisen eine weitaus geringere Dichte auf. Das bedeutet, dass dort die Anfahrtszeiten zum nächsten Krankenhaus oft viel länger als in Deutschland sind. Selbst in Mecklenburg-Vorpommern, dem Bundesland mit der geringsten Standortdichte Deutschlands, liegt die Dichte im internationalen Vergleich noch im Mittelfeld.

In Deutschland hat sich jedoch in den vergangenen Jahren einiges getan. Die Standortdichte hat abgenommen und die Zahl der kleinen Standorte unter 200 Betten ist geschrumpft (Tab. 12.4): Im Jahr 2019 gab es in Deutschland 1.692 Allgemeinkrankenhäuser, im Jahr 2023 waren es noch 1.614.

Tab. 12.2 Standorte der Allgemeinkrankenhäuser im Bundesvergleich. (Quelle: G-BA 2025; Statistisches Bundesamt 2025b)

	Anzahl Standorte		Anzahl Betten		
	je 1.000 qkm	**je Mio. Ew.**	**je 1.000 qkm**	**je Mio. Ew.**	**je Standort**
Nordrhein-Westfalen	9,97	18,9	3.144	5.950	315
Saarland	7,00	17,8	2.611	6.628	373
Hessen	5,92	19,9	1.479	4.979	250
Schleswig-Holstein + 61 % Hamburg	5,07	20,1	1.261	5.007	249
Sachsen	4,72	21,5	1.392	6.343	295
Baden-Württemberg	4,67	14,9	1.371	4.361	293
Deutschland	**4,51**	**19,3**	**1.262**	**5.406**	**280**
Rheinland-Pfalz	4,18	20,1	1.169	5.627	280
Bayern	4,04	21,6	946	5.049	234
Berlin + Brandenburg	4,03	19,7	1.263	6.191	314
Niedersachsen, Bremen + 39 % Hamburg	3,44	17,7	927	4.761	270
Thüringen	3,09	23,7	925	7.114	300
Sachsen-Anhalt	2,34	22,4	646	6.205	277
Mecklenburg-Vorpommern	1,67	24,7	406	6.002	243

Anmerkung: Wert für Deutschland auf Basis der Qualitätsberichtsdaten der Krankenhäuser.
Krankenhaus-Report 2026

Tab. 12.3 Standorte der Allgemeinkrankenhäuser im internationalen Vergleich. (Quelle: OECD 2025a, 2025b)

	Anzahl je 1.000 qkm	Datenjahr
Japan	18,69	2023
Korea	17,71	2023
Deutschland	**4,21**	**2023**
Frankreich	3,95	2023
Belgien	3,39	2024
UK	3,35	2023
Italien	2,94	2023
Polen	2,85	2023
Schweiz	2,45	2023

Tab. 12.3 (Fortsetzung)

	Anzahl je 1.000 qkm	Datenjahr
Israel	1,99	2024
Portugal	1,98	2023
Türkei	1,87	2023
Niederlande	1,85	2023
Tschechien	1,78	2023
Bulgarien	1,63	2023
Slovakei	1,57	2023
Luxemburg	1,54	2023
Österreich	1,35	2023
Griechenland	1,33	2023
Kolumbien	1,19	2024
Rumänien	1,15	2023
Spanien	1,10	2023
Litauen	0,95	2023
Argentinien	0,86	2024
Irland	0,80	2024
Slowenien	0,59	2024
Peru	0,49	2024
Dänemark	0,49	2024
USA	0,46	2022
Estland	0,44	2023
Lettland	0,40	2023
Kroatien	0,34	2023
Finnland	0,31	2023
Chile	0,30	2024
Neuseeland	0,19	2024
Australien	0,12	2016
Island	0,08	2023
Kanada	0,03	2023

Anmerkung: Wert für Deutschland nach der OECD-Definition, die auf den Grunddaten der Krankenhäuser des Statistischen Bundesamts beruhen; auf Basis der Qualitätsberichtsdaten der Krankenhäuser läge der Wert bei 4,51.
Krankenhaus-Report 2026

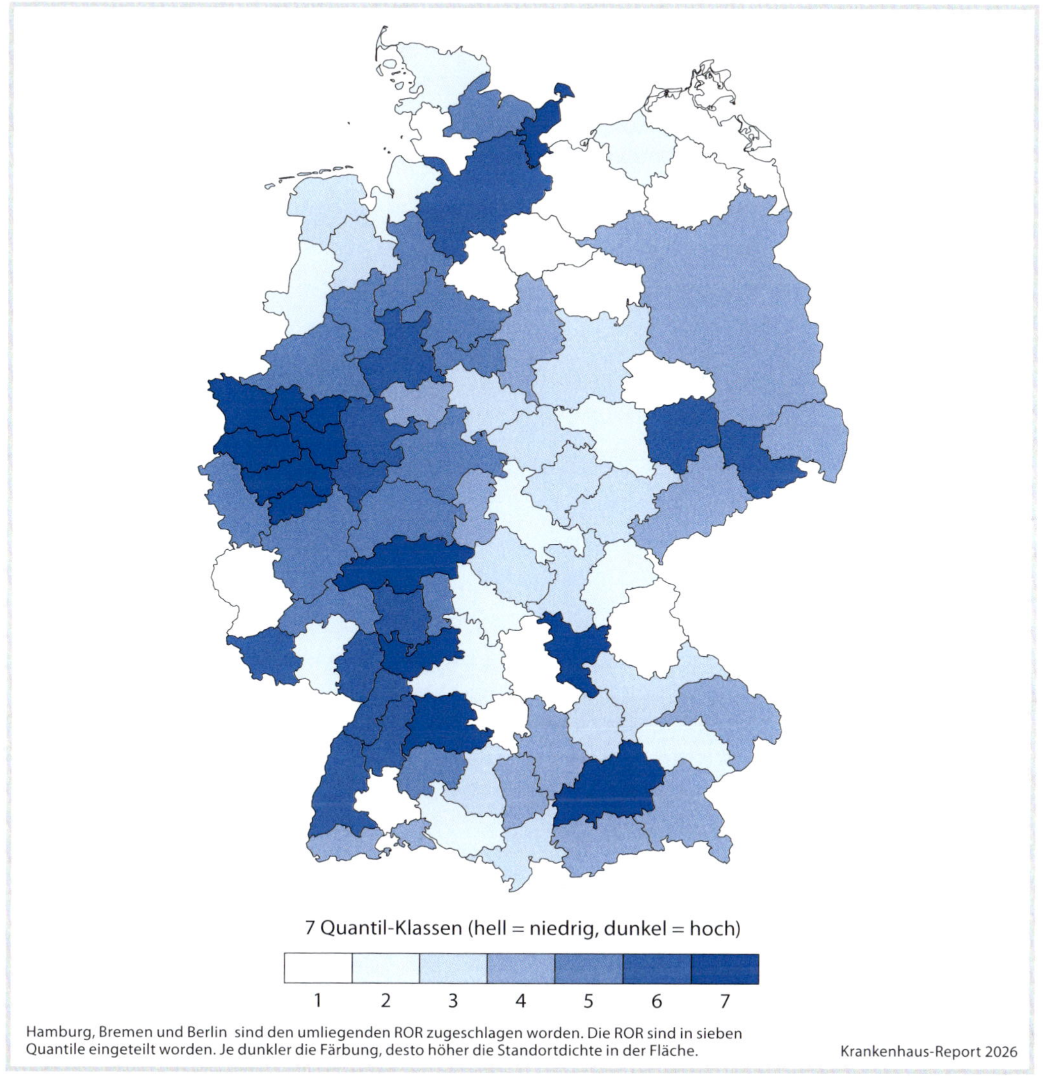

Abb. 12.2 Standortdichte (Anzahl je 1.000 km^2) nach Raumordnungsregionen 2023. (Quelle: G-BA 2025; BBSR 2025)

12.1.2 Soll-Struktur

Würde man die Krankenhauslandschaft in Deutschland komplett neu aufbauen, würde sich sicherlich nicht die gegenwärtig vorliegende Landschaft ergeben. Eine Soll-Struktur kann jedoch auf vielfältige Weise festgelegt werden. Würde man auf der „grünen Wiese" starten und alle Standorte in Deutschland neu verteilen, sodass für 99 % der Bevölkerung innerhalb von 30 Pkw-Minuten mindestens ein Standort erreichbar ist, bräuchte man hypothetisch rund 340 Standorte. Die Methodik dahinter ist dieselbe wie das unter Erreichbarkeitsaspekten optimale Verteilen von Notfallpraxen in Deutschland, mit dem sich Augurzky et al. (2018) befasst hatten. Sie hatten dafür eine Mindestzahl von 337 Praxen errechnet. Würde man die Simulation auf Basis der bestehenden Krankenhausstandorte und nicht auf

Tab. 12.4 Standorte der Allgemeinkrankenhäuser im Zeitverlauf. (Quelle: G-BA 2025)

Bettenzahl	Anzahl Standorte				
	2019	**2020**	**2021**	**2022**	**2023**
Unter 200	851	856	850	821	787
– Anteil an allen	***50 %***	***50 %***	***50 %***	***49 %***	***49 %***
200 bis unter 500	614	615	607	610	599
500 bis unter 900	163	167	173	166	167
900 und mehr	64	61	59	63	61
	1.692	**1.699**	**1.689**	**1.660**	**1.614**
Standorte je 1.000 qkm	**4,73**	**4,75**	**4,72**	**4,64**	**4,51**

Anmerkung: Die Anzahl der Standorte in den Qualitätsberichten nahm von 2019 auf 2020 im Rahmen der Umstellung der Standortnummer leicht zu.
Krankenhaus-Report 2026

der grünen Wiese durchführen, bräuchte es 736 Standorte, um für 99 % der Bevölkerung in 30 min erreichbar zu sein.

Unter dem Aspekt der Erreichbarkeit würden in großen Städten meist eine oder zwei Anlaufstellen genügen. Diese wären dann jedoch außerordentlich groß. Beispielsweise ist es in China nicht unüblich, 5.000-Betten-Häuser zu errichten. In Deutschland dürfte eine solche Größe nicht realisierbar sein. In der Regel gibt es dafür in Städten keine ausreichend großen freien Grundstücke. Zudem müssen bestehende Standorte nicht zu Giganten zusammengelegt werden, wenn sie gut funktionieren. Dies würde unnötige Investitionskosten generieren. Es ist daher sinnvoll, eine maximale Größe festzusetzen, die sich für Krankenhäuser an der erwähnten wirtschaftlich optimalen Größe orientieren kann.

Da die finanziellen und personellen Ressourcen für Investitionsvorhaben beschränkt sind, sollten Zentralisierungsvorhaben grundsätzlich nach ihrem Nutzen für die regionale Versorgung bewertet und priorisiert werden. Funktionierende Strukturen müssen nicht verändert werden, wenn der Zusatznutzen nur gering wäre. Ein hoher Zusatznutzen liegt vor, wenn die Wirtschaftlichkeit verbessert, der Personalbedarf reduziert, die Qualität gesteigert und das neue Zentrum noch in angemessener Zeit erreicht werden kann. Vor allem der Aspekt des Personalbedarfs spielt dabei eine immer größere Rolle. Denn selbst wenn die Entscheidung für die Aufrechterhaltung von weiterhin dezentralen Strukturen fällt, wird es immer schwieriger, solche dezentralen Strukturen personell ausreichend besetzen zu können.

Zur Ableitung einer Soll-Struktur starten wir bei der Ist-Struktur und wählen einen „Benchmarking-Ansatz“ mit einer Größenbeschränkung von Standorten. Tab. 12.5 gibt eine Übersicht zur Soll-Struktur, wenn wir uns an der Krankenhausdichte Ostdeutschlands orientieren und die stationären Fallzahlen des Jahres 2023 sowie die für das Jahr 2035 erwartete Fallzahl verwenden. Wir nehmen an, dass aufgrund der Alterung der Bevölkerung bis zum Jahr 2035 etwa 5 % mehr stationäre Fälle zu versorgen sind. Demgegenüber wird die Ambulantisierung zu einer deutlichen Reduktion der stationären Fallzahl führen – wir gehen von 20 % weniger stationären Fällen bis 2035 aus. Zusammen mit der altersbedingten Zunahme liegt die stationäre Fallzahl in der Prognose für 2035 damit um fast 16 % niedriger als 2023. Anstatt dafür nur die Zahl der Betten jedes Standorts entsprechend zu reduzieren, sollte auch die Zahl der Standorte

Tab. 12.5 Soll- und Ist-Struktur im Vergleich. (Quelle: G-BA 2025 und eigene Darstellung)

Bettenzahl	Anzahl Standorte	
	Ist 2023	Soll 2035
Unter 200	787	350
– Anteil an allen	*49 %*	*35 %*
200 bis unter 500	599	355
500 bis unter 900	167	220
900 und mehr	61	75
	1.614	**1.000**
Betten je Standort	**280**	**379**
– Veränderung		*36 %*
Standorte je 1.000 qkm	**4,51**	**2,80**
– Veränderung		*–38 %*

Krankenhaus-Report 2026

Tab. 12.6 Angenommene Investitionskosten je Maßnahme in Mio. Euro. (Quelle: eigene Schätzung auf Basis von Projekterfahrungen)

Investitionskosten	Mio. €
Schließung eines Standorts unter 200 Betten	6
Umwandlung eines Standorts unter 200 Betten zur Nachnutzung	15
Schließung eines Standorts mit 200–500 Betten	12
Umwandlung eines Standorts mit 200–500 Betten zur Nachnutzung	30
Neubau eines Standorts mit 200–500 Betten	263
Neubau eines Standorts mit 500–900 Betten	525
Neubau eines Standorts mit 900 und mehr Betten	900

Krankenhaus-Report 2026

sinken. In der Tabelle reduzieren wir dafür vor allem die Zahl der Standorte, jedoch kaum die Standortgrößen.

Im nächsten Schritt schätzen wir den Investitionsbedarf, um von der Ist-Struktur zur hier festgelegten Soll-Struktur zu gelangen. Dazu müssen wir plausible Annahmen zum Investitionsbedarf für den Bau von neuen Standorten, für die Umwandlung von Standorten in zum Beispiel Sektorenübergreifende Versorgungseinrichtungen oder in ambulante Zentren und für die komplette Schließung eines Standorts. Tab. 12.6 stellt die dafür unterstellten Investitionskosten dar. Es handelt sich um Erfahrungswerte aus konkreten Projekten zur Änderung von Krankenhausstrukturen, die lediglich eine ungefähre Größenordnung abbilden sollen, und erheben nicht den Anspruch einer 100%igen Genauigkeit.

Unter diesen Annahmen zu den Investitionskosten und unter der Annahme, dass (i) die Hälfte der zu reduzierenden Standorte unter 500 Betten geschlossen und die andere Hälfte umgewandelt wird, (ii) im Bereich von „200 bis unter 500 Betten" 50, (iii) in der Kategorie „500 bis unter 900" 53 und (iv) in der Kategorie „900 und mehr" 14 neu gebaut werden müssen, zum Beispiel durch Zusammenlegung von kleineren Standorten, ergibt sich ein gesamter Investitionsbedarf von mehr als 64 Mrd. € (Tab. 12.7).

Die Standortdichte würde sich dadurch gegenüber dem Status quo um 36 % reduzieren und die durchschnittliche Größe eines Standorts um 36 % erhöhen. Im OECD-Vergleich läge Deutschland damit immer noch weit im oberen Bereich. Es erreicht jedoch nicht die sehr zentralisierte dänische Krankenhausstruktur. Dänemark begann im Jahr 2007 damit, seine Krankenhauslandschaft komplett umzubauen und so genannte Superkrankenhäuser zu errichten. Die Fertigstellung der letzten Baumaßnahmen war für 2025 vorgesehen.[1] Dafür hat das Land umgerechnet 6,7 Mrd. €[2] in-

1 Im September 2022 waren laut dänischem Gesundheitsministerium bereits 74 % der geplanten Maßnahmen abgeschlossen (kma 2022).
2 50 Mrd. dänische Kronen.

Tab. 12.7 Investitionsbedarf für Soll-Struktur, in Mio. Euro. (Quelle: G-BA 2025 und eigene Darstellung)

Bettenzahl	**Anzahl Standorte**					**Invest. M€**
	Ist 2023	**Schließung**	**Umwandlung**	**Neubau**	**Soll 2035**	**Insgesamt**
Unter 200	787	−219	−218	0	350	4.584
200 bis unter 500	599	−147	−147	50	355	19.324
500 bis unter 900	167	0	0	53	220	27.825
900 und mehr	61	0	0	14	75	12.600
	1.614				**1.000**	**64.333**
Betten je Standort	**280**				**349**	
– ***Veränderung***					***36 %***	
Standorte je 1.000 qkm	**4,51**				**2,80**	
– ***Veränderung***					***−38 %***	

Krankenhaus-Report 2026

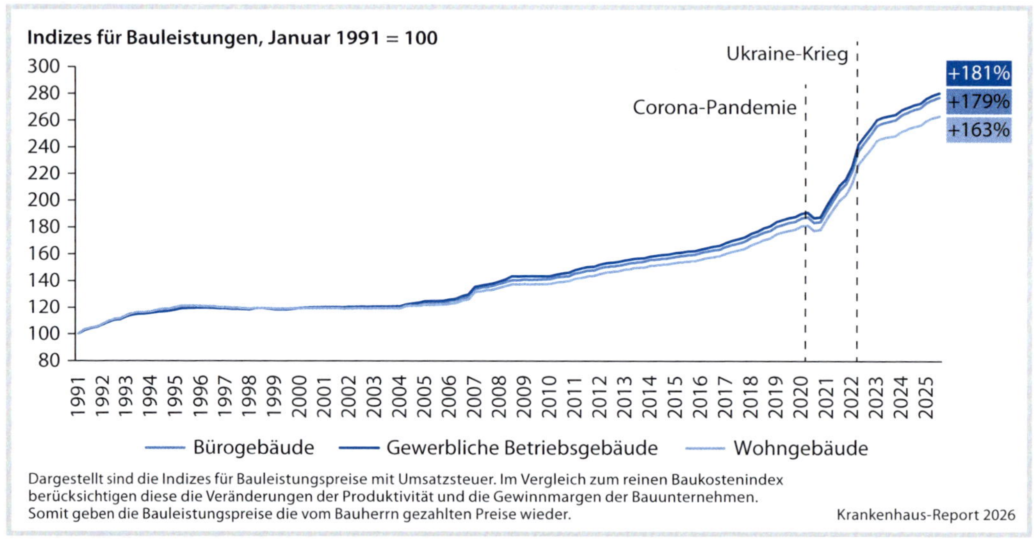

Abb. 12.3 Baupreisindex 1991–2023. (Quelle: Statistisches Bundesamt 2025a)

vestiert (Wissenschaftliche Dienste des Deutschen Bundestags 2023). Bei der Einwohnerzahl Dänemarks von sechs Millionen und einer durchschnittlichen Inflation des Baupreisindex[3] von 4,0 % entspräche dieses Investitionsvolumen in Deutschland bei 83 Mio. Einwohnern rund 146 Mrd. €. Es handelt sich um eine grobe Überschlagsrechnung mit jährlich gleich verteilten Investitionszahlungen über den Zeitraum 2007 bis 2024 und dem durchschnittlichen Baupreisindex für Deutschland (Abb. 12.3). Im Vergleich zu Dänemark wäre die oben vorgestellten Soll-Struktur also

3 Wir setzen den Index für Bauleistungen gewerblicher Betriebsgebäude von 2007 bis 2024 an.

eine moderate Zentralisierung, für die wir nur einen halb so großen Investitionsbedarf erwarten wie für die dänische Variante.

12.2 Die Investitionsfinanzierung der Länder

Im Krankenhausfinanzierungsgesetz (KHG) ist geregelt, dass die Bundesländer für die Investitionen von Krankenhäusern aufkommen, während die Betriebskosten die Patientinnen und Patienten bzw. deren Krankenversicherungen tragen. Der Grund für diese – aus ökonomischen Gründen nicht sinnvolle – Trennung ist, dass die Bundesländer für die Krankenhausplanung zuständig sind. Um eine neue Krankenhausstruktur anzustreben, müssten die Länder also erstens ihre Krankenhausplanung danach ausrichten und zweitens die für die Transformation nötigen Investitionskosten tragen. Leider zeigt sich seit Jahrzehnten, dass die Investitionskostenfinanzierung der Länder schon nicht genügt, um nötige und förderfähige Bestandsinvestitionen zu finanzieren. Im bundesweiten Mittel stellen die Länder nur etwa die Hälfte des für den Erhalt der Strukturen nötigen Investitionsbedarfs zur Verfügung, weshalb entweder die Krankenhausträger die Lücke aus Eigenmitteln schließen oder sich ein über die Zeit größer werdender Investitionsstau aufbaut.

Abb. 12.4 zeigt die Investitionsfördermittel der Länder im Zeitverlauf. Anfang der 1990er Jahre beliefen sich die gesamten Investitionsfördermittel auf nominal 3,6 Mrd. €. Im Jahr 2023 waren es 3,9 Mrd. €. Jedoch lassen sich damit deutlich weniger Investitionsgüter erwerben als im Jahr 1991. Rechnet man die Inflation der Investitionsgüterpreise heraus, hätten die damaligen 3,6 Mrd. € des Jahres 1991 im Jahr 2023 einen Wert von 5,3 Mrd. €. Im Vergleich dazu sanken die Fördermittel der Länder um fast 27 %. Bezogen auf die Erlöse der Krankenhäuser (ohne Universitätskliniken) machten die Mittel 2023 nur noch 3,6 % aus. 1991 hatte dieser Wert noch bei 9,4 % gelegen. Die Bedeutung der Investitionsfördermittel der Länder ist also nicht nur im Vergleich zum BIP stark gesunken, sondern auch im Vergleich zu den Umsatzerlösen der Krankenhäuser. Nach Augurzky et al. (2025) sollten mindestens 7 % bis 8 % des Umsatzes für Investitionen zur Verfügung stehen. Selbst wenn in Zukunft aufgrund der zu erwartenden stärkeren Ambulantisierung möglicherweise nicht mehr alle heutigen Krankenhauskapazitäten nötig sein werden, ist kaum zu er-

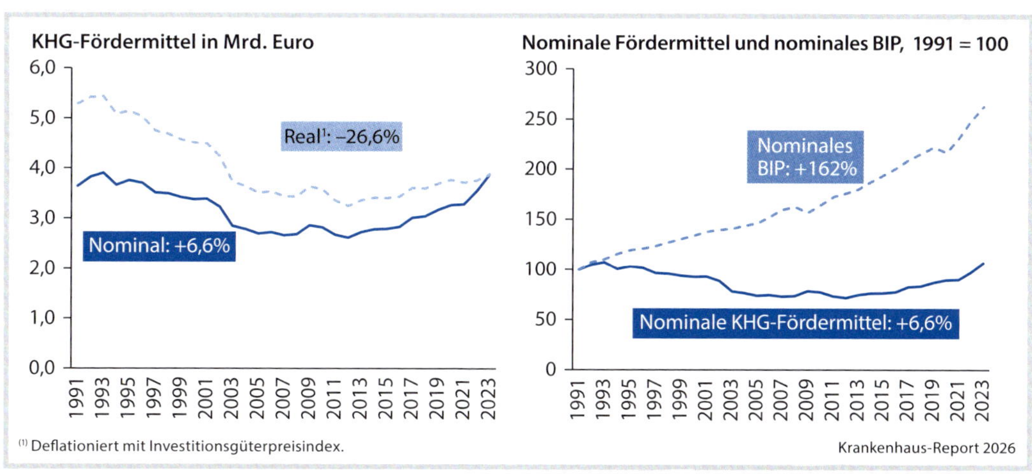

Abb. 12.4 Investitionsfördermittel der Länder im Zeitverlauf. Zusätzliche KHG-Fördermittel von 250 Mio. € für 2017 aus NRW-Nachtragshaushalt 2018 sind zu AOLG-Zahlen hinzuaddiert. (Quelle: Augurzky et al. 2025)

warten, dass mit diesen wenigen Investitionsfördermitteln der Länder ein größerer Umbau der Krankenhausstrukturen ermöglicht wird.

Jedoch können auch Krankenhausträger ihre Investitionen immer schlechter kofinanzieren. Kommunale Träger verzeichnen inzwischen selbst enorme Defizite in ihren Haushalten. Die Bertelsmann Stiftung (2025) beziffert das bundesweite Defizit in den Kommunalhaushalten auf 25 Mrd. € im Jahr 2024. In den allermeisten Landkreisen und Städten besteht daher kein Spielraum für größere Investitionen. Auch aus Überschüssen aus dem laufenden Betrieb können kaum noch die Kapitalkosten infolge einer Investition finanziert werden. Dies gilt auch für private Träger, die auf privates Kapital angewiesen sind. Denn privates Kapital steht nur zur Verfügung, wenn es marktüblich vergütet wird – sei es als risikoarmes Fremdkapital (Zinsen) oder als risikoreiches Eigenkapital (Rendite). Bei sinkenden Gewinnen steht damit auch weniger privates Kapital für Investitionen zur Verfügung.

Leider ist der Ausblick nicht viel besser: Aufgrund der enormen neuen Staatsschulden der gegenwärtigen Bundesregierung (2025 bis 2029) werden bis zum Ende dieses Jahrzehnts hohe Zins- und Tilgungszahlungen den Staatshaushalt belasten. Hinzu kommen stark wachsende Bundeszuschüsse für die Rentenversicherung und steigende Ausgaben zur Verbesserung der Verteidigungsfähigkeit. Schuster und Sigl-Glöckner (2025) von „Dezernat Zukunft" gehen davon aus, dass der Staatshaushalt im Jahr 2030 nur noch einen sehr geringen fiskalischen Spielraum von rund 5 % und bis 2035 gar keinen Spielraum zur freien Verfügung mehr haben wird. Im Jahr 2025 liegt er dagegen noch bei 16 %. Eine aktive Gestaltung der Zukunft durch Investitionen wird in wenigen Jahren kaum mehr möglich sein. Auf Länder- und kommunaler Ebene dürfte es kaum anders aussehen.

Umso wichtiger ist es, die neuen Schulden für Investitionen zu nutzen, die mittel- und langfristig auf staatlicher Ebene eine Entlastung versprechen. Investitionen in einer effizientere Krankenhauslandschaft gehört in diese Kategorie. In einer konservativen Überschlagsrechnung gehen Augurzky et al. (2024) davon aus, dass die vom Krankenhausversorgungsverbesserungsgesetz (KHVVG) im Rahmen des Transformationsfonds dafür vorgesehenen Investitionsmittel eine volkswirtschaftliche Rendite von mindestens 3 % p. a. erbringen würden.

12.3 Der Transformationsfonds

12.3.1 Grundlage

Der Transformationsfonds ist ein wesentliches Element des KHVVG, ohne den das Ziel der Optimierung der Krankenhausstrukturen in Richtung mehr Schwerpunktbildung und Zentralisierung kaum möglich wäre. ◘ Tab. 12.7 illustriert, wie groß das Investitionsvolumen sein müsste, um die oben geschilderte Soll-Struktur erreichen zu können. Auch wenn es sich dabei nur um eine grobe Abschätzung handelt, zeigt sie die Größenordnung auf. Dieser Größenordnung nähert sich auch der mit 50 Mrd. € gefüllte Transformationsfonds an. Je mehr Investitionsmittel zur Verfügung stehen, desto bessere Strukturen können im Laufe der Zeit erreicht werden – vorausgesetzt, sie werden für die Optimierung der Strukturen verwendet.

Geregelt ist der Transformationsfonds im KHG sowie in der Krankenhaustransformationsfonds-Verordnung (KHTFV), die am 18. April 2025 in Kraft getreten ist. Verwaltet wird er – wie bereits die Strukturfonds I und II – vom Bundesamt für Soziale Sicherung (BAS). Dabei reichen die Bundesländer die Anträge zum Transformationsfonds beim BAS ein. Die Hälfte der Mittel des Fonds stellt der Bund zur Verfügung, die andere Hälfte muss als Ko-Finanzierung von den Ländern bereitgestellt werden, wobei die Länder in gewissem Maße auch die Krankenhausträger in die Finanzierungspflicht nehmen können – jedoch höchstens bis zur Hälfte des Länderanteils. Das KHAG sieht vor, dass der Anteil des Bundes aus Steuermitteln aufgebracht wird – anders als das KHVVG, das den Gesundheitsfonds dafür heranziehen wollte. Zudem soll der Bund nicht nur die Hälfte – also 25 Mrd. € – übernehmen, sondern 29 Mrd. €. Die Verteilung der Mittel auf die Länder erfolgt nach dem Königsteiner Schlüssel.

Die Laufzeit des Transformationsfonds geht über zehn Jahre, von 2026 bis 2035, was für Bautätigkeiten in Deutschland eine realistische Zeitspanne ist. In den ersten vier Jahren der Laufzeit trägt nach den Regelungen des KHAG der Bund statt der ursprünglich vorgesehenen 2,5 Mrd. € pro Jahr dann 3,5 Mrd. € jährlich. Acht Fördertatbestände sind für den Fonds vorgesehen:

1. Vorhaben zur standortübergreifenden Konzentration akutstationärer Versorgungskapazitäten,
2. Umstrukturierung eines bestehenden Krankenhausstandorts als sektorenübergreifende Versorgungseinrichtung,
3. Bildung telemedizinischer Netzwerkstrukturen,
4. Bildung und Ausbau von Zentren zur Behandlung von seltenen, komplexen oder schwerwiegenden Erkrankungen an Hochschulkliniken,
5. Bildung und Fortentwicklung von regional begrenzten Krankenhausverbünden mit mindestens zwei Krankenhäusern zum Abbau von Doppelstrukturen,
6. Bildung integrierter Notfallstrukturen,
7. Vorhaben zur dauerhaften Schließung eines Krankenhauses oder von Teilen eines Krankenhauses und
8. Schaffung zusätzlicher Ausbildungskapazitäten (insbesondere in der Pflege).

12.3.2 Bewertung

Zwar trifft der Transformationsfonds die Größenordnung des Investitionsbedarfs zur Schaffung einer effizienteren Krankenhausstruktur, wie sie die oben vorgeschlagene Soll-Struktur darstellt. Wie ausgeführt, handelt es sich dabei um eine im internationalen Vergleich moderate Zentralisierung, für deutsche Verhältnisse aber durchaus um ein ehrgeiziges Vorhaben. Gleichwohl würden die vorgesehenen 50 Mrd. € nur ausreichen, um etwa 80 % der Soll-Struktur erreichen zu können. Dazu müsste aber gewährleistet sein, dass diese Mittel ausschließlich für die Fördertatbestände 1, 2 und 7 verwendet würden. Die anderen Fördertatbestände können zwar eine Zentralisierung unterstützten, aber es besteht dabei stets die Gefahr, dass die Länder sie auch in kreativer Weise für Zwecke nutzen, die nicht primär der Zentralisierung der Strukturen dienen. Selbst bei den Fördertatbeständen 1 und 7 ist dies nicht komplett auszuschließen.

Wir empfehlen daher, erstens ein strenges Augenmerk auf die richtige Anwendung der unseres Erachtens relevanten Fördertatbestände 1, 2 und 7 zu legen und zweitens die anderen Fördertatbestände zu streichen. Zwar sind diese nicht unwichtig und dienen ebenfalls dem Aufbau einer guten Krankenhausversorgung. Sie sollten aber aus den bestehenden Vergütungsmodellen heraus finanziert werden. Denn für die oben definierte Soll-Struktur werden die Mittel des Transformationsfonds schon nicht ausreichen – und bei möglicherweise weiter steigenden Baupreisen ohnehin nicht. Bei der mit den weiteren Fördertatbeständen angelegten Verwässerung des Mitteleinsatzes von möglicherweise 15 % könnten dann nur etwa zwei Drittel der Soll-Struktur erreicht werden. Sollte der Forderung einiger Länder nachgegeben werden, Mittel des Transformationsfonds sogar für Bestandsinvestitionen zu verwenden – die schon jetzt komplett in der Verantwortung der Länder liegen –, käme es zu einer weiteren Verwässerung. Da Bestandsinvestitionen auch sehr teuer sein können, könnte die Verwässerung groß ausfallen.

Anstatt die Mittel des Transformationsfonds nach dem Königsteiner Schlüssel auf die Länder zu verteilen und die Anträge der Fördermittel durch die Länder stellen zu lassen, sollte der Bund darauf bestehen, dass die Bundesmittel nach einem strengen und transparenten Kosten-Nutzen-Schema an Krankenhäuser verteilt werden. Dazu würden wir empfehlen, dass Krankenhäuser selbst ihre Anträge beim BAS einreichen und das BAS die beantragten Investitionsmittel der Antragsteller streng dem Nutzen der Anträge im Sinne der damit erreichbaren Strukturoptimierung gegenüberstellt, also beispielsweise die durch die Transformation erreichbare Betten- und Standortdichte. Anträge mit einem guten Kosten-Nutzen-Verhältnis würden dann weit oben auf die Liste der zu fördernden Anträge gelangen, solche mit einem schlechten Kosten-Nutzen-Verhältnis weit unten. Die Zuordnung der begrenzten Mittel beginnt von oben, womit eine effiziente Mittelallokation sichergestellt wird.

Dieses Verfahren garantiert, dass mit den begrenzten Bundesmitteln der maximal mögliche Nutzen im Sinne der Strukturoptimierung erreicht werden kann. „Kreative Umwidmungen" der Mittel seitens der Länder wären nicht möglich. Aber auch im Vergleich zum Nutzen zu „teure" Anträge der Krankenhäuser hätten keine Chance auf eine Zuteilung. Mithin würde ein Antragswettbewerb einsetzen und Krankenhäuser würden sich bemühen, die Investitionskosten für ihre Vorhaben so gering wie möglich zu kalkulieren, um einen guten Zuteilungsrang zu erzielen.

Die beschleunigte Transformation hin zu einer Soll-Struktur mit geringerer Standortdichte, aber größeren Standorten, mit mehr Schwerpunkten und einer noch angemessenen Erreichbarkeit wird trotz der neuen gesetzlichen Grundlagen des KHVVG und der bereitgestellten hohen Summe an Investitionsmitteln trotzdem Zeit brauchen. Wenn sich etwa ein lokaler Krankenhausverbund im Jahr 2026 auf den Weg macht und seine Standorte zu einem Zentralklinikum zusammenlegt, wird die Fertigstellung des Zentralklinikums kaum vor 2035 erfolgen. In diesen mindestens zehn Jahren werden defizitäre Strukturen für die Versorgung aufrechterhalten werden müssen. Es kumulieren sich in dieser Zeit mögliche finanzielle Verluste aus dem Krankenhausbetrieb und eine wachsende Personalknappheit dürfte dazu führen, dass in dieser langen Zwischenphase nicht alle Versorgungsangebote mit hoher Qualität dauerhaft bereitgestellt werden können. Beides kann während der langen Zeit des Übergangs zu einem großen Unmut in der Bevölkerung sowie beim Träger des finanziellen Defizits führen.

Neben der Art der Mittelvergabe ist es daher genauso wichtig, den Weg von der Entscheidung eines Krankenhausträgers zur Zentralisierung seiner Strukturen bis zur baulichen Fertigstellung und Nutzung der neuen Strukturen deutlich zu verkürzen. Der Faktor Zeit könnte dazu führen, dass das konsentierte Zielbild nicht erreicht werden kann, weil unterwegs die Puste ausgeht. Karagiannidis, Augurzky und Alscher (2025) machen zahlreiche Vorschläge, wie das Bauen beschleunigt und insbesondere die Planungs- und Abstimmungsphasen spürbar verkürzt werden können. Dass dies grundsätzlich möglich ist, das heißt, dass dem kein Naturgesetz entgegensteht, zeigt der äußerst zügige Bau der LNG-Terminals zur Anlieferung von Flüssiggas, der als Folge des Kriegs in der Ukraine nötig wurde. Auch andere Länder beweisen, dass Bauen kein Ewigkeitsprojekt sein muss. Es hängt alles an den Regeln, die wir uns selbst auferlegen.

Regeln kann man ändern. So schlagen die Autoren einen „Schengenraum" für das Bauen vor: Eine einmal von lokalen Behörden erteilte Baugenehmigung sollte in allen Bundesländern gelten und nicht woanders erneut einen kompletten Genehmigungsprozess durchlaufen müssen. Zudem ist eine bundesweit einheitliche Bauordnung nötig. Derzeit hat jedes Bundesland seine eigene Landesbauordnung. Das gilt auch für Bauförderprogramme. Städte und Kommunen sollten Baufürsorgebeauftragte einsetzen, die sich um alle Belange der Bauanträge kümmern und alle beteiligten Abteilungen koordinieren. Es sollte eine Dialogstruktur etabliert werden, bei der alle beteiligten Abteilungen gemeinsam an einem Tisch sitzen und Fragen und Rückfragen simultan behandeln, sodass keine langwierigen Abstimmungsschleifen zwischen den Abteilungen nötig werden. Ist ein Bauantrag nach sechs Monaten noch nicht entschieden, sollte er als genehmigt gelten.

Antragsprozesse sollten digital erfolgen. Alle beteiligten Akteure müssen jederzeit Zugriff auf die Unterlagen über eine gemeinsam genutzte digitale Plattform in einer Cloud haben. Der Antragsteller muss jederzeit einsehen können, wie der Stand der Bearbeitung ist – ähnlich wie heutzutage das Verfolgen eines Pakets. Auch über die Zeit immer mehr gewachsene Normen müssen unbedingt reduziert werden. Jahrzehntelang wurde für jede noch so unwahrscheinliche Risikokonstellation eine Norm geschaffen. Wenn jede Norm zu 100 % erfüllt werden muss, kann es bei der Unmenge an Normen schnell passieren, dass man sich damit ins Abseits befördert und am Ende gar nichts vorangebracht werden kann. Auch können durch einen pragmatischeren Umgang mit Normen die Baukosten gesenkt werden, sodass der Transformationsfonds mehr Umstrukturierungen finanzieren und damit einen größeren Beitrag zur Annäherung an die Soll-Struktur leisten kann.

Wir müssen also lernen, Prioritäten zu setzen und nicht jede Norm absolut setzen, sondern in Relation zu anderen, ebenso berechtigten Zielen. So muss das Ziel, eine für die Bevölkerung gute Krankenhausversorgung anzubieten, ein höheres Gewicht bekommen als zahllose durch Normen definierte kleinteilige Nebenziele. Denn wir werden nicht die Zeit haben, uns den Luxus von Gemächlichkeit in der ab Mitte der 2020er Jahre einsetzenden Phase der beschleunigten Alterung der Gesellschaft mit einer entsprechend hohen Belastung der gesellschaftlichen Ressourcen zu gönnen.

12.4 Fazit

Im internationalen Vergleich nimmt Deutschland bei der Krankenhausdichte einen Spitzenplatz ein. Die Erreichbarkeit eines Krankenhauses ist in Deutschland damit im Durchschnitt sehr gut. Trotz einer auch hohen Zahl an Krankenhausbetten ist der durchschnittliche Standort aber eher klein: Die Hälfte aller Standorte verfügt über weniger als 200 Betten – ein Teil davon Fachkliniken. Sowohl unter wirtschaftlichen als auch medizinischen Gesichtspunkten ist diese kleinteilige Struktur nicht optimal – abgesehen von den Fachkliniken. Größere, aber weniger Standorte könnten die wirtschaftliche Lage der Krankenhäuser und mit der damit erreichbaren Schwerpunktbildung auch die medizinische Qualität verbessern. Aufgrund der gegenwärtig hohen Standortdichte würde sich die Erreichbarkeit in den meisten Regionen kaum verschlechtern.

Tatsächlich findet in Deutschland seit vielen Jahren ein Konzentrationsprozess statt: Standorte werden verlagert und zusammengelegt, Schwerpunkte werden gebildet. Dieser Prozess schreitet jedoch nur langsam voran. Das KHVVG trägt dazu bei, ihn deutlich zu beschleunigen. Vor dem Hintergrund der Mitte der 2020er Jahre einsetzenden beschleunigten Alterung der Gesellschaft mit den bekannten Schwierigkeiten für die sozialen Sicherungssysteme, darunter besonders die Krankenversicherung, ist ein schnellerer Konzentrationsprozess anzustreben, auch wenn er inzwischen zu spät kommt. Idealerweise hätte er im Jahr 2025 bereits abgeschlossen sein müssen, anstatt erst richtig zu beginnen. Denn das Bauen in Deutschland ist ein sehr langwieriger und zäher Prozess.

Der mit dem KHVVG eingeführte Transformationsfonds wird diesen Veränderungsprozess mit 50 Mrd. €, verteilt auf den Zeitraum von 2026 bis 2035, unterstützen, was sehr zu begrüßen ist, unter anderem, weil damit Investitionen getätigt werden, die auch nachfolgenden Generationen zugutekommen werden. Der Fonds wird aber das Bauen von Standorten an sich nicht beschleunigen und nicht vergünstigen, sodass die mit diesen Investitionsmitteln erzielbare neue Krankenhauslandschaft beim bisherigen „Deutschland-Tempo" erst nach dem Jahr 2040 komplett realisiert werden kann. In der Zwischenzeit muss weiterhin mit teilweise ineffizienten Strukturen weitergearbeitet werden, sodass sich finanzielle Defizite aus dem laufenden Betrieb fortschreiben und die Versorgungsqualität in den bestehenden Strukturen aufgrund der zu erwartenden zunehmenden Personalknappheit abfallen dürfte – kein erfreuliches Szenario in Zeiten politischer Instabilitäten.

Wir empfehlen daher, nicht nur Investitionsmittel über den Transformationsfonds bereitzustellen, sondern auch das Bauen neuer Strukturen erheblich zu beschleunigen. Dies gilt besonders für die Abstimmungen vor dem eigentlichen Spatenstich. Die Krankenhausversorgung muss ähnlich hoch priorisiert werden wie die Versorgung mit Gas, als aufgrund des einsetzenden Ukrainekriegs im Jahr 2022 eine bedrohliche Knappheit an Gas zur Erzeugung von Wärme in den darauffolgenden Wintern zu befürchten war. Das LNG-Beschleunigungsgesetz ermöglichte den sehr raschen Bau von LNG-Terminals, um Flüssiggas als Ersatz für Gas aus Russland importieren zu können. Damit konnte die bedrohliche Knappheit abgewehrt werden und Deutschland hatte bewiesen, dass es auch zügig handeln kann.

Auch die Gesundheits- und insbesondere die Krankenhausversorgung ist für die Menschen in den Regionen von großer Bedeutung. Während der Umbauphase hin zu effizienteren Strukturen kann es hier zu bedrohlichen Knappheiten kommen. Die Umbauphase sollte daher so kurz wie möglich gehalten werden. Ein Krankenhausbau-Beschleunigungsgesetz ist daher anzuraten. Vorschläge zur Beschleunigung liegen vor. Zudem muss die stark gewachsene Zahl an Bauvorschriften hinterfragt werden, um das Bauen günstiger zu machen und mit den vorhandenen Mitteln einen größeren Weg zum Ziel zurücklegen zu können. Darüber hinaus muss sichergestellt werden, dass die auf den ersten Blick üppigen Mittel des Transformationsfonds von 50 Mrd. € zielgerichtet verwendet werden. Denn um eine nur moderat stärker zentralisierte Krankenhausstruktur zu etablieren, dürfte es mehr als 60 Mrd. € an Investitionen erfordern – und die sehr stark zentralisierte dänische Variante sogar über 140 Mrd. €.

Die derzeitige Zahl der Fördertatbestände des Transformationsfonds sollte daher von acht auf die drei Tatbestände, die direkt mit der Optimierung der Krankenhausstrukturen in Zusammenhang stehen, reduziert werden: Zusammenlegung, Umwandlung und Schließung von Standorten. Alle anderen Tatbestände verwässern den Mitteleinsatz und führen dazu, dass mit den begrenzten Mitteln eine weniger effiziente Krankenhausstruktur erreicht werden kann, das heißt, wirtschaftliche Defizite würden dann zu hoch bleiben und eine wachsende Minderqualität wäre zu befürchten. Zwar haben die anderen Fördertatbestände auch ihre Berechtigung. Sie sollten jedoch über die bereits bestehenden Vergütungsmodelle finanziert werden.

Schließlich sollten die Anträge an den Transformationsfonds unter strengen Kosten-Nutzen-Gesichtspunkten priorisiert werden. Der Nutzen leitet sich aus der erreichbaren Strukturoptimierung ab, gemessen zum Beispiel an der mit dem Antrag angestrebten neuen Standortdichte und Bettenzahl. Die Kosten sind die dafür nötigen Investitionsmittel. Anträge mit einem guten Kosten-Nutzen-Verhältnis erreichen einen höheren Rang in der Bewilligung der Anträge und unter den Antragstellern würde ein Wettbewerb um kosteneffiziente Anträge entfacht. Dieses Verfahren legt zudem nahe, die Mittel des Transformationsfonds nicht nach dem Königsteiner Schlüssel auf die Länder zu verteilen, sondern nach den besten Kosten-Nutzen-Verhältnissen, zumindest was die Bundesmittel angeht. Die Anträge wären dabei direkt von den Krankenhausträgern beim BAS zu stellen.

Literatur

Augurzky B, Beivers A, Breidenbach P, Budde R, Emde A, Haering A, Kaeding M, Roßbach-Wilk E, Straub N (2018) Notfallversorgung in Deutschland: Projektbericht im Auftrag der Kassenärztlichen Bundesvereinigung. RWI-Projektberichte

Augurzky B, Krolop S, Hollenbach J, Monsees D, Pilny A, Schmidt CM, Wuckel C (2023) Krankenhaus Rating Report 2023 – Die Revolution?! medhochzwei, Heidelberg

Augurzky B., Krolop S, Monsees D, Bergschneider H, Hollenbach J, Pilny A, Schmidt CM (2024) Krankenhaus Rating Report 2024 – Zwischen Hoffen und Bangen. medhochzwei, Heidelberg.

Augurzky B, Krolop S, Monsees D, Bergschneider H, Pilny A, Schmidt CM (2025) Krankenhaus Rating Report 2025 – Aufbruch aus dem Tal der Tränen. medhochzwei, Heidelberg.

BBSR (2025) Raumordnungsregionen. https://www.bbsr.bund.de/BBSR/DE/forschung/raumbeobachtung/Raumabgrenzungen/deutschland/regionen/Raumordnungsregionen/raumordnungsregionen.html. Zugegriffen: 15. Dez. 2025

Bertelsmann Stiftung (2025) Kommunaler Finanzreport 2025 – Knappe Kassen, große Aufgaben. https://www.bertelsmann-stiftung.de/de/publikationen/publikation/did/kommunaler-finanzreport-2025. Zugegriffen: 15. Dez. 2025

G-BA (2025) Strukturierte Qualitätsberichte der Krankenhäuser 2023. https://www.g-ba.de/themen/qualitaetssicherung/datenerhebung-zur-qualitaetssicherung/datenerhebung-qualitaetsbericht/. Zugegriffen: 7. Juli 2025

Karagiannidis C, Augurzky B, Alscher MD (2025) Die Gesundheit der Zukunft. Hirzel, Stuttgart

kma (2022) Status Quo beim „Danish Super Hospital Programme". Kma online. https://www.kma-online.de/aktuelles/management/detail/zentralisierung-status-quo-beim-danish-super-hospital-programme-48828/artikel-seite-0 (Erstellt: 11. Nov. 2022). Zugegriffen: 15. Dez. 2025

OECD (2025a) OECD Data Explorer, General Hospitals. https://data-explorer.oecd.org/. Zugegriffen: 15. Dez. 2025

OECD (2025b) OECD Data Explorer, Land use – square kilometers. Link. https://data-explorer.oecd.org/. Zugegriffen: 15. Dez. 2025

Schuster F, Sigl-Glöckner P (2025) Zero fiscal space: why the German federal budget should be reformed-and how. https://www.econstor.eu/bitstream/10419/325329/1/1935395327.pdf. Zugegriffen: 15. Dez. 2025

Statistisches Bundesamt (2025a) Baupreisindizes: Deutschland, Berichtsmonat im Quartal, Messzahlen mit/ohne Umsatzsteuer, Ingenieurbau, Bauarbeiten (Tiefbau), 61261–0004. Statistisches Bundesamt, Wiesbaden

Statistisches Bundesamt (2025b) Gebietsfläche: Bundesländer, Stichtag 31.12.2023, 11111–0001. Statistisches Bundesamt, Wiesbaden

Wissenschaftliche Dienste des Deutschen Bundestags (2023) Finanzierung der Krankenhausstrukturreformen in der Schweiz und in Dänemark. https://www.bundestag.de/resource/blob/946332/9ec75605b903755de405f6b8c22a66c9/WD-9-018-23-pdf.pdf. Zugegriffen: 15. Dez. 2025

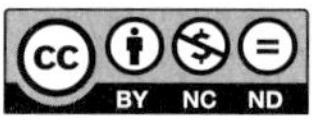

Das Pflegebudget im sechsten Jahr der Umsetzung: Ein Zwischenfazit

Corinna Hentschker, Carina Mostert-Brenck und David Scheller-Kreinsen

Inhaltsverzeichnis

D. Scheller-Kreinsen et al. (Hrsg.), *Krankenhaus-Report 2026*,
https://doi.org/10.1007/978-3-662-73132-1_13

■ ■ Zusammenfassung

Seit 2020 erfolgt die Finanzierung der Pflegepersonalkosten auf Basis der Selbstkostendeckung. Der vorliegende Beitrag analysiert die Daten der Pflegebudgets der ersten fünf Jahre seit der Einführung (2020 bis 2024) und wertet die verfügbaren amtlichen Statistiken zur Pflegepersonalentwicklung in den Kliniken und den angrenzenden Sektoren aus. Im Fokus stehen die Entwicklung der Pflegebudgets, Veränderungen der Personalstrukturen sowie weitere systemische Aspekte. Während in den Jahren 2021 und 2022 jeweils ein Anstieg des Pflegebudgets im Vergleich zu den jeweiligen Vorjahren von knapp über 6 % zu beobachten war, waren in den Jahren 2023 und 2024 mit 8,4 % bzw. 10,5 % deutlichere Anstiege zu verzeichnen. Diese Entwicklungen erfolgten parallel zu einem sinkenden Fallzahlniveau. In der stationären und ambulanten Pflege fiel das Personalwachstum trotz stabiler bzw. steigender Nachfrage deutlich geringer aus. Damit verteilt sich das Pflegepersonal zunehmend ungleich auf die Sektoren. Darüber hinaus ist weiterhin ein Budgetstau zu beobachten. Zudem mussten bisher dreimal Korrekturen im aG-DRG-System aufgrund vorliegender Doppelfinanzierung erfolgen. Somit hat das Pflegebudget die politische Zielrichtung „nicht mehr an der Pflege sparen" kurzfristig unterstützt, aber zugleich neue Zielkonflikte erzeugt: zwischen den Sektoren, zwischen Personalaufbau und Produktivität sowie zwischen Kostendynamik und Systemkohärenz. Daher ist eine empirisch informierte Weiterentwicklung der Pflegefinanzierung notwendig.

Since 2020, nursing staff costs have been financed on a cost-covering basis. This article analyses data from the nursing budgets for the first five years since the introduction of this system (2020 to 2024) and evaluates the available official statistics on nursing staff development in hospitals and related sectors. The focus is placed on the development of nursing budgets, changes in staffing structures, and further systemic aspects. While the nursing budget increased by over 6 % in both 2021 and 2022 compared to the previous years, more significant increases of 8.4 % and 10.5 % were observed in 2023 and 2024. These developments occurred parallel to a decline in the number of cases. Staff growth in long-term care was significantly lower, even though there has been no decline in the number of people in need of care. As a result, nursing staff are increasingly distributed unevenly across the sectors. Furthermore, due to double financing, adjustments have had to be made to the aG-DRG system three times to date. Thus, the nursing care budget has supported the political goal of "no more savings in nursing care" in the short term, but at the same time has created new conflicts of interest: between sectors, between staffing levels and productivity, and between cost dynamics and system coherence. Therefore, empirically informed further development of nursing care financing is necessary.

13.1 Einleitung

Bis einschließlich zum Jahr 2019 erfolgte die Finanzierung somatischer Fälle hauptsächlich über Fallpauschalen (DRGs). Mit dem Pflegepersonal-Stärkungsgesetz (PpSG) wurde Ende 2018 beschlossen, das Pflegebudget als weitere Finanzierungssäule einzuführen. Dafür wurden die Pflegepersonalkosten aus den DRGs herausgelöst und in eine Selbstkostendeckung überführt. Seither werden alle krankenhausindividuell entstandenen Pflegepersonalkosten bis zur tarifvertraglich vereinbarten Höhe erstattet; erstmals für das Jahr 2020.

Mit der Umstellung von einer pauschalierten, leistungsbezogenen Finanzierung auf Selbstkostendeckung im Pflegebereich haben sich die Anreizstrukturen im Krankenhaussektor verändert. Nachdem nun Daten für fünf Jahre praktischer Umsetzung weitestgehend vollständig vorliegen (2020–2024), stellt sich somit die zentrale Frage, inwieweit die intendierten Effekte erreicht wurden und welche unbeabsichtigten Nebeneffekte sich im Zusammenspiel des Pflegebudgets mit dem weiterhin bestehenden DRG-System ergeben haben. Der vorliegende Beitrag untersucht die Auswirkungen der Selbstkostendeckung in der Pflege in deutschen Krankenhäusern sechs Jahre nach der Einführung. Im Fokus stehen dabei die Entwicklung des Pflegebudgets sowie Struktur- und Mengeneffekte beim Pflegepersonal. Darüber hinaus werden weitere systemische Aspekte analysiert. Ziel ist es, die empirisch beobachtbaren Trends einzuordnen und in den gesundheitspolitischen Kontext zu stellen.

13.2 Hintergrund und aktuelle Regelungen zur Pflege im Krankenhaus

13.2.1 Hintergrund, Ausgangslage und Pflegepersonalkosten für die Selbstkostendeckung

Im Rahmen der DRG-Vergütung bis 2019 erhielten Krankenhäuser für jeden stationären Behandlungsfall eine fixe Fallpauschale. Die DRG-Erlöse sind nicht zweckgebunden, sodass es den Krankenhäusern freisteht, in welchem Umfang sie die Mittel beispielsweise für Pflegepersonal, Ärzte oder andere betriebliche Ausgaben einsetzen. Das DRG-System setzt einen finanziellen Anreiz zur effizienten Gestaltung der Patientenbehandlung. Da Pflegeleistungen im DRG-System jedoch nur eine geringe unmittelbare Erlösrelevanz haben, führte dies in der Praxis zu einer Verschiebung im Personalmix, insbesondere zu einer stärkeren Gewichtung des ärztlichen Dienstes zu Lasten der Pflege (Augurzky et al. 2021).

In den letzten zwei Jahrzehnten gab es bereits verschiedene Reformversuche, um die Pflege zu stärken: Von 2009 bis 2011 und von 2016 bis 2019 gab es zwei Pflegestellenförderprogramme und von 2012 bis 2021 bestand die Möglichkeit, hochaufwendigen Pflegebedarf über einen Prozedurenkode (OPS 9-20) zu kodieren und über ein Zusatzentgelt zusätzlich zum DRG-Erlös abzurechnen. Der Pflegekomplexmaßnahmen-Score (PKMS) sollte eine angemessene Vergütung des hohen Pflegeaufwands sicherstellen (Leber und Vogt 2020; Schmedders et al. 2023). Im Jahr 2018 wurden zusätzlich Zusatzentgelte für die Pflegegrade aus der Pflegeversicherung eingeführt. Im Jahr 2019 wurden schließlich Personaluntergrenzen eingeführt, die eine maximale Anzahl von Patientinnen und Patienten pro Pflegekraft je Tag- und Nachtschicht definieren.

Mit der Einführung des Pflegebudgets sollte der ökonomische Anreiz, zu Lasten der Pflege zu sparen, entfallen. Gleichzeitig verfolgte der Gesetzgeber das Ziel, die Arbeitsbedingungen in der Pflege zu verbessern und die Qualität der Patientenversorgung insgesamt zu erhöhen (BMG 2018).

Über das Pflegebudget werden alle unmittelbar in der Patientenversorgung auf bettenführenden Stationen entstehenden Kosten bis zur tarifvertraglich vereinbarten Höhe für Pflegepersonal finanziert (§ 2 Abs. 2 Pflegepersonalabgrenzungsvereinbarung). Im Laufe des Jahres 2020 wurde eine zusätzliche Vereinbarung getroffen, dass nur Berufe mit mindestens einjähriger Qualifikation berücksichtigt werden; diese unterteilen sich in Pflegefach- und Pflegehilfskräfte.[1] Gemäß den Pflegenachweisen (nach § 17b Abs. 4a KHG) gelten die in ◘ Tab. 13.1 aufgeführten Berufsgruppen als vollständig berücksichtigungsfähig.

Jedoch bleibt bis einschließlich des Budgetjahres 2024 auch Personal ohne pflegerische Qualifikation in den Kategorien „sonstige Berufe“ und „ohne Berufsabschluss“ berücksichtigungsfähig. Für diese gilt aber ein Referenzwert, der das Pflegebudget dieser Berufsgruppen auf die Anzahl der Vollkräfte ohne pflegerische Qualifikation auf den durchschnittlichen Wert des Jahres 2018 begrenzt. Darüber hinausgehende Kosten für Vollkräfte dieser Berufsgruppen können den pflegeentlastenden Maßnahmen zugerechnet werden. Der Referenzwert muss zwischen den Krankenhäusern und Krankenkassen vereinbart werden. Außer-

1 Für mehr Details zur Einführung des Pflegebudgets und den damit einhergehenden Herausforderungen sei verwiesen auf Slowik und Hentschker (2022).

Tab. 13.1 Berufsgruppen nach Qualifikation

Pflegefachkräfte	Pflegehilfskräfte
– Gesundheits- und Krankenpfleger (einschl. Pflegefachleute) – Gesundheits- und Kinderkrankenpfleger – Altenpfleger – Akademischer Pflegeabschluss	– Krankenpflegehelfer – Altenpflegehelfer – Medizinische Fachangestellte – Anästhesietechnische Assistenten – Notfallsanitäter – Pflege- und Sozialassistenten

Krankenhaus-Report 2026

dem wird auch die Berufsgruppe der „Schüler" im Pflegebudget berücksichtigt.

Zusätzlich zu den Pflegepersonalkosten können Krankenhäuser pflegeentlastende Maßnahmen (PEM) mit den Krankenkassen vereinbaren. Hierunter fallen Maßnahmen, die zu einer Entlastung von Pflegepersonal führen. Die PEM können bis zu 4 % der Pflegepersonalkosten erhöhend berücksichtigt werden (§ 5 Pflegebudgetverhandlungsvereinbarung). Zusätzlich können hier jene Kosten angesetzt werden, die über dem Referenzwert der Kategorien „sonstige Berufe" und „ohne Berufsabschluss" liegen.

Für die Herleitung der pflegebudgetrelevanten Personalkosten wurden zwischen GKV-Spitzenverband und Deutscher Krankenhausgesellschaft standardisierte Formulare entwickelt. Diese sind für jedes Budgetjahr zwischen Krankenhäusern und Kostenträgern zu vereinbaren. Neben der Angabe der Summe der Kosten und Vollkräfte erfolgt auch eine Aufteilung nach den oben genannten 13 Berufsgruppen/Rubriken.

13.2.2 Änderungen der Pflegepersonalkosten ab dem Jahr 2025

Im Rahmen des GKV-Finanzstabilisierungsgesetzes vom 11.11.2022 wurde beschlossen, dass ab dem Jahr 2025 im Pflegebudget nur noch die Kosten für qualifiziertes Pflegepersonal berücksichtigt werden, das in der unmittelbaren Patientenversorgung auf bettenführenden Stationen eingesetzt ist. Entsprechend wird Personal, das den Kategorien „sonstige Berufe" und „ohne Berufsabschluss" zugerechnet wird, ab dem Jahr 2025 nicht mehr über das Pflegebudget, sondern wieder über das aG-DRG-System finanziert. Für diese Berufsgruppen wird somit die tätigkeitsbezogene Abgrenzung „Pflege am Bett" aufgegeben und die Finanzierung erfolgt ausschließlich über das DRG-System (Hentschker et al. 2023).

Zusätzlich ist im Rahmen des Krankenhauspflegeentlastungsgesetzes (KHPflEG) festgelegt worden, dass ab dem Jahr 2025 auch die Finanzierung der Hebammen über das Pflegebudget erfolgen soll. Entsprechend wurden die Kosten für Hebammen aus dem aG-DRG-System ausgegliedert. Damit wurde das Pflegebudget erstmals um ein komplett neues Tätigkeitsfeld – die Geburtshilfe – erweitert.

Die pflegeentlastenden Maßnahmen werden ab dem Jahr 2025 pauschal mit 2,5 % anteilsmäßig an den Pflegepersonalkosten berücksichtigt. Ein Nachweis über die Durchführung und Kosten der Maßnahmen ist nicht mehr erforderlich (§ 6a Abs. 2 KHEntgG).

13.2.3 Weitere geltende Instrumente mit Bezug auf die Pflege

Pflegepersonaluntergrenzen

Seit 2019 gelten in pflegesensitiven Bereichen Pflegepersonaluntergrenzen (§ 137i SGB V).

Diese definieren die maximale Patientenzahl pro Pflegekraft je Schicht und dienen dem Patientenschutz (Schmedders et al. 2023). Bei Nichteinhaltung der PpUG im Monatsdurchschnitt muss ein Krankenhaus Vergütungsabschläge zahlen oder die Fallzahl reduzieren. Die Anzahl der betroffenen pflegesensitiven Bereiche stieg von vier im Jahr 2019 auf 20 im Jahr 2024. Somit sind durch die PpUG aktuell mehr als 90 % der Belegungstage in Krankenhäusern abgedeckt (GKV-SV und DKG 2024).

▪▪ Pflegepersonalquotient

Der Pflegepersonalquotient (PPQ, § 137j SGB V) ist eine vom InEK standortbezogen berechnete Ganzhauskennzahl, die Pflegeaufwand zu Pflegevollkräften ins Verhältnis setzt. Ein höherer Quotient bedeutet mehr Pflegeaufwand je Vollkraft. Das BMG ist ermächtigt, durch eine Rechtsverordnung eine Grenze festzulegen, bei der gerade die pflegerische Versorgung ohne Patientengefährdung möglich ist (§ 137j Abs. 2). Jedoch gibt es aktuell keine Rechtsverordnung. Somit dient der PPQ aktuell eher der Transparenz und kann als Orientierungsmaß bzw. als Vergleich zwischen Krankenhausstandorten dienen (Schmedders et al. 2023).

13

▪▪ Pflegepersonalbemessung 2.0

Mit dem Krankenhauspflege-Entlastungsgesetz (KHPflegEG) wurde die PPR 2.0 als Pflegepersonalbemessungsinstrument eingeführt (§ 137k SGB V). Mit der PPR 2.0 wird jeder Patient in eine von sechzehn Leistungsstufen eingeordnet, denen Minutenwerte für den Pflegebedarf zugewiesen sind. Die Summe der Minutenwerte ergibt die Soll-Personalbesetzung, die der Ist-Personalbesetzung gegenübergestellt werden kann. Seit 2025 sind Krankenhäuser verpflichtet, die ermittelten Daten an das InEK zu übermitteln. In der aktuellen Form hat der Gesetzgeber noch keine zu erreichenden Erfüllungsgrade oder Sanktionen für deren Nichteinhaltung festgelegt. Gleichzeitig entsteht für die Krankenhäuser ein großer Dokumentationsaufwand.

13.3 Datenbeschreibung

Im Folgenden werden Datenselektion und Datenaufbereitung kurz dargestellt. Eine ausführlichere Darstellung findet sich in Hentschker et al. (2026).

▪▪ Beschreibung der Datenselektion der Pflegenachweise

Zur Herleitung der pflegerelevanten Personalkosten kann auf die Daten nach § 2 der Pflegebudgetverhandlungsvereinbarung zurückgegriffen werden. Hier liegen die Ist-, Forderungs- und Vereinbarungsdaten vor. Erstmals liegen die Ist-Daten für das Jahr 2019 vor, geliefert für das Budgetjahr 2020. Um die Entwicklung zwischen den Jahren betrachten zu können, werden nur jene Krankenhäuser einbezogen, für die Vereinbarungsdaten von 2020 bis 2024 vorliegen. Fusionen werden zusammengeführt. Verwendet werden die Ist-Daten von 2019 bis 2023 und die Vereinbarungsdaten von 2024. Nach Plausibilitätsprüfungen umfasst die Stichprobe 969 Krankenhäuser.

Um die Repräsentativität beurteilen zu können, nähert sich die Analyse der Grundgesamtheit der Krankenhäuser auf Basis der AOK-Abrechnungsdaten für somatische Fälle an. Informationen zu Trägerschaft und Bettenzahlen werden den Qualitätsberichten entnommen.

Um die Gesamthöhe des Pflegebudgets für die Jahre 2020 bis 2024 zu schätzen, wird jedem Krankenhaus der Grundgesamtheit ein Pflegebudget zugewiesen. Hierfür wird ein gestuftes Vorgehen gewählt: vorrangig auf Basis der Ist-Daten, ersatzweise anhand der Vereinbarungs- oder Testatdaten. Letztere werden mittels jahresspezifischer Korrekturfaktoren an die durchschnittlichen Abweichungen zwischen Ist-, Vereinbarungs- und Testatwerten angepasst.

▪▪ Repräsentativität

Im Jahr 2024 mussten rund 1.350 Krankenhäuser ein Pflegebudget vereinbaren. Die Stichprobe mit 969 Krankenhäusern entspricht somit einem Anteil von rund 70 %.

Jedoch verteilt sich der Anteil aufgrund von unterschiedlichen Geschwindigkeiten bei den Budgetverhandlungen nicht gleichmäßig nach Trägerschaft und Bundesland. Öffentlich-rechtliche und freigemeinnützige Krankenhäuser sind etwas überrepräsentiert und private Krankenhäuser etwas unterrepräsentiert. Bei den Bundesländern sind Bayern, Sachsen und Nordrhein-Westfalen überrepräsentiert; Hessen und Brandenburg hingegen unterrepräsentiert.

▪ ▪ Weitere Datenquellen

Zur Analyse der Personalentwicklung im Pflegedienst von Krankenhäusern werden die „Grunddaten der Krankenhäuser" des Statistischen Bundesamtes genutzt. In der Statistik wird der Pflegedienst in Summe ausgewiesen und zusätzlich die Position „davon in der Psychiatrie tätig". Die Differenz aus beiden Positionen ergibt den Pflegedienst für den somatischen Bereich. In der Statistik wird der Pflegedienst zusätzlich differenziert nach direktem sowie ohne direktes Beschäftigungsverhältnis.

Zur Analyse der Personalentwicklungen in der ambulanten und stationären Pflege wird die Pflegestatistik des Statistischen Bundesamtes der Jahre 2009 bis 2023 herangezogen. Um eine vergleichbare Betrachtung mit dem Pflegedienst des Krankenhauses zu ermöglichen, werden nur die Beschäftigten (in geschätzten Vollzeitäquivalenten) der überwiegenden Tätigkeitsbereiche in der Pflege und Betreuung einbezogen. In einer Subanalyse werden nur Fachkräfte mit einer mindestens dreijährigen pflegerischen Ausbildung betrachtet.

Zusätzlich können die Jahresmeldungen der Pflegepersonaluntergrenzen (PpUG) für die Jahre 2021 bis 2024 analysiert werden. Die hauptsächlich interessierende Größe ist der Anteil der Schichten, in denen die PpUG nicht eingehalten wurde, an der Gesamtzahl der Schichten. Zusätzlich wird der Pflegepersonalquotient der Jahre 2019, 2023 und 2024 betrachtet.[2] Die Jahre 2020 bis 2022 werden aufgrund der Corona-Pandemie nicht analysiert.

▪ ▪ Limitationen

Bei den ausgewerteten Pflegenachweisen handelt es sich um eine Stichprobe. Wenn im Zeitverlauf alle Budgetverhandlungen der Jahre 2020 bis 2024 abgeschlossen sind, können sich die Werte der Analysen ändern. Auf Basis der Pflegenachweise und Daten des Statistischen Bundesamtes können inhaltlich ähnliche Auswertungen erstellt werden. Im vorliegenden Beitrag wurden bei Analysen, für die beide Datenquellen vorlagen, die Daten des Statistischen Bundesamtes verwendet, da es sich hier um eine Vollerhebung handelt. Dabei besteht die Einschränkung, dass bei diesen Daten nicht exakt die gleiche Definition wie bei den Daten des Pflegebudgets genutzt wird.

13.4 Analysen zu den Entwicklungen von Pflegekosten und Pflegepersonal

Die geschätzte Gesamtentwicklung des Pflegebudgets ist in ◘ Abb. 13.1 dargestellt. Im Jahr 2020 wurden 19,4 Mrd. € über das Pflegebudget finanziert. Bis zum Jahr 2024 stieg dieser Wert auf 26,1 Mrd. €. Dabei lagen die Steigerungsraten in den Jahren 2021 und 2022 bei rund 6 %. In den Folgejahren entwickelte sich das Pflegebudget dynamischer: Es wuchs um 8,4 % im Jahr 2023 und um 10,6 % im Jahr 2024. Im Folgenden werden verschiedene Details zu den Entwicklungen erläutert.

13.4.1 Entwicklung des Pflegebudgets seit der Einführung

▪ ▪ Zusammensetzung der Steigerung des Pflegebudgets im Vergleich zum Vorjahr

Die Kostensteigerungen beim Pflegebudget setzen sich aus drei Faktoren zusammen:

2 Die Betrachtung der Jahre des PPQ bezieht sich auf das zugrunde gelegte Datenjahr. Bisher wurde der PPQ immer im Folgejahr des Datenjahres veröffentlicht.

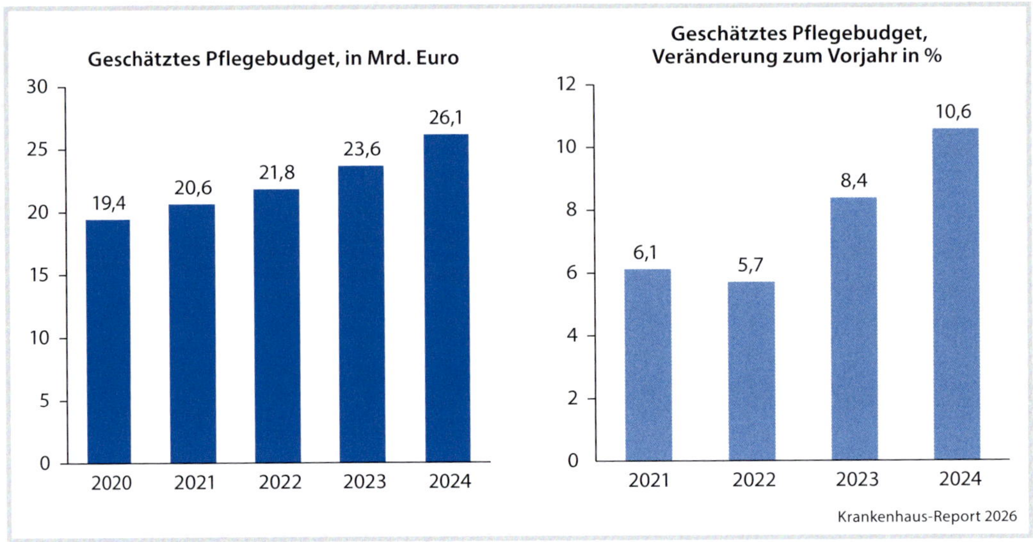

Abb. 13.1 Geschätztes Pflegebudget 2020 bis 2024

- Personalsteigerungen,
- Kostensteigerungen je Vollkraft und
- Kostensteigerungen bei den pflegeentlastenden Maßnahmen.

Betrachtet werden die Entwicklungen von 2019 bis 2024, jeweils im Vergleich zum Vorjahr.[3] Da Krankenhäuser jedoch erst seit 2020 über das Pflegebudget finanziert werden, gibt es die pflegeentlastenden Maßnahmen (PEM) auch erst seit 2020. Die ermittelte Veränderung der PEM im Jahr 2020 im Vergleich zu 2019 ist dabei eher ein Basiseffekt, da die PEM 2019 noch nicht in der Basis enthalten waren.

Das Pflegebudget unterliegt einem dynamischen Wachstum. Bereits im Jahr 2020 lagen die Kosten für Vollkräfte und Kosten je Vollkraft um 6,7 % höher als zur Ausgangsbasis 2019 (Abb. 13.2). Hinzu kommt der PEM-Basiseffekt in Höhe von 1,9 %.[4] In den Jahren 2021 und 2022 war ein ähnliches Wachstum von knapp über 6 % zu beobachten; gefolgt von deutlicheren Anstiegen 2023 und 2024 mit 8,4 % bzw. 10,5 %. Der Anteil der Kostensteigerungen bedingt durch einen Anstieg der Kosten je Vollkraft überstieg dabei in den Jahren 2021, 2022 und 2024 den Anteil der Kostensteigerungen durch Personalaufwuchs.

Bei den Steigerungen des Pflegebudgets sind Unterschiede zwischen den Trägern zu erkennen. Die Steigerungsraten von öffentlich-rechtlichen Krankenhäusern lagen immer unterhalb derer von Krankenhäusern in freigemeinnütziger und privater Trägerschaft (Abb. 13.3). Bei den privaten Trägern ist der deutliche Anstieg von 2019 auf 2020 zu erwähnen; alle drei Komponenten der Steigerungsraten lagen hier oberhalb der Krankenhäuser der beiden anderen Trägerarten. In den Folgejahren waren die Steigerungsraten von freigemeinnützigen und privaten Krankenhäusern ähnlich. Wird der Zeitraum 2019 bis 2024 in Summe betrachtet, so stieg das Pflegebudget bei den öffentlich-rechtlichen Krankenhäusern um 42 % und bei freigemeinnützigen und privaten Trägern um rund 50 %.

3 Für das Budgetjahr 2020 mussten bereist die Ist-Daten des Jahres 2019 geliefert werden. Somit kann auch die Entwicklung im Jahr 2020 im Vergleich zum Vorjahr betrachtet werden.

4 Abb. 13.2 hat teilweise leicht andere Veränderungswerte als Abb. 13.1 aufgrund der unterschiedlichen Datenzuschnitte.

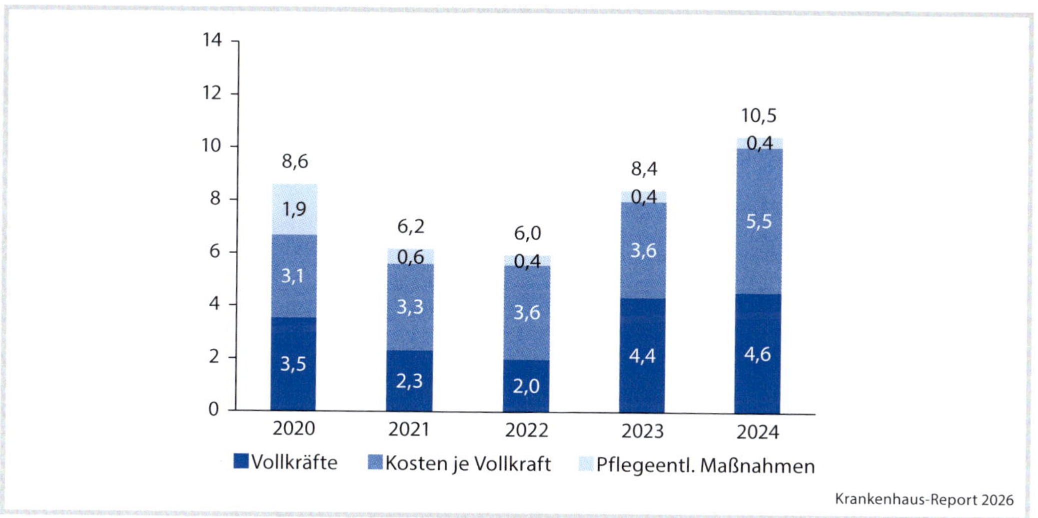

Abb. 13.2 Zusammensetzung der Steigerung des Pflegebudgets 2020 bis 2024, Veränderung zum Vorjahr in %. Anmerkung: N = 969. Die Steigerung der pflegeentlastenden Maßnahmen (PEM) im Jahr 2020 um 1,9 % stellt einen Basiseffekt dar, da die PEM im Jahr 2019 noch nicht in der Basis enthalten waren

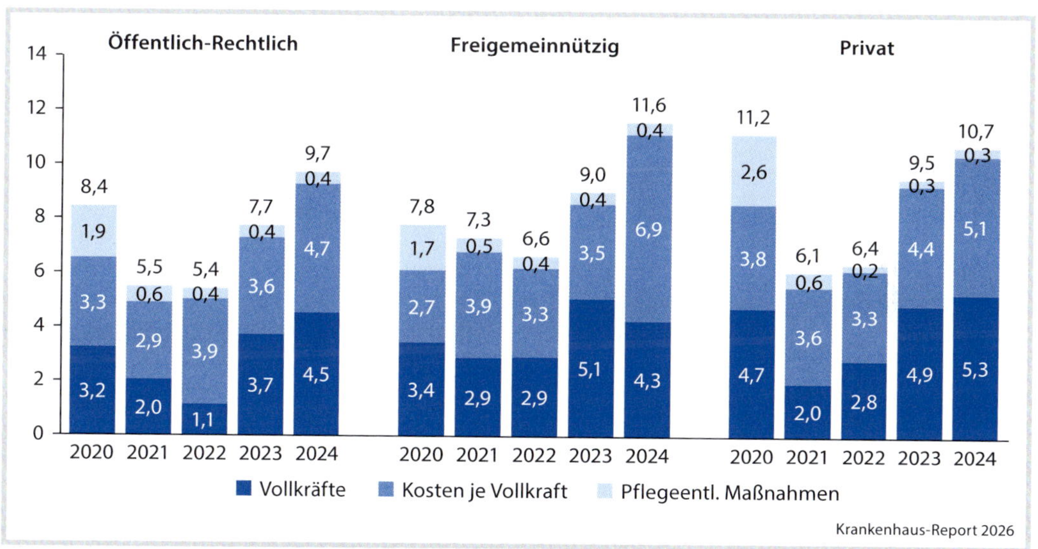

Abb. 13.3 Zusammensetzung der Steigerung des Pflegebudgets nach Träger 2020 bis 2024, Veränderung zum Vorjahr in %. Anmerkung: N = 969. Die Steigerung der pflegeentlastenden Maßnahmen (PEM) im Jahr 2020 um 1,9 % stellt einen Basiseffekt dar, da die PEM im Jahr 2019 noch nicht in der Basis enthalten waren

Zu beachten ist, dass die Steigerungen beim Pflegebudget auch innerhalb der Trägerschaften stark variieren. So wiesen im Jahr 2024 – mit der bislang stärksten Steigerungsrate von 10,5–25 % der Krankenhäuser eine Steigerungsrate von unter 6 % auf. Dagegen wiesen die 25 % der Krankenhäuser mit den höchsten Steigerungsraten Anstiege von mehr als 14 % auf (Abb. 13.4). Auffallend ist, dass die Streuung der Raten bei den privaten Trägern am größten ist.

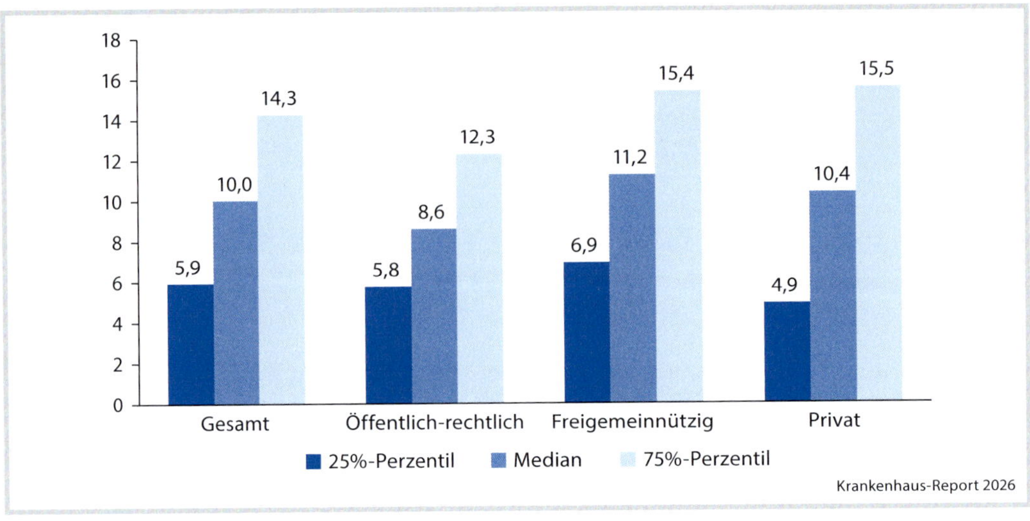

Abb. 13.4 Pflegebudget, Veränderung 2024 zu 2023 in %, Verteilung. Anmerkung: N = 969

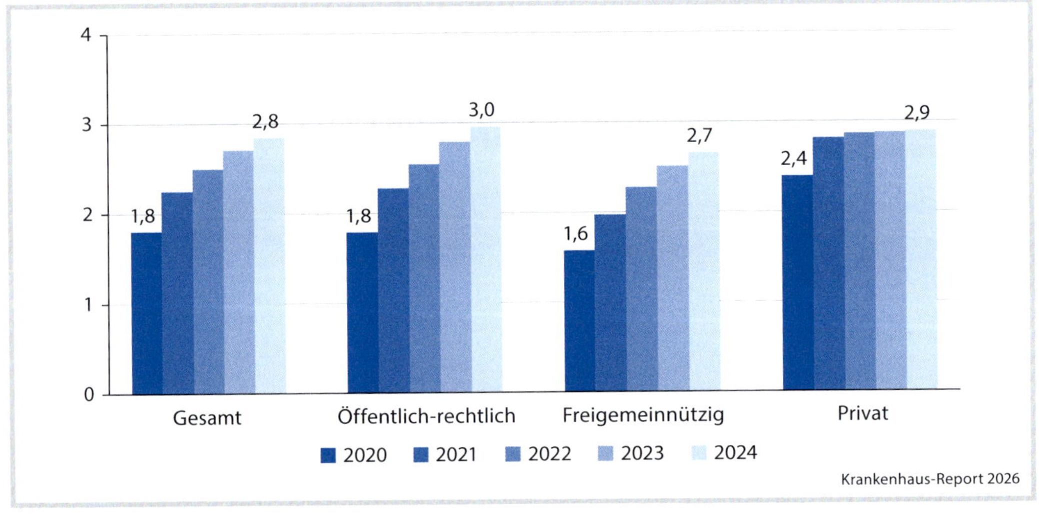

Abb. 13.5 Pflegeentlastende Maßnahmen nach Trägerschaft, 2020 bis 2024, Anteil in %. Anmerkung: N = 969

13

13.4.2 Pflegeentlastende Maßnahmen

Für Maßnahmen, die zu einer Entlastung von Pflegepersonal führen, kann ein Krankenhaus mit den Krankenkassen so genannte pflegeentlastende Maßnahmen (PEM) vereinbaren (siehe ▶ Abschn. 13.2.1). Im Zeitverlauf von 2020 bis 2024 zeigt sich ein stetiger Anstieg des Anteils der PEM an den Pflegepersonalkosten von 1,8 % auf 2,8 % (Abb. 13.5). Der Anstieg ist durch zweierlei bedingt: Zum einen vereinbarten immer mehr Krankenhäuser PEM – der Anteil der Krankenhäuser mit PEM stieg von 77 % im Jahr 2020 auf 92 % im Jahr 2024. Zum anderen stieg die Höhe des Anteils. Im Jahr 2024 sind etwas mehr als ein Viertel der PEM den über dem Referenzwert liegenden Kosten der Berufsgruppen „sonstige Berufe" und „ohne Berufsabschluss" zuzuordnen.

Bei den Krankenhäusern in privater Trägerschaft lag der Anteil im Jahr 2020 höher als bei öffentlich-rechtlichen und freigemeinnützigen Krankenhäusern. Im Jahr 2024 sind keine Unterschiede mehr in der Höhe des Anteils zwischen Krankenhäusern verschiedener Trägerschaft erkennbar.

Legt man die Anteile für PEM auf das geschätzte Pflegebudget (◘ Abb. 13.1), so betrugen die Ausgaben für PEM im Jahr 2020 345 Mio. €. Diese sind im Jahr 2024 angewachsen auf 723 Mio. €. Insgesamt wurden somit für die PEM bis zum Jahr 2024 2,7 Mrd. € finanziert.

13.4.3 Entwicklung der Vollkräfte im Zeitverlauf

In den folgenden Analysen wird abweichend von den vorherigen auf Zahlen des Statistischen Bundesamtes zurückgegriffen.

■ ■ Entwicklung Pflegedienst und Funktionsdienst im Zeitverlauf

Die Anzahl der Vollkräfte (VK) im Pflegedienst im direkten Beschäftigungsverhältnis ist mit rund 270.000 im Jahr 2011 auf rund 350.600 im Jahr 2024 angestiegen (◘ Abb. 13.6a). Das entspricht einem Anstieg von 30 % und einem durchschnittlichen jährlichen Wachstum von 2,0 %. Der Anstieg verlief jedoch nicht linear. In den Jahren 2011 bis 2018 lagen die jährlichen Wachstumsraten im Durchschnitt nur bei 0,7 % (◘ Abb. 13.6c), was rund 2.000 VK entspricht. Eine deutliche Zunahme um 4,5 % (rund 12.700 VK) und 5,8 % (rund 17.100 VK) ist in den Jahren 2019 und 2020 zu erkennen (◘ Abb. 13.6b). Diese deutlicheren Zuwächse im Vergleich zu den Vorjahren sind bei allen Trägerschaften zu beobachten, jedoch sind sie bei Krankenhäusern in privater Trägerschaft mit jeweils 11 % in den Jahren 2019 und 2020 besonders stark ausgeprägt.

In den Jahren 2021 und 2022 sind die Zuwächse nicht mehr so stark ausgeprägt, gefolgt von erneut deutlichen Zuwächsen um 4,2 % in den Jahren 2023 und 2024. Mit der Einführung des Pflegebudgets hat es somit einen deutlichen Zuwachs der Anzahl der Vollkräfte im Pflegedienst gegeben, der auch bereits ein Jahr vor dem Inkrafttreten des Pflegebudgets zu erkennen war.

Bei der Anzahl der Vollkräfte im Funktionsdienst gibt es einen entgegengesetzten Verlauf im Vergleich zum Pflegedienst: Deren Anzahl ist von rund 95.000 Vollkräften im Jahr 2011 auf rund 112.000 Vollkräfte im Jahr 2024 angestiegen, was einem Anstieg um 18 % entspricht (◘ Abb. 13.6c). Dabei lag der durchschnittliche Anstieg bis zum Jahr 2018 bei 2,4 %, was rund 2.400 VK entspricht. In absoluten Werten hatten somit Pflege- und Funktionsdienst bis zum Jahr 2018 ein ähnliches Wachstum. Eine ähnliche Entwicklung wie im Funktionsdienst ist auch beim medizinisch-technischen Dienst zu beobachten.

In den Jahren 2019 und 2020 ist ein Rückgang der VK im Funktionsdienst von jeweils −1 % (je −1.500 VK bzw. −1.200 VK) zu verzeichnen (◘ Abb. 13.6c). Erst zwei Jahre später, und somit in den Jahren 2023 und 2024, ist wieder ein leichter Anstieg erkennbar. Dieser Anstieg ist jedoch nur auf Krankenhäuser in öffentlich-rechtlicher Trägerschaft zurückzuführen. Bei freigemeinnützigen und privaten Krankenhäusern stagniert die Anzahl der Vollkräfte im Funktionsdienst.

Die gegenläufigen Personalentwicklungen im Pflege- und Funktionsdienst in den ersten Jahren nach der Einführung des Pflegebudgets wurden vom BMG anteilig als Umbuchung interpretiert, die zu Bereinigungen der Finanzierungskreise führten (BMG 2021, BMG 2022). Klar ist, dass sich der Aufwuchs im Pflegedienst nicht allein durch Umbuchungen erklären lässt.

■ ■ Leiharbeit

Es besteht die Möglichkeit, dass Vollkräfte im Krankenhaus entweder in einem direkten Beschäftigungsverhältnis oder ohne direktes Beschäftigungsverhältnis – als Leiharbeitnehmerinnen und -nehmer – tätig sind. Im Jahr 2024

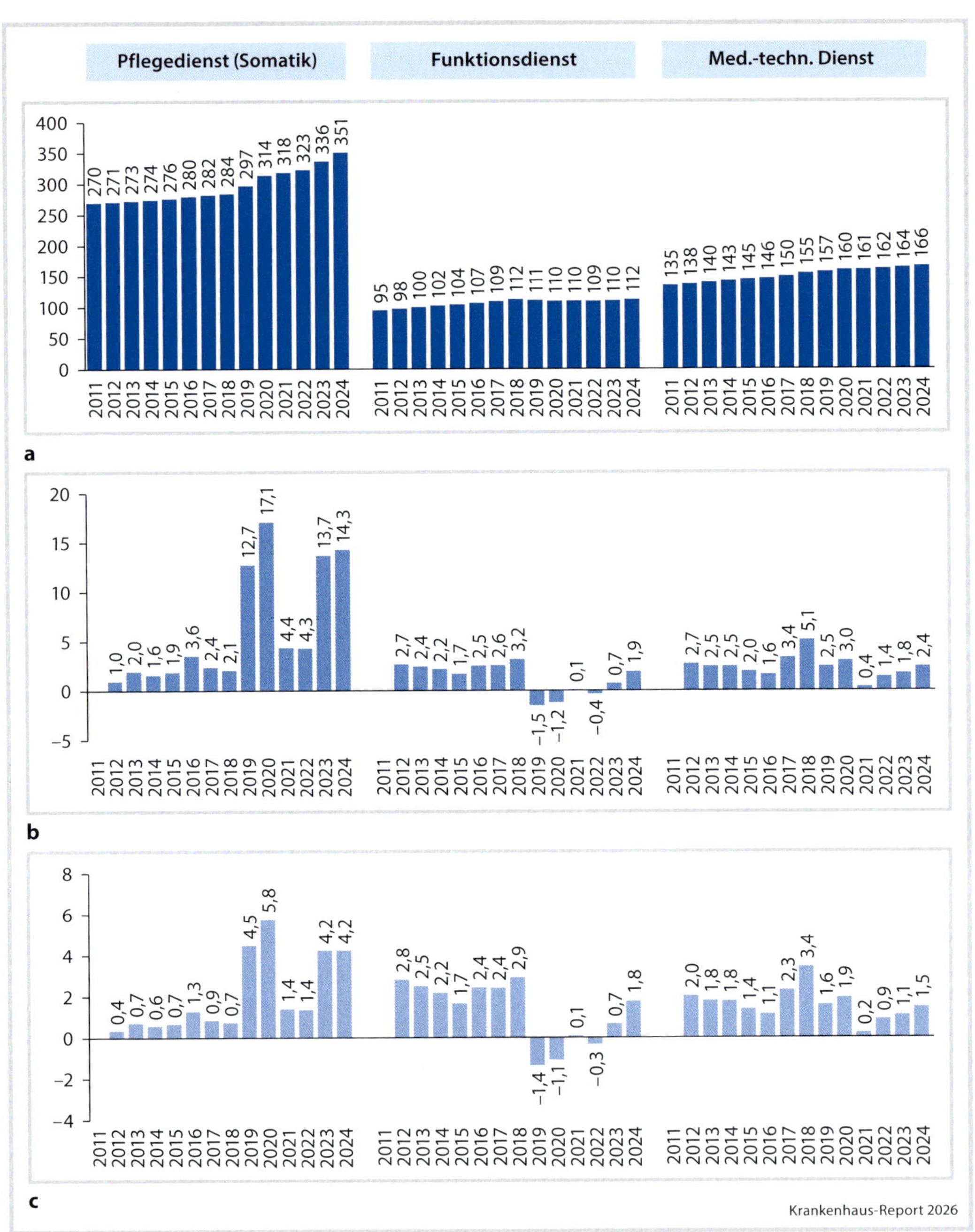

Abb. 13.6 Pflegedienst, Funktionsdienst und medizinisch-technischer Dienst, Vollkräfte 2011 bis 2024. **a** Anzahl Vollkräfte, in 1.000; **b** Differenz Vollkräfte zum Vorjahr, in 1.000; **c** Veränderung Vollkräfte zum Vorjahr, in %. Anmerkung: Pflegedienst, Funktionsdienst und medizinisch-technischer Dienst ausgewiesen mit der Anzahl Vollkräfte mit direktem Beschäftigungsverhältnis. Pflegedienst ohne Vollkräfte, die in der Psychiatrie arbeiten. (Quelle: Statistisches Bundesamt 2025b und eigene Berechnungen)

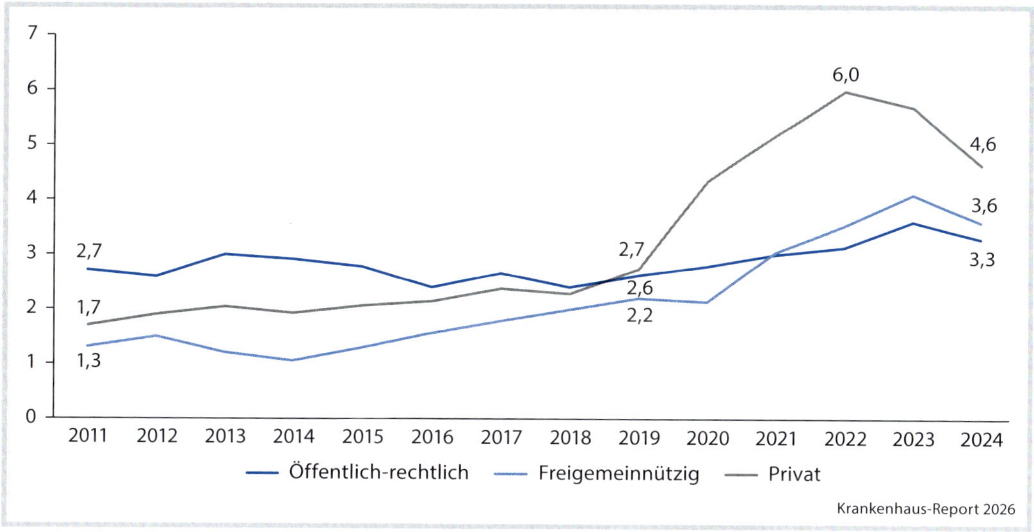

Abb. 13.7 Vollkräfte ohne direktes Beschäftigungsverhältnis nach Träger 2011 bis 2024, Anteil in %. (Quelle: Statistisches Bundesamt 2025b)

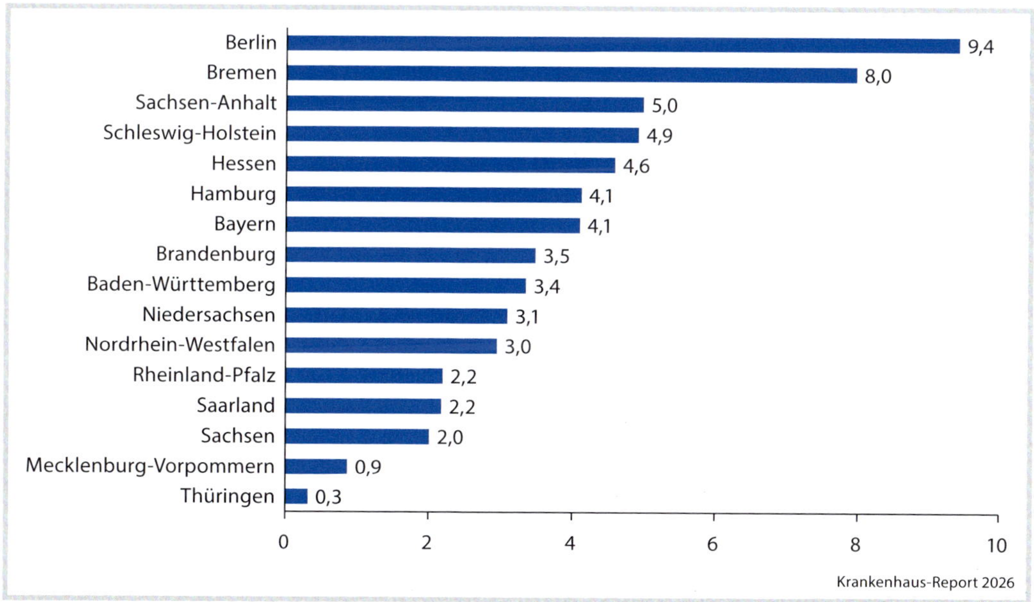

Abb. 13.8 Vollkräfte ohne direktes Beschäftigungsverhältnis nach Bundesland 2024, Anteil in %. (Quelle: Statistisches Bundesamt 2025b)

waren zusätzlich zu den rund 350.600 Beschäftigten im Pflegedienst der Somatik im direkten Beschäftigungsverhältnis etwa 13.000 Leiharbeiter tätig. Das entspricht einem Anteil von 3,7 %. In den Jahren zwischen 2011 und 2018 schwankte der Leiharbeitsanteil zwischen 2,1 und 2,3 %, seit 2019 ist er kontinuierlich angestiegen – im Jahr 2023 lag er bei 4,2 %. Im Jahr 2024 war er zum ersten Mal wieder leicht rückläufig und betrug 3,7 %. Bis zum Jahr 2019

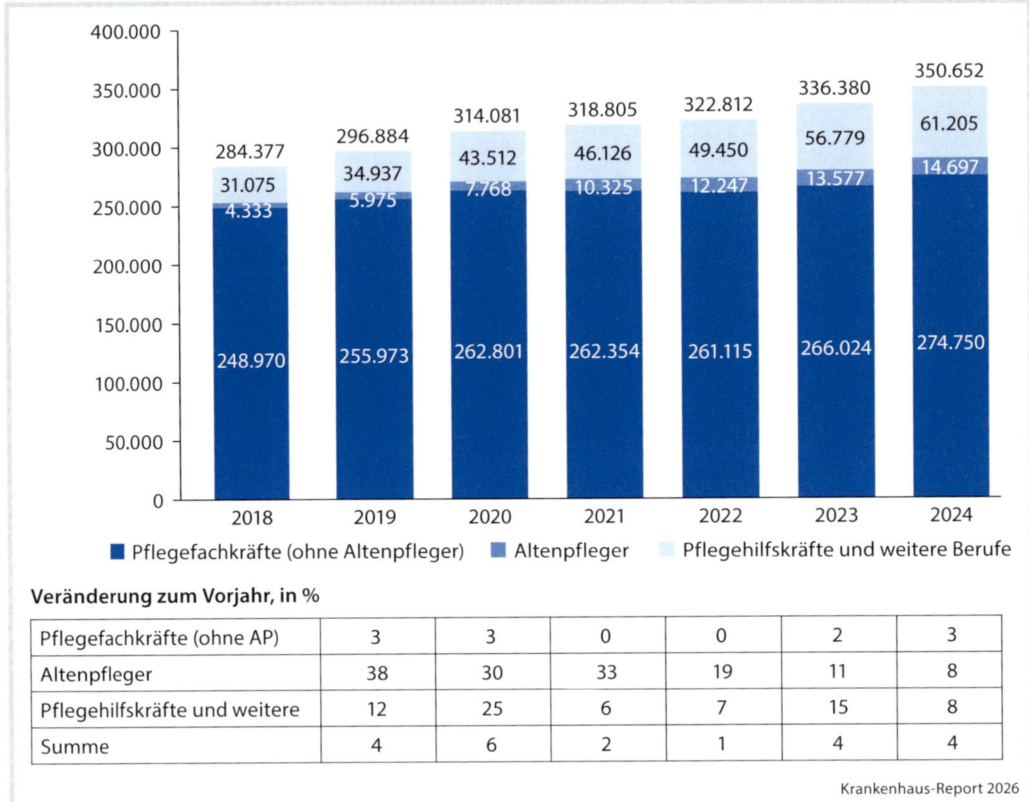

Veränderung zum Vorjahr, in %

Pflegefachkräfte (ohne AP)	3	3	0	0	2	3
Altenpfleger	38	30	33	19	11	8
Pflegehilfskräfte und weitere	12	25	6	7	15	8
Summe	4	6	2	1	4	4

Abb. 13.9 Zahl der Pflegekräfte im direkten Beschäftigungsverhältnis (Somatik) 2018 bis 2024, Vollkräfte. Anmerkung: Pflegefachkräfte (ohne Altenpfleger) umfasst die Berufe Gesundheits- und Krankenpfleger, Gesundheits- und Kinderkrankenpfleger, Pflegefachmänner/-frauen, akademischer Pflegeabschluss. Pflegehilfskräfte und weitere Berufe definiert als Krankenpflegehelfer, Altenpflegehelfer, anästhesietechnische Assistenten, Pflegeassistenten, Sozialassistenten, Rettungs-/Notfallsanitäter, medizinische Fachangestellte, sonstige Berufe, ohne Berufsabschluss. (Quelle: Statistisches Bundesamt 2025b)

gab es nur leichte Unterschiede zwischen den Trägern: Freigemeinnützige Träger hatten eine leicht niedrigere Rate als öffentlich-rechtliche und private Träger (Abb. 13.7). Ab dem Jahr 2020 ist ein deutlicher Anstieg des Anteils bei den privaten Trägern zu verzeichnen: Während der Anteil der Leiharbeiter im Jahr 2019 noch bei 2,7 % lag, stieg dieser auf 6,0 % im Jahr 2022 an, um dann wieder auf 4,6 % im Jahr 2024 zurückzugehen.

Auch zwischen den Bundesländern werden Leiharbeiter unterschiedlich häufig eingesetzt; am häufigsten in Berlin (9,4 %) und Bremen (8,0 %; Abb. 13.8). Hingegen spielen Leiharbeiter in Thüringen und Mecklenburg-Vorpommern kaum eine Rolle (Anteil < 1 %).

Zusammensetzung Pflegedienst

Die Entwicklung in den einzelnen Berufsgruppen verläuft unterschiedlich. Seit 2019 ist die Zahl der Pflegefachkräfte (ohne Altenpfleger) von rund 262.000 Vollkräften auf rund 289.400 Vollkräfte im Jahr 2024 gestiegen (Abb. 13.9). Das entspricht einem Anstieg um 10 %. Die Zahl der Pflegehilfskräfte einschließlich der sonstigen Berufe und ohne Berufsabschluss verläuft dynamischer: Von 2019 bis zum Jahr 2024 verzeichnen sie

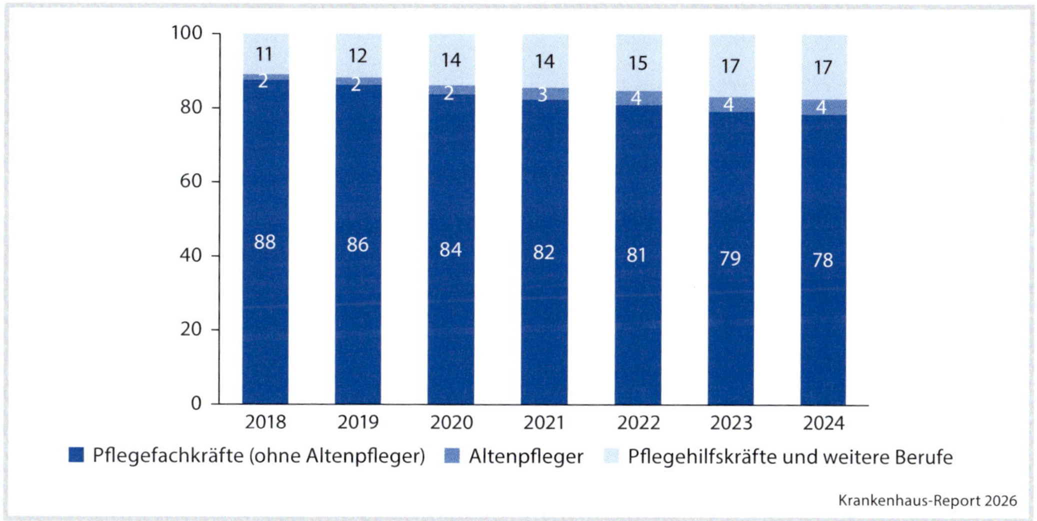

Abb. 13.10 Zahl der Pflegekräfte im direkten Beschäftigungsverhältnis (Somatik) 2018 bis 2024, Anteil in %. Anmerkung: Pflegefachkräfte (ohne Altenpfleger) umfasst die Berufe Gesundheits- und Krankenpfleger, Gesundheits- und Kinderkrankenpfleger, Pflegefachmänner/-frauen, akademischer Pflegeabschluss. Pflegehilfskräfte und weitere Berufe definiert als Krankenpflegehelfer, Altenpflegehelfer, anästhesietechnische Assistenten, Pflegeassistenten, Sozialassistenten, Rettungs-/Notfallsanitäter, medizinische Fachangestellte, sonstige Berufe, ohne Berufsabschluss. (Quelle: Statistisches Bundesamt 2025b)

einen Anstieg um 75 %. Beachtlich ist der Anstieg in der Altenpflege im Krankenhaus; deren Zahl der Vollkräfte hat sich seit 2019 um das 2,5-Fache erhöht. Durch die unterschiedlichen Entwicklungen ändert sich auch die Zusammensetzung des Pflegepersonals insgesamt: Waren im Jahr 2019 anteilsmäßig nur 12 % des Pflegedienstes Pflegehilfskräfte, so stieg deren Anteil im Jahr 2024 auf 17 % (Abb. 13.10).

13.5 Weitere Analysen zu den Auswirkungen

13.5.1 Auswirkungen auf die Personalzahlen im Verhältnis zur Leistungserbringung

Bisher fokussierten sich bei den Betrachtungen nur auf die Entwicklung des Pflegebudgets und der Vollkräfte. Um die Entwicklung der Vollkräftezahlen fachlich einordnen zu können, müssen diese in Relation zur tatsächlich erbrachten Leistung gesetzt werden.

Zwischen 2014 und 2024 ist die Anzahl der Pflegekräfte um 27 % gestiegen. Bis zum Jahr 2019 war auch die Entwicklung der Fälle und des Casemix leicht steigend: 1,6 % bzw. 3,7 % im Vergleich zu 2019 (Abb. 13.11). Mit dem Ausbrechen der Corona-Pandemie im Jahr 2020 sanken die Fallzahlen im Krankenhaus stark; das Casemixvolumen (Fallzahlvolumen gewichtet nach Erkrankungsschwere) ging dabei nicht ganz so stark zurück. Bis 2024 wurde das Leistungsniveau von 2019 nicht wieder erreicht. Entsprechend sank das Verhältnis von Pflegepersonaleinsatz je versorgten Fall bzw. Casemix. Anders ausgedrückt: Je erbrachtes Leistungsvolumen werden zunehmend mehr Pflegekräfte eingesetzt.

Der Pflegepersonalquotient (PPQ) misst den Pflegeaufwand/Pflegelast je Anzahl der Vollzeitkräfte in der unmittelbaren Patientenversorgung (§ 137j SGB V, siehe ▶ Abschn. 13.2.3). Ein höherer Quotient bedeutet ent-

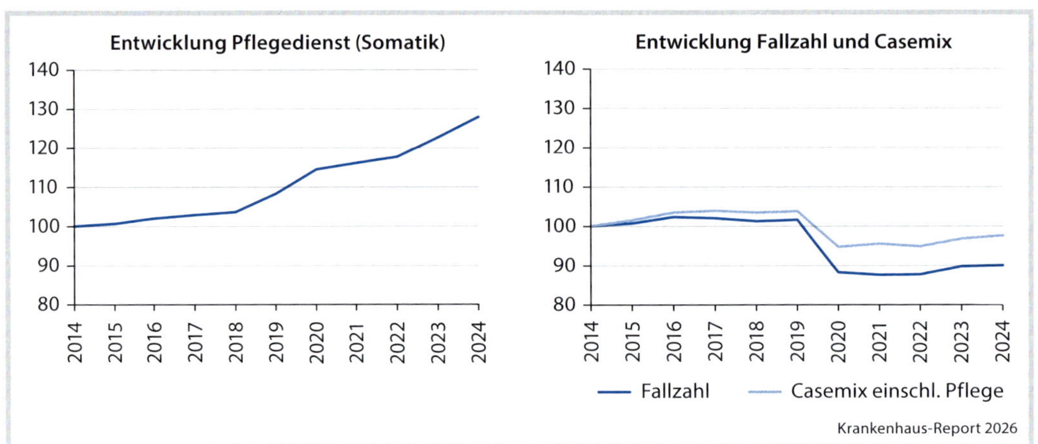

Abb. 13.11 Pflegedienst, Fallzahl und Casemix in der Somatik, 2014 = 100. Anmerkung: Aufgrund der Ausgliederung der Pflege aus dem DRG-System muss für die Casemixbetrachtung die Pflege ab 2020 wieder hinzugezählt werden, um Vergleichbarkeit über die Jahre zu gewährleisten. (Quelle: Statistisches Bundesamt 2025a, 2025b)

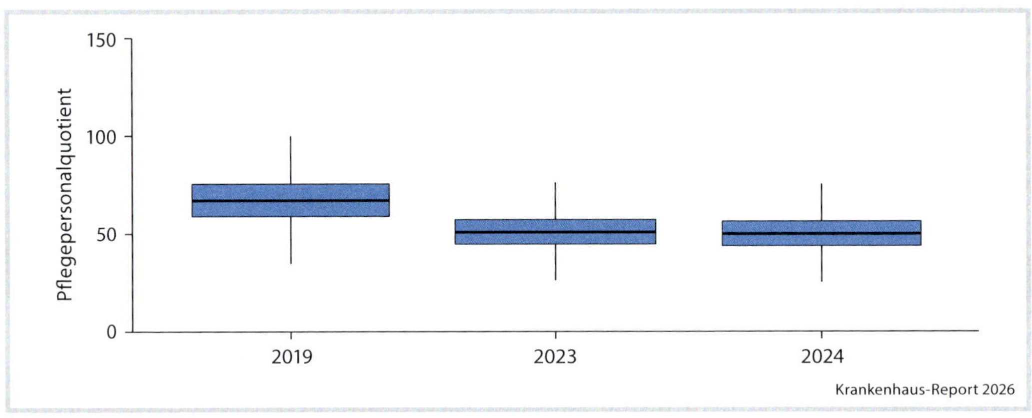

Abb. 13.12 Pflegepersonalquotient nach Jahren. (Quelle: InEK 2025)

sprechend mehr Pflegeaufwand je Vollkraft. Der PPQ und damit die Pflegelast je Pflegekraft ist von 2019 bis 2024 gesunken. Der PPQ kann sinken, wenn die Pflegelast (einschließlich der Fälle) sinkt oder die Zahl der Pflegekräfte steigt. Der Sprung von 2019 auf die Folgejahre hängt vermutlich mit dem Fallzahlrückgang durch die Corona-Pandemie zusammen. Für die Jahre 2023 und 2024 ist keine Veränderung mehr zu beobachten (Abb. 13.12). Auch die Verteilung des PPQ nach Gruppen zeigt keine spezifischen Abweichungen nach Gruppen (Abb. 13.13). In jeder Gruppe gibt es immer Krankenhäuser mit hohem und niedrigem Pflegeaufwand je Pflegekraft. Zu beobachten ist, dass die Streuung des PPQs insbesondere bei kleinen Krankenhäusern deutlich größer ist, was insbesondere bei privaten Trägern der Fall ist.

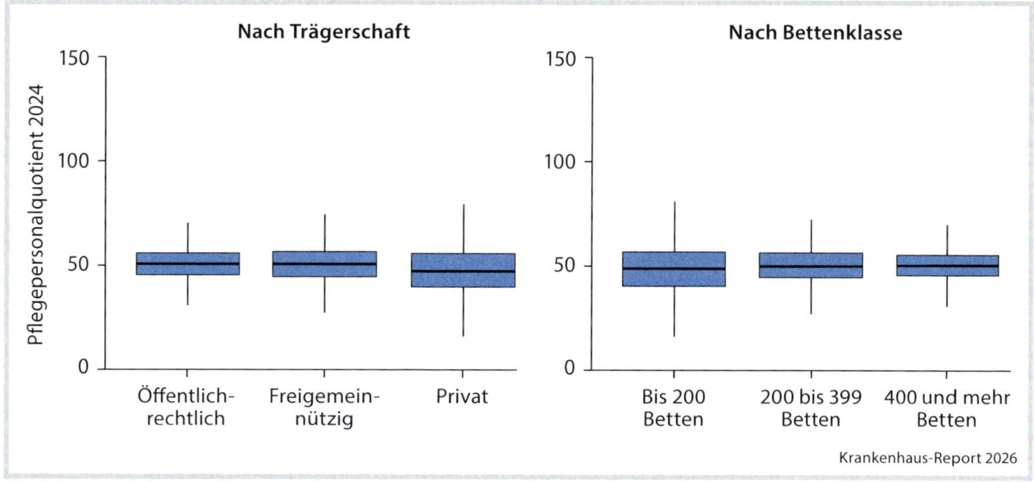

Abb. 13.13 Pflegepersonalquotient 2024 nach Trägerschaft und Bettenklasse. (Quelle: InEK 2025)

13.5.2 Entwicklungen in der Langzeitpflege

Grundsätzlich zählen Pflegeberufe zu den Engpassberufen, da die Nachfrage nach Pflegepersonal regelmäßig das verfügbare Arbeitskräfteangebot übersteigt (BA 2025). Mit der Einführung des Pflegebudgets kam es zu einer deutlichen Ausweitung der Personalzahlen in den Krankenhäusern. Vor diesem Hintergrund stellt sich die Frage, ob diese Entwicklung Auswirkungen auf andere Versorgungssektoren hatte. Daher wird im Folgenden die Entwicklung der Personalzahlen in der stationären Pflege in Pflegeheimen sowie in der ambulanten Pflege betrachtet. Abb. 13.14 stellt die Entwicklung der Vollkräfte für die stationäre und ambulante Pflege dar. Zum Vergleich werden zusätzlich die Vollkräfte im Krankenhaus ausgewiesen.

In Pflegeheimen stieg die Zahl der Vollkräfte in Pflege und Betreuung von 339.000 im Jahr 2009 auf rund 453.000 im Jahr 2024 (Abb. 13.14a). Dabei lagen die zweijährlichen Wachstumsraten bis 2019 zwischen 2,8 % (2013) und 8,4 % (2014; Abb. 13.14b und 13.14c). In den Jahren 2021 und 2023 betrugen sie nur noch 1,7 % bzw. 1,5 %. Die Zahl der Pflegebedürftigen in Pflegeheimen stieg im selben Zeitraum von 749.000 auf 800.000 (Abb. 13.14d). Bis 2019 stieg deren Zahl mit einer durchschnittlichen Rate von 0,9 %, danach kam es 2021 sogar zu einem leichten Rückgang.

In der ambulanten Pflege stieg die Zahl der Vollkräfte in Pflege und Betreuung von 124.000 im Jahr 2009 auf 227.000 im Jahr 2023 an (Abb. 13.14a). Bis zum Jahr 2019 lagen die zweijährlichen Wachstumsraten bei über 10 %. Seither verringerte sich das Wachstum von 7,9 % im Jahr 2019 auf 2,0 % im Jahr 2023. Die Zahl der Pflegebedürftigen im ambulanten Bereich stieg dabei von 555.000 im Jahr 2009 auf 1,1 Mio. im Jahr 2023 an und hat sich damit fast verdoppelt. Überproportionale Anstiege (mehr 130.000 Pflegebedürftige je zwei Jahre) gab es hier insbesondere in den Jahren 2017 und 2019. Hintergrund hierfür ist der angepasste Pflegebedürftigkeitsbegriff seit dem Jahr 2017, sodass mehr Menschen als pflegebedürftig gelten und entsprechend mehr Menschen Leistungen der ambulanten Pflegedienste in Anspruch nehmen können (BMG 2017). Das Verhältnis von Pflegebedürftigen zu Pflegepersonal ist im Zeitverlauf von 4,5 im Jahr 2009 auf 4,0 im Jahr 2015 gesunken. Da-

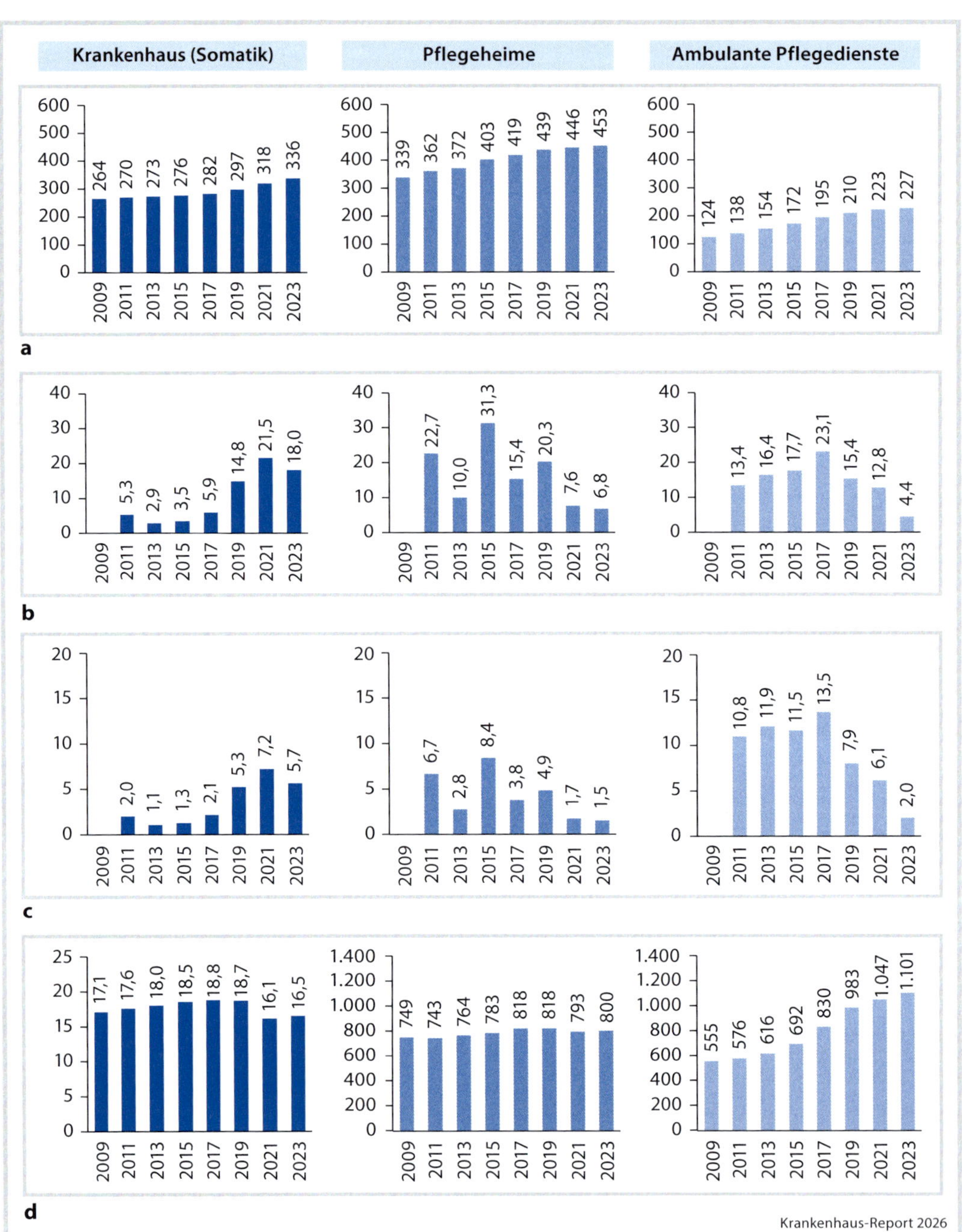

Abb. 13.14 Vollkräfte nach Sektoren und Pflegebedürftige in Pflegeheimen und ambulanten Pflegediensten. **a** Anzahl Vollkräfte, in 1.000; **b** Differenz Vollkräfte zum Vorvorjahr, in 1.000; **c** Veränderung Vollkräfte zum Vorvorjahr, in %; **d** Fallzahl im Krankenhaus (Somatik), in Mio. und Pflegebedürftige in Pflegeheimen und amb. Pflegediensten, Anzahl in 1.000. Anmerkung: Vollkräfte in Pflegeheimen und ambulanten Pflegediensten mit überwiegendem Tätigkeitsbereich in Pflege und Betreuung. (Quelle: Statistisches Bundesamt 2024, 2025a, 2025b)

Tab. 13.2 Fachkräfte (Vollkräfte in Pflege und Betreuung) und Pflegebedürftige in Pflegeheimen und ambulanten Pflegedienste, 2009 bis 2023. (Quelle: Statistisches Bundesamt 2024)

Jahr	Fachkräfte		Differenz zum Vorvorjahr				Index (2009 = 100)	
	Pflegeheim	Amb. Pflege	Pflegeheim		Amb. Pflege		Pflegeheim	Amb. Pflege
2009	161.649	78.865					100	100
2011	164.327	81.903	2.678	(1,7 %)	3.038	(3,9 %)	102	104
2013	170.924	87.411	6.597	(4,0 %)	5.508	(6,7 %)	106	111
2015	176.515	93.910	5.591	(3,3 %)	6.499	(7,4 %)	109	119
2017	178.571	104.284	2.056	(1,2 %)	10.374	(11,0 %)	110	132
2019	184.101	107.017	5.530	(3,1 %)	2.733	(2,6 %)	114	136
2021	183.301	107.977	−800	(−0,4 %)	960	(0,9 %)	113	137
2023	181.441	108.883	−1.860	(−1,0 %)	906	(0,8 %)	112	138

Krankenhaus-Report 2026

nach erfolgte wieder ein Anstieg auf 4,8. Das bedeutet: Eine Pflegekraft versorgt mehr Pflegebedürftige.

Tab. 13.2 stellt die Entwicklung der Vollkräfte in Pflege und Betreuung spezifisch für die Fachkräfte dar. In der ambulanten Pflege gibt es seit 2021 nur noch einen leichten Aufwuchs von 0,5 % pro Jahr. In den Pflegeheimen ist sogar ein leichter Rückgang von Fachkräften in der Pflege und Betreuung zu beobachten.

13.5.3 Auswirkungen auf die Pflegepersonaluntergrenzen

Mit der Einführung des Pflegebudgets sollte unter anderem die Qualität der pflegerischen Versorgung verbessert werden. Eine direkte Messung der Pflegequalität als Prozess- oder Ergebnisqualität ist jedoch methodisch aufwendig und bislang nicht hinreichend entwickelt bzw. etabliert, um eine flächendeckende Bewertung vorzunehmen. Betrachtet werden kann die Entwicklung der Pflegepersonaluntergrenzen (PpUG), die ein standardisiertes Strukturmaß darstellen. Unter sonst gleichen Bedingungen, insbesondere bei unveränderter Patientenzahl, kann vermutet werden, dass eine Steigerung der Personalzahlen zu einer besseren Einhaltung der PpUG führt. Zu beachten ist, dass in den Jahren 2021 bis 2024 die Anzahl der pflegesensitiven Bereiche und damit die Gültigkeiten von PpUG von 12 auf 20 Bereiche angestiegen ist (siehe auch ► Abschn. 13.2.3).

Abb. 13.15 stellt für das Jahr 2024 die Nichterfüllung der PpUG nach Jahren sowie Träger und Bettengröße für das Jahr 2024 dar. In den Jahren 2021 bis 2024 hat sich die Einhaltung der PpUG nicht verbessert. Wurden im Jahr 2021 bei 13,4 % aller Schichten die PpUG nicht eingehalten, stieg dieser Anteil in den Jahren 2022 und 2023 auf über 15 % und sank 2024 leicht auf 14,3 %. Dabei wurde im Jahr 2024 die PpUG bei den privaten Trägern in 20 % der Schichten nicht eingehalten, bei den öffentlich-rechtlichen und freigemeinnützigen Krankenhäusern waren es 12 % bzw. 14 % der Schichten. Nach Krankenhausgröße gibt es keinen Unterschied in der PpUG-Nichteinhaltung. Der Anteil der Nichterfüllung der PpUG im Monatsdurchschnitt liegt dabei immer unterhalb der unterbesetzen Schichten.

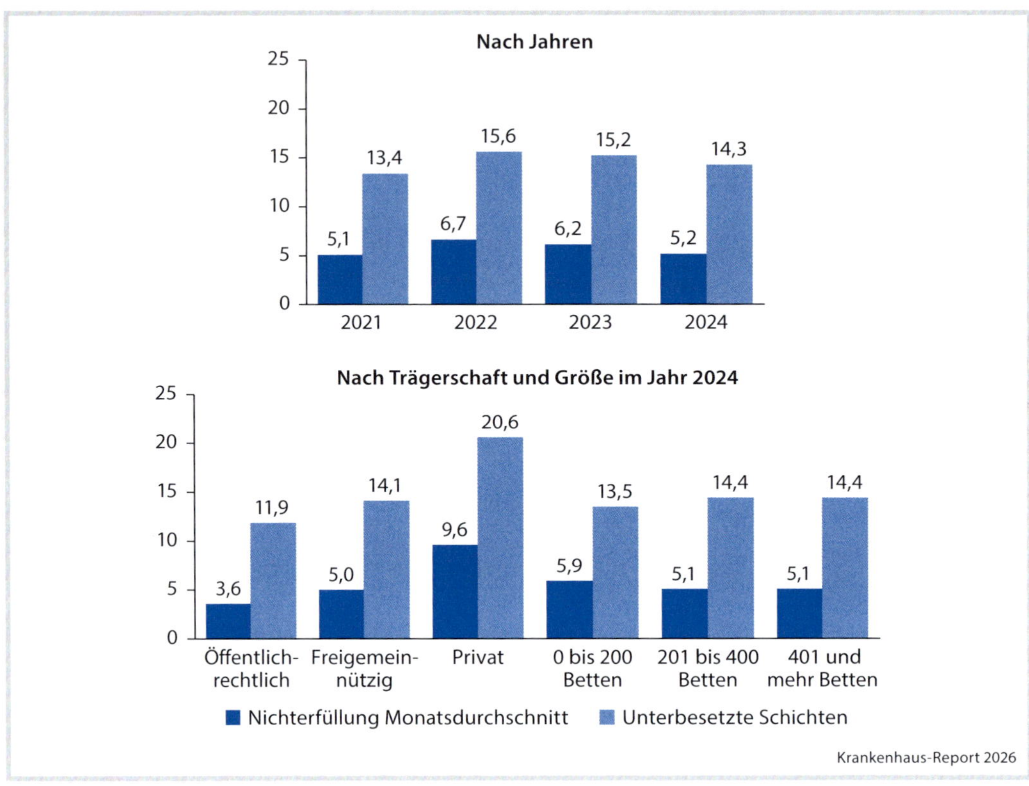

Abb. 13.15 Nicht-Erfüllung der Pflegepersonaluntergrenzen, Anteil in %. (Quelle: PpUG-Jahresmeldungen 2021 bis 2024, eigene Berechnungen)

13

13.5.4 Auswirkungen auf die Systemkomplexität

Budgetverhandlungen

Im Rahmen der Budgetverhandlungen werden das Budget und die entsprechenden Leistungen festgelegt, die eine Klinik im Folgejahr erbringen soll. Die Budgetverhandlungen sollen grundsätzlich prospektiv erfolgen (§ 18 Abs. 3 KHG). Auch das Pflegebudget muss zwischen Krankenhaus und Kostenträgern verhandelt werden. Seit 2020 sind die Budgetverhandlungen damit komplexer geworden, da Budgetvereinbarungen nun das aG-DRG-System *und* das Pflegebudget umfassen. Krankenhäuser und Krankenkassen hatten Schwierigkeiten, eindeutig festzulegen, welche Pflegekosten dem Budget zugeordnet werden durften (Slowik und Hentschker 2022).

Nicht abgeschlossene Budgetverhandlungen führen dabei zu Unsicherheiten für Krankenhäuser und Krankenkassen (Scheller-Kreinsen und Goerdt 2022). Zusätzlich können bei Krankenhäusern Liquiditätsprobleme entstehen, wenn das Pflegebudget beispielsweise aufgrund fehlender Budgetverhandlungen nicht periodengerecht abfinanziert werden kann. Mit dem Krankenhauspflegeentlastungsgesetz hat der Gesetzgeber hier bereits interveniert, Fristen für verschiedene Verfahrensschritte bei den Budgetverhandlungen eingeführt und das automatische Tätigwerden einer Schiedsstelle vorgegeben.

Trotz der gesetzgeberischen Interventionen liegen aktuell für 14 % der Krankenhäuser keine Budgetvereinbarungen für das Jahr 2023 vor (Stand: Oktober 2025) und nur 41 % der Krankenhäuser haben bereits eine

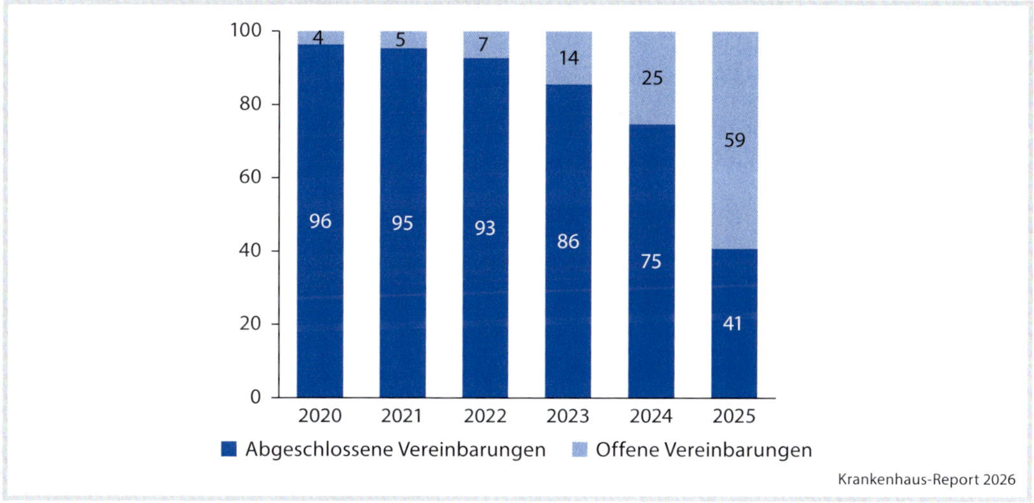

Abb. 13.16 Stand der Budgetverhandlungen (Somatik), Anteil in %. Anmerkung: Stand der Budgetverhandlungen im Oktober 2025

Budgetvereinbarung für das Jahr 2025 geschlossen (Abb. 13.16). Insgesamt sind somit für die Jahre 2020 bis 2025 noch mehr als 1.500 Budgetverhandlungen offen. Für das Jahr 2026 kommen circa 1.300 weitere hinzu.

Doppelfinanzierung

Gemäß § 4 Abs. 3 der Pflegepersonalkostenabgrenzungsvereinbarung ist eine Doppelfinanzierung von Leistungen auszuschließen. Eine solche Doppelfinanzierung kann entstehen, wenn es nach der Ausgliederung zu Verschiebungen von Kosten aus dem aG-DRG-System in die Pflege kommt. So kam es beispielsweise vor, dass Kosten, die zuvor organisatorisch dem Funktionsdienst bzw. dem medizinisch-technischen Dienst zugewiesen waren, nun dem Pflegedienst zugeordnet werden (siehe auch ▶ Abschn. 13.4.3). Dies kann aus zweierlei Gründen passieren: Zum einen war es im DRG-System aufgrund der pauschalen Vergütung nicht so relevant, wo die Kosten verbucht wurden. Mit der Selbstkostendeckung hat sich das geändert. Zum anderen besteht aufgrund der 1:1-Refinanzierung der Kosten im Pflegebudget immer der Anreiz, Kosten wenn möglich in dieses System zu buchen.

Wird eine Doppelfinanzierung transparent, muss eine Korrektur erfolgen. Eine solche Korrektur ist bisher dreimal im System vorgenommen wurden, sodass im Rahmen der Normierung im aG-DRG-System das Casemix-Volumen abgesenkt wurde. Im Entgeltsystem 2021 wurde zwischen DKG und GKV-SV ausgehandelt, dass das Casemix-Volumen im aG-DRG-System um 200 Mio. € abgesenkt wird. Für die Entgeltkataloge 2022 und 2023 erfolgte jeweils eine Ersatzvornahme durch das BMG (19.11.2021 bzw. 24.11.2022). Im Rahmen der Normierung wurden Bewertungsrelationen im Wert von 175 Mio. € (Entgeltkatalog 2022) bzw. 400 Mio. € (Entgeltkatalog 2023) absenkend berücksichtigt.

Aufgrund der Parallelität beider Finanzierungssysteme und der unterschiedlichen Anreizwirkungen werden solche Abgrenzungsfragen immer wieder relevant sein, beispielsweise durch die Ausgliederung der Hebammen aus dem aG-DRG-System und die Wiedereingliederung der sonstigen Berufe sowie der Berufe ohne Berufsabschluss in das aG-DRG-System.

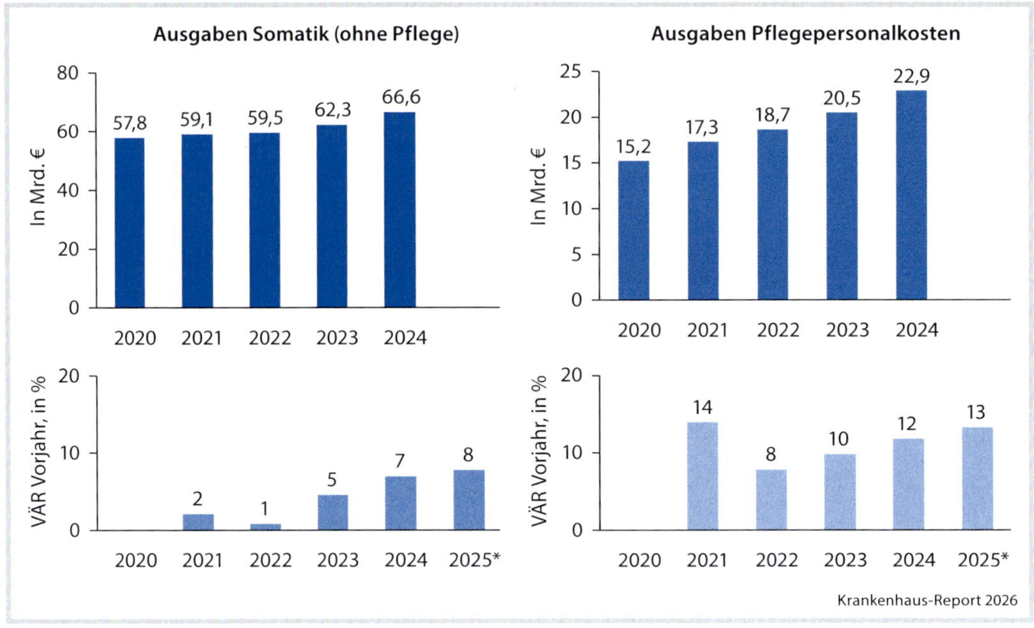

Abb. 13.17 GKV-Ausgaben im Krankenhaus (Somatik). Anmerkung: * Werte 2025 auf Basis der KV 45 bis zum 3. Quartal 2025 im Vergleich zur KV 45 3. Quartal 2024. Genutzte Konten Somatik: 4.600, 4.610, 4.660, 5.310, 5.520 und Pflege: 4.663, 4.680, 5.313, 5.523. (Quelle: Amtliche Statistik KJ1 [2020 bis 2024] und KV 45 3. Quartal 2024/2025)

13

13.5.5 Auswirkungen auf die GKV-Ausgaben für Krankenhausbehandlungen

Die durch das Pflegebudget entstehenden Pflegekosten sind von den Krankenkassen zu finanzieren. Angesichts der angespannten Finanzlage der gesetzlichen Krankenkassen ist eine Analyse der Finanzierungswirkungen des Pflegebudgets aus der Perspektive der Kostenträger daher von besonderer Relevanz.

Die Aufwendungen für das Pflegepersonal schlagen sich analog auf der Finanzseite der Krankenkassen nieder. So wuchs dieser Ausgabenblock von 15,2 Mrd. € im Jahr 2020 auf 22,9 Mrd. € im Jahr 2024 an (Abb. 13.17). Somit liegen die Steigerungsraten hier außer im Jahr 2022 immer oberhalb von 10 %.[5] Dies ist ein deutlich stärkeres Wachstum als bei den übrigen Ausgaben in der Somatik. Entsprechend sind diese Ausgabensteigerungen auch beitragssatzrelevant. So entsprach die Steigerung der Pflegepersonalkosten im Jahr 2024 in Höhe von 2,4 Mrd. € rund 0,13 Prozentpunkten des GKV-Beitragssatzes.

13.6 Diskussion

Entwicklung allgemein

Seit der Einführung der Selbstkostendeckung in der Pflege im Jahr 2020 ist das Pflegebudget dynamisch gewachsen. Die geschätzte Entwicklung des Volumens betrug 19,4 Mrd. € im Jahr 2020 und bereits 26,1 Mrd. € im Jahr

5 Die unterschiedlichen Steigerungsraten der Pflegepersonalkosten in den GKV-Ausgaben im Vergleich zu den tatsächlichen Pflegepersonalkosten (vgl. Abb. 13.1 und 13.2) sind darauf zurückzuführen, dass bis zum Abschluss der Budgetvereinbarungen keine Transparenz über die realen Kostensteigerungen besteht.

2024. Damit wächst das Pflegebudget stärker als die übrigen somatischen Krankenhausausgaben.

Dieses Wachstum beruht auf drei Komponenten: Personalaufwuchs, steigende Kosten je Vollkraft und steigende pflegeentlastende Maßnahmen (PEM). Insbesondere in den Jahren 2023 und 2024 ist das Pflegebudget mit 8,4 % bzw. 10,5 % im Vergleich zu den Vorjahren deutlich angestiegen. Diese Kostensteigerung setzt sich zusammen aus einem Anstieg der Kosten durch Personalaufwuchs in Höhe von 4,4 % bzw. 4,6 % sowie einer Steigerung der Kosten je Vollkraft von 3,6 % bzw. 5,5 %. Hinzu kommen jeweils 0,4 % Steigerung der pflegeentlastenden Maßnahmen.

Der Anteil der pflegeentlastenden Maßnahmen an den Pflegepersonalkosten ist von 1,8 % im Jahr 2020 auf 2,9 % im Jahr 2024 gestiegen. Gleichzeitig erhöhte sich sowohl die Anzahl der Krankenhäuser mit PEM als auch die Höhe des PEM-Anteils. Kumuliert wurden hierfür bis 2024 rund 2,7 Mrd. € finanziert. Rund ein Viertel der Mittel wurde für die oberhalb des Referenzwertes 2018 liegenden Vollkräfte aus den Berufsgruppen „sonstige Berufe" und „ohne Berufsabschluss" genutzt – also zur Finanzierung von Personalkosten. Es stellt sich die Frage, ob diese Mittelverwendung im Einklang mit der ursprünglichen Intention der Einführung der PEM übereinstimmt.

Die Analysen verdeutlichen zudem eine Heterogenität zwischen Trägerschaften und einzelnen Krankenhäusern. Öffentlich-rechtliche Häuser weisen im Vergleich zu freigemeinnützigen und privaten Trägern niedrigere Steigerungsraten auf, zugleich ist die Streuung innerhalb der privaten Träger besonders hoch. Diese Varianz ist auf unterschiedliche Ausgangsniveaus zurückzuführen.

■ ■ Entwicklung Personal

Seit der Einführung des Pflegebudgets ist ein deutlicheres dynamisches Wachstum der Anzahl der Vollkräfte zu beobachten. So ist im Bereich der Somatik ein Anstieg von mehr als 53.000 Vollkräften im Pflegedienst in direktem Beschäftigungsverhältnis zwischen 2019 und 2024 zu verzeichnen. Zugleich verschiebt sich die Qualifikationsstruktur: Der Zuwachs an Fachkräften ist geringer als der Zuwachs an Hilfskräften, sodass der Anteil der Pflegehilfskräfte von 12 % im Jahr 2019 auf 17 % im Jahr 2024 angestiegen ist. Diese Entwicklung kann als Reaktion auf den bestehenden Fachkräftemangel und die einfachere Akquirierung von Pflegehilfskräften verstanden werden.

Der Aufwuchs beim Personal fällt zeitlich mit einem Fallzahlrückgang durch die Corona-Pandemie zusammen. Bis 2024 war das 2019er-Niveau nicht wieder erreicht. Als Folge versorgt eine Vollkraft heute deutlich weniger Fälle als vor der Corona-Zeit.

In den angrenzenden Sektoren der ambulanten und stationären Pflege zeigt sich ein gegenteiliges Bild: Bis zum Jahr 2019 lagen die durchschnittlichen Wachstumsraten beim Personal in der ambulanten Pflege bei 5,4 % und in der stationären Pflege bei 2,6 %. Zwischen 2019 und 2023 waren es nur noch 2,0 % bzw. 0,8 %. Im Gegensatz zum Krankenhausbereich kam es in diesen Bereichen jedoch nicht zu einem Rückgang der zu versorgenden Personen. Während die Zahl der Pflegebedürftigen im ambulanten Bereich kontinuierlich wächst, ist die Zahl der Pflegebedürftigen in der stationären Pflege in den letzten Jahren vergleichsweise stabil. Die Personalzahlen im Krankenhaussektor sind somit trotz deutlich gesunkener Fallzahlen wesentlich stärker gewachsen als in der ambulanten Pflege und in Pflegeheimen nach dem SGB XI. Das Pflegepersonalwachstum verteilt sich somit zunehmend ungleich auf die Sektoren – seit Einführung des Pflegebudgets stärker als zuvor.

Das unterschiedliche Lohnniveau kann hier auch eine Rolle spielen. Es ist aber festzustellen, dass zwischen 2018 und 2023 die Löhne in stationären Pflegeeinrichtungen und ambulanten Pflegediensten überproportional zu denen in Krankenhäusern gestiegen sind (BA 2025).

■ ■ Anreizwirkungen

Die Parallelität zweier Finanzierungssysteme geht mit einer deutlichen Komplexitätserhöhung und veränderten Anreizwirkungen einher. Das wird zum Beispiel deutlich an den Umbuchungen zwischen Funktions- und Pflegedienst. Um eine Doppelfinanzierung zu vermeiden, müssen Korrekturen erfolgen. Diese sind jedoch umstritten und kaum exakt quantifizierbar. Durch die Wiedereingliederung der Berufsgruppen „sonstige Berufe“ und „ohne Berufsabschluss“ in das aG-DRG-System ist zu vermuten, dass auch in der Zukunft das Thema Doppelfinanzierung eine Rolle spielen wird. Krankenhäuser qualifizieren aktuell Personal in den Berufsgruppen „sonstige Berufe“ und „ohne Berufsabschluss“ zu Hilfskräften, um diese dann wieder über das Pflegebudget finanziert zu bekommen (Graner 2025).

Für eine erweiterte Zwischenbilanz zum Pflegebudget sei auf den Beitrag von Hentschker et al. (2026) verwiesen.

13.7 Fazit

Das Pflegebudget ist seit seiner Einführung im Jahr 2020 stark gestiegen und wächst schneller als andere Krankenhausausgaben. Haupttreiber sind Personalaufwuchs und höhere Kosten je Vollkraft. Im Krankenhausbereich nahm die Anzahl des Pflegepersonals stark zu, während Fallzahlen sanken und der Anteil an Hilfskräften deutlich wuchs. Gleichzeitig stieg das Personal in der ambulanten und stationären Pflege deutlich langsamer, obwohl die Nachfrage dort nicht zurückging. Die parallelen Finanzierungssysteme im stationären Bereich erzeugen eine hohe Komplexität und Fehlanreize – insbesondere durch die Risiken der Doppelfinanzierung.

13

Darüber hinaus kommen weitere Fehlanreize zum Tragen: Pflegekräfte übernehmen wieder Servicetätigkeiten, für die sie überqualifiziert sind (Graner 2025; Leipziger Volkszeitung 2025). Dies schadet dem Berufsbild und verhindert innovative, interprofessionelle Personalkonzepte. Darüber hinaus beeinträchtigt es die Motivation und die Effizienz, was angesichts des bestehenden Personalmangels besonders problematisch ist. Deutschland hat zwar viele Pflegekräfte je Einwohner, betreut aufgrund hoher Fallzahlen aber mehr Patientinnen und Patienten pro Pflegekraft als der EU-Durchschnitt (Köppen und Busse 2023). Notwendig wären daher Strukturreformen und eine stärkere Ambulantisierung (Messerle et al. 2025). Die Selbstkostendeckung bremst diese Entwicklung jedoch, da Krankenhäuser kaum Anreize haben, Personal im Zuge von Strukturveränderungen abzubauen (Beivers et al. 2025). Der demographische Wandel verschärft die Situation dabei zusätzlich: Steigender Pflegebedarf trifft auf ein sinkendes Arbeitskräfteangebot. Damit wird ein effizienter und bedarfsgerechter Einsatz des Pflegepersonals künftig noch entscheidender.

Die Einführung der Selbstkostendeckung im Pflegebudget wurde bereits früh als Übergangslösung eingeschätzt (Leber und Vogt 2020). Während das DRG-System Anreize zur Kostendämpfung im Pflegebereich setzte, fördert die Selbstkostendeckung den Personalaufbau, ohne jedoch sicherzustellen, dass die Ressourcen effizient eingesetzt werden. Die Pflegepersonaluntergrenzen sollten Mindeststandards garantieren, erfüllen dieses Ziel bislang aber nur eingeschränkt. Trotz Selbstkostendeckung werden sie häufig unterschritten.

Der aktuell eingeschlagene Weg der Pflegepersonalbemessung soll den Pflegeaufwand erfassen und daraus Personalbedarfe ableiten, eignet sich jedoch eher für die interne Personalplanung als für die Finanzierung. Wie bei der Selbstkostendeckung fehlen Effizienzanreize. Zudem besteht ein hohes Überkodierungsrisiko und der Pflegeaufwand wird mangels standardisierter Dokumentation uneinheitlich erfasst (Wieteck und Kraus 2016; Augurzky et al. 2021). Darüber hinaus bildet die PPR weder den tatsächlichen Zeitbedarf noch die Pflegequalität adäquat ab. Damit fehlt ein Bezug zur tatsächlich erbrachten Pflege. Auch eine mögliche Nutzung der PPR als Obergrenze für den Personaleinsatz und somit für das Pflegebudget wäre problematisch, da Überkodierungsanreize den Deckel vermutlich deutlich oberhalb eines effizienten Niveaus liegen ließen.

In den vergangenen Jahren wurden verschiedene Modelle zur Finanzierung der Krankenhauspflege diskutiert, wie etwa Nursing Related Groups (Simon 2021; Leber und Vogt 2020), der Pflegebedarfsfaktor vom Deutschen Pflegerat (Wieteck und Kraus 2016) oder die digitale Leistungserfassung (Augurzky et al. 2021). Ihre Umsetzung ist jedoch voraussetzungsvoll. Den Modellen ist gemeinsam, dass eine standardisierte und leistungsbezogene Dokumentation der Pflege als zentrale Voraussetzung für eine sachgerechte und transparente Finanzierung gesehen wird.

Das Pflegebudget wurde vor sechs Jahren eingeführt und inzwischen liegen Daten für fünf Jahre der Anwendung vor. Die Intention bei der Einführung war, sicherzustellen, dass fortan keine Einsparungen im Bereich der Pflege mehr vorgenommen werden. Die Ergebnisse der Analysen lassen darauf schließen, dass das Pflegebudget die politische Zielrichtung „nicht mehr an der Pflege sparen“ kurzfristig unterstützt hat. Zugleich hat es jedoch neue, erhebliche Zielkonflikte erzeugt: zwischen den Sektoren, zwischen Personalaufbau und Produktivität sowie zwischen Kostendynamik und Systemkohärenz. Die vorliegende Analyse bestätigt somit die Notwendigkeit einer Weiterentwicklung der Pflegefinanzierung, die eine Ablösung der Selbstkostendeckung umfassen muss. Es spricht vieles dafür, dass eine sachgerechte Pflegefinanzierung, die sowohl die Pflegequalität als auch der effiziente Ressourceneinsatz berücksichtigt, auf einer standardisierten und differenzierteren Abbildung von Pflegeleistungen aufsetzen sollte.

Literatur

Augurzky B, Finke S, Rothe C (2021) Fair und versorgungsrelevant – Pflege richtig vergüten. Anreize für patientenindividuelle, gute Pflege und attraktive Arbeitsbedingungen im Krankenhaus. Impulspapier im Auftrag der AOK Rheinland-Hamburg. (https://www.bdpk.de/fileadmin/user_upload/BDPK/Service/Gutachten/2021-10-26_Fair_und_versorgungsrelevant_-_Pflege_richtig_vergueten.pdf. Zugegriffen: 10. Dez. 2025)

BA – Bundesagentur für Arbeit (2025) Arbeitsmarktsituation im Pflegebereich (Berichte: Blickpunkt Arbeitsmarkt). https://statistik.arbeitsagentur.de/DE/Statischer-Content/Statistiken/Themen-im-Fokus/Berufe/Generische-Publikationen/Altenpflege.pdf?__blob=publicationFile&v=7. Zugegriffen: 10. Dez. 2025

Beivers A, Scheller-Kreinsen D, Schmid A (2025) Das Pflegebudget – ein kostspieliges Trauerspiel. https://background.tagesspiegel.de/gesundheit-und-e-health/briefing/das-pflegebudget-ein-kostspieliges-trauerspiel. Zugegriffen: 12. Dez. 2025

BMG – Bundesministerium für Gesundheit (2017) Zweites Pflegestärkungsgesetz (PSG II). https://www.bundesgesundheitsministerium.de/service/begriffe-von-a-z/p/pflegestaerkungsgesetz-zweites-psg-ii/. Zugegriffen: 11. Dez. 2025

BMG – Bundesministerium für Gesundheit (2018) Referentenentwurf des Bundesministeriums für Gesundheit: Entwurf eines Gesetzes zur Stärkung des Pflegepersonals (Pflegepersonal-Stärkungs-Gesetz – PpSG). https://www.bundesgesundheitsministerium.de/fileadmin/Dateien/3_Downloads/Gesetze_und_Verordnungen/GuV/P/Pflegepersonalstaerkungsgesetz_RefE.pdf. Zugegriffen: 12. Dez. 2025

BMG – Bundesministerium für Gesundheit (2021) Referentenentwurf: Verordnung zu den Entgeltkatalogen für DRG-Krankenhäuser für das Jahr 2022. https://www.bundesgesundheitsministerium.de/fileadmin/Dateien/3_Downloads/Gesetze_und_Verordnungen/GuV/D/DRG-EKV_2022_RefEntwurf.pdf. Zugegriffen: 12. Dez. 2025

BMG – Bundesministerium für Gesundheit (2022) Referentenentwurf: Verordnung zu den Entgeltkatalogen für DRG-Krankenhäuser für das Jahr 2023

GKV-Spitzenverband, DKG – Deutsche Krankenhausgesellschaft (2024) Bericht über die Auswirkungen der Pflegepersonaluntergrenzen gemäß § 137i Absatz 6 SGB V. https://www.bundestag.de/presse/hib/kurzmeldungen-997096Zugegriffen. Zugegriffen: 10. Dez. 2025

Graner N (2025) Pflegefachkräfte sollen künftig auch die Betten putzen. Süddeutsche Zeitung. https://www.sueddeutsche.de/muenchen/muenchen-pflege-protest-helios-kliniken-li.3337040. Zugegriffen: 12. Dez. 2025

Hentschker C, Goerdt G, Scheller-Kreinsen D (2023) Das Pflegebudget der Krankenhäuser im dritten Jahr der Umsetzung: Analysen und Entwicklungen. In: Klauber J, Wasem J, Beivers A, Mostert C (Hrsg) Krankenhaus-Report 2023: Personal. Springer, Berlin Heidelberg, S 251–264 https://doi.org/10.1007/978-3-662-66881-8_16

Hentschker C, Mostert-Brenck C, Scheller-Kreinsen D (2026) Das Pflegebudget: eine empirische Zwischenbilanz. WIdO e-Paper Nr 6.

InEK – Institut für das Entgeltsystem im Krankenhaus (2025) Pflegepersonalquotient. Hinweise zur Veröffentlichung der vergleichenden Zusammenstellung der Pflegepersonalquotienten gem. § 137j Abs. 1 Satz 9 SGB V im Jahr 2025. https://www.g-drg.de/pflegepersonaluntergrenzen-2025/pflegepersonalquotienten. Zugegriffen: 11. Dez. 2025.

Köppen J, Busse R (2023) Die Personalsituation im Krankenhaus im internationalen Vergleich. In: Klauber J, Wasem J, Beivers A, Mostert C (Hrsg) Krankenhaus-Report 2023: Personal. Springer, Berlin Heidelberg, S 19–32 https://doi.org/10.1007/978-3-662-66881-8_2

Leber W-D, Vogt C (2020) Reformschwerpunkt Pflege: Pflegepersonaluntergrenzen und DRG-Pflege-Split. In: Klauber J, Geraedts M, Friedrich J, Wasem J, Beivers A (Hrsg) Krankenhaus-Report 2020: Finanzierung und Vergütung am Scheideweg. Springer, Berlin Heidelberg, S 111–144 https://doi.org/10.1007/978-3-662-60487-8_7

Leipziger Volkszeitung (2025) Aus Kostengründen: Pflegekräfte sollen am Park-Klinikum selbst putzen. https://www.lvz.de/lokales/leipzig/helios-park-klinikum-leipzig-pflegekraefte-sollen-betten-putzen-CBUYMPR52FCCHDS3DU7MXQXCDI.html. Zugegriffen: 12. Dez. 2025

Messerle R, Mostert-Brenck C, Scheller-Kreinsen D (2025) Ambulantisierungspotenziale der Leistungsgruppen im Krankenhaus. Empirische Analysen auf Basis von Abrechnungsdaten. WIdO e-Paper 3 (https://wido.de/fileadmin/Dateien/Dokumente/Forschung_Projekte/Krankenhaus/wido_krh_Ambulantisierungspotenziale_Krankenhaus_02_12_2025.pdf. Zugegriffen: 11. Dez. 2025)

Scheller-Kreinsen D, Goerdt G (2022) Reformvorschläge für eine Budgetbeschleunigung. FW Führen Wirtsch Krankenh 8:712–715

Schmedders M, Trewendt C, Egerer J (2023) Pflegepersonalvorgaben im Krankenhaus. In: Klauber J, Wasem J, Beivers A, Mostert C (Hrsg) Krankenhaus-Report 2023: Personal. Springer, Berlin Heidelberg, S 213–232 https://doi.org/10.1007/978-3-662-66881-8_14

Simon M (2021) Nursing Related Groups. Pflegepauschalen statt selbstkostenbasierter Pflegebudgets? Kritische Anmerkungen zur Idee eines Pflegepauschalensystems. Krankenhaus 9:794–802

Slowik M, Hentschker C (2022) Pflegeausgliederung – Herausforderungen und erste Analysen der Pflegebudgets. In: Klauber J, Wasem J, Beivers A, Mostert C (Hrsg) Krankenhaus-Report 2022: Patientenversorgung während der Pandemie. Springer, Berlin Heidelberg, S 291–317 https://doi.org/10.1007/978-3-662-64685-4_17

Statistisches Bundesamt (2024) Pflegestatistik – Pflege im Rahmen der Pflegeversicherung. Deutschlandergebnisse 2009 bis 2023. Statistisches Bundesamt, Wiesbaden

Statistisches Bundesamt (2025a) Fallpauschalenbezogene Krankenhausstatistik (DRG-Statistik) 2011 bis 2024. Statistisches Bundesamt, Wiesbaden

Statistisches Bundesamt (2025b) Grunddaten der Krankenhäuser 2011 bis 2024. Fachserie 12 Reihe 6.1. Statistisches Bundesamt, Wiesbaden

Wieteck P, Kraus S (2016) Personalbedarf Pflege: Sektorenübergreifende Analyse der Pflegepersonalsituation und ihrer Bemessungsgrundlagen mit Handlungsempfehlungen. Recom, Kassel

Finanzierung und Personalvorgaben in der Psychiatrie

Olaf Neubert

Inhaltsverzeichnis

D. Scheller-Kreinsen et al. (Hrsg.), *Krankenhaus-Report 2026*,
https://doi.org/10.1007/978-3-662-73132-1_14

■■ **Zusammenfassung**

Die psychiatrische und psychosomatische Versorgung in Deutschland ist durch im europäischen Vergleich überdurchschnittlich hohe stationäre Kapazitäten, deutlich erhöhte Fallzahlen und eine dynamische Ausgabenentwicklung gekennzeichnet, die sich zunehmend von der Einnahmenbasis der gesetzlichen Krankenversicherung entkoppelt. Trotz stark steigender Budgets – zuletzt mit Ausgaben von rund 12,2 Mrd. € jährlich – bleibt die personelle Ausstattung am Patienten vielfach hinter den Vorgaben der PPP-Richtlinie zurück. Zentrales Erklärungsmuster ist das sogenannte „Personal-Paradoxon": Vereinbarte und finanzierte Stellen werden nicht besetzt, während die Mittel anderweitig verwendet werden, sodass Budgetsteigerungen nicht zu einer entsprechenden Leistungsverbesserung führen. Der Beitrag analysiert die Ausgaben- und Strukturentwicklung seit 2019 sowie Fehlanreize des pauschalierenden Entgeltsystems Psychiatrie und Psychosomatik (PEPP) und des Psychiatrievergleichs, die eine stationäre Dominanz begünstigen und die notwendige Ambulantisierung bremsen. Vor diesem Hintergrund werden die Reformvorschläge des GKV-Spitzenverbandes auf Basis des Zehn-Punkte-Papiers diskutiert. Diese zielen auf einen Paradigmenwechsel hin zu sektorenübergreifenden, flexiblen Gesamtbudgets, den gezielten Abbau stationärer Überkapazitäten zugunsten ambulanter und teilstationärer Angebote sowie eine konsequente Zweckbindung und Rückforderung nicht genutzter Personalmittel. Kurzfristige Maßnahmen zur Begrenzung der Ausgabendynamik werden dabei ebenso adressiert wie langfristige Strukturreformen. Insgesamt zeigt der Beitrag, dass nur durch eine Abkehr von historisch gewachsenen Bettenstrukturen und eine stärkere ambulante Ausrichtung eine bedarfsgerechte, transparente und finanzierbare Versorgung nachhaltig gesichert werden kann.

Psychiatric and psychosomatic care in Germany is characterised by inpatient capacities and case numbers that significantly exceed the European average, alongside dynamic expenditure trends that are increasingly decoupling from the revenue base of Statutory Health Insurance (SHI). Despite sharply rising budgets – most recently reaching annual expenditures of around € 12.2 billion – staffing levels in direct patient care frequently fall short of the requirements set by the PPP Guideline. A central explanatory pattern for this is the so-called "personnel paradox": agreed and funded positions remain unfilled while funds are utilised for other purposes, meaning budget increases do not result in corresponding improvements in care. This article analyses expenditure and structural trends since 2019 as well as misdirected incentives within the flat-rate remuneration system for psychiatry and psychosomatics (PEPP) and the psychiatry benchmarking system, both of which favour inpatient dominance and hinder the necessary shift toward outpatient care. Against this background, the reform proposals of the National Association of Statutory Health Insurance Funds (GKV-Spitzenverband) are discussed based on its "Ten-Point Paper". These proposals aim for a paradigm shift toward cross-sectoral, flexible global budgets, a targeted reduction of inpatient overcapacities in favour of outpatient and day-patient services, and strict earmarking and recovery of unused personnel funds. Short-term measures to curb expenditure dynamics are addressed alongside long-term structural reforms. Overall, the article demonstrates that a sustainable, needs-based, transparent, and financially viable care system can only be secured by moving away from historically evolved bed structures toward a stronger outpatient orientation.

14.1 Einleitung

Die psychiatrische und psychosomatische Versorgung in Deutschland befindet sich in einem tiefgreifenden Transformationsprozess. Gesellschaftliche Entwicklungen wie eine gestiegene Sensibilität für psychische Erkrankungen, veränderte Arbeits- und Lebensbedingungen sowie demographische Verschiebungen haben in den vergangenen Jahren zu einer deutlich wachsenden Inanspruchnahme psychiatrischer Leistungen geführt. Parallel hierzu geraten die Finanzierungsgrundlagen der gesetzlichen Krankenversicherung durch eine dynamische Ausgabenentwicklung zunehmend unter Druck. Vor diesem Hintergrund gewinnen Fragen nach Effizienz, Prioritätensetzung und struktureller Weiterentwicklung der Versorgung an gesundheitspolitischer und wissenschaftlicher Relevanz.

Die Krankenhauspsychiatrie spielt in der aktuellen gesundheitspolitischen Debatte zu Unrecht keine Rolle. Die Situation in Deutschland ist durch hohe Fallzahlen, überdurchschnittliche Bettenkapazitäten und eine im europäischen Vergleich ausgeprägte Orientierung auf stationäre Behandlung gekennzeichnet. Zugleich mehren sich empirische Hinweise darauf, dass diese stationäre Dominanz medizinisch in vielen Fällen nicht erforderlich ist und dass ambulante sowie teilstationäre Versorgungsformen vielfach weder strukturell noch finanziell ausreichend entwickelt sind. Die Folge ist eine wachsende Diskrepanz zwischen steigenden Ausgaben und nur begrenzt verbesserten Versorgungsresultaten.

Der internationale Vergleich unterstreicht diese Besonderheiten. Auswertungen auf Basis von Eurostat- und ECHIM-Daten zeigen, dass Deutschland sowohl bei der Zahl hospitalisierter Fälle mit psychiatrischer Hauptdiagnose (ICD-10 F00–F99) als auch bei der psychiatrischen Bettenzahl je 100.000 Einwohner deutlich über dem Durchschnitt der EU-Staaten liegt. Während zahlreiche europäische Länder in den vergangenen Jahren einen gezielten Abbau stationärer Kapazitäten, die Stärkung gemeindenaher Angebote und den Ausbau integrierter Versorgungsmodelle verfolgt haben, ist Deutschland diesem Trend nur begrenzt gefolgt (Watermann und Neubert 2021). Diese stationäre Über- und Fehlversorgung bindet erhebliche personelle und finanzielle Ressourcen und verschärft bestehende Allokationsprobleme.

Vor diesem Hintergrund haben verschiedene Expertengremien und Institutionen Reformimpulse formuliert. Hervorzuheben ist insbesondere die Achte Stellungnahme der Regierungskommission für eine moderne und bedarfsgerechte Krankenhausversorgung vom 29. September 2023, die sich explizit den psychiatrischen Fachgebieten – Psychiatrie, Psychosomatik sowie Kinder- und Jugendpsychiatrie – widmet. Die Kommission betont die Notwendigkeit, vorhandene Kapazitäten konsequent am tatsächlichen Versorgungsbedarf auszurichten, sektorenübergreifende Versorgungspfade zu etablieren und Transparenz über Leistungen, Strukturen und Ergebnisse herzustellen (Regierungskommission 2023).

Gleichzeitig wird zunehmend deutlich, dass die psychiatrische und psychosomatische Versorgung in Deutschland unter einem grundlegenden Strukturproblem leidet. Trotz hoher Bettenzahlen und überdurchschnittlich wachsender Ausgaben gelingt es nicht, eine durchgängig bedarfsgerechte, patientennahe Versorgung sicherzustellen. Ambulante und teilstationäre Angebote – insbesondere die Psychiatrischen Institutsambulanzen (PIA) – werden bislang nicht systematisch als zentrale Bausteine einer modernen Versorgung genutzt, obwohl ihnen gerade für die Behandlung schwer psychisch erkrankter Menschen eine Schlüsselrolle zukommt.

An diese Problembeschreibung knüpft das Zehn-Punkte-Papier der gesetzlichen Krankenversicherung an und formuliert ein kohärentes Leitbild für die Reform der psychiatrischen und psychosomatischen Versorgung. Kernpunkte sind der Abbau stationärer Überkapazitäten, die Flexibilisierung von Versorgungsformen sowie der Aufbau integrierter, sektorenübergreifender Strukturen. Diese Ausrichtung setzt einen veränderten Einsatz der vorhandenen personellen Ressourcen, die flächendeckende Verfügbarkeit intensiver ambulanter Akutbehandlungsangebote und eine konsequente Weiterentwicklung der Psychiatrischen Institutsambulanzen zu multiprofessionellen Versorgungs- und Koordinationszentren voraus.

Die im Folgenden dargestellte Ausgabenentwicklung macht jedoch deutlich, dass das bestehende System durch ineffiziente Anreiz- und Steuerungsmechanismen geprägt ist. Trotz erheblicher finanzieller Mehraufwendungen gelingt es nicht, die personelle Ausstattung am Patienten nachhaltig zu verbessern. Finanzierungs- und Planungslogiken begünstigen weiterhin stationäre Strukturen und erschweren den notwendigen Wandel hin zu einer stärker ambulant ausgerichteten Psychiatrie.

Vor diesem Hintergrund stellt sich die zentrale Frage, wie eine zukunftsfähige, qualitativ hochwertige und zugleich finanziell tragfähige psychiatrische und psychosomatische Versorgung ausgestaltet werden kann. Erforderlich ist ein Paradigmenwechsel hin zu mehr Transparenz, einer klaren Zweckbindung von Personalmitteln und einer aktiven Förderung der Ambulantisierung durch flexible, sektorenübergreifende Budgetmodelle. An die Stelle einer traditionellen Bettenplanung muss eine bedarfsorientierte Planung von Versorgungskapazitäten treten. Der Beitrag greift diese Fragestellungen auf und analysiert die bestehenden Strukturdefizite sowie die Reformoptionen für eine nachhaltige Weiterentwicklung der psychiatrischen Krankenhausversorgung in Deutschland.

14.2 Kostenentwicklung und Struktur der Ausgaben

Ein zentraler Ausgangspunkt der ökonomischen Analyse der psychiatrischen und psychosomatischen Versorgung in Deutschland ist die im europäischen Vergleich außergewöhnlich hohe Zahl stationärer Krankenhausbetten. Während zahlreiche europäische Staaten bereits seit den 1990er- und 2000er-Jahren einen konsequenten Abbau stationärer Kapazitäten mit dem Ziel der Deinstitutionalisierung und der Stärkung gemeindenaher Versorgungsformen verfolgt haben, ist die Entwicklung in Deutschland hiervon deutlich abgewichen. Die stationären Kapazitäten blieben über lange Zeiträume hinweg stabil oder nahmen in einzelnen Bereichen sogar weiter zu.

Daten von Eurostat belegen diese strukturelle Besonderheit: Mit rund 130 psychiatrischen Betten je 100.000 Einwohner (Stand 2024) weist Deutschland eine deutlich überdurchschnittliche stationäre Versorgungsdichte auf (Tauscher und Neubert 2024). Diese ausgeprägte „Bettenlastigkeit“ geht mit einer entsprechend hohen Hospitalisierungsrate einher und erzeugt systemische Fehlanreize. In einem überwiegend kapazitätsgetriebenen System wird Nachfrage in erheblichem Umfang angebotsinduziert generiert: Wo stationäre Betten vorgehalten werden, werden sie in der Regel auch belegt – selbst dann, wenn ambulante oder teilstationäre Behandlungsformen medizinisch gleichwertig oder in bestimmten Fällen sogar überlegen wären.

Die Folgen dieser strukturellen Fehlsteuerung zeigen sich deutlich in der Ausgabenverteilung der unterschiedlichen Behandlungssettings bei den Krankenhäusern. Rund 80 % der finanziellen Mittel fließen in die vollstationäre Behandlung, während teilstationäre und ambulante Settings nur eine untergeordnete Rolle spielen. Aus Sicht der gesetzlichen Krankenversicherung stellt diese Verteilung eine erhebliche Fehlallokation begrenzter personeller und finanzieller Ressourcen dar. Obwohl mit den Psychiatrischen Institutsambulanzen (PIA) für die Krankenhäuser und Fachabteilungen seit fast 25 Jahren weitreichende Möglichkeiten zu ambulanten Behandlungen bestehen, bleibt der Grundsatz „ambulant vor stationär“ weitgehend programmatisch und ist bislang nicht hinreichend in wirksame Struktur- und Vergütungsanreize übersetzt.

Diese Schieflage wird durch die in ◘ Tab. 14.1 dargestellten Eckdaten zur stationären und ambulanten Versorgung in psychiatrischen und psychosomatischen Fachabteilungen weiter untermauert. Die Tabelle verdeutlicht, dass der überwiegende Teil der Leistungen, Fallzahlen und Ausgaben weiterhin im vollstationären Bereich konzentriert ist, während andere Behandlungssettings am Krankenhaus im Verhältnis zum Versor-

Tab. 14.1 Eckdaten 2024 der stationären und ambulanten Versorgung in psychiatrischen und psychosomatischen Krankenhäusern und Fachabteilungen

	Krankenhäuser	Standorte	Tage	Kosten	Veränderung zu 2023	Kosten je Tag
Gesamt	**676**	**1.250**	**39,6 Mio.**	**12.211 Mio. €**	**+1.194 Mio. €**	**308 €**
	100 %	100 %	100 %	100 %	+10,8 %	
Nach Behandlungssetting						
Vollstationär	**520**	**636**	**24,9 Mio.**	**9.533 Mio. €**	**+898 Mio. €**	**383 €**
	77 %	51 %	63 %	78 %	+10,4 %	
Teilstationär	**513**	**1.050**	**6,0 Mio.**	**1.779 Mio. €**	**+223 Mio. €**	**298 €**
	76 %	84 %	15 %	15 %	+14,3 %	
Stationsäquivalente Behandlung (StäB)	**62**	**81**	**0,3 Mio.**	**71 Mio. €**	**+17 Mio. €**	**258 €**
	9 %	7 %	+0,7 %	0,6 %	+32 %	
Ambulant (Psychiatrische Institutsambulanz)	**490**	**990**	**8,4 Mio.**	**828 Mio. €**	**+38 Mio. €**	**97 €**
	73 %	79 %	21 %	7 %	+7,3 %	

Quelle: Leistungs- und Abrechnungsdaten aller Krankenhausfälle in Deutschland 2023 und 2024, umfasst die Fachabteilungen Allgemeine Psychiatrie, Psychosomatik und Kinder- und Jugendpsychiatrie
Krankenhaus-Report 2026

gungsbedarf schwer psychisch erkrankter Menschen unterrepräsentiert bleiben. Die PIA könnten zwar eine zentrale Funktion für die kontinuierliche Behandlung komplexer Patientengruppen erfüllen, ihr finanzieller Anteil liegt jedoch lediglich bei rund 7 % der Gesamtmittel. Damit besteht ein deutliches Missverhältnis zwischen versorgungspolitischer Bedeutung und tatsächlicher Ressourcenzuweisung.

Parallel zu dieser strukturellen Schieflage hat sich die psychiatrische und psychosomatische Krankenhausversorgung zu einem der dynamischsten Kostentreiber innerhalb der gesetzlichen Krankenversicherung entwickelt. In den Jahren 2023 und 2024 stiegen die Ausgaben für psychiatrische Krankenhausleistungen jeweils um ca. 11 % beziehungsweise 1,1 bis 1,2 Mrd. € auf insgesamt rund 12,2 Mrd. € im Jahr 2024. Auch für das Jahr 2025 ist auf Basis der vorläufigen Rechnungsdaten von einer weiteren Steigerung in Höhe von 11 bis 12 % auszugehen. Diese Entwicklung ist umso problematischer, als sie in einem eklatanten Missverhältnis zur allgemeinen Einnahmenentwicklung der Krankenkassen steht.

Die Grundlohnrate, die als zentrale Orientierungsgröße für das beitragspflichtige Einnahmenwachstum der GKV dient, lag im Jahr 2023 bei lediglich 3,45 % und im Jahr 2024 bei rund 4,22 %. Damit wachsen die Ausgaben in der Krankenhauspsychiatrie mehr als doppelt so schnell wie die beitragspflichtigen Einnahmen. Diese Ausgaben-Einnahmen-Schere untergräbt die finanzielle Stabilität der gesetzlichen Krankenversicherung und erhöht den Druck auf Beitragssätze und Zusatzbeiträge erheblich.

Die Ursachen dieses ausgeprägten Preiseffekts sind vielschichtig. Erstens verstärkt die weiterhin dominante stationäre Ausrichtung die Kostenentwicklung, da vollstationäre Leistungen im Vergleich zu ambulanten und teilstationären Angeboten mit deutlich höheren Personal- und Infrastrukturkosten verbunden sind. Im Jahr 2024 entfielen rund 9,5 Mrd. € – und damit nahezu 80 % der Gesamtausgaben – auf die vollstationäre Versorgung, während ambulante Strukturen nur marginal profitieren. Zweitens haben Maßnahmen zum Abbau von Verhandlungsrückständen zwischen Krankenhäusern und Krankenkassen kurzfristig zu erheblichen Budgetsteigerungen geführt. Diese Budgetbeschleunigung verbessert zwar temporär die Liquidität der Einrichtungen, trägt jedoch nicht zu einer nachhaltigen Effizienzsteigerung oder strukturellen Modernisierung bei. Drittens bleibt der sogenannte Psychiatrievergleich nach § 4 BPflV in seiner Steuerungswirkung begrenzt. Ursprünglich als Instrument zur leistungsgerechten Preisannäherung konzipiert, entfaltet er mangels valider und vergleichbarer Kostendaten bislang kaum preisdisziplinierende Effekte. Verschärft wird dies durch eine funktionale Asymmetrie in der Anwendung des Vergleichs: Während Kostenunterschreitungen im Vergleich zu den Mittelwerten häufig als Argument für Budgetanhebungen genutzt werden, führen Überschreitungen bei kostenintensiven Häusern in der Verhandlungspraxis selten zu einer effektiven Absenkung auf das Vergleichsniveau. Da zudem keine verbindlichen Sanktionen für unwirtschaftliche Abweichungen existieren, wirkt der Psychiatrievergleich faktisch eher als Preistreiber denn als Instrument zur Hebung von Effizienzreserven. Statt einer Konvergenz hin zu effizienten Strukturen wird der Vergleich vielfach lediglich als Argumentationsgrundlage für weitere Entgeltsteigerungen genutzt.

Die Entwicklung der Krankenhausvergütung in den Jahren 2019 bis 2024, wie sie in ◘ Tab. 14.2 dargestellt ist, illustriert diese Dynamik eindrücklich. Über den gesamten Zeitraum hinweg zeigt sich ein kontinuierlicher und beschleunigter Anstieg der Vergütungsvolumina, der sich zunehmend von der allgemeinen Einnahmenentwicklung der GKV entkoppelt. Diese Entwicklung bestätigt, dass es sich nicht um kurzfristige Sondereffekte, sondern um ein strukturelles Kostenproblem handelt.

Vor diesem Hintergrund wird deutlich, dass die psychiatrische Krankenhausversorgung in besonderem Maße zur wachsenden finanziel-

Tab. 14.2 Entwicklung der Krankenhausvergütung für Psychiatrie und Psychosomatik 2019 bis 2024.

	2019	2020	2021	2022	2023	2024
Behandlungstage	**39,0 Mio.**	**34,8 Mio.**	**36,0 Mio.**	**36,5 Mio.**	**38,4 Mio.**	**39,6 Mio.**
Veränderung zum Vorjahr		−10,8 %	+3,6 %	+1,2 %	+5,2 %	+3,3 %
Kosten	**9.414 Mio. €**	**8.678 Mio. €**	**9.366 Mio. €**	**9.926 Mio. €**	**11.017 Mio. €**	**12.211 Mio. €**
Veränderung zum Vorjahr		**−736 Mio. €**	**+688 Mio. €**	**+560 Mio. €**	**+1.091 Mio. €**	**+1.194 Mio. €**
		−7,8 %	+7,9 %	+6,0 %	+11,0 %	+10,8 %
Grundlohnrate		3,66 %	2,53 %	2,29 %	3,45 %	4,22 %

Quelle: Leistungs- und Abrechnungsdaten aller Krankenhausfälle in Deutschland 2019–2024, umfasst die Fachabteilungen Allgemeine Psychiatrie, Psychosomatik und Kinder- und Jugendpsychiatrie
Krankenhaus-Report 2026

len Schieflage der gesetzlichen Krankenversicherung beiträgt. Die Kosten in diesem Sektor wachsen mehr als dreimal so schnell wie die beitragspflichtigen Einnahmen. Ursächlich hierfür sind neben steigenden Personalkosten insbesondere die spezifischen Anreizstrukturen des pauschalierenden Entgeltsystems Psychiatrie und Psychosomatik (PEPP), das in seiner aktuellen Ausgestaltung weiterhin eine Ausweitung stationärer Leistungen begünstigt.

Aus Sicht der GKV ist daher eine Rückkehr zu einer stärkeren ökonomischen Steuerung unabdingbar. Budgetsteigerungen sollten sich künftig enger an der Grundlohnrate orientieren, um die Ausgabenentwicklung wieder in ein tragfähiges Verhältnis zur Einnahmenbasis zu bringen. Schätzungen zufolge ließen sich allein durch eine solche Begrenzung jährliche Mehrausgaben von bis zu 700 Mio. € vermeiden, ohne die notwendige Versorgung der Patientinnen und Patienten zu gefährden. Voraussetzung hierfür ist jedoch eine konsequente strukturelle Neuausrichtung der Versorgung, bei der ambulante und sektorenübergreifende Angebote systematisch gestärkt und stationäre Überkapazitäten schrittweise abgebaut werden.

14.3 Personalanhaltszahlen und die PPP-Richtlinie

Die Personalausstattung stellt den zentralen Qualitätsfaktor der psychiatrischen und psychosomatischen Versorgung dar. Anders als in technisch geprägten medizinischen Fachgebieten basiert die Leistungserbringung in der Psychiatrie wesentlich auf einer kontinuierlichen therapeutischen Beziehungsgestaltung. Mit einem Kostenanteil von rund 65 % der Gesamtbudgets psychiatrischer und psychosomatischer Krankenhäuser unterstreicht das therapeutische Personal die hohe finanzielle und qualitative Relevanz personalbezogener Steuerungsinstrumente (Watermann et al. 2022).

Zur Sicherung einer leitliniengerechten Versorgung hat der Gemeinsame Bundesausschuss mit der „Personalausstattung Psychia-

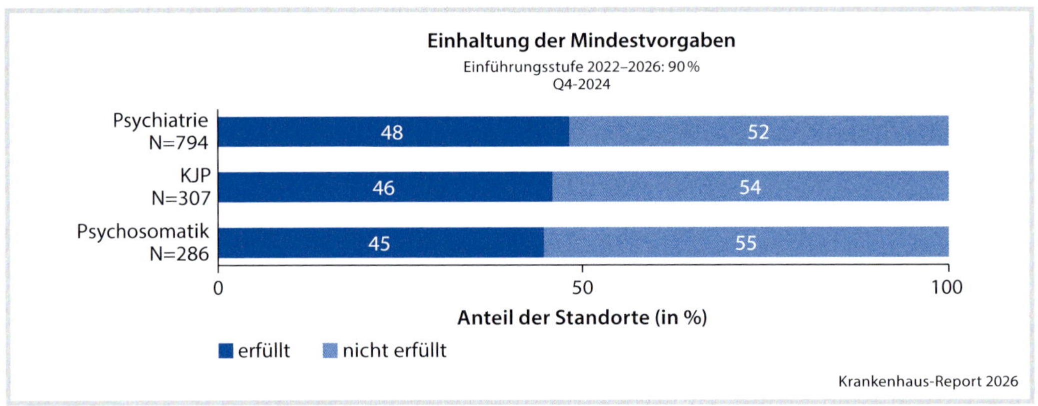

Abb. 14.1 Einhaltung der Mindestvorgaben nach Fachabteilungen, 4. Quartal 2024 (Einführungsstufe 90 %). (Quelle: eigene Darstellung auf Basis der IQTIG-Auswertungen der Nachweisdaten)

trie und Psychosomatik-Richtlinie" (PPP-RL) verbindliche Mindestvorgaben für therapeutische Berufsgruppen eingeführt. Ziel war es, bundesweit ein Mindestniveau an personeller Ausstattung sicherzustellen und damit Qualitätsdefiziten entgegenzuwirken (Watermann und Neubert 2020). Die Umsetzung dieser Vorgaben bleibt jedoch deutlich hinter dem normativen Anspruch zurück.

Die Auswertungen der Nachweisdaten zeigen, dass im vierten Quartal 2024 mehr als die Hälfte der Standorte die Mindestvorgaben nicht vollständig erfüllen konnte. In der Erwachsenenpsychiatrie verfehlten 52 % der Einrichtungen die Vorgaben, in der Kinder- und Jugendpsychiatrie lag der Anteil sogar bei 54 %. Abb. 14.1 verdeutlicht diese Defizite differenziert nach Fachabteilungen und zeigt, dass selbst unter Berücksichtigung der Einführungsstufe von 90 % ein erheblicher Teil der Krankenhäuser die Mindestanforderungen unterschreitet. Besonders problematisch ist dabei, dass die Nichteinhaltung kein Randphänomen einzelner Einrichtungen darstellt, sondern strukturell breit verankert ist.

Noch deutlicher treten die Defizite bei der Betrachtung einzelner Berufsgruppen zutage. Abb. 14.2 zeigt, dass insbesondere in der Pflege sowie in den spezialtherapeutischen Berufsgruppen erhebliche Unterdeckungen bestehen. Im vierten Quartal 2024 lag die Nichterfüllungsquote in der Pflege bei rund 27 %, in der Spezialtherapie sogar bei etwa 31 %. Diese Befunde sind aus versorgungsfachlicher Sicht besonders kritisch, da gerade diese Berufsgruppen maßgeblich zur Behandlungsintensität, zur therapeutischen Kontinuität und zur Umsetzung komplexer Behandlungspläne beitragen (Tauscher und Neubert 2025).

Bemerkenswert ist zudem der zeitliche Trend. Die Umsetzungsdaten für die Jahre 2022 und 2023 zeigen, dass sich der Erfüllungsgrad der PPP-Vorgaben in der Allgemeinen Psychiatrie nicht verbessert, sondern vielmehr verschlechtert hat. Trotz deutlich steigender Budgets sinkt die tatsächlich realisierte Personalquote pro Behandlungsfall. Diese Entwicklung widerspricht der ursprünglichen Zielsetzung der Richtlinie und deutet auf grundlegende Steuerungsprobleme hin (Tab. 14.3).

Dieses Phänomen kann als „Personal-Paradox" beschrieben werden. Gemeint ist der Umstand, dass Krankenhäuser in den Budgetverhandlungen zusätzliche Personalstellen vereinbaren und hierfür entsprechende Mittel erhalten, diese Stellen jedoch in erheblichem Umfang nicht besetzen. Im Jahr 2023 erreichten 38,1 % der Einrichtungen nicht die vertraglich vereinbarte Stellenbesetzung (Neubert 2025). Die Ursachen liegen einerseits in den angespannten Arbeitsmarktbedingungen, an-

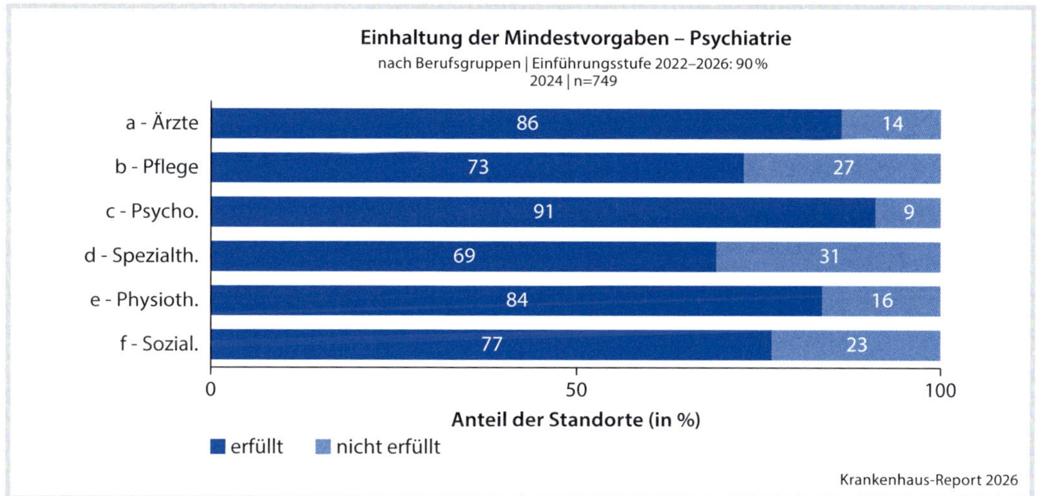

Abb. 14.2 Einhaltung der Mindestvorgaben in der Psychiatrie nach Berufsgruppen, 4. Quartal 2024 (Einführungsstufe 90 %). (Quelle: eigene Darstellung auf Basis der IQTIG-Auswertungen der Nachweisdaten)

Tab. 14.3 Einhaltung der Mindestvorgaben in der Psychiatrie – Entwicklung 2022 und 2023

	2022				2023			
	Q1	Q2	Q3	Q4	Q1	Q2	Q3	Q4
Gesamt (n = 688)								
Umsetzungsgrad	**106,9 %**	**96,7 %**	**95,6 %**	**96,9 %**	**101,2 %**	**94,1 %**	**94,8 %**	**95,7 %**
Veränderung zum Vorjahr					−5,7 %	−2,6 %	−0,8 %	−1,2 %
Ohne Einhaltung der Mindestlohnvorgaben (Anteil 35 bis 57 %)								
Umsetzungsgrad	**98,4 %**	**90,8 %**	**90,1 %**	**91,3 %**	**94,8 %**	**89,2 %**	**90,3 %**	**90,3 %**
Veränderung zum Vorjahr					−3,6 %	−1,6 %	+0,2 %	−1,0 %

Quelle: eigene Darstellung auf Basis der Umsetzungsgrade IQTIG-Quartalsbericht gemäß PPP-RL 2023-4, Abb. 19[29], 20[29] und Tab. 60[29] (IQTIG 2024)
Krankenhaus-Report 2026

dererseits jedoch auch in systemischen Anreizstrukturen, die eine konsequente Zweckbindung der Mittel nicht sicherstellen. Entscheidend ist hierbei die Unterscheidung zwischen regulatorischer Mindestvorgabe und finanzierter Ausstattung: Die Krankenkassen refinanzieren in den Budgetverhandlungen Personalstellen, die häufig über den Mindestvorgaben der PPP-RL liegen. Werden diese vereinbarten und vergüteten Stellen nicht besetzt, fließen Beitragsgelder ohne entsprechende Gegenleistung. Die aktuelle Rechtslage erlaubt es den Häusern vielfach, diese Mittel zur Quersubventionierung anderer Bereiche oder zur Ergebnisverbesserung zu nutzen, statt sie an die Versichertengemeinschaft zurückzugeben.

Die Problematik verschärft sich durch die Interaktion mehrerer Systemkomponenten. Das pauschalierende Entgeltsystem Psychiatrie und Psychosomatik (PEPP) fungiert faktisch nicht als leistungsorientiertes Vergütungssystem, sondern primär als Instrument zur Budgetverteilung zwischen den Krankenkassen. Auf Ebene der Krankenhäuser werden die Budgets weiterhin weitgehend historisch fortgeschrieben, ohne dass ein systematischer Bezug zur tatsächlichen Leistungsentwicklung hergestellt wird. In den Budgetverhandlungen bildet insbesondere die Auslegung von § 3 Absatz 3 BPflV einen zentralen Konfliktpunkt. Viele Krankenhäuser fordern zunehmend eine vollständige Selbstkostendeckung für das gesamte therapeutische Personal, unabhängig davon, ob es sich um neu aufgebautes oder bereits im Basisbudget refinanziertes Bestandspersonal handelt. Diese Interpretation unterläuft den Grundsatz der Budgetfortschreibung und führt zu strukturell hohen Budgetsteigerungen, die nicht durch zusätzliche Leistungen gedeckt sind. Demgegenüber vertreten die gesetzlichen Krankenkassen eine fortschreibungsbasierte Finanzierungslogik, nach der das therapeutische Bestandspersonal bereits im Vorjahresbudget enthalten ist. Zusätzliche Mittel über den Veränderungswert hinaus sollen demnach ausschließlich für nachweislich neuen Personalbedarf bereitgestellt werden, der sich aus der Umsetzung neuer Qualitätsvorgaben des Gemeinsamen Bundesausschusses (PPP-RL) oder aus besonderen medizinischen Anforderungen ergibt. Die fehlende rechtliche Klarheit in der Anwendung des § 3 Absatz 3 BPflV führt in der Praxis zu einer hohen Zahl von Schiedsstellenverfahren und Rechtsstreitigkeiten und untergräbt zugleich die intendierte Begrenzung der Ausgabenentwicklung.

Hinzu kommt das Fehlen wirksamer Sanktionsmechanismen. Werden vereinbarte Stellen nicht besetzt, verbleiben die dafür vorgesehenen Mittel häufig beim Krankenhaus. Die bestehende Rechtslage eröffnet Interpretationsspielräume, die eine konsequente Rückzahlung und Budgetbereinigung im Folgejahr erschweren oder verhindern. Aus Sicht der GKV steht dies im Widerspruch zum Wirtschaftlichkeitsgebot des SGB V und stellt eine faktische Zweckentfremdung von Beitragsmitteln dar, da diese nicht in zusätzliche Therapiezeit für Patientinnen und Patienten umgesetzt werden.

Ein weiterer Kostentreiber ist der zunehmende Einsatz von Leiharbeit sowie die Ausgliederung von Personal in Servicegesellschaften. Da die hierdurch entstehenden Mehrkosten vielfach voll refinanziert werden, sinkt der ökonomische Anreiz, in stabile und tariflich gebundene Beschäftigungsverhältnisse zu investieren. Die Folge sind steigende Kosten, eine geringere therapeutische Kontinuität und keine nachweisbare Qualitätsverbesserung. Besonders problematisch sind hohe Vermittlungsgebühren, die das System zusätzlich belasten, ohne einen patientenrelevanten Mehrwert zu generieren.

Zusammenfassend zeigt sich, dass die PPP-Richtlinie zwar einen wichtigen normativen Rahmen für eine bedarfsgerechte Personalausstattung geschaffen hat, ihre praktische Wirksamkeit jedoch durch strukturelle Fehlanreize erheblich eingeschränkt wird. Steigende Budgets führen bislang nicht verlässlich zu einer besseren Personalausstattung am Patienten. Aus Sicht der gesetzlichen Krankenversicherung besteht daher dringender gesetzlicher Handlungsbedarf. Zentrale Ansatzpunkte sind eine konsequente Zweckbindung von Personalmitteln, verbindliche Rückzahlungsmechanismen bei Nichtbesetzung vereinbarter Stellen sowie eine Einschränkung der Refinanzierung kostenintensiver Leiharbeitsmodelle. Nur unter diesen Voraussetzungen kann gewährleistet werden, dass zusätzliche Mittel tatsächlich in verbesserte Versorgungsqualität umgesetzt werden.

14.4 Reformbedarf und Transformationspfade

Die im bisherigen System identifizierten strukturellen Defizite – die unzureichende Umsetzung der PPP-RL, das Personal-Paradox und die divergierende Entwicklung von Ausgaben und Einnahmen – erfordern eine grundlegend neue Ausrichtung der Finanzierungs- und Versorgungsstruktur. Die GKV hat sowohl langfristige Transformationspfade als auch kurzfristige regulatorische Maßnahmen entwickelt, um die finanzielle Stabilität zu sichern und gleichzeitig die Versorgungsqualität zu verbessern.

14.4.1 Langfristige Transformationspfade

■ ■ Sektorenübergreifende Gesamtbudgets und Flexibilisierung der Versorgung

Ein zentrales Reformelement ist die Auflösung der starren budgetären Trennung zwischen vollstationären, teilstationären und ambulanten Leistungen. Derzeit werden Psychiatrische Institutsambulanzen (PIA), stationsäquivalente Behandlung (StäB) sowie teil- und vollstationäre Leistungen über separate Finanzierungsmechanismen geregelt, was die Wahl der Versorgungsform finanziell determiniert und einen Anreiz zur Hospitalisierung schafft. Die Einführung eines flexiblen Gesamtbudgets, orientiert an den Modellvorhaben nach § 64b SGB V, würde die Finanzierung vom Versorgungsort entkoppeln und damit Behandlungsentscheidungen dem klinischen Bedarf statt finanziellen Erwägungen unterordnen. Evaluationen der Modellvorhaben dokumentieren, dass ein solches sektorenübergreifendes Modell die vollstationären Belegungstage reduziert, ambulante und teilstationäre Alternativen stärkt und die Behandlungskontinuität verbessert (Schmedders und Neubert 2023).

■ ■ Konsequente Ambulantisierung und Bettenabbau

Aus dieser Umstrukturierung folgt eine systematische Ambulantisierung der psychiatrischen Versorgung. Auf Basis der Modellvorhaben identifiziert die GKV ein Reduzierungspotenzial von über 13.000 stationären Psychiatriebetten bundesweit – eine Zahl, die dem Überbestand im internationalen Vergleich entspricht (GKV-Spitzenverband 2023). Diese Betten sollen nicht ersatzlos gestrichen, sondern in flexible, patientennahe Versorgungsangebote „umgewidmet" werden, insbesondere in die Psychiatrische Institutsambulanz und aufsuchende Behandlungsformen. Dies entspricht dem internationalen Standard und schafft Raum für spezialisierte Kriseninterventionsangebote sowie Angebote für therapieresistente oder hochgradig chronifizierte Fälle.

■ ■ Verbindliche Mittelverwendung und Kostendatentransparenz

Um sicherzustellen, dass die Steuerungswirkung der neuen Strukturen nicht durch die alten Fehlanreize sabotiert wird, sind gesetzliche Änderungen notwendig. Nicht zweckentsprechend verwendete Personalmittel müssen an die Krankenkassen zurückgezahlt werden und jede Budgetsteigerung über die Grundlohnrate hinaus nur auf Basis von medizinisch notwendigem und wirtschaftlich gerechtfertigtem Mehrbedarf zulässig sein. Ergänzend fordert die GKV eine Weiterentwicklung der Dokumentation und Kodierung (ICD und OPS), um Schweregrade, Symptombelastungen und das soziale Umfeld der Patientinnen und Patienten präziser abzubilden. Dies schafft die empirische Grundlage für eine bedarfsgerechte Versorgungsplanung und ermöglicht erstmals eine unabhängige Versorgungsforschung zur Identifizierung der effektivsten Behandlungskonzepte.

■ ■ Das Zehn-Punkte-Papier: Integrativer Reformrahmen

Die beschriebenen Transformationspfade und Stabilisierungsmaßnahmen werden im Zehn-Punkte-Papier der GKV zu einem konsistenten Reformrahmen zusammengeführt (GKV-Spitzenverband 2023). Zentrale Elemente sind eine sektorenübergreifende Versorgungsplanung, der strukturierte Abbau stationärer Überkapazitäten, eine stärkere Nutzung von Routinedaten zur Qualitätstransparenz, flexible Vergütungsmodelle ohne sektorale Brüche sowie der Ausbau niedrigschwelliger, aufsuchender Kriseninterventionsangebote. Ziel ist es, den Bevölkerungsbedarf unabhängig vom Versorgungssektor in den Mittelpunkt der Planung und Finanzierung zu stellen.

14.4.2 Kurzfristige Stabilisierungsmaßnahmen

Parallel zur längerfristigen Strukturreform schlägt die GKV gesetzliche Änderungen vor, die bereits ab 2027 wirksam werden können, um den aktuellen Kostendruck zu mindern und Systemfehler unmittelbar zu korrigieren (GKV-Spitzenverband 2025a und 2025b).

▪ ▪ Rückzahlungsverpflichtung für nicht besetzte Personalstellen

Der zentrale Hebel ist eine klare Rechtsverpflichtung, nach der Krankenhäuser nicht genutzte Personalmittel aus der PPP-RL-Finanzierung konsequent an die Krankenkassen zurückzahlen müssen. Dies würde das Personal-Paradox unmittelbar auflösen und sicherstellen, dass die Finanzierungsvorgaben sich in tatsächlicher Personalpräsenz widerspiegeln.

▪ ▪ Begrenzung überproportionaler Budgetsteigerungen

Eine zweite Maßnahmengruppe zielt auf die Eindämmung von Budgetsteigerungen, die nicht auf einen belegten Mehrbedarf zurückzuführen sind. Vorgesehen ist unter anderem die Streichung zusätzlicher Finanzierungstatbestände für therapeutisches Personal nach § 3 Absatz 3 BPflV, die Korrektur von Entgelterhöhungen infolge wenig steuerungswirksamer Krankenhausvergleiche sowie der Verzicht auf Zusatzfinanzierungen für neue Untersuchungs- und Behandlungsmethoden oder vermeintliche strukturelle Besonderheiten in der Psychiatrie.

▪ ▪ Kontrolle der Leiharbeitsvergütung

Ein dritter Schwerpunkt ist die Begrenzung der Finanzierung von Leiharbeit auf tarifvertragliche Entgelte. Damit würde die wirtschaftliche Rentabilität von kostenintensiven Leiharbeitsmodellen sinken, während gleichzeitig der Anreiz zur Schaffung stabiler Festanstellungen steigt, was die Behandlungskontinuität fördert und Mehrkosten reduziert.

Insgesamt zielt die Kombination dieser kurzfristigen Maßnahmen darauf ab, vermeidbare Mehrkosten im Gesamtvolumen von 300 bis 600 Mio. € zu begrenzen, ohne die notwendige Versorgung zu beeinträchtigen (GKV-Spitzenverband 2025b).

▪ ▪ Erwartete Einsparungen und Versorgungseffekte

Langfristig eröffnet insbesondere die Einführung sektorenübergreifender Gesamtbudgets ein erhebliches Einsparpotenzial von bis zu 900 Mio. € jährlich (GKV-Spitzenverband 2025b). Dieses resultiert zum einen aus einer effizienteren Versorgungsstruktur mit einem höheren Anteil ambulanter und teilstationärer Behandlungen sowie einem gezielten Bettenabbau. Zum anderen ergibt sich ein substantieller Effekt aus der Begrenzung der jährlichen Ausgabensteigerungen auf das Niveau der Grundlohnrate.

14.5 Fazit

Die psychiatrische und psychosomatische Versorgung in Deutschland steht vor einem grundlegenden Strukturproblem: Sie ist nach wie vor stark stationär geprägt, mit hohen Bettenkapazitäten und überdurchschnittlich wachsenden Ausgaben, ohne dass dies in gleichem Maße zu einer bedarfsgerechten, patientennahen Versorgung führt. Ambulante und teilstationäre Angebote – insbesondere die Psychiatrischen Institutsambulanzen – werden bislang nicht systematisch als tragende Säulen einer modernen Versorgung genutzt, obwohl sie für schwer psychisch erkrankte Menschen eine zentrale Rolle spielen könnten.

Vor diesem Hintergrund formuliert das Zehn-Punkte-Papier der gesetzlichen Krankenversicherung ein konsistentes Reformleitbild. Der notwendige Abbau stationärer Überkapazitäten, die Flexibilisierung von Versorgungsformen und der Aufbau integrierter, sektorenübergreifender Strukturen zielen darauf ab, Versorgung stärker am tatsächlichen Bedarf auszurichten. Voraussetzung hierfür ist ein veränderter Personaleinsatz, die flächendeckende Verfügbarkeit intensiver ambulanter Akutbehandlung sowie die konsequente Weiterentwicklung der PIA zu multiprofessionellen Versorgungszentren mit Koordinationsfunktion.

Gleichzeitig wird deutlich, dass die derzeitige Ausgabenentwicklung Ausdruck einer ineffizienten Ressourcenallokation ist. Trotz erheblicher finanzieller Mehraufwendungen gelingt es nicht, die personelle Versorgung am Patienten nachhaltig zu verbessern. Die bestehenden Finanzierungs- und Planungsmechanismen setzen weiterhin Fehlanreize zugunsten stationärer Strukturen und bremsen den notwendigen Wandel hin zu einer ambulant geprägten Psychiatrie.

Eine zukunftsfähige Reform erfordert daher einen Paradigmenwechsel: Weg vom Vertrauen in historisch gewachsene Strukturen, hin zu Transparenz, klarer Zweckbindung von Personalmitteln und einer aktiven Förderung der Ambulantisierung durch flexible Gesamtbudgets. An die Stelle einer engen Bettenplanung muss eine bedarfsorientierte Planung von Versorgungskapazitäten treten. Nur durch diese strukturelle Neuausrichtung lässt sich langfristig eine leitliniengerechte, qualitativ hochwertige und zugleich finanziell tragfähige psychiatrische und psychosomatische Versorgung sicherstellen.

Literatur

GKV-Spitzenverband (2023) Zehn-Punkte-Papier der GKV zur Weiterentwicklung der psychiatrischen Krankenhausversorgung in Deutschland. https://www.gkv-spitzenverband.de/gkv_spitzenverband/presse/pressemitteilungen_und_statements/pressemitteilung_1700928.jsp. Zugegriffen: 15. Jan. 2026

GKV-Spitzenverband (2025an) Stellungnahme des GKV-Spitzenverbandes vom 28.11.2025 an die FinanzKommission Gesundheit. https://www.gkv-spitzenverband.de/gkv_spitzenverband/presse/stellungnahmen/stellungnahmen.jsp. Zugegriffen: 15. Jan. 2026

GKV-Spitzenverband (2025a) Argumentationspapier der AG Psych-Entgeltsystem zu kurzfristigen Änderungen der gesetzlichen Rahmenbedingungen für Psychiatrie und Psychosomatik

IQTIG – Institut für Qualitätssicherung und Transparenz im Gesundheitswesen (2024) Strukturabfrage zur Personalausstattung in Psychiatrie und Psychosomatik: Berichtsquartal 2023-4

Neubert O (2025) Explodierende Kosten in der Krankenhauspsychiatrie – Garant für eine bessere Versorgung? 90 PROZENT 42, Mai 2025. https://www.gkv-90prozent.de/. Zugegriffen: 15. Jan. 2026

Regierungskommission (2023) Achte Stellungnahme und Empfehlung der Regierungskommission für eine moderne und bedarfsgerechte Krankenhausversorgung Psychiatrie, Psychosomatik und Kinder- und Jugendpsychiatrie („Psych-Fächer“): Reform und Weiterentwicklung der Krankenhausversorgung. https://www.bundesgesundheitsministerium.de/themen/krankenhaus/regierungskommission-krankenhausversorgung

Schmedders M, Neubert O (2023) Überführung der Modellvorhaben nach § 64b SGB V in die Regelversorgung. Sicht der Gesetzlichen Krankenkassen. Nervenheilkunde 42:782–786

Tauscher A, Neubert O (2024) Schlechte Personalquote in Psychiatrien hält an. 90 PROZENT 38, Juli 2024. https://www.gkv-90prozent.de/. Zugegriffen: 15. Jan. 2026

Tauscher A, Neubert O (2025) Qualitätssicherung: Pauschale Bürokratiedebatten führen in die Irre. f&w 2:140–143

Watermann U, Neubert O (2020) Pro PPP-RL – Endlich mehr Personal. f&w 1:18–20

Watermann U, Neubert O (2021) Psychiatrie – Zu viele Betten. f&w 7:594–595

Watermann U, Stich A, Neubert O, Raque J (2022) Mindestpersonalvorgaben in der Psychiatrie: Endlich mehr Personal und mehr Transparenz. G + S 2:19–26

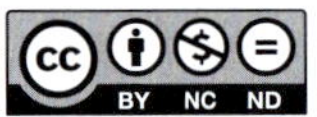
cc
BY NC ND

Reformperspektiven für Ambulantisierung und sektorenübergreifende Versorgung

Inhaltsverzeichnis

Ambulantisierung: Empirische Bestandsaufnahme und Entwicklungsperspektiven

Robert Messerle und Jonas Schreyögg

Inhaltsverzeichnis

D. Scheller-Kreinsen et al. (Hrsg.), *Krankenhaus-Report 2026*,
https://doi.org/10.1007/978-3-662-73132-1_15

Zusammenfassung

Seit Jahrzehnten versucht die Gesundheitspolitik, die Auswirkungen der sektoralen Trennung im Gesundheitswesen abzumildern. Zwar gewinnen Versorgungsbereiche an der ambulant-stationären Schnittstelle infolge zahlreicher partieller Lösungsversuche zunehmend an Bedeutung, doch es fehlt ein übergreifendes Konzept. Angesichts der Dynamik und Heterogenität des Systems reicht es nicht aus, bestehende Logiken zusammenzuführen – es braucht auch echte strukturelle Reformen. Ein konsistenter Ordnungsrahmen mit verbindlichen, sektorenübergreifenden Vorgaben und angepassten Strukturen, wie beispielsweise Primärversorgungs- und intersektorale Zentren, ist daher essenziell. Allerdings müssen die Lösungen der Versorgungsrealität gerecht werden: Es werden flexible gesetzliche Rahmenbedingungen benötigt, um regionale Lösungen zu ermöglichen.

For decades, German health policy has sought to mitigate the effects of sectoral separation in the healthcare system. As a result of numerous partial attempts at solutions, care segments along the ambulatory-inpatient continuum have gained importance, but there is no overarching concept. Given the dynamics and heterogeneity of the system, it does not suffice to simply combine existing approaches – genuine structural reforms are also needed. A consistent regulatory framework with binding, cross-sectoral guidelines and adapted structures, such as primary care and intersectoral centers, is therefore essential. However, the solutions must be appropriate to the reality of healthcare provision: flexible legal frameworks are needed to enable regional solutions.

15

15.1 Stand der Ambulantisierung

Die ehemals starke sektorale Trennung ist personell bereits vielfach durchbrochen; das klassische Bild der durch Einzelpraxen getragenen ambulanten Versorgung auf der einen und Krankenhäuser auf der anderen Seite ist Geschichte. Nur ein knappes Drittel aller an der ambulanten Versorgung Teilnehmenden arbeitet noch allein in klassischen Einzelpraxen. Der Großteil ist hingegen in gemeinschaftlichen Strukturen wie Berufsausübungsgemeinschaften oder in Praxen mit angestellten Ärzten tätig. 20 % aller ambulant tätigen Ärztinnen und Ärzte arbeiten in Einrichtungen wie Medizinischen Versorgungszentren (MVZ); die Hälfte davon in Trägerschaft von Krankenhäusern. Weitere 6 % sind ermächtigte Krankenhausärzte. In Bereichen wie der Chirurgie und Orthopädie, die voraussichtlich von der Ambulantisierung besonders betroffen sind, beträgt der Anteil von mittel- und unmittelbar in Krankenhäusern Angestellten sogar über 30 % (KBV 2024).

Diese veränderten Strukturen müssen auch bei der zukünftigen Ausgestaltung der ambulanten Strukturen beachtet werden. Ein Blick nur auf das ambulante Operieren, eines der am intensivsten diskutierten Themen an der ambulant-stationären Schnittstelle, greift dabei zu kurz. Zwar ist seit der Überarbeitung des AOP-Kataloges und der Einführung von Hybrid-DRGs eine enorme Dynamik zu beobachten. Nach jahrelanger Konstanz stiegen die Ausgaben in kurzer Zeit von 2022 zu 2024 um über 50 % auf nun knapp 4 Mrd. € (BMG 2025). Mit der umfangreichen Erweiterung des Kataloges, insbesondere ab 2026, ist hier noch einmal mit einer deutlichen Steigerung zu rechnen (siehe unten).

Allerdings werden in weiteren Versorgungsbereichen, die vom Gesetzgeber ebenfalls an der ambulant-stationären Schnittstelle verortet werden – also Ambulanzen, die ASV, teilstationäre Leistungen etc. – auch fast 5 Mrd. € ausgegeben (BMG 2025; ◻ Abb. 15.1). Mittelfristig wird über noch weit größere Posten als diese **ca. 9 Mrd.** zu sprechen sein. In der stationären Versorgung werden jährlich 100 Mrd. € für ca. 17 Mio. Fälle ausgeben. Nur bei ca. 1,8 Mio. Fällen davon, also etwa 10 %, wird intensivmedizinisch behandelt. Diese Fälle benötigen überdurchschnittlich viele Ressourcen, sodass mehr als

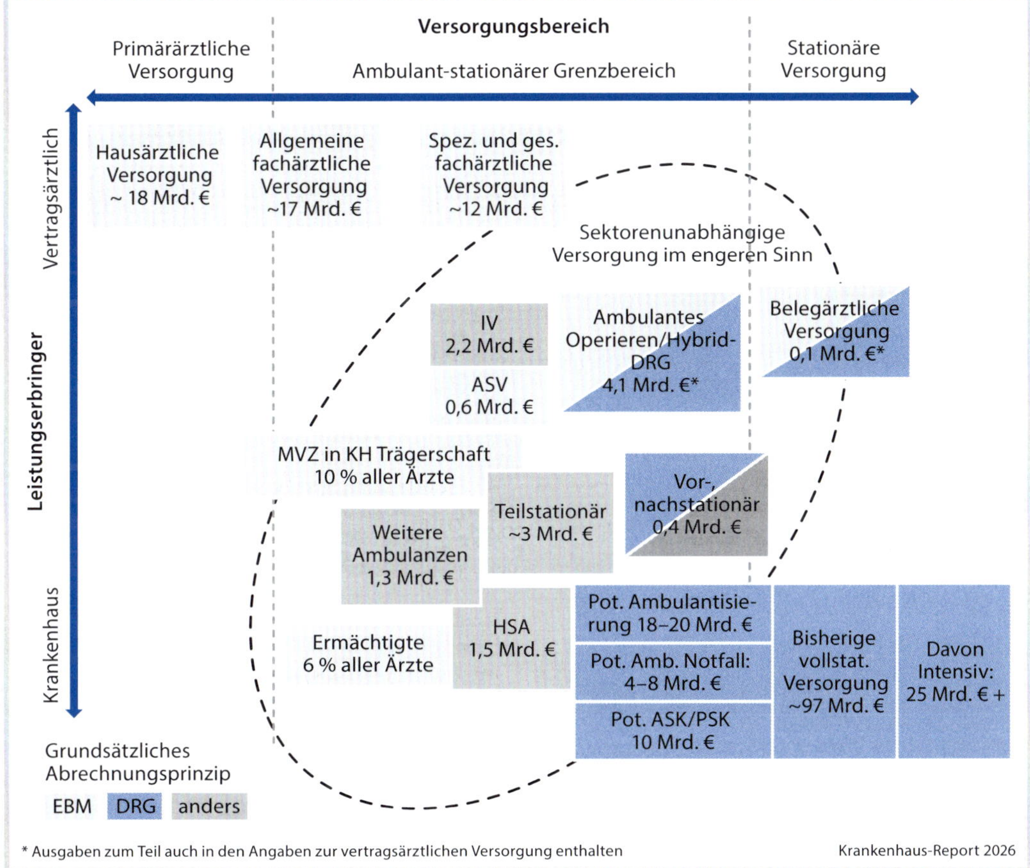

Abb. 15.1 Struktur und ungefähres Volumen der ambulant-stationären GKV-Versorgung in Deutschland im Jahr 2024 (eigene Darstellung). Zahlen soweit verfügbar für 2024. Die Arztgruppen-Zuordnung beruht auf der G-BA-Bedarfsplanungsrichtlinie, die arztgruppenbezogenen Ausgaben entstammen dem KBV-Honorarbericht. Für die hausärztliche Versorgung (inkl. Kinder- und Jugendmedizin) wurden die Ausgaben für HzV-Verträge zugesetzt. Die weiteren Angaben beruhen auf Auswertungen des Bundesarztregisters, der amtlichen Statistik KJ 1 und der DRG-Abrechnungsstatistik sowie Hochrechnungen auf Basis von AOK-Abrechnungsdaten. Die integrierte Versorgung beinhaltet die Ausgaben für die ärztliche Behandlung und die Krankenhausbehandlung im Rahmen von Verträgen nach § 140a SGB V. Die Krankenhausbehandlung umfasst infolge der Datendefinition auch die stationäre Anschluss-Rehabilitation. Angaben für die potenziell ambulant behandelbaren Notfälle gemäß SVR 2024, S. 272. Schätzung ASK und PSK basierend auf Katalogen von Sundmacher et al. 2015 und Valk-Draad et al. 2023; PSK nur für Versicherte mit Pflegestufe; Notfälle und Fälle mit sonstigem ambulantem Potenzial ausgeschlossen, um Doppelzählungen zu vermeiden

25 Mrd. € an Ausgaben auf sie entfallen (eigene Berechnungen auf Basis von InEK 2025). Stationäre Leistungen außerhalb der Intensivmedizin sind nicht zwangsläufig auch ambulant erbringbar; ein Kurzliegeranteil von 50 % aller vollstationären Fälle (1 bis 3 Tage; GBE-Bund 2025) lässt jedoch auf ein sehr großes Potenzial schließen. Ein Befund, der durch Analysen auf Basis des AOP-Kataloges bzw. der IGES-Vorschläge gestützt wird, die ein Ambulantisierungspotenzial von etwa 30 % aller Fälle ergeben – fast 20 % allein für den bereits existierenden AOP-Katalog (Pioch et al. 2024).

Für diese potenziell ambulantisierbaren Fälle fallen aktuell stationäre Ausgaben von ca. 16–18 Mrd. € jährlich an, davon ungefähr die Hälfte für Kurzlieger (vgl. ▶ Kap. 16 in diesem Band). Zieht man das zukünftige Volumen aus Hybrid-DRG (siehe unten) hinzu, so ergeben sich insgesamt ca. 18–20 Mrd. € aktueller Ausgaben[1], die dem ambulant-stationären Grenzbereich zuzuschlagen sind. Vermeidbare ambulant- und pflege-sensitive Krankenhausfälle, insgesamt etwa 20–30 % aller Krankenhausfälle, sowie bestimmte stationäre Notfälle, die bei angepassten Notfallstrukturen ggf. ambulant erbracht werden könnten, erhöhen dieses Potenzial noch weiter. Letzteres schätzt der SVR auf mittelfristig ca. 4 Mio. Fälle (SVR Gesundheit und Pflege 2024, siehe auch unten), die sich grob überschlagen in ein finanzielles Volumen von etwa 4–8 Mrd. € übersetzen lassen.[2] Das finanzielle Volumen hinter ambulant- und pflege-sensitiven Fällen beträgt – ohne Berücksichtigung von Notfällen und Fällen mit sonstigem ambulantem Potenzial – ebenso etwa 10 Mrd. € jährlich.

Bereits im engeren Sinne ergibt sich so mittelfristig – je nach Geschwindigkeit der Ambulantisierung – ein potenzielles Ausgabenvolumen von etwa **20–40 Mrd. €** für den ambulant-stationären Grenzbereich. Zum Vergleich: In der vertragsärztlichen fachärztlichen Versorgung, die – wie oben aufgezeigt – auch schon zu einem relevanten Anteil unter Beteiligung von Krankenhäusern oder direkt durch diese stattfindet, werden jährlich etwa 29 Mrd. € durch die GKV ausgegeben. Der 5-Jahres-Vergleich (vgl. Messerle und Schreyögg 2021) zeigt darüber hinaus höhere Wachstumsraten der Ausgaben im ambulant-stationären Grenzbereich (+50 %) als im rein ambulanten (+25 %) bzw. rein stationären Bereich (+30 %).

1 Aufgrund von Überschneidungen zwischen den Katalogen ist die Gesamtsumme geringer als beide Einzelsummen.

2 Unter der Annahme, dass potenziell ambulantisierbare Notfälle durch ein niedriges Relativgewicht gekennzeichnet sind und z. B. nur bei einem Viertel bis zur Hälfte der durchschnittlichen DRG-Vergütung von etwa 4.000 € – also 1.000 bis 2.000 € – liegen.

Festzustellen ist also, dass der ambulant-stationäre Grenzbereich bereits heute beträchtliche Ausgabenvolumina betrifft und sich durch eine hohe Heterogenität der Versorgungs- und Vergütungsstrukturen auszeichnet. Absehbar wird dieser Bereich außerdem an Bedeutung gewinnen. Dementsprechend scheint es dringend geboten, diesen Bereich auch gesetzgeberisch zu systematisieren und anhand eines einheitlichen Ordnungsrahmens zu strukturieren – eine Erkenntnis, die schon über zehn Jahre lang vom SVR thematisiert wurde (SVR Gesundheit 2012). Eine gut strukturierte Ambulantisierung sollte dabei als Chance verstanden werden, Patientinnen und Patienten sektorenübergreifend, wohnortnah und bedarfsgerecht zu versorgen – insbesondere auch in Regionen mit begrenztem Zugang zu medizinischer Infrastruktur.

Trotz der Rufe nach einem solchen ordnungspolitischen Rahmen (z. B. SVR Gesundheit 2018; Klauber et al. 2016) waren bisher hauptsächlich Einzelmaßnahmen zu verzeichnen, um Ambulantisierungspotenziale zu heben. In der deutschen Versorgungslandschaft bestehen jedoch erhebliche strukturelle Defizite (Leber und Wasem 2016), die die tatsächliche Nutzung dieser Potenziale erschweren. Fehlende Versorgungsangebote, inadäquate Vergütungsmechanismen und eine unzureichende Koordination zwischen Leistungserbringern behindern die Entwicklung eines echten ambulant-stationären Versorgungsbereichs.

Gleichzeitig verändern sich die Rahmenbedingungen. Der Trend zur Tätigkeit in Anstellung, die Notwendigkeit interprofessioneller Zusammenarbeit sowie die steigende Komplexität der medizinischen Versorgung erfordern neue organisatorische und finanzielle Konzepte.

In diesem Kontext gilt es, einen einheitlichen Ordnungsrahmen für die ambulant-stationäre Versorgung zu schaffen. Dieser muss eine sektorenübergreifende Planung ambulanter Leistungen und einheitliche Leistungsbedingungen, beispielsweise zur Vergütung, umfassen. Dabei müssen wesentliche Schnittstellen zu diesem ambulant-stationären Sekundärbereich mitgedacht und die dortigen Strukturen ebenfalls angepasst werden. Zu nennen sind hier insbesondere die Notfallversorgung und die Primärversorgung, die eine enorme koordinative Bedeutung haben.

15.2 Reformbedarf und Handlungsempfehlungen

15.2.1 Notfallversorgung

Die Notfallversorgung stellt eine zentrale Schnittstelle zwischen ambulanter und stationärer Versorgung dar und ist exemplarisch für die Herausforderungen und Potenziale sektorenübergreifender Versorgung. Die Defizite sind seit Jahren bekannt: eine unzureichende Steuerung der Patientenströme, ineffiziente Ressourcennutzung und eine mangelnde Integration der beteiligten Akteure. Der Reformbedarf liegt daher weniger in der Zielsetzung als vielmehr in der konkreten Ausgestaltung und Umsetzung, denn die grundlegenden Reformideen wurden bereits vor Jahren skizziert und haben sich seitdem im Wesentlichen nicht verändert (SVR Gesundheit 2018, S. 547 ff.). Einer der ersten Anläufe zur Neuordnung griff die Vorschläge des Sachverständigenrats für das Gesundheitswesen aus dem Jahr 2018 auf und sah die Einführung Integrierter Notfallzentren, gemeinsamer Leitstellen sowie die umfassende Einbindung des Rettungsdienstes vor. Dieser Entwurf scheiterte jedoch an föderalen Widerständen und der Pandemie. Die Ampelkoalition griff das Thema erneut auf und präsentierte einen überarbeiteten Entwurf mit grundsätzlich ähnlichen Inhalten. Auch dieser wurde jedoch nicht umgesetzt. Der Koalitionsvertrag 2025 sieht nun einen neuen Anlauf vor und plant außerdem gezielte Korrekturen an der Krankenhausreform, die sich auch auf die Notfallversorgung auswirken werden. Insbesondere im ländlichen Raum soll diese durch Ausnahmen und Kooperationsmodelle gesichert werden.

Ein zentrales Reformkonzept für die Notfallversorgung sind die Integrierten Notfallzentren (INZ), die als Blaupause für eine sektorenübergreifende Versorgung dienen könnten und sicherlich die größten Potenziale im Hinblick auf die sektorenübergreifende Koordination und Effizienz der Versorgung aufweisen (SVR Gesundheit und Pflege 2024, S. 272). Sie sollen die ambulanten Bereitschaftsdienste der Kassenärztlichen Vereinigungen mit den Notaufnahmen der Krankenhäuser organisatorisch zusammenführen. Ziel ist eine gemeinsame Ersteinschätzung und gezielte Weiterleitung der Patienten – unabhängig vom Versorgungssektor.

Kritisch zu bewerten ist jedoch, dass die derzeit diskutierten Modelle lediglich eine lockere Koordinierung der beiden Versorgungsbereiche vorsehen, etwa durch einen gemeinsamen Tresen, ohne eine tiefere organisatorische oder finanzielle Integration. Damit besteht die Gefahr, dass bestehende Parallelstrukturen lediglich formal zusammengeführt werden, ohne die sektoralen Anreizkonflikte zu beseitigen. Die unterschiedliche sektorale Zugehörigkeit einschließlich der enormen Vergütungsunterschiede blieben bestehen.

Benötigt wird hingegen, dass in einem weiterentwickelten Modell INZ als eigenständige organisatorische Einheiten agieren und intern Leistungen von Notaufnahmen und Bereitschaftsdienst kompensieren. Die Leistungserbringung sollte direkt in der Verantwortung des INZ liegen und durch im INZ angestellte Ärztinnen und Ärzte erbracht werden (SVR Gesundheit 2018, S. 590). Der organisatorischen Integration folgend müssen INZ eigene Vergütungen erhalten, die aus einer gestaffelten Vorhaltepauschale zur Deckung der Vorhaltekosten und einer einheitlichen (kleinen) Fallpauschale bestehen. Eine teilweise letztlich mengenorientierte Vorhaltevergütung, wie in der Krankenhausreform vorgesehen, ist hier nicht ausreichend.

Damit würde die Notfallversorgung vollständig aus den bisherigen sektoralen Budgets herausgelöst. Ziel ist es, durch eine einheitliche Finanzierung integrierter Strukturen Synergien zu schaffen und die Versorgung patientenzentriert weiterzuentwickeln. Nur durch eine solche Ausgestaltung kann sichergestellt werden, dass INZ im Zusammenspiel mit Gemeinsamen Notfallleitstellen und einem überarbeiteten Rettungsdienst Patientinnen und Patienten der jeweils am besten geeigneten weiterführenden Versorgung zuweisen und damit vermeidbare Krankenhauseinweisungen reduzieren und zusätzliches Ambulantisierungspotenzial schöpfen.

Denn dieses Potenzial ist erheblich (SVR Gesundheit und Pflege 2024, S. 248 ff.). Bereits durch die bessere Steuerung durch die Notfallleitstellen und die Einbindung des Rettungsdienstes als präklinischen Leistungsbereich könnten 15 % der Rettungsdiensteinsätze (und damit ca. 900.000 Fälle in Notaufnahmen) vermieden und für weitere 15 % Alternativen zur Behandlung außerhalb des Krankenhauses identifiziert werden. Auch Selbstzuweiser mit niedriger Dringlichkeit würden nach einer Notfallreform in der Regel nicht mehr in Notaufnahmen behandelt. Denn viele schätzen ihre Situation fälschlich als mittelschwer bis lebensbedrohlich ein oder nennen Zugangsbarrieren zur ambulanten Versorgung als Gründe für die Inanspruchnahme der Notaufnahmen. Laut Berechnungen des SVR könnten jährlich 3,5 Mio. Patienten, die eigenständig den gemeinsamen Tresen aufsuchen, stattdessen vertragsärztlich behandelt werden. Insgesamt könnte die Fallzahl in deutschen Notaufnahmen so um ca. ein Drittel bzw. 5–6 Mio. Fälle gesenkt werden. Infolge der enormen Bedeutung der Notaufnahmen für die Krankenhausfallzahlen würde dies zwangsläufig auch zu einer Reduktion stationärer Belegungs- und Fallzahlen führen. Denn fast die Hälfte der stationären Krankenhausaufnahmen erfolgen ungeplant über die Notaufnahmen (SVR Gesundheit und Pflege 2024, S. 250). Entsprechend stark wären die Ambulantisierungswirkungen einer umfassenden Notfallreform. Würde zusätzlich die im internationalen Vergleich sehr hohe Aufnahmequote durch die Schaffung von INZ und verbesserte ambulante Behandlungsmöglichkeiten gesenkt, ergäbe sich ein weiteres Ambulantisierungspotenzial in Höhe mehrerer Millionen Fälle (SVR Gesundheit und Pflege 2024, S. 251).

15.2.2 Primärversorgung

Die primärärztliche Versorgung steht im Zentrum der aktuellen gesundheitspolitischen Debatte. Der SVR Gesundheit und Pflege diagnostiziert in seinem Gutachten 2024 strukturelle Defizite in der Steuerung und Koordination der Versorgung. Er empfiehlt ein konsequentes Primärarztsystem, in dem gesetzlich Versicherte flächendeckend und verbindlich bei haus- oder kinderärztlichen Praxen registriert werden. Die neue Bundesregierung greift diese Empfehlungen im Koalitionsvertrag 2025 auf und plant ein verbindliches Primärarztsystem, das grundsätzlich über Haus- und Kinderärzte organisiert werden soll.

In der aktuellen Diskussion um die Einführung eines verbindlichen Primärarztsystems steht vor allem das Motiv der Reduktion (unkoordinierter) fachspezialistischer Besuche im Vordergrund. Die Evaluation der Hausarztzentrierten Versorgung (HzV) in Baden-Württemberg zeigt eine Reduktion unkoordinierter fachspezialistischer Besuche um 45,3 % durch die HzV. Gleichzeitig erhöhte sich die Anzahl koordinierter fachspezialistischer Besuche um 56,2 %, was sich absoluten Zahlen ungefähr ausgleicht (Laux et al. 2023). Es erschient also zumindest ambitioniert, unter Berücksichtigung der vertraglich sehr umfassenden Ausgestaltung des Ba-Wü-Modells durch ein verbindliches Primärarztsystem die Gesamtanzahl der fachspezialistischen Besuche deutlich zu senken.

Zu kurz kommt in der aktuellen Diskussion die mögliche Ambulantisierungswirkung eines verbindlichen Primärarztsystems. Wir wissen ja seit langem, dass die fehlende Koordination einen maßgeblichen Grund für die pro Einwohner höchste stationäre Fallzahl in der OECD darstellt. Im HzV-Ba-Wü-Modell könnte diese verbesserte Koordination dazu geführt haben, dass für die Versicherten der HzV signifikant geringere Hospitalisierungsraten verzeichnet wurden (9,1 %). Insbesondere konnten auch 3,9 % „potenziell vermeidbare Krankenhausaufnahmen" tatsächlich vermieden werden und die Verweildauer reduzierte sich um einen halben Tag (Laux et al. 2023). Der Sachverständigenrat Gesundheit & Pflege hat auf dieser Grundlage in seinem Fachkräftegutachten hochgerechnet, welche Wirkung ein verbindliches Primärarztsystem auf die stationäre Versorgung hätte. Die Reduktion der Hospitalisierungsraten in Kombination mit einem Verweildauerrückgang würde zu einem Rückgang um 12,5–20 Mio. stationäre Belegungstage führen. Es konnte gezeigt werden, dass dies mit einer erheblichen Entlastung des Personals in der stationären Versorgung einhergehen würde. Gleichzeitig würde der Druck sinken, immer mehr Ärzte und Pflegefachpersonen in der stationären Versorgung zu absorbieren, die in der ambulanten Versorgung und Langzeitpflege dringend benötigt werden (SVR Gesundheit und Pflege 2024).

Die eigentliche Kernfrage der nächsten Monate und Jahre wird aber sein, wie ein solches verpflichtendes Gatekeeping ausgestaltet werden kann, damit eine zielgerichtete Steuerung der Versorgung und eine effiziente Nutzung der Ressourcen gewährleistet werden, ohne neue bürokratische Hürden aufzubauen. Fehler der Vergangenheit, wie z. B. bei der Einführung der Praxisgebühr, sollten vermieden werden. Gleichzeitig sollte man bei der Konzeption des neuen Systems von bisherigen HzV-Modellen lernen. Im Folgenden seien nur ausgewählte wesentliche Stellschrauben hinsichtlich eines effektiven Primärarztsystems dargestellt.

Zunächst einmal erscheint es wichtig sicherzustellen, dass alle Versicherten bei einer hausärztlichen oder kinderärztlichen Praxis registriert sind. Bereits heute ist im SGB V festgelegt, dass alle Versicherten einen Hausarzt oder eine Hausärztin wählen sollen (§ 76 Abs. 3 SGB V). Allerdings wird diese Regelung in der Praxis nicht umgesetzt. Zwar hat ein Anteil von 90 % der Bevölkerung mindestens einen hausärztlichen oder kinderärztlichen Kontakt pro Jahr. Wenn man zu diesen 90 % noch 5 % Frauen hinzurechnet, die Gynäkologen mit zumindest einer teilweisen Koordinationsfunktion nutzen, und ein paar Prozent der Bevölkerung, die generell oder zumindest über viele Jahre gar keine Vertragsärzte aufsuchen, dann haben bereits derzeit nahezu alle GKV-Versicherten einen Haus- oder Kinderarzt. Allerdings nutzt ein bestimmter Anteil zwei oder mehrere Hausärzte und dies blockiert nicht nur Ressourcen, sondern erschwert auch die Ausübung der Koordinationsfunktion des primären Hausarztes, z. B. auch in Krisensituationen. Überdies erschwert eine Mehrfachnutzung die Abrechnung über eine Jahrespauschale. Daher wäre die Festlegung auf genau einen Haus- oder Kinderarzt und eine Registrierung bei diesem, wie dies in den meisten anderen Ländern Europas praktiziert wird, sehr zu empfehlen.

Eine Problematik aller HzV-Modelle besteht darin, dass ein substanzieller Anteil der in der HzV eingeschriebenen Versicherten in der Versorgungspraxis dann doch den Direktzugang zum Spezialisten wählen und so unkoordinierte Kontakte induzieren. Das heißt auch, dass alle bisherigen HzV-Modelle das volle Potenzial zur Koordination noch gar nicht ausschöpfen konnten. Die für eine effektive Koordination verbindliche Einhaltung der Primärarztbindung könnte einerseits, wie z. B. in Frankreich oder Dänemark, über finanzielle Anreize im Sinne eines Wahlmodells ausgestaltet werden. In diesen Ländern muss im Falle eines unkoordinierten fachspezialistischen Besuchs ein Teil der Vergütung selbst getragen werden. Dies führt dazu, dass in Frankreich nur ca. 10 % und in Dänemark sogar nur 5 % diese Option wählen (Marchildon et al. 2021). Andererseits könnte man auch argumentieren, dass diese Opt-out-Versicherten durch die fehlende Koordination mit höherer Wahrscheinlichkeit stationär aufgenommen werden und so einer dringend benötigten Ambulantisierung entgegenwirken. Daher wäre auch die Einführung der Pflicht zum Nachweis eines Überweisungsscheins für Spezialisten analog zur bisherigen Praxis bei Radiologen eine plausible Lösung.

Die bisherige Rollenverteilung zwischen Hausärzten und Spezialisten in Deutschland ist im Vergleich zu anderen Ländern wenig verbindlich geregelt. Zwar existieren DEGAM-Leitlinien und bestimmte HzV-Modelle, z. B.

in Baden-Württemberg, spezifizieren die Rolle der Hausärzte etwas genauer. Um eine effektive Koordinationsfunktion eines verbindlichen Primärsystems sicherzustellen, bedarf es genauerer Festlegungen durch den G-BA, bei welchen Krankheitsbildern ein Hausarzt Patientinnen und Patienten an Spezialisten überweisen und wie die hausärztliche Koordinationsfunktion wahrgenommen werden muss. Dabei sollte die künftige Rollendefinition, d. h. auch das Versorgungsspektrum, der Hausärzte auch von der Entwicklung der Anzahl der Hausärzte abhängig gemacht werden. Während beispielsweise in England ein Melanomscreening regelmäßig von den GPs erbracht wird, erscheint dies für Deutschland, auch aus kapazitären Gründen, zumindest kurzfristig nicht realistisch. Eine neue Rollendefinition zwischen Hausärzten und Spezialisten durch den G-BA wird einige Jahre in Anspruch nehmen. Deshalb erscheint es sinnvoll, die Einführung eines verbindlichen Primärarztsystems stufenweise zu vollziehen.

Ein integraler Bestandteil einer neuen Primärarztversorgung, insbesondere auf dem Land, sollten Primärversorgungszentren sein. Der SVR Gesundheit (2024) definiert diese als Einrichtungen, die ambulant tätig sind und in denen Hausärzte sowie Fachspezialisten in interprofessionellen Teams zusammenarbeiten – unterstützt durch weitere Berufsgruppen wie (weiterqualifizierte) Medizinische Fachangestellte (MFA), Pflegefachkräfte und Physiotherapeuten. Diese Zentren sind bereits in zahlreichen Ländern etabliert, beispielsweise in Frankreich. Und auch in Deutschland kennen wir die „Patientenorientierten Zentren für Primär- und Langzeitversorgung" (PORT), deren Etablierung seit 2017 durch die Robert-Bosch-Stiftung gefördert wird. Bei den Primärversorgungszentren steht die interprofessionelle Zusammenarbeit im Vordergrund, die bereits jetzt auch schon in zahlreichen Hausarztpraxen implementiert ist. Dazu gehört auch die Entwicklung einer gemeinsamen Verantwortung für Versorgungsprozesse. Diese Veränderungen haben das Potenzial, individuelle Arbeitsbelastungen zu reduzieren, die Qualität der Patientenversorgung und den Zugang zur Versorgung für Patienten zu verbessern (SVR Gesundheit und Pflege 2024; Norful et al. 2018). Das aktuelle Pflegekompetenzgesetz verbessert die Möglichkeiten für interprofessionellen Teams und wird bei der Etablierung von Primärversorgungszentren eine wichtige Unterstützung darstellen.

Im Gegensatz dazu sind intersektorale Zentren zusätzlich auf kurzstationäre Aufenthalte bzw. allgemeinmedizinische Beobachtungsfälle ausgelegt. Solche Zentren werden im Rahmen des durch den Innovationsfonds unterstützten Projekts STATAMED erprobt, wobei ebenfalls ein besonderer Fokus auf Interdisziplinarität und Vernetzung der beteiligten Akteure gelegt wird (AOK-Bundesverband 2023). International sind intersektorale Zentren in vielen Ländern etabliert, u. a. in Frankreich, Kanada und Finnland. Die Etablierung von intersektoralen Zentren könnte zur Entlastung der Personalsituation beitragen. Sie könnte die Notwendigkeit zur Vorhaltung von Personal nach einer Umwandlung von Krankenhäusern verringern, die Patientensteuerung verbessern und Redundanzen in den Versorgungsstrukturen abbauen sowie die Arbeitsplatzattraktivität, insbesondere durch die Arbeit in multiprofessionellen Teams, erhöhen (SVR Gesundheit und Pflege 2024; Schreyögg 2023).

Für den Implementierungserfolg sowohl der Primärversorgungszentren als auch der intersektoralen Zentren erscheint es zentral, diese entsprechend den jeweils erforderlichen lokalen Bedarfen zu entwickeln. Am Beispiel intersektoraler Zentren heißt dies, dass bei einer geplanten Umwandlung eines Krankenhauses in ein intersektorales Zentrum ganz unterschiedliche Bedarfe bestehen können. Oftmals bestehen Bürgerinitiativen auf Praxen mit 24-Stunden-Rufbereitschaft oder einem Hubschrauberlandeplatz in sehr ländlichen Gegenden. Die Erfüllung dieser Bedarfe ist häufig erheblich kostengünstiger und bedarfsgerechter, als ein kleines Krankenhaus zu erhalten. Zusätzlich kann so eine wohnortnahe Versorgung sogar gestärkt werden, weil nach größeren Operationen in spezialisierten Häusern in ein intersektorales Zentrum verlegt werden kann. Die aktuelle Gesetzeslage, die unter anderem die Vorhaltung eines Mindestleistungskatalogs vorsieht, ist bei der Berücksichtigung lokaler Bedarfe nicht zielführend. In ländlichen Bereichen wird es oftmals schwierig sein, diese Mindesterfordernisse zu erfüllen. Auch sollte es möglich sein, dass eine kurzstationäre Einheit eines intersektoralen Zentrums von einer qualifizierten Pflegefachperson geleitet wird, da es in der Praxis unmöglich sein kann, Allgemeinmediziner für diese Funktion zu gewinnen. Das Gesetz sollte so weiterentwickeln werden, dass intersektorale Zentren die größtmögliche Flexibilität in der Ausgestaltung ihrer modularen Struktur erhalten.

15.2.3 Vergütung

Veränderte Versorgungsstrukturen sollten im Idealfall auch von angepassten Vergütungsstrukturen begleitet werden. Denn die Vergütung ist nicht nur in der Notfallversorgung weit mehr als ein reines Finanzierungsinstrument: Sie ist auch ein zentrales Steuerungselement für die Ausgestaltung von Versorgungsstrukturen. Sie beeinflusst, wer welche Leistungen wann, wo und wie erbringt. In einem System, das zunehmend auf Integration und sektorenübergreifende Zusammenarbeit angewiesen ist, müssen auch die Vergütungsmechanismen weiterentwickelt werden: weg von der sektoralen Trennung hin zu einer integrierten, leistungsbezogenen und qualitätsorientierten Vergütung. Auch die zunehmende Arbeit in Teams und in unterschiedlichen Organisationsformen erfordert eine Neuausrichtung der Vergütungsmechanismen.

In den bestehenden Vergütungssystemen existieren erhebliche Unterschiede sowohl zwischen ambulanter und stationärer Erbringung als auch innerhalb der beiden Sektoren, die sich nur zum Teil sachlich begründen lassen. Ein zukunftsfähiges Vergütungssystem für den ambulant-stationären Bereich beginnt daher zunächst mit der Identifikation der Leistungen, die sowohl von niedergelassenen Ärzten als auch von Krankenhäusern erbracht werden können. Für diese ist dann eine stärkere Vereinheitlichung der Leistungsdefinitionen und -regelungen notwendig. Denn als Voraussetzung für einen funktionsfähigen Qualitäts- und Preiswettbewerb sind gleiche Rahmenbedingungen unabdinglich (KOMV 2019, S. 56; SVR Gesundheit 2018, S. 364 ff.).

Aktuell ist hochgradig intransparent, welche Versorgung beispielsweise in Hochschulambulanzen erbracht wird. Ohne einheitliche, sektorenübergreifende Leistungspakete sind aber weder eine vergleichbare Vergütung noch eine entsprechende Versorgungsplanung (siehe unten) möglich, da Unkenntnis darüber herrscht, welche Leistungen in diesen Einrichtungen erbracht und vergütet werden. Konnte man diesen Zustand lange mit Verweis auf die finanziell eher geringe Bedeutung noch akzeptieren, so verlangen die Entwicklungen der letzten Jahre nach Veränderungen.

Mit den Vorschlägen der Honorarkommission liegen Ansätze zur methodischen Ausgestaltung einer übergreifenden Leistungslegendierung vor (KOMV 2019). Indem in einem Baukastenprinzip flexibel Leistungen zusammengestellt werden, könnte der Ansatz auch als niedrigschwellige Ausgangsbasis für regionale Projekte dienen und regionale Vereinbarungen und den Wettbewerb um effiziente und qualitativ hochwertige Versorgungslösungen erleichtern. Als nächster Schritt in der Definition der Leistungen muss sich eine möglichst sachgerechte empirische Kalkulation anschließen, um finanzielle Anreize adäquat zu setzen und eine effiziente Versorgung zu ermöglichen. Auf Basis definierter und bepreister einzelner Leistungen können dann die letztlich zu vergütenden Leistungspakete zusammengestellt werden.

Einen Ansatz für diese Zusammenstellung könnten Bundled Payments darstellen. Dabei wird für definierte Behandlungspfade über einen bestimmten Zeitraum eine pauschale Vergütung gezahlt – unabhängig davon, durch wen die Leistungen erbracht werden. Bundled Payments ermöglichen eine koordinierte Vergütung über verschiedene Leistungserbringer hinweg und setzen Anreize für Effizienz und Qualität. Studien zeigen, dass Bundled Payments zu einer Reduktion der Behandlungskosten und Wiederaufnahmen führen und die Zusammenarbeit im Behandlungsteam fördern können (Milstein und Schreyögg 2024).

Zur Förderung der Behandlung im Team sollte die Vergütung nicht an die persönliche Leistungserbringung durch Ärztinnen und Ärzte gekoppelt sein, sondern auf interdisziplinäre oder interprofessionelle Teams von Leistungserbringern abzielen. Größere, insbesondere interdisziplinäre Kooperationen bieten in der Regel ein erweitertes Leistungsspektrum und erfordern häufig höhere Investitionen und damit ein höheres unternehmerisches Risiko. Diesen Mehrkosten stehen jedoch in der Regel keine Skaleneffekte gegenüber (Kwietniewski et al. 2017; Kwietniewski und Schreyögg 2018). Entsprechend sollte dies in der Kalkulation der Vergütung berücksichtigt werden.

Im Prinzip entspricht manche Ausgestaltung der Vergütung von ermächtigten Ambulanzen und Zentren bereits dem Ansatz der Bundled Payments. In den Ambulanzen und Zentren erfolgt eine Versorgung in interprofessionellen und interdisziplinären Teams auf Basis eines zuvor festgestellten konkreten Behandlungsbedarfs. Die Vergütung wird pauschal für die gesamte Behandlung gezahlt; die weitere Aufteilung erfolgt intern. Das Problem hierbei ist jedoch unter anderem die bereits erwähnte fehlende Leistungstransparenz und die Unklarheit bezüglich der Angemessenheit der Vergütungshöhe.

Auch die Hybrid-DRGs könnten zu Bundled Payments weiterentwickelt werden. Aktuell umfassen Hybrid-DRGs nur die unmittelbare postoperative Nachbeobachtung; entsprechend können Koordinationsprobleme, wie z. B. aus dem stationären Entlassmanagement bekannt, auftreten. Durch die weiterhin geltenden sektoralen Regelungen außerhalb der unmittelbaren Operation kann es außerdem Verzerrungen und Ungleichbehandlungen geben. Zum Beispiel müssen einheitliche und effektive Fallzusammenführungen gelten, aber auch gleiche Bedingungen für die Erbringung weiterer, mit der Hybrid-DRG in Zusammenhang stehender Leistungen. Die Zusammenfassung zu Bundled Payments würde einheitliche Rahmenbedingungen für das gesamte Leistungsspektrum sicherstellen und klare Zuständigkeiten zuweisen.

Auch Pay-for-Performance-Ansätze (P4P) sollten bei der Weiterentwicklung der Vergütung eine wichtige Rolle spielen, indem Qualitätsindikatoren wie Patientenzufriedenheit, Vermeidung von Wiederaufnahmen oder leitliniengerechte Behandlung gezielt in die Vergütung einfließen. Deutschland verfügt über hochwertige Routinedaten und ausgeprägte Ansätze zur Messung der Qualität mit diesen Routinedaten, sowohl ambulant als auch stationär. Dies sind zum Beispiel Qualitätssicherung mit Routinedaten (QSR), Qualitätsindikatorensystem für die ambulante Versorgung (QISA) und Ambulante Qualitätsindikatoren und Kennzahlen (AQUIK). Pay for Performance (P4P), also die Berücksichtigung von Qualität in der Vergütung, wird jedoch bisher nur in Ansätzen verfolgt (Busse et al. 2020). Dabei wäre es aufgrund der zahlreichen bestehenden Ansätze relativ einfach, internationalen Vorbildern zu folgen und Qualitätsparameter in die Vergütung zu integrieren.

▪ ▪ Exkurs: Hybrid-DRGs

Mit den Hybrid-DRGs nach § 115f SGB V wurde 2024 ein sektorenübergreifendes Vergütungssystem für bestimmte medizinische Leistungen etabliert. Ziel war es, die Ambulantisierung bislang noch stationär erbrachter Leistungen zu beschleunigen. Zudem sollte ein effizienterer Einsatz medizinischer Fachkräfte erreicht und die Wirtschaftlichkeit der GKV bei gleichbleibender Versorgungsqualität gestärkt werden. Initial wurde der Leistungskatalog von fünf Leistungsbereichen und zwölf Hybrid-DRGs vom BMG festgelegt, da sich die Selbstverwaltung nicht auf den Startkatalog einigen konnte. 2025 erfolgte dann eine moderate Weiterentwicklung des Kataloges durch die Selbstverwaltung, die den Katalog um etwa ein Drittel erweiterte (siehe ◘ Abb. 15.2). Dies blieb wohl hinter den Erwartungen des Gesetz-

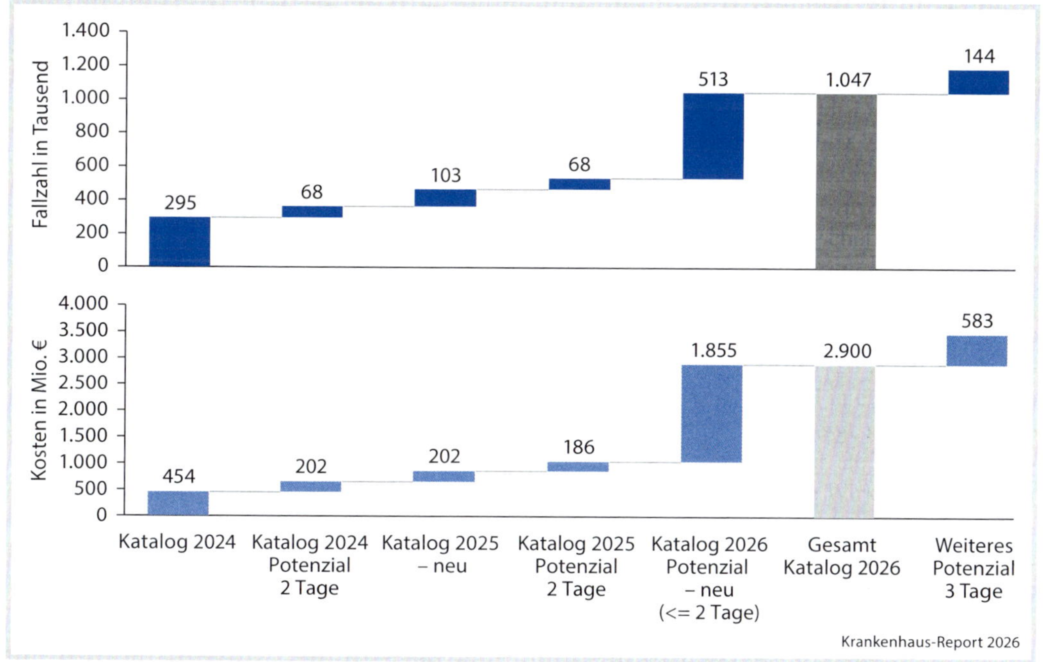

Abb. 15.2 Anzahl Fälle und Kosten Hybrid-DRG im Krankenhaus, Status quo und vollstationäres Potenzial (für Katalog 2024: Hybrid-Kosten, Potenziale ansonsten mit stationären Kosten); hochgerechnet auf Gesamtzahl 2024 nach InEK-Datenbrowser

gebers zurück, da er der Selbstverwaltung mit dem KHVVG deutlich ambitioniertere Ziele vorgab. Ab dem Jahr 2026 sollen jährlich mindestens eine Mio., ab dem Jahr 2028 jährlich mindestens 1,5 Mio. und ab dem Jahr 2030 jährlich mindestens zwei Mio. Fälle erfasst werden. Mit der Vereinbarung des Kataloges für das Jahr 2026 kam die Selbstverwaltung dieser Vorlage nach. Über 1 Mio. vollstationäre Fälle mit einem aktuellen Ausgabenvolumen von ca. 3 Mrd. € könnten 2026 in den Bereich der Hybrid-DRGs gewandert sein. Ganze Leistungsgruppen der Krankenhausreform werden dadurch ggf. obsolet, unterliegen aber in jedem Fall erheblichem Weiterentwicklungsbedarf (vgl. ▶ Kap. 16 in diesem Band). Würde die Verweildauer bei Hybrid-DRGs auf drei Tage statt maximal ein oder zwei Tage erweitert, würde die Fallzahl um ca. 20 % steigen. Das Ziel von 1,5 Mio. Fällen ab 2028 ist also sicherlich ambitioniert, aber grundsätzlich erreichbar.

Hinzu kommt ein nicht unerheblicher Anteil bereits ambulant erbrachter Fälle durch Krankenhäuser und Vertragsärzte. So werden aus dem Hybrid-OPS-Katalog 2026 ca. 250.000 Fälle jährlich bereits ambulant in Krankenhäusern erbracht. Vertragsärztlich müssen viele der neu aufgenommenen OPS nicht kodiert werden, es ist aber von einer ähnlichen Größenordnung auszugehen. Allein die mit dem Hybrid-Katalog 2026 aufgegriffenen Herzkatheteruntersuchungen – die bereits seit über zehn Jahren auch im AOP-Katalog und EBM enthalten sind – werden über 70.000-mal jährlich ambulant vertragsärztlich erbracht.[3]

Trotz bestehender gesetzlicher Strukturen für das ambulante Operieren hat der Gesetzgeber für die Hybrid-DRGs eine weitere gesetzliche Grundlage geschaffen: Das ambulante Operieren nach § 115b SGB V und die Hybrid-DRG nach § 115f SGB V überschneiden sich

3 EBM Ziffer 34291.

sowohl hinsichtlich der betroffenen Leistungen als auch ihrer Versorgungsstrukturen und Zielsetzungen. Gleichzeitig bestehen erhebliche Unterschiede in der Vergütung und deren zukünftiger Entwicklung.

Einerseits soll die Vergütung für Leistungen nach § 115f SGB V bis 2030 schrittweise auf das Niveau des EBM und damit auf die Vergütung des ambulanten Operierens nach § 115b SGB V abgesenkt werden. Andererseits ist auch vorgesehen, die Vergütungen nach § 115f SGB V ab 2030 empirisch zu kalkulieren. Welches Vergütungsniveau sich bei einer empirischen Kalkulation ergibt, ist nicht absehbar. Eine exakte Übereinstimmung mit dem EBM ist aber eher unwahrscheinlich, auch weil dieser wenig empirische Basis hat.

Angesichts der Überschneidungen wäre es sinnvoll, beide Bereiche – also § 115b und § 115f SGB V – auf eine solide empirische und einheitliche Kostenbasis zu stellen. Dies ließe sich auch als Pilotierung für den ambulant-stationären Grenzbereich insgesamt betrachten. Eine empirische Grundlage würde Diskussionen um die Angemessenheit der Vergütungshöhen versachlichen und mögliche Fehlanreize bei einzelnen Leistungen beseitigen. Angesichts der absehbar langsamen Entwicklung bei der Schaffung einer gemeinsamen Datengrundlage sollte aber direkt gesetzlich geregelt werden, wie die Lieferung von Kalkulationsdaten auszugestalten ist und welche Lieferpflichten bestehen.

15

Insgesamt benötigt das Geflecht aus AOP-Katalog und Hybrid-DRGs eine stärkere Abstimmung. Mindestens eine Bereinigung der Leistungskataloge sollte vorgenommen werden, damit nicht erst retrospektiv im Ergebnis des Grouper-Outputs klar ist, welche Vergütungsregelungen und Rahmenbedingungen maßgeblich sind. Die Zuweisung zu einem Regelungsbereich aufgrund der Verweildauer verschärft dieses Problem: Hybrid-DRGs waren bis 2026 auf Fälle mit maximal einem Tag Verweildauer beschränkt, seit 2026 gilt eine Grenze von zwei Tagen. Weder im AOP-Katalog noch im Gutachten nach § 115b Absatz 1a SGB V wird die Verweildauer als Abgrenzungskriterium für die ambulante Erbringung genutzt, da sie nicht trennscharf und außerdem leicht beeinflussbar ist. Entsprechend sollten zur Abgrenzung der Vergütungsbereiche andere Faktoren wie Nebendiagnosen oder weitere Prozeduren herangezogen werden.

15.2.4 Sektorübergreifende ambulante Bedarfsplanung

Parallel zur Weiterentwicklung der Vergütung ist eine sektorenübergreifende Planung ambulanter Leistungen notwendig, um Versorgungsangebote gezielt, bedarfsgerecht und regional differenziert zu ermöglichen. Die bisherige Planung orientiert sich stark an sektoralen Zuständigkeiten und historischen Kapazitäten und führt dadurch zu einer unzureichenden Abstimmung, ineffizienter Ressourcennutzung und regionalen Fehlverteilungen. Die Kassenärztlichen Vereinigungen planen Vertragsärzte gemäß bundesweiter G-BA-Richtlinien, während die Länder eigenständige Krankenhauspläne mit Betten und Standorten aufstellen. Die ambulante Bedarfsplanung wurde zuletzt 2019 reformiert, wobei die wesentliche Planungslogik beibehalten wurde und eher Anpassungen der Planungsparameter erfolgten. Die Krankenhausplanung soll infolge des KHVVG in den nächsten Jahren deutlich überarbeitet werden. Eine Verschränkung beider Planungen ist aber nicht angekündigt; selbst die Abstimmung bzgl. der vormals stationären Leistungen, die nun als Hybrid-DRG in den ambulant-stationären Bereich wandern, ist zum Teil unklar.

Dabei ist zumindest für ambulante Leistungen eine gemeinsame Planung unabdinglich. Bisher fließen ambulante Leistungen, die von Vertragsärzten erbracht werden, in die ambulante Bedarfsplanung ein. Vermutlich zumindest teilweise gleichwertige Leistungen von Ambulanzen erfolgen hingegen separat und ungeplant.

Eine übergreifende Versorgungsplanung muss daher zunächst ein übergreifendes Zielbild der Versorgung definieren, das festlegt, welche Leistungen auf welcher Versorgungsebene – in der Primär-, Sekundär- oder Tertiärversorgung – erbracht werden sollen. Leistungen der Primär- und Tertiärversorgung können in ihren bestehenden Planungsrahmen verbleiben. Für Leistungen der Sekundärversorgung ist jedoch eine übergreifende Planung notwendig, wie die einerseits hohe finanzielle Bedeutung und andererseits enorme Heterogenität in ◘ Abb. 15.1 verdeutlicht.

Der SVR hat in seinem Gutachten 2024 erneut eine sektorenübergreifende Bedarfsplanung für ambulante Leistungen gefordert (SVR Gesundheit und Pflege 2024, S. 255 f.). Die bestehende Trennung birgt Risiken von Über-, Unter- und Fehlversorgung, da parallel existierende Kapazitäten in Praxis und Klinik unkoordiniert bleiben. Eine gemeinsame Planung ist daher ein essenzieller Schritt, um ärztliche Fachkräfte effizienter einzusetzen und Doppelstrukturen abzubauen. Potenziell substitutive Leistungen – etwa ambulant durchführbare Operationen oder ambulante spezialfachärztliche Versorgungsleistungen – sollen zusammen geplant werden. Damit würden bestehende Versorgungsstrukturen besser verzahnt, statt dass neue Kapazitäten aufgebaut werden, wo bereits Angebote bestehen. Grundlage der Planung sollten demographisch und Morbiditäts-gewichtete Bedarfsprognosen sein, um den tatsächlichen regionalen Versorgungsbedarf abzubilden.

Kern einer Reform sollte ein bundesweiter Ordnungsrahmen mit stark regionalisierbarer Ausgestaltung sein. Auf Bundesebene sollen einheitliche Rahmenvorgaben erarbeitet werden – z. B. hinsichtlich der zu planenden Leistungen, der Qualitätsanforderungen und der grundsätzlichen Vergütungsstrukturen. Die Planung selbst sollte von gemeinsamen Landesgremien nach § 90a SGB V oder neuen Planungskonferenzen vorgenommen werden, in denen Länder, KVen, Krankenkassen und Krankenhausgesellschaft zusammenwirken und die von entsprechend ausgestatteten Geschäftsstellen unterstützt werden. So würden bundesweite Leitplanken Transparenz und Vergleichbarkeit gewährleisten, während die konkrete Umsetzung regional vor Ort erfolgen würden.

Um die regionalen Planungsakteure zu unterstützen und die Effizienz der Planung zu fördern, sollte ein modularer methodischer Werkzeugkasten entwickelt werden. Dieser würde standardisierte Instrumente enthalten – etwa zur Bedarfsprognose, Definition von Planungsregionen oder zur Umrechnung von Leistungsvolumina in Versorgungsaufträge –, die flexibel an lokale Gegebenheiten angepasst werden könnten. Der föderale Gestaltungsspielraum bliebe gewahrt, aber nicht jedes Bundesland müsste „bei null“ beginnen, sondern könnte auf zentral entwickelte und geprüfte Methoden zurückgreifen. Ein solcher Ansatz würde vermutlich auch die Rechtssicherheit von Planungsentscheidungen erhöhen.

15.2.5 Zielbild einer zukünftigen Versorgung

Um ein Zielbild für die zukünftige Versorgung an der Schnittstelle zwischen ambulanter und stationärer Versorgung zu entwickeln, lohnt sich ein Rückblick auf bereits vor über 15 Jahren formulierte Konzepte, die bis heute kaum an Aktualität verloren haben (SVR Gesundheit 2009, S. 491 ff.).

Ausgangspunkt der Versorgung ist eine krisenfeste und patientenorientierte Primärversorgung, die als koordinierendes Zentrum fungiert (siehe ◘ Abb. 15.3). Hausärztinnen und Hausärzte übernehmen die Gatekeeper-Funktion und steuern den Zugang zur Sekundärversorgung. Nicht-ärztliches Fachpersonal spielt eine zentrale Rolle in der Koordination und arbeitet gleichberechtigt im Team. Auch digitale Angebote können bei der Steuerung eine wichtige Rolle spielen. Durch interdisziplinäre Teamstrukturen – die perspektivisch insbesondere in Primärversorgungszentren entstehen sollten – werden Kompetenzen gebündelt, um den wachsenden Herausforderungen gemeinsam zu begegnen. So entstehen echte sektorenübergreifende Versorgungsnetzwerke, die über

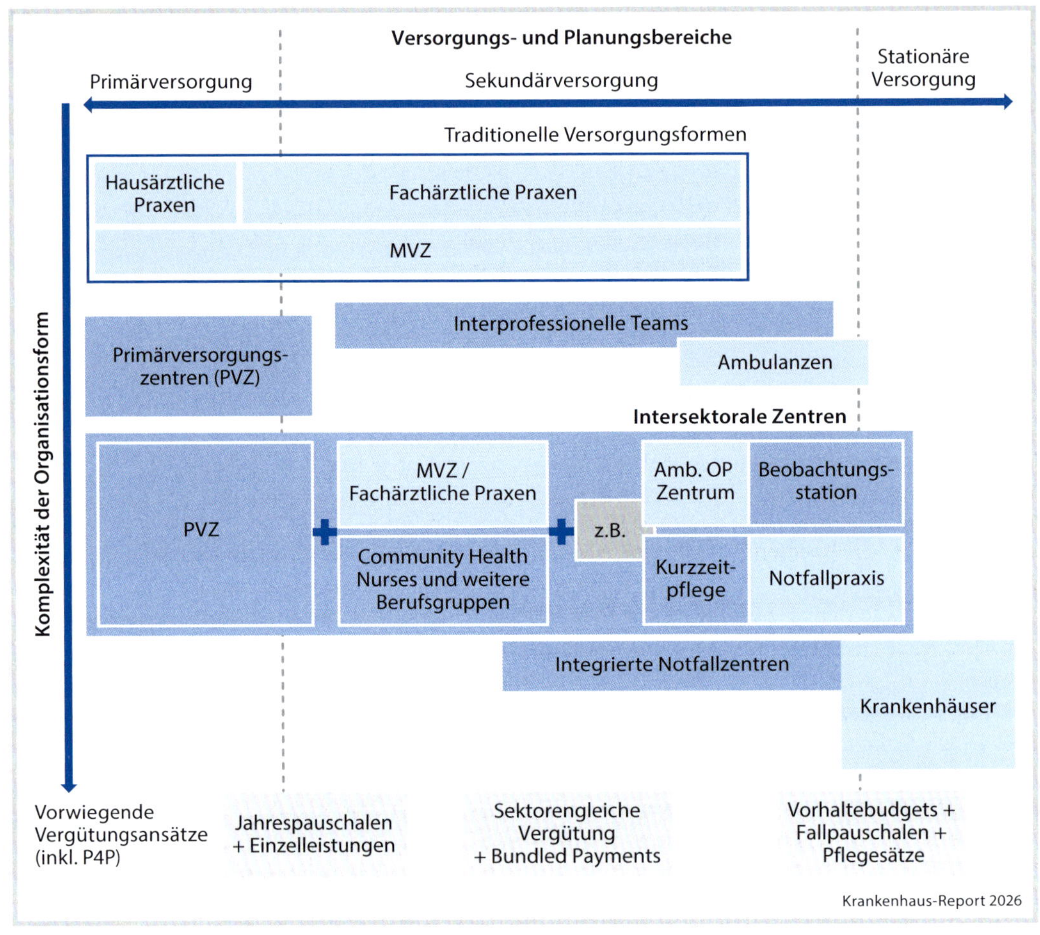

Abb. 15.3 Zielbild der Versorgung an den Schnittstellen

die klassische hausärztliche Versorgung hinaus vielfältige Angebote integrieren.

Im ambulant-stationären Grenzbereich wird die traditionelle Trennung zwischen ambulanter und stationärer Versorgung überwunden: Angebote der Sekundärversorgung werden bedarfsgerecht erbracht – sowohl in den Strukturen des Krankenhauses, aber ambulant, als auch in interdisziplinären Teams von Fachärzten und weiteren Professionen. Eine Unterscheidung auf Basis des Ortes der Leistungserbringung findet nicht mehr statt. Eine regionale, sektorenübergreifende ambulante Bedarfsplanung stellt sicher, dass die Strukturen effizient genutzt werden und ausreichend Versorgungsangebote verfügbar sind. Eine wichtige Rolle nehmen hierbei Intersektorale Zentren ein, die durch zusätzliche Angebote wie Kurzzeitpflege oder stationäre Beobachtungsaufenthalte modular auf Primärversorgungszentren aufsetzen. Diese Zentren bilden insbesondere in ländlichen Regionen einen zentralen Anlaufpunkt der Versorgung und können mit Ausnahme akutstationärer Leistungen das gesamte Spektrum der Versorgung anbieten.

Parallel dazu wird die ambulante Notfallversorgung durch organisatorisch eigenständige Integrierte Notfallzentren sektorenunabhängig ausgestaltet und durch digitale, vernetzte

Leitstellen und einen vollständig in das System der medizinischen Versorgung eingebundenen Rettungsdienst ergänzt. Stationäre Bereiche der Kliniken konzentrieren sich hingegen auf die hochspezialisierte, stationäre Akut- und Notfallversorgung sowie auf die Behandlung von Exazerbationen chronischer Erkrankungen.

Die Vergütungsmodelle richten sich nach dem Versorgungsbedarf: In der Primärversorgung bilden Jahrespauschalen – ergänzt durch Einzelleistungen und qualitätsorientierte Komponenten – den Kernbestandteil. Auch in der Sekundärversorgung können für bestimmte Leistungsbereiche Jahrespauschalen sinnvoll sein. Für den Großteil der Leistungen sind jedoch sektorenunabhängige Fallpauschalen (Bundled Payments) zielführender. Je näher die Versorgung an die Daseinsvorsorge rückt, desto wichtiger werden Vorhaltebudgets zur Absicherung schwer planbarer Inanspruchnahme.

Insgesamt zeichnet sich dieses Zielbild durch die Auflösung traditioneller Sektorengrenzen, eine klare Aufgabenverteilung und eine enge Zusammenarbeit aller Akteure aus. Ziel ist eine wohnortnahe, koordinierte und bedarfsorientierte Versorgung, die durch gezielte finanzielle Anreize effizient gestaltet wird.

15.3 Diskussion/ Zusammenfassung

Die vorangegangene Analyse unterstreicht, dass die sektorale Trennung im deutschen Gesundheitssystem insbesondere auf struktureller und ordnungspolitischer Ebene fortbesteht, während sich die Versorgungsrealität bereits in Richtung gemeinschaftlicher, flexibler und oft an institutionelle Träger gebundener Strukturen verschiebt. Der ambulant-stationäre Grenzbereich hat dabei bereits heute ein erhebliches Volumen erreicht und wird weiter an Bedeutung gewinnen. Vor diesem Hintergrund dürfen die Herausforderungen der Schnittstellengestaltung nicht länger als Randthema behandelt werden, sondern sie müssen als zentrales Handlungsfeld der Versorgungssteuerung verstanden werden.

Ein bloßes Zusammenführen bestehender sektoraler Logiken, wie sie etwa in den letzten Entwürfen zur Notfallversorgung oder bei der parallelen Einführung von Hybrid-DRGs zu beobachten ist, greift angesichts der Dynamik und Heterogenität des Versorgungsfeldes zu kurz. Vielmehr sind echte strukturelle Veränderungen notwendig. Es bedarf eines konsistenten Ordnungsrahmens mit verbindlichen, sektorenübergreifenden Vorgaben sowie angepasster Versorgungsstrukturen wie Primärversorgungs- und Intersektoren-Zentren, die der Versorgungsrealität gerecht werden. Das heißt auch, dass die Gesetzgebung eine hohe Flexibilität bei der Ausgestaltung dieser Strukturen gewähren sollten. Gerade Primärversorgungs- und Intersektoren-Zentren müssen auf dem Land mit ihren Angeboten an die lokalen Bedürfnisse anpassbar sein und gleichzeitig eine möglicherweise starke Personalknappheit berücksichtigen.

Die anstehenden Reformen, beispielsweise im Bereich der Notfallversorgung, sind daher als Einstieg in eine konsequente Systematisierung und Integration zu sehen und nicht als punktuelle Einzelmaßnahmen. Sie bieten die Chance, Versorgungsprozesse, Ressourcensteuerung und Anreizstrukturen grundlegend neu zu denken und so den strukturellen Wandel der Leistungserbringung, wie er längst in der ärztlichen und pflegerischen Alltagsrealität sichtbar wird, ordnungspolitisch zu flankieren. Entscheidend wird sein, die gewonnenen Spielräume nicht durch zögerliches Festhalten an überkommenen Grenzen zu verspielen, sondern sie als Gestaltungsauftrag für ein kohärentes, zukunftsfähiges Gesundheitswesen zu verstehen.

Literatur

AOK-Bundesverband (2023) Über das Projekt STATAMED. http://www.aok.de/gp/statamed/statamed-im-ueberblick/zielsetzung-und-projektablauf/projekt

BMG – Bundesministerium für Gesundheit (2025) KJ 1-Statistik (gesetzliche Krankenversicherung: endgültige Rechnungsergebnisse)

Busse R, Eckhardt H, Geraedts M (2020) Vergütung und Qualität: Ziele, Anreizwirkungen, internationale Erfahrungen und Vorschläge für Deutschland. In: Klauber J, Geraedts M, Friedrich J, Wasem J, Beivers A (Hrsg) Krankenhaus-Report 2020. Springer, Berlin Heidelberg, S 205–230

GBE-Bund – Gesundheitsberichterstattung des Bundes (2025) Vollstationäre Patientinnen und Patienten in Krankenhäusern (DRG-Statistik, Eckdaten)

InEK – Institut für das Entgeltsystem im Krankenhaus (2025) InEK Datenbrowser

KBV – Kassenärztliche Bundesvereinigung (2024) Statistische Informationen aus dem Bundesarztregister – Bundesgebiet insgesamt

Klauber J, Geraedts M, Friedrich J, Wasem J (2016) Krankenhaus-Report 2016. Schwerpunkt: Ambulant im Krankenhaus. Schattauer, Stuttgart

KOMV – Kommission für ein modernes Vergütungssystem (2019) Empfehlungen für ein modernes Vergütungssystem in der ambulanten ärztlichen Versorgung. https://www.bundesgesundheitsministerium.de/fileadmin/Dateien/3_Downloads/K/KOMV/Bericht_der_Honorarkommission__KOMV__-_Dezember_2019.pdf

Kwietniewski L, Schreyögg J (2018) Profit efficiency of physician practices: a stochastic frontier approach using panel data. Health Care Manag Sci 21(1):76–86

Kwietniewski L, Heimeshoff M, Schreyögg J (2017) Estimation of a physician practice cost function. Eur J Health Econ 18(4):481–494

Laux G, Witte C, Wensing M, Szecsenyi J (2023) Evaluation der Hausarztzentrierten Versorgung (HZV) nach § 73b SGB V in Baden-Württemberg (2011 bis 2020) – Studienphase 2021 bis 2022. Evaluation auf der Basis von Routinedaten der AOK Baden-Württemberg. Teil 1. Abteilung Allgemeinmedizin und Versorgungsforschung des Universitätsklinikums Heidelberg

Leber WD, Wasem J (2016) Ambulante Krankenhausleistung – ein Überblick, eine Trendanalyse und einige ordnungspolitische Anmerkungen. In: Klauber J, Geraedts M, Friedrich J, Wasem J (Hrsg) Krankenhaus-Report 2016. Schattauer, Stuttgart, S 3–26

Marchildon GP, Brammli-Greenberg S, Dayan M, De Belvis AG, Gandré C, Isaksson D, Kroneman M, Neuner-Jehle S, Saunes IS, Thomas S, Vrangbæk K, Quentin W (2021) Achieving higher performing primary care through patient registration: a review of twelve high-income countries. Health Policy 125(12):1507–1516

Messerle R, Schreyögg J (2021) Sektorenübergreifende Versorgungssteuerung. In: Klauber J, Wasem J, Beivers A, Mostert C (Hrsg) Krankenhaus-Report 2021. Springer, Berlin Heidelberg, S 185–201

Milstein R, Schreyögg J (2024) The end of an era? Activity-based funding based on diagnosis-related groups: a review of payment reforms in the inpatient sector in 10 high-income countries. Health Policy 141:104990

Norful AA, de Jacq K, Carlino R, Poghosyan L (2018) Nurse practitioner-physician Comanagement: a theoretical model to alleviate primary care strain. Ann Fam Med 16(3):250–256

Pioch C, Nimptsch U, Mansky T, Busse R (2024) Ambulantisierungspotenzial in deutschen Akutkrankenhäusern (Gefördert durch das Zentralinstitut für die Kassenärztliche Versorgung in Deutschland)

Schreyögg J (2023) Verbesserung der Personalallokation durch Strukturwandel. In: Klauber J, Wasem J, Beivers A, Mostert C (Hrsg) Krankenhaus-Report 2023. Springer, Berlin Heidelberg, S 197–211

Sundmacher L, Fischbach D, Schuettig W, Naumann C, Augustin U, Faisst C (2015) Which hospitalisations are ambulatory care-sensitive, to what degree, and how could the rates be reduced? Results of a group consensus study in Germany. Health Policy 119(11):1415–1423

SVR Gesundheit (2009) Koordination und Integration – Gesundheitsversorgung in einer Gesellschaft des längeren Lebens

SVR Gesundheit (2012) Sondergutachten 2012 des Sachverständigenrates zur Begutachtung der Entwicklung im Gesundheitswesen. Wettbewerb an der Schnittstelle zwischen ambulanter und stationärer Gesundheitsversorgung

SVR Gesundheit (2018) Bedarfsgerechte Steuerung der Gesundheitsversorgung

SVR Gesundheit und Pflege (2024) Fachkräfte im Gesundheitswesen. Nachhaltiger Einsatz einer knappen Ressource

Valk-Draad MP, Bohnet-Joschko S, Valk-Draad MP, Stahl K, Bienstein C, Heppner H-J, Sönnichsen A, Bachmann HS, Thuermann P, Gröne O, Zietzsch P, Hildebrandt H, Klie T, Bohnet-Joschko S (2023) Pflegeheim-sensitive Krankenhausfälle und Ansätze zur Verringerung der Hospitalisierung von Pflegeheimbewohnerinnen und -bewohnern. Bundesgesundheitsblatt Gesundheitsforschung Gesundheitsschutz 66(2):199–211

cc
BY NC ND

Ambulantes Potenzial der Leistungsgruppen im Krankenhaus: Eine routinedatenbasierte Gesamtanalyse

Robert Messerle, Carina Mostert-Brenck und David Scheller-Kreinsen

Inhaltsverzeichnis

D. Scheller-Kreinsen et al. (Hrsg.), *Krankenhaus-Report 2026*,
https://doi.org/10.1007/978-3-662-73132-1_16

Zusammenfassung

Deutschland weist im internationalen Vergleich eine besonders hohe Zahl an Krankenhäusern, Betten und stationären Behandlungen auf. Dies geht einher mit hohen Kosten und einer starken Belastung des medizinischen Personals. Es stellt sich daher die Frage, welche Leistungen zukünftig tatsächlich noch stationär erbracht und geplant werden müssen. Eine Schlüsselrolle bei der Beantwortung dieser Frage wird sicherlich die Ambulantisierung spielen. Viele medizinische Leistungen, die früher zwingend mit einem Krankenhausaufenthalt verbunden waren, können heute ambulant durchgeführt werden. Zudem ließen sich zahlreiche stationäre Behandlungen durch die gezielte Verbesserung ambulanter Versorgungsstrukturen vermeiden.

Der Beitrag legt eine empirische Abschätzung vor, welche Auswirkungen eine konsequente Ambulantisierung mittelfristig auf die stationären Versorgungsstrukturen haben könnte. Die Ergebnisse unterstreichen, dass Ambulantisierungspotenziale in der zukünftigen Neugestaltung der Krankenhauslandschaft unbedingt mitbedacht werden sollten und über alle Bundesländer hinweg von hoher Bedeutung sind. Sie zeigen außerdem, dass auch nach der intensiven Debatte über die Modernisierung und Konzentration der Strukturen, die Ambulantisierung nicht an Bedeutung verlieren wird. Denn in den Leistungsgruppen der Grundversorgung beträgt das in den vorliegenden Analysen breit verstandene Ambulantisierungspotenzial fast 60 % aller stationären Fälle sowie ca. 45 % der Ausgaben und Belegungstage. Bei Leistungsgruppen mit hohem Konzentrationspotenzial oder bereits hoher Spezialisierung ist das Potenzial mit 30 % bzw. 40 % der Fälle bzw. ca. 25 % der Ausgaben und Belegungstage hingegen geringer, aber dennoch von substanzieller Bedeutung.

Compared to other countries, Germany has a particularly high number of hospitals, hospital beds and inpatient treatments. This comes at a high cost and places a heavy burden on medical staff. It raises the question of which services will still have to be provided on an inpatient basis in the future. The shift towards ambulatory care is key to answering this question. Many medical services that previously required a hospital stay can now be performed safely and efficiently on an outpatient basis. Furthermore, numerous inpatient treatments could be avoided by improving ambulatory care structures more effectively.

This article presents an empirical assessment of the potential impact of a consistent shift towards ambulatory care on inpatient care structures. The results emphasise that the potential for ambulatory care must be considered in the restructuring of the hospital landscape, and that this is of great importance across all federal states. They also show that, even after the intensive debate on modernising and concentrating structures, the shift to ambulatory care will not lose its significance. This is due to the fact that within hospital service groups providing basic care, the potential for ambulatory care, as defined in the available analyses, amounts to almost 60 % of all inpatient cases, as well as around 45 % of expenditures and occupancy days. For hospital service groups with high concentration or specialisation potential, the potential is lower – at 30 % and 40 % of cases, and around 25 % of expenditure and occupancy days – but still substantial.

16

16.1 Einleitung

Die aktuelle Reform der Krankenhausplanung und -vergütung zielt darauf ab, die deutsche Krankenhauslandschaft zu modernisieren. Anstelle historischer Bettenzahlen sollen künftig bundeseinheitliche Leistungsgruppen maßgeblich sein, die mit Mindestqualitätskriterien und einer neuen Vorhaltevergütung verbunden sind. Dabei stellt sich die zentrale Frage, welche Leistungen künftig tatsächlich noch stationär geplant und im Rahmen der Vorhaltevergütung berücksichtigt werden sollten. Denn viele Leistungen, die heute stationär erbracht werden, könnten sicher ambulant erfolgen. Internationale Studien zeigen große Potenziale, die in Deutschland bisher nur relativ wenig genutzt werden (Friedlander et al. 2021; Madsen et al. 2023). Diese mangelnde Ambulantisierung belastet das Klinikpersonal unnötig, bindet Kapazitäten und treibt die Kosten in die Höhe. Die Berücksichtigung des ambulanten Potenzials in der Planung künftiger Versorgungsstrukturen ist daher keine technische Frage, sondern notwendig für die Zukunftsfähigkeit des Gesundheitssystems.

An dieser Stelle ist eine ganzheitliche Analyse der Ambulantisierungspotenziale stationärer Leistungen sinnvoll. So lässt sich ermitteln, welche Bereiche hinsichtlich der notwendigen Voraussetzungen für eine erfolgreiche Ambulantisierung im weiteren medizinisch-fachlichen Diskurs näher betrachtet werden müssen, wo Versorgungsstrukturen dringend angepasst werden müssen und wo die Anreize der Vergütung und Regulatorik angepasst werden sollten.

Der Diskurs zur Ambulantisierung konzentriert sich häufig auf die Verlagerung stationärer Eingriffe in den ambulanten Bereich, was jedoch nur ein Aspekt ist. Weitere wichtige Ambulantisierungsfelder sind die Vermeidung von Krankenhauseinweisungen durch eine bessere ambulante Versorgung oder Prävention (Behrendt et al. 2025; Sundmacher et al. 2015) sowie die Neuorganisation der Notfallversorgung, die mit großem Potenzial einhergeht, um die Versorgung effizienter zu gestalten und viele bisher stationär behandelte Fälle abschließend ambulant zu behandeln (SVR Gesundheit und Pflege 2024).

Im Sinne einer empirischen Abschätzung verdeutlichen die folgenden Analysen, in welchem Maße eine konsequente Ambulantisierung mittelfristig für die stationären Versorgungsstrukturen und mittelbar für die jeweiligen alternativen Versorgungsstrukturen (Primärversorgung, ambulante Sekundärversorgung, pflegerische Versorgung usw.) relevant ist. Um der Bedeutung der regionalen Ebene Rechnung zu tragen, wurden auch Auswertungen auf Ebene der Bundesländer vorgenommen.

16.2 Hintergrund

16.2.1 Leistungsgruppen

Mit dem Krankenhausversorgungsverbesserungsgesetz (KHVVG) wird die stationäre Versorgung in Deutschland sowohl planerisch als auch finanziell neu ausgerichtet. Leistungsgruppen (LG) legen fest, welche Leistungen Krankenhäuser erbringen dürfen. Auf Basis dieser Leistungsgruppen wird außerdem eine Vorhaltevergütung als dritte Finanzierungssäule neben den aG-DRGs und dem Pflegebudget etabliert. Ein erheblicher Anteil der bisherigen aG-DRG-Erlöse (im Mittel ca. 34 %; Heimig 2025) wird in ein Vorhaltebudget überführt, der Rest verbleibt leistungsabhängig (rDRG). Insgesamt werden so nur noch 40 % der Vergütung über die rDRGs (Residual DRGs) fallpauschaliert erfolgen.

Die Idee hinter den Leistungsgruppen ist es, fachlich verwandte medizinische Leistungen, die auf vergleichbaren personellen, technischen und strukturellen Mindestanforderungen beruhen, zu bündeln. Das Ziel besteht darin, Leistungen nur dort zu erbringen, wo die dafür nötige Expertise und Ausstattung verlässlich vorgehalten wird. Grundlage für die Auswahl sind Entscheidungen durch die Planungsbehörden der Länder, welche die Leistungsgruppen den einzelnen Standorten zuweisen. Alternativ kann eine Zuweisung auf Basis von historischen IST-Fallzahlen erfolgen. Die Einhaltung der überwiegend strukturellen Qualitätsvorgaben wird durch Prüfungen des Medizinischen Dienstes kontrolliert. Nordrhein-Westfalen (NRW) gilt als Vorreiter dieses Ansatzes: Mit dem Krankenhausplan 2022 wurde eine vollständig auf Leistungsgruppen aufsetzende Planung eingeführt, die am 1. April 2025 mit wenigen Ausnahmen Bestandskraft erlangte. Erste Analysen der Feststellungsbescheide legen eine Konzentration der Standorte vor allem in teilspezialisierten und hochspezialisierten Feldern nahe, während die Grundversorgung nur geringfügige Anpassungen erfährt (Loeser et al. 2025).

Die in NRW definierten Leistungsgruppen bilden die konzeptionelle Grundlage für die bundesweite Umsetzung. Die methodische Ausgestaltung und der Umfang der Leistungsgruppen waren Gegenstand intensiver Diskussionen. Der Ansatz, Leistungsgruppen aus DRG-Fallpauschalen abzuleiten, wurde verworfen, da DRGs primär abrechnungsorientierte Logiken abbilden und nicht die für die Planung relevanten Struktur- und Qualitätsdimensionen. Für NRW wurde stattdessen ein Mischsystem entwickelt, das OPS- und ICD-Codes mit Inhalten der Weiterbildungsordnung kombiniert. Dieses Konzept soll eine qualitätsorientierte Steuerung ermöglichen und zugleich in der klinischen Dokumentation praktikabel sein (Loeser et al. 2025). Auf Bundesebene wurde dieses Prinzip übernommen, jedoch stärker standardisiert. Mit dem Krankenhausreformanpassungsgesetz (KHAG) sollen 61 Leistungsgruppen eingeführt werden, die prinzipiell auf dem System NRWs basieren. Ein wesentlicher Unterschied besteht jedoch darin, dass auf Bundesebene das Prinzip einer fachsystematischen Definition zugleich mit einer fallbezogenen Zuordnungsschicht – dem sogenannten Leistungsgruppengrouper – verbunden wird. Dieser nutzt DRG-nahe Entscheidungslogiken und stellt die Schnittstelle zur Vergütung her. Dies ist notwendig, da die bundesweiten Leistungsgruppen des KHVVG nicht nur in der Planung Anwendung finden sollen, sondern mit einer Reform der Finanzierung verknüpft werden.

Denn an die Reform der Krankenhausplanung ist die Einführung der Vorhaltevergütung als neue Sockelfinanzierung gekoppelt. Die Pflegekosten werden weiterhin separat refinanziert. Theoretisch erhalten bedarfsnotwendige Krankenhäuser Geld dafür, dass sie Strukturen verlässlich vorhalten. In der Praxis besteht jedoch weiterhin ein zeitlich verzögerter Mengenbezug, da die Höhe des Vorhaltebudgets aus den DRG-Fallkosten und der historischen Fallzahl abgeleitet und fixiert wird, soweit keine planerische Zuweisung von Fallzahlen erfolgt. Die Leistungsgruppen fungieren im Wesentlichen primär als „Lizenz zur Abrechnung".

16.2.2 Ansätze zur Ambulantisierung im Krankenhaus

In den letzten Jahren wurden die Möglichkeiten ambulanter Leistungserbringung in Krankenhäusern deutlich ausgeweitet (Leber und Wasem 2016). Neben klassischen Modellen wie dem ambulanten Operieren (§ 115b SGB V) und der vor- und nachstationären Behandlung (§ 115a SGB V) sind insbesondere neue Versorgungsformen wie die ambulante spezialfachärztliche Versorgung (§ 116b SGB V) sowie diverse Institutsambulanzen zu nennen (vgl. Messerle und Schreyögg im vorliegenden Band). Die Ambulantisierung ist also kein monolithisches Konzept, sondern hat verschiedene Facetten.

Für die konkrete Beurteilung des Ambulantisierungspotenzials noch stationär erbrachter Leistungen lassen sich drei übergeordnete Bereiche identifizieren, die strukturell und versorgungspolitisch besonders relevant erscheinen: Erstens die Verlagerung elektiver stationärer Leistungen in das ambulante Setting; zweitens die Vermeidung stationärer Fälle durch eine qualitativ hochwertige und frühzeitige ambulante oder pflegerische Versorgung; drittens die Behandlung von stationären Notfallleistungen, die bei entsprechender Organisation der Notfallversorgung ambulant erbracht werden könnten.

Diese unterschiedlichen Ansätze bringen jeweils spezifische Herausforderungen und Lösungsstrategien mit sich. Die Verlagerung planbarer, elektiver Eingriffe in den ambulanten Bereich erfordert vor allem Anpassungen in der Klinikorganisation und den ökonomischen Anreizsystemen. Demgegenüber zielen ambulant-sensitive und pflege(heim)sensitive Fälle auf die Vermeidung ungeplanter Klinikaufenthalte ab. Diese Fälle lassen sich in der Regel nicht einfach „verlagern", sondern erfordern im Vorfeld präventive und koordinative Maßnahmen (z. B. engmaschige Betreuung, Telemonitoring). Schließlich erfordert das Feld der potenziell auch ambulant behandelbaren Notfälle eine entsprechende Strukturreform, sodass die für die abschließende ambulante Notfallversorgung benötigten Strukturen und Anreizsysteme zur Verfügung stehen.

16.2.3 Verlagerung elektiver Leistungen in ein ambulantes Setting

▪ ▪ Hybrid-DRGs

Ein zentraler aktueller Reformansatz zur Verlagerung stationärer Leistungen in ein ambulantes Setting ist die Einführung der sogenannten Hybrid-DRGs gemäß § 115f SGB V. Dabei handelt es sich um spezielle Fallpauschalen, die sektorengleich gelten, das heißt, bestimmte Leistungen werden im ambulanten und stationären Bereich identisch vergütet. Ein ähnlicher Ansatz wird auch beim ambulanten Operieren gemäß AOP-Katalog nach § 115b SGB V verfolgt. Allerdings unterscheiden sich die regulatorische und technische Umsetzung. Für die Hybrid-DRGs werden ausgehend von bestimmten Prozeduren DRG-Fallgruppen definiert, die sowohl von Krankenhäusern (ambulant im Krankenhaus oder mit Übernachtung) als auch von Vertragsärzten erbracht und einheitlich vergütet werden.

Die Vergütung der Hybrid-DRG-Fälle basiert auf einem Mischpreis, der sich aus den bisherigen stationären und ambulanten Vergütungssätzen zusammensetzt. Da die ambulanten Sätze bislang unter dem stationären Niveau lagen, führte diese Mischkalkulation zu einer Absenkung der stationären und gleichzeitig zu einer Anhebung der ambulanten Vergütung. Ziel des Gesetzgebers ist es, mit der einheitlichen Vergütung über Hybrid-DRGs die Ambulantisierung bislang (unnötig) stationär erbrachter Leistungen zu beschleunigen. Die Hybrid-DRGs wurden für das Jahr 2024 erstmals festgelegt. 2025 wurde der Katalog nur begrenzt erweitert, sodass ca. 300.000 Fälle als Hybrid-DRG erbracht wurden. Mit dem KHVVG legte der Gesetzgeber daher ambitionierte Ziele fest. Diese sehen für 2026 eine Million Fälle und für 2030 sogar ein Volumen von 2 Mio. vormals stationären Fällen vor, die dann als Hybrid-DRGs abgerechnet werden sollen. Für das Jahr 2026 lag zum Stand der Analysen dieses Beitrages jedoch nur die OPS-Liste des Erweiterten Bewertungsausschusses vor; ein Grouper zur Zuweisung der Fälle ist nicht verfügbar.

▪ ▪ Ambulantes Operieren am Krankenhaus/ IGES-Gutachten nach § 115b Abs. 1a SGB V

Ein bereits seit Längerem etablierter Ansatz ist der AOP-Katalog (Ambulantes Operieren und stationsersetzende Eingriffe im Krankenhaus nach § 115b SGB V). Dieser Leistungskatalog legt seit 1993 fest, welche Operationen und Prozeduren von Krankenhäusern auch ambulant erbracht werden dürfen. Damit sollten die Ambulantisierung und der Grundsatz „ambulant vor stationär" forciert werden. In der Praxis blieb der Effekt jedoch begrenzt und die Fallzahlen des ambulanten Operierens im Krankenhaus stagnierten in den letzten Jahren. Im Jahr 2023 wurde der AOP-Katalog erheblich erweitert.

Ausgangspunkt hierfür war das Gutachten von IGES gemäß § 115b Abs. 1a SGB V (Albrecht et al. 2022). In diesem wurden systematisch diejenigen Leistungen analysiert, die unter Berücksichtigung von Kontextfaktoren wie Komorbiditäten, Alter oder sozialen Rahmenbedingungen auch außerhalb des stationären Sektors sicher und wirtschaftlich erbracht werden können. Entsprechend identifizierten die Autoren des Gutachtens weitere ambulantisierbare Prozeduren und listeten zugleich Kontextfaktoren auf, die systematisieren sollen, wann eine grundsätzlich ambulante Leistung doch stationär erbracht werden kann. In der Erweiterung des AOP-Katalogs wurden die Empfehlungen des Gutachtens jedoch nicht vollständig umgesetzt. Einige vorgeschlagene Kontextfaktoren und Leistungsbereiche fanden keinen Eingang, sodass zwischen dem ambulanten Volumen nach AOP-Katalog und dem Potenzial nach dem IGES-Gutachten unterschieden werden muss. Leistungen des AOP-Katalogs müssten ohne das Vorliegen entsprechender Kontextfaktoren oder fallindividueller Begründungen bereits heute ambulant erbracht werden. Die Möglichkeit der fallindividuellen Begründung im AOP-Katalog eröffnet allerdings einen sehr breiten Spielraum, um die stationäre Durchführung zu rechtfertigen.

16.2.4 Vermeidbare Krankenhausfälle

Neben diesen vergütungs- und katalogbasierten Ansätzen gibt es andere Ansätze, die das Ambulantisierungspotenzial stärker aus einer Präventionsperspektive beleuchten. Ein wichtiger hier zu nennender Ansatz sind die ambulant-sensitiven Krankenhausfälle (ASK). ASK bezeichnen stationäre Aufnahmen, die bei rechtzeitiger und adäquater ambulanter Versorgung potenziell vermeidbar gewesen wären. Die Diskussion um ASK begann in den 1990er Jahren in den USA, wo sie als Indikator für den Zugang zur Primärversorgung und auch als Maß für die Qualität der ambulanten Versorgung interpretiert werden. Die zugrunde liegende Annahme ist, dass durch eine kontinuierliche, koordinierte und patientenzentrierte Betreuung das Auftreten bestimmter Erkrankungen oder deren Verschlechterung verhindert werden kann, sodass bestimmte Krankenhausfälle bei adäquater ambulanter Versorgung vermeidbar wären (Purdy et al. 2009).

Ein verwandtes Konzept sind pflegeheimsensitive Krankenhausfälle (PSK). Dabei handelt es sich um Krankenhausaufenthalte von Bewohnerinnen und Bewohnern stationärer Pflegeeinrichtungen, die unter optimalen Versorgungsbedingungen im Pflegeheim nicht im Krankenhaus behandelt werden müssten.

16

Sowohl ASK als auch PSK werden zunehmend als Indikatoren für die Effizienz und Koordination an den Schnittstellen des Gesundheitssystems betrachtet. Es wird angenommen, dass durch die Vermeidung unnötiger Krankenhausaufenthalte erhebliche Ressourcen im Gesundheitssystem eingespart werden können – sowohl finanziell als auch personell. Während sich ASK primär auf die ambulante (ärztliche) Versorgung beziehen, machen PSK strukturelle Defizite in der Versorgung von Langzeitgepflegten sichtbar, beispielsweise unzureichende ambulante Versorgung, fehlende Notfallkompetenz oder mangelnde digitale Infrastruktur.

16.2.5 Reform der Notfallversorgung

Die Struktur der Notfallversorgung in Deutschland muss grundlegend verbessert werden – darüber besteht weitgehend Einigkeit, wie die Gesetzesentwürfe in der letzten und der jetzigen Legislaturperiode gezeigt haben. Diskutiert wird, die beteiligten Bereiche besser miteinander zu vernetzen und so die Patientinnen und Patienten schneller und passender zu versorgen; gleichzeitig soll das System effizienter arbeiten. Kern bisher diskutierter Reformvorschläge sind drei zentrale Maßnahmen: Erstens sollen an bestimmten Krankenhausstandorten sogenannte Integrierte Notfallzentren (INZ) entstehen, in denen die ambulante Notfallversorgung gebündelt wird. Zweitens ist geplant, gemeinsame Notfallleitstellen (ILS) einzurichten, in denen die Leitstellen von Feuerwehr, Rettungsdienst und ärztlichem Bereitschaftsdienst zusammenarbeiten und die Patientinnen und Patienten in die bedarfsgerechte Versorgungsebene steuern. Drittens soll der Rettungsdienst vollständig in die Notfallversorgung integriert und der Rettungseinsatz selbst als medizinische Leistung definiert werden.

Das Potenzial, das eine solche Reform auch im Hinblick auf die Ambulantisierung realisieren könnte, ist erheblich (SVR Gesundheit und Pflege 2024), wird in der Diskussion aber oft vernachlässigt. Bis zu 50 % der stationären Krankenhausaufnahmen erfolgen über die Notaufnahmen. Aufgrund der enormen Bedeutung der Notaufnahmen für die Krankenhausfallzahlen würde eine entsprechende Entlastung der Notaufnahmen bzw. der INZ daher wahrscheinlich auch zu einer Reduktion der stationären Belegungs- und Fallzahlen führen. Eine bessere Steuerung durch die Notfallleitstellen und die Einbindung des Rettungsdienstes als präklinischer Leistungsbereich könnten die Anzahl der fahrend in die Notaufnahmen transportierten Patientinnen und Patienten reduzieren. Weitere Stellschrauben wären höhere ambulante Behandlungsraten in INZ durch verbesserte Behandlungsmöglichkeiten sowie die Vermeidung finanzieller Fehlanreize zur stationären Aufnahme. Eine Reform könnte also sowohl zur Vermeidung stationärer Fälle beitragen als auch dazu, dass bisher stationär versorgte Fälle ambulant erbracht werden.

16.3 Methodik und Datengrundlagen

Ziel ist es, die verschiedenen Ambulantisierungsansätze quantifizierbar zu machen und zu einer ganzheitlichen Gesamtanalyse auf der Ebene der Leistungsgruppen zusammenzubringen. Dazu werden die unterschiedlichen Kriterien-Sets iterativ angewendet. Im Rahmen der Analyse wird für jeden stationären Fall in absteigender Reihenfolge geprüft,

- ob der Fall gemäß den Hybrid-Katalogen der Jahre 2024, 2025 und 2026 als Hybrid-DRG abgerechnet werden müsste. Das Potenzial für 2026 ist aufgrund des noch nicht vorliegenden Groupers mit Unsicherheiten verbunden.
- ein OPS aus dem AOP-Katalog erbracht wurde und kein Kontextfaktor vorliegt
- ein OPS oder eine DRG aus den Empfehlungen des IGES-Gutachtens zur Erweiterung des AOP-Katalogs erbracht/abgerechnet wurde und kein Kontextfaktor vorliegt
- der Patient bzw. die Patientin administrativ als stationärer Notfall aufgenommen wurde, dabei aber eine relativ geringe medizinische Dringlichkeit (kleiner 0,75 bzw. 75 %[1]) nach Krämer et al. (2019) und einen geringen Casemix (<0,5), also einen eher geringen Ressourcenbedarf aufweist
- eine Hauptdiagnose aus dem Kern-Katalog der ambulant-sensitiven Krankenhausfälle nach Sundmacher et al. (2015) vorliegt. Zusätzlich wurde das diagnosespezifische Vermeidungspotenzial, also welcher Anteil der Fälle nach Experteneinschätzung vermeidbar wäre, herangezogen.
- eine Hauptdiagnose aus dem Katalog pflegeheimsensitiver Krankenhausfälle nach Valk-Draad et al. (2023) aufweist und einen Versicherten mit Pflegestufe betrifft. Entgegen der ursprünglichen Genese der PSK-Diagnosen erfolgt keine Beschränkung auf Pflegeheimbewohnende, sondern die Liste wird im Sinne eines Proxy-Tools für stationär und häuslich Gepflegte verwendet (Behrendt et al. 2025). Auch hier wird das diagnosespezifische Vermeidungspotenzial herangezogen.

Um ein Gesamtpotenzial zu erhalten, wird jeder Fall nur genau einem der Blöcke zugeordnet. Dementsprechend ist bei der Interpretation der Größenordnungen zu berücksichtigen, dass die Reihenfolge der Ansätze starke Auswirkungen auf das ausgewiesene individuelle Fallpotenzial hat.

Die Unterteilung der Ergebnisse nach Leistungsgruppen erfolgt auf Basis des Leistungsgruppengroupers des Instituts für das Entgeltsystem im Krankenhaus (InEK), der im Februar 2025 veröffentlicht wurde. Als Hauptkriterium zur Strukturierung der Analysen werden erste Erkenntnisse zu den Standortentscheidungen der Krankenhausplanung in NRW herangezogen (Loeser et al. 2025) und die Leistungsgruppen in folgende vier Cluster unterteilt:

1. Leistungsgruppen der medizinischen Grundversorgung, die nur eine vergleichsweise geringe Reduktion der Standorte in NRW aufweisen
2. Leistungsgruppen mit bereits hoher Spezialisierung im aktuellen Status quo, bei denen es kaum Veränderungen in der Standortzahl in NRW gibt
3. Leistungsgruppen mit Konzentrationspotenzial, die nach erfolgter Zuweisung in

1 Auf einer Skala von 0 – rein elektive Fälle zu 1 – dringlichster Notfall mit sofortigem medizinischem Handlungsbedarf.

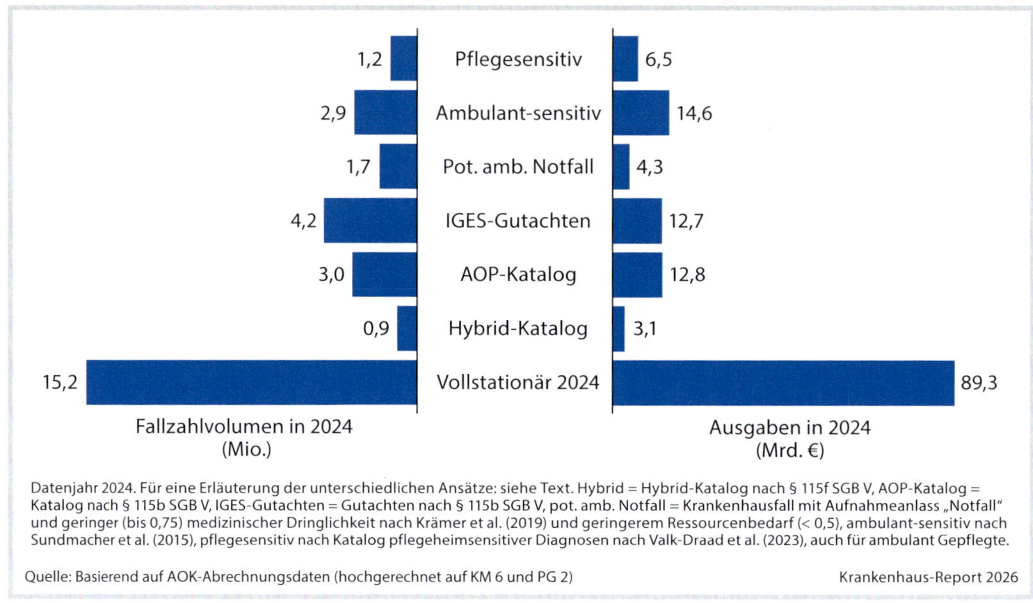

Abb. 16.1 Überblick potenzielles Fallzahlvolumen und Ausgaben je Ambulantisierungsansatz

NRW eine deutliche Veränderung der Standortverteilung zeigen
4. Weitere, nicht eindeutig zuordenbare Leistungsgruppen

Für weitere methodische Details sei auf Messerle et al. (2025) verwiesen.

16.3.1 Datengrundlage

16

Grundlage der Auswertungen sind Abrechnungsdaten gemäß § 301 SGB V von AOK-Versicherten aus der stationären Versorgung für das Jahr 2024 (ohne Überlieger). Da der Marktanteil der AOKs bei über einem Drittel aller GKV-Versicherten liegt, lassen sich auch kleinere Teilgruppen noch robust untersuchen. Die ausgewerteten Ergebnisse werden auf Basis der Alters- und Geschlechtsstruktur sowie nach Wohnort-KV auf die Gesamt-GKV gemäß der KM6-Statistik hochgerechnet; für Pflegebedürftige erfolgt zusätzlich eine Standardisierung nach Alter und Geschlecht auf die GKV-weite PG2-Statistik, sodass eine näherungsweise Interpretation für das Gesamtsystem möglich ist. Für die Berechnung der Ausgaben werden die gesamten Fallkosten herangezogen, einschließlich Pflege, Zusatzentgelten etc.

16.4 Ergebnisse

Abb. 16.1 stellt die einzelnen Ansätze dar, die zunächst getrennt voneinander betrachtet werden. Isoliert betrachtet sticht vor allem das Potenzial der IGES-Empfehlungen zur Erweiterung des AOP-Katalogs hervor. Über 4 Mio. Fälle weisen die im Gutachten herausgearbeiteten Kriterien auf, also gelten ca. 28 % aller stationären Fälle allein nach diesem Ansatz als ambulantisierbar. Auch die anderen Ansätze zur Bezifferung des Ambulantisierungspotenzials weisen erhebliche Volumina auf. So verdeutlicht Abb. 16.1 auch, dass die ambitionierten Vorgaben des Gesetzgebers bezüglich der Ambulantisierung durch Hybrid-DRGs durch die Selbstverwaltung im Wesentlichen eingehalten werden. Nach einer eher

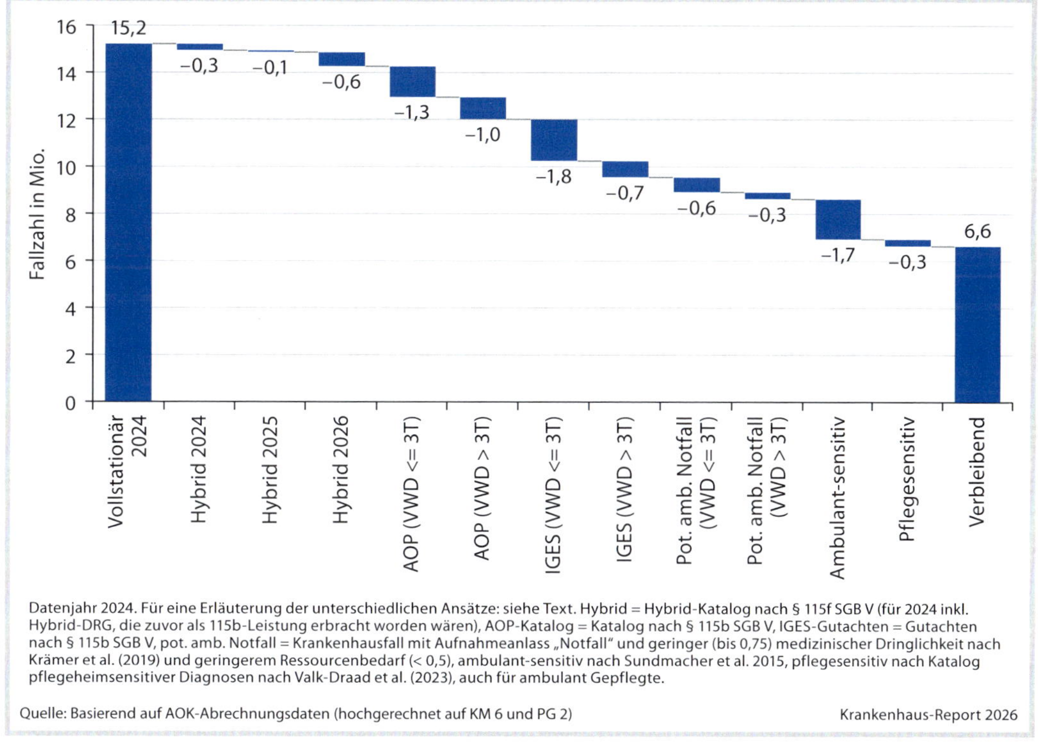

Abb. 16.2 Darstellung des (iterativen) Ambulantisierungspotenzials in Fällen, gegliedert nach den unterschiedlichen Ansätzen

gering ausfallenden Erweiterung im Jahr 2025 werden durch den Hybrid-Katalog 2026 knapp 1 Mio. Fälle aufgegriffen.

Ein Blick auf das aktuelle Ausgabenvolumen zeigt, dass erwartungsgemäß eher unterdurchschnittlich komplexe Fälle durch die Ambulantisierungsansätze aufgegriffen werden, da die Ausgaben je Fall unterdurchschnittlich sind (eine Ausnahme sind die pflege- und ambulant-sensitiven Fälle).

Abb. 16.1 bietet keinen Gesamtblick auf das Ambulantisierungspotenzial, da in dieser getrennten Betrachtung ein Fall mehreren Ansätzen zugeordnet sein kann. Abb. 16.2 stellt daher die unterschiedlichen Ansätze ohne Überschneidungen nebeneinander – d. h. jeder Krankenhausfall wird nach der im ▶ Abschn. 16.3 beschriebenen Vorgehensweise nur einem Ambulantisierungsansatz zugeordnet. Bei der Interpretation ist zu beachten, dass hier nun die Reihenfolge der Ansätze wichtig ist. Ist ein Fall z. B. gemäß dem Hybrid-Katalog 2024 als Hybrid-DRG zu erbringen, wird er in den folgenden Ansätzen nicht mehr berücksichtigt.

Abb. 16.2 verdeutlicht zunächst, dass trotz der ambitionierten Vorgaben des Hybrid-Kataloges 2026 ein zusätzliches Fallpotenzial von 1,3 Mio. Fällen basierend auf dem AOP-Katalog nach Anwendung der Kontextfaktoren besteht; wenn nur die Fälle mit einer Verweildauer von höchstens drei Tagen einbezogen werden. Diese hohe Fallzahl der stationären Erbringung von AOP-Leistungen kann auf fallindividuelle/medizinische Begründungen zurückzuführen sein, aber auch auf Rechnungsprüfungspotenzial hinweisen. Werden unabhängig von der Verweildauer alle AOP-Fälle nach Anwendung der Kontextfaktoren einbezogen, ergibt sich sogar ein Vo-

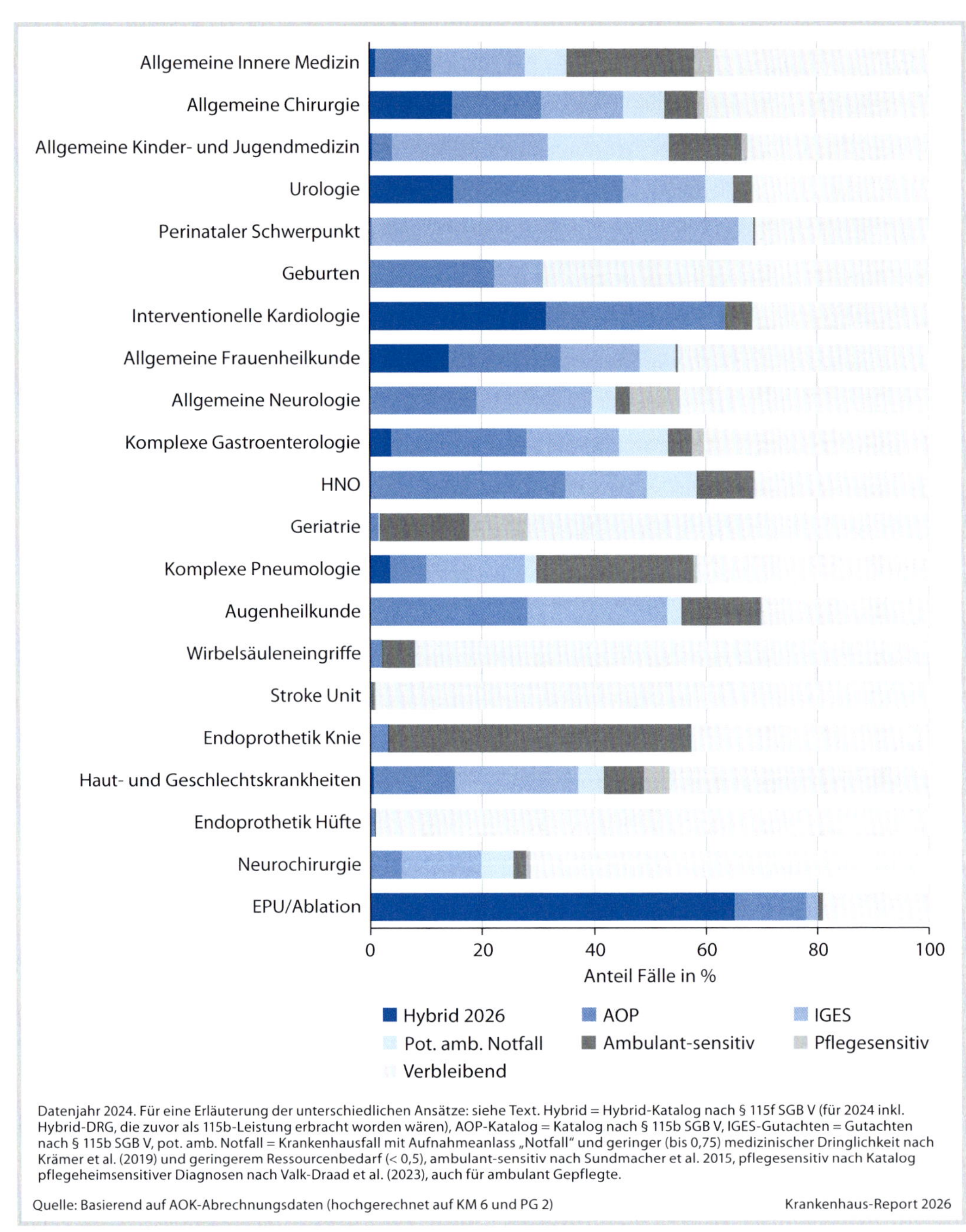

Datenjahr 2024. Für eine Erläuterung der unterschiedlichen Ansätze: siehe Text. Hybrid = Hybrid-Katalog nach § 115f SGB V (für 2024 inkl. Hybrid-DRG, die zuvor als 115b-Leistung erbracht worden wären), AOP-Katalog = Katalog nach § 115b SGB V, IGES-Gutachten = Gutachten nach § 115b SGB V, pot. amb. Notfall = Krankenhausfall mit Aufnahmeanlass „Notfall" und geringer (bis 0,75) medizinischer Dringlichkeit nach Krämer et al. (2019) und geringerem Ressourcenbedarf (< 0,5), ambulant-sensitiv nach Sundmacher et al. 2015, pflegesensitiv nach Katalog pflegeheimsensitiver Diagnosen nach Valk-Draad et al. (2023), auch für ambulant Gepflegte.

Quelle: Basierend auf AOK-Abrechnungsdaten (hochgerechnet auf KM 6 und PG 2) Krankenhaus-Report 2026

Abb. 16.3 Ambulantisierungspotenziale für die 21 fallzahlstärksten Leistungsgruppen

lumen von 2,3 Mio. Fällen – zusätzlich zu den bereits vom Hybrid-Katalog aufgegriffenen Fällen. Auch wenn die Ziele des Gesetzgebers nach § 115f SGB V, ab dem Jahr 2030 jährlich mindestens 2 Mio. Fälle mit dem Hybrid-Katalog zu erfassen, also ambitioniert erscheinen, zeigt diese Einordnung, dass es ein prinzipiell erreichbares Ziel ist.

Würden die weiteren Empfehlungen des IGES-Gutachtens (Albrecht et al. 2022) aufgegriffen, ergäben sich weitere 1,8 Mio. (Verweildauer ≤ 3 Tage) bzw. 0,7 Mio. (Verweildauer > 3 Tage) zusätzliche potenziell ambulantisierbare Fälle. Diese relativ geringen Überschneidungen der beschriebenen Ansätze, die eigentlich eng miteinander verwandt sind, sind im Wesentlichen auf zwei Faktoren zurückzuführen: einerseits auf die sehr unterschiedlich ausfallende Kontextprüfung zwischen IGES und AOP-Katalog und andererseits darauf, dass die IGES-Empfehlungen auch die Aufnahme verschiedener medizinischer DRGs umfassen, während AOP und Hybrid-DRGs bisher rein prozedurengetrieben klassifizieren.

Die Effekte einer Notfallreform sind ebenfalls nicht zu vernachlässigen, betragen in der hier betrachteten Abgrenzung jedoch insgesamt „nur“ ca. 1 Mio. zusätzliche Fälle. Etwa zwei Drittel weisen dabei eine Verweildauer von höchstens drei Tagen auf. Zum Vergleich: Der SVR hat ein Fallpotenzial von ca. 4 Mio. vermeidbaren stationären Notfällen skizziert (SVR Gesundheit und Pflege 2024). Das im Vergleich zu den Analysen des SVR relativ geringe zusätzliche Potenzial ist hauptsächlich auf die enge Auslegung in der Datenanalyse zurückzuführen. Z. B. erfolgt von vornherein eine Beschränkung auf Fälle mit geringem Case-Mix. Außerdem rekurrieren die vom IGES vorgeschlagenen medizinischen DRGs teilweise auf Notfälle und werden dementsprechend bereits dort berücksichtigt.

Ambulant-sensitive (vermeidbare) Krankenhausfälle betreffen weitere, zusätzliche 1,7 Mio. Fälle. Werden die Belegungstage oder die betroffenen vollstationären Ausgaben zugrunde gelegt (siehe Anhang), stellen die ambulant-sensitiven Krankenhausfälle sogar den wichtigsten Ansatz zur Ambulantisierung dar. Hinsichtlich der pflegesensitiven Fälle lässt sich mit ca. 0,3 Mio. zusätzlichen Fällen hingegen ein vergleichsweise überschaubares zusätzliches Ambulantisierungspotenzial identifizieren. Dies liegt teilweise an der verwendeten Vorgehensweise und ist darauf zurückzuführen, dass große Überschneidungen mit ambulant-sensitiven Krankenhausfällen bestehen. In der hierarchisierten Vorgehensweise werden daher viele Fälle bereits vorher aufgegriffen. Dennoch hat das Konstrukt der pflegesensitiven Fälle eine hohe Bedeutung. Denn die Strategien und Maßnahmen, die zur Verbesserung der Versorgung benötigt werden, um ambulant-sensitive oder pflegesensitive Fälle zu vermeiden, sind sehr unterschiedlich und sollten daher auch separat betrachtet werden.

Um auch konkretere Auswirkungen der konsequenten Realisierung von Ambulantisierungpotenzialen diskutieren zu können, ist ein detaillierterer Blick auf die Ebene der Leistungsgruppen notwendig. ▫ Abb. 16.3 stellt daher die bereits in ▫ Abb. 16.2 präsentierten Potenziale für die 21 fallzahlstärksten Bereiche (hochgerechnete Fallzahl > 100.000) grafisch dar. Für eine vollständige Übersicht sei auf Messerle et al. (2025) verwiesen.

Über alle betrachteten Leistungsgruppen werden zwischen ca. 80 % (EPU/Ablation) und ca. 0 % (Stroke Unit, Endoprothetik Hüfte) der Fälle als Ambulantisierungspotenzial identifiziert. In 15 der 21 fallzahlstärksten Leistungsgruppen werden über 50 % der Fälle als potenziell ambulantisierbar aufgegriffen. Unter diesen 21 Leistungsgruppen sind es nur in den Leistungsgruppen Endoprothetik Hüfte, Stroke Unit, Wirbelsäuleneingriffe, Geriatrie und Neurochirurgie unter 30 %. Für die beiden mit Abstand größten Leistungsgruppen Allgemeine Innere Medizin und Allgemeine Chirurgie werden etwa 60 % der Fälle als potenziell ambulantisierbar identifiziert. Es zeigt sich, dass bei der Betrachtung der Belegungstage und Ausgaben anstelle der Fallzahlen geringere Anteile identifiziert werden, da durch die meisten Ansätze eher Kurzlieger und weniger komplexe Fälle aufgegriffen werden (siehe auch Messerle et al. 2025). Dennoch werden auch hier hohe Anteile aufgegriffen. Insgesamt betrachtet liegt das Ambulantisierungspotenzial hinsichtlich der Belegungstage und Ausgaben etwa ein Drittel niedriger als bei den

Fallzahlen, ist mit ungefähr 40 % aber weiterhin recht hoch. Für die beiden größten Leistungsgruppen Allgemeine Innere Medizin und Allgemeine Chirurgie beträgt es etwa 55 % bzw. 40 % der Belegungstage und Ausgaben.

Die bisher beschlossenen Hybrid-DRGs verteilen sich sehr stark auf drei Leistungsgruppen: die allgemeine Chirurgie, die interventionelle Kardiologie und EPU/Ablation. Während aufgrund der Größe der allgemeinen Chirurgie die Hybrid-DRGs dort „nur" etwa 15 % der Fälle betreffen, werden in den anderen beiden Leistungsgruppen ca. ein bzw. zwei Drittel der noch stationären Fälle in den ambulant-stationären Versorgungsbereich verlagert. Die zusätzlichen Ambulantisierungspotenziale nach dem AOP-Katalog, also bei Leistungen, die grundsätzlich bereits ambulant erfolgen sollten, sind deutlich breiter gestreut. Bei sieben der 21 fallzahlstärksten Leistungsgruppen betrifft der AOP-Katalog über die Hybrid-DRGs hinaus mindestens zusätzliche 20 % der Fälle, in den Leistungsgruppen HNO, Interventionelle Kardiologie und Urologie sogar mehr als 30 %.

Ähnlich breit wie der AOP-Katalog greifen die Empfehlungen des IGES-Gutachtens. Besonders auffällig sind sicherlich die zwei Drittel der Fälle im perinatalen Schwerpunkt, die gemäß den IGES-Empfehlungen zusätzlich potenziell ambulantisierbar wären. Allerdings lassen sich hier aus den Routinedaten wesentliche Teile der Kontextbetrachtung nicht umsetzen, was auch im IGES-Gutachten entsprechend festgehalten wird: „Die Versorgung eines (gesunden) Neugeborenen kann nur dann als ambulant durchführbar gelten, wenn die Geburt seitens der Mutter ambulant durchführbar ist" (Albrecht et al. 2022, S. 196). Insofern dienen diese berichteten Ambulantisierungspotenziale nur der Vollständigkeit. Doch auch für andere Leistungsgruppen – die Allgemeine Kinder- und Jugendmedizin, die Augenheilkunde, für Haut- und Geschlechtskrankheiten, die Allgemeine Neurologie und die Komplexe Pneumologie – ergeben sich zusätzliche Potenziale von über 20 % aller Fälle. Wesentliche zusätzliche Potenziale für die ambulante Erbringung von Notfällen ergeben sich insbesondere in der Leistungsgruppe Allgemeine Kinder- und Jugendmedizin: Dort werden über 20 % aller Fälle aufgegriffen. Größere Bedeutung hat diese Kategorie auch in den Leistungsgruppen Allgemeine Innere Medizin und Allgemeine Chirurgie, allerdings sind die resultierenden Anteile infolge der Fallzahlgröße dieser Leistungsgruppe etwas geringer (ca. 8 %).

Zusätzliche vermeidbare, ambulant-sensitive Krankenhausfälle betreffen prozentual insbesondere die Leistungsgruppe Endoprothetik Knie. Dort wären über die Hälfte der Fälle gemäß dem ASK-Konzept vermeidbar, wenn die ambulante Versorgung von Kniearthrosen verbessert würde. Internationale Erfahrungen, wonach z. B. in den USA wesentliche Anteile der Knie- und Hüftendoprothesen ambulant bzw. als Tagesfall erbracht werden (Ailaney et al. 2025; Nowak und Schemitsch 2023), werden hier nicht berücksichtigt. Weitere, erheblich von zusätzlichen ASK-Fällen betroffene Leistungsgruppen sind die Komplexe Pneumologie und die Allgemeine Innere Medizin, bei denen jeweils über 20 % zusätzliche Fälle aufgegriffen werden. Zusätzliche vermeidbare, pflegesensitive Krankenhausfälle betreffen im Wesentlichen die Leistungsgruppen Neurologie und Geriatrie. In der Neurologie identifiziert der PSK-Ansatz (9 %) deutlich mehr Fälle über den allgemeinen ASK-Ansatz (2 %) hinaus. In der Geriatrie decken ASK-Fälle hingegen bereits viele der PSK-Fälle ab, wodurch die Anteile der ASK-Fälle beim iterativen Ansatz von größerer Bedeutung sind (16 % ggü. 10 %).

Bei der regionalen Betrachtung nach Wohnort der Versicherten in ◘ Abb. 16.4 zeigen sich eher geringfügige Unterschiede. Je Ambulantisierungsfeld weichen die regionalen Werte nicht mehr als ein bis zwei Prozentpunkte vom Bundesdurchschnitt ab. Insgesamt führt dies zu einer Spannbreite zwischen 53 % der stationären Fälle in Bremen und 58 % in Rheinland-Pfalz und Nordrhein-Westfalen, die einem der Ambulantisierungspotenziale zugeordnet werden können. Bekannte Tendenzen

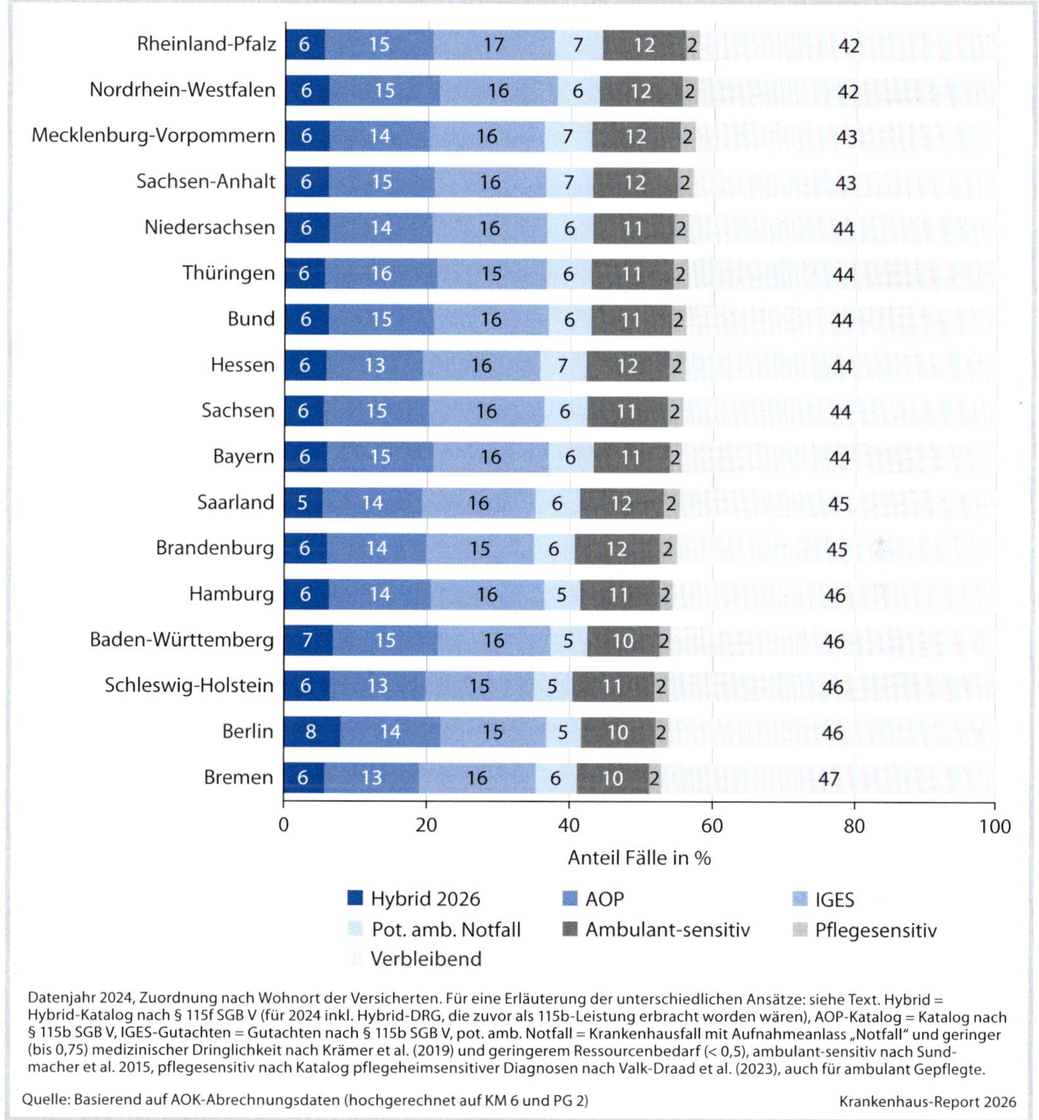

Datenjahr 2024, Zuordnung nach Wohnort der Versicherten. Für eine Erläuterung der unterschiedlichen Ansätze: siehe Text. Hybrid = Hybrid-Katalog nach § 115f SGB V (für 2024 inkl. Hybrid-DRG, die zuvor als 115b-Leistung erbracht worden wären), AOP-Katalog = Katalog nach § 115b SGB V, IGES-Gutachten = Gutachten nach § 115b SGB V, pot. amb. Notfall = Krankenhausfall mit Aufnahmeanlass „Notfall" und geringer (bis 0,75) medizinischer Dringlichkeit nach Krämer et al. (2019) und geringerem Ressourcenbedarf (< 0,5), ambulant-sensitiv nach Sundmacher et al. 2015, pflegesensitiv nach Katalog pflegeheimsensitiver Diagnosen nach Valk-Draad et al. (2023), auch für ambulant Gepflegte.

Quelle: Basierend auf AOK-Abrechnungsdaten (hochgerechnet auf KM 6 und PG 2) Krankenhaus-Report 2026

Abb. 16.4 Ambulantisierungspotenziale nach Bundesländern

– wie z. B. die unterdurchschnittliche Anzahl ambulant-sensitiver Krankenhausfälle in Baden-Württemberg – sind ebenfalls sichtbar. Insgesamt sind die Unterschiede jedoch gering.

Die Unterscheidung nach Leistungsgruppenart (gemäß der Systematik von Loeser et al. 2025) zeigt hingegen wesentliche Unterschiede. So weisen Leistungsgruppen mit hohem Spezialisierungsgrad oder hohem standortbezogenem Konzentrationspotenzial eher niedrige und Leistungsgruppen der Grundversorgung sowie nicht zuordenbare Leistungsgruppen eher höhere Ambulantisierungspotenziale auf (siehe Abb. 16.5). In Verbindung mit dem enormen Volumen der Leistungsgruppen der Grundversorgung wird sich vor allem in diesen entscheiden, ob die überdurchschnitt-

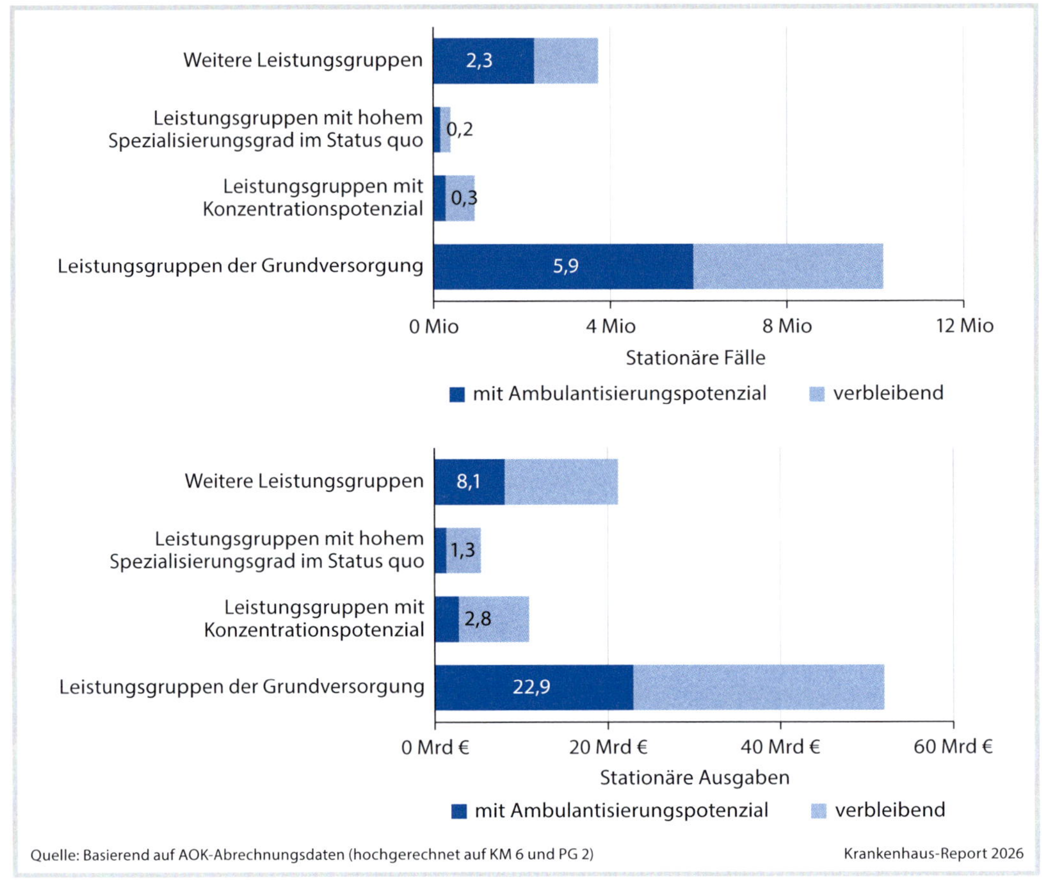

Abb. 16.5 Ambulantisierungspotenziale in Leistungsgruppen der Grundversorgung

lich hohen Zahlen stationärer Behandlungen in Deutschland nachhaltig gesenkt werden können. Wie eingangs erwähnt, müssen dazu verschiedene Strategien kombiniert werden, um die Potenziale auch wirklich zu realisieren. Große Fallpotenziale für die Grundversorgung weisen alle drei Bereiche auf: das ambulante Operieren (Abb. 16.6, Hybrid-DRG, AOP-Katalog und IGES-Empfehlungen), die ambulante Versorgung von Notfällen (Abb. 16.6, pot. amb. Notfall und zum Teil IGES-Empfehlungen) sowie die Vermeidung stationärer Krankenhausfälle (Abb. 16.6, ambulant-sensitiv und pflegesensitiv) durch eine verbesserte ambulante Versorgung.

Die Übersicht in der Tab. 16.1 quantifiziert zusätzlich die Ansätze und ihre jeweiligen Überschneidungen. Diese Darstellung unterstreicht noch einmal, dass die Empfehlungen des IGES-Gutachtens das größte Ambulantisierungspotenzial identifizieren. Über 4 Mio. Fälle, d. h. mehr als ein Viertel aller stationären Fälle, werden gemäß den IGES-Empfehlungen als potenziell ambulantisierbar eingestuft. Dies ist etwas mehr als in anderen Analysen (siehe Messerle et al. 2025 für eine Einordnung). Etwas über 1,5 Mio. Fälle werden dabei ausschließlich auf Basis der IGES-Empfehlungen identifiziert. In einer ähnlichen Größenordnung, d. h. in etwa 4 Mio. Fällen, liegt eine ambulant-sensitive Diagnose des Kernkatalogs nach Sundmacher et al. (2015) vor. In ca. 1,6 Mio. dieser Fälle liegt ausschließlich eine ambulant-sensitive Diagnose vor, ohne dass

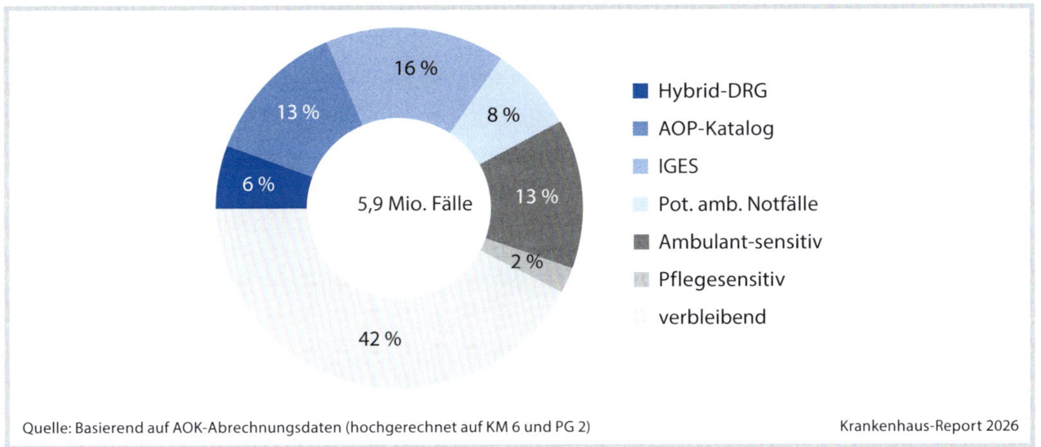

Abb. 16.6 Überblick Fallzahlvolumen und Ausgaben nach Leistungsgruppencluster und Ambulantisierungspotenzial

Tab. 16.1 Überschneidungen zwischen den Ansätzen – Kreuztabelle. (Quelle: Basierend auf AOK-Abrechnungsdaten [hochgerechnet auf KM 6 und PG 2])

Kombination mit	IGES	AOP	Hybrid-DRG	ASK	PSK	Pot. ambul. Notfall	Allein zutreffend
IGES	4,2 Mio.	30 %	14 %	13 %	4 %	14 %	**1,5 Mio.**
AOP	1,7 Mio.	3,0 Mio.	22 %	12 %	3 %	5 %	**0,8 Mio.**
Hybrid-DRG	0,6 Mio.	0,7 Mio.	1,0 Mio.	5 %	1 %	0 %	**0,1 Mio.**
ASK	1,0 Mio.	0,7 Mio.	0,2 Mio.	3,9 Mio.	24 %	10 %	**1,6 Mio.**
PSK	0,2 Mio.	0,1 Mio.	0,0 Mio.	1,0 Mio.	1,5 Mio.	4 %	**0,4 Mio.**
Pot. ambul. Notfall	0,7 Mio.	0,2 Mio.	0,0 Mio.	0,5 Mio.	0,1 Mio.	1,7 Mio.	**0,6 Mio.**

Die Anteile in % stellen den Jaccard-Index dar und beziehen sich auf den Anteil der Schnittmenge an der Vereinigungsmenge der jeweils dargestellten Kombination.
Datenjahr 2024. Für eine Erläuterung der unterschiedlichen Ansätze: siehe Text. Hybrid = Hybrid-Katalog nach § 115f SGB V (für 2024 inkl. Hybrid-DRG, die zuvor als 115b-Leistung erbracht worden wären), AOP-Katalog = Katalog nach § 115b SGB V, IGES-Gutachten = Gutachten nach § 115b SGB V, pot. amb. Notfall = Krankenhausfall mit Aufnahmeanlass „Notfall" und geringer (bis 0,75) medizinischer Dringlichkeit nach Krämer et al. (2019) und geringerem Ressourcenbedarf (< 0,5), ambulant-sensitiv nach Sundmacher et al. 2015, pflegesensitiv nach Katalog pflegeheimsensitiver Diagnosen nach Valk-Draad et al. (2023), auch für ambulant Gepflegte.
Krankenhaus-Report 2026

andere Ansätze diese Fälle erfassen würden. Diese beiden Konzepte – IGES und ASK – bilden somit die individuell fallzahlstärksten Ansätze. Erst mit einigem Abstand folgen der aktuelle AOP-Katalog und die potenziell ambulantisierbaren Notfälle. Innerhalb der drei grundsätzlich unterscheidbaren Gruppen oder Cluster – elektives Operieren, Notfälle und vermeidbare Fälle – gibt es jeweils größere Überschneidungen. Ansonsten zeigt vor allem das IGES-Gutachten in der Breite seiner Empfehlungen sowohl Überschneidungen zur Notfallversorgung als auch zu ambulant-sensitiven Krankenhausfällen.

16.5 Diskussion und Fazit

Die vorliegende Gesamtanalyse weist ein beeindruckendes Potenzial für die Ambulantisierung stationärer Leistungen aus. Ein häufig geäußerter Einwand gegen Bestrebungen zur Ambulantisierung ist, dass eine signifikante Reduktion stationärer Fälle hierzulande undenkbar sei, ohne die Versorgung zu verschlechtern. Ein großer Teil der Fälle bedürfe schlicht eines stationären Aufenthalts, ohne dass allgemeine Kontextfaktoren oder tendenziell grobe Konzepte vermeidbarer Fälle dies berücksichtigen könnten. Schnell wird die Ambulantisierung als Scheinriese bezeichnet, der nur aus der Ferne beeindruckt, vor Ort jedoch schnell zusammenschrumpft. Unstrittig ist, dass die Realisierung von Ambulantisierungspotenzialen einen strukturellen Umbau der Versorgungsstrukturen sowie eine Anpassung von Vergütungsanreizen und Regulatorik erfordert.

Gleichzeitig besteht in der Forschung weitestgehend Konsens, dass auch der internationale Vergleich starke Hinweise darauf gibt, dass große Potenziale in Deutschland bestehen (SVR Gesundheit und Pflege 2024). Das gilt auch, wenn man sich der Thematik von der Personal- bzw. Kapazitätsseite annähert. So weist Deutschland trotz einer insgesamt hohen Arzt- und Pflegepersonaldichte pro Kopf eine außergewöhnlich hohe Belastung der stationären Strukturen im Verhältnis zum verfügbaren medizinischen Personal auf: In deutschen Krankenhäusern fallen rund 680 Krankenhaus-Belegungstage pro Arzt/VZÄ an, in Frankreich sind es lediglich ca. 350, in den Niederlanden 320. Bei den Pflegekräften zeigt sich ein ähnliches Bild: In deutschen Kliniken sind es etwa 300 Belegungstage pro Pflegekraft/VZÄ, in Frankreich und den Niederlanden hingegen nur 140 bzw. 120 (vgl. ◘ Abb. 16.7). Anders ausgedrückt: Jeder Arzt/jede Ärztin und jede Pflegefachperson betreut in Deutschland im Jahr doppelt so viele stationäre Patiententage im Krankenhaus wie in den Nachbarländern.

Nach der intensiven Debatte über die Rahmenbedingungen der strukturellen Modernisierung (vgl. u. a. Klauber et al. 2024), die maßgeblich die Standortfrage betrifft, ist es angezeigt, die Voraussetzungen für eine weitreichende Ambulantisierung zu konkretisieren, entsprechende Rahmenbedingungen zu schaffen und vor Ort Gestaltungsmöglichkeiten zu eröffnen. Diese Reformperspektive kann wesentlich dazu beitragen, auch die „Mengenfrage" in den deutschen Krankenhäusern anzugehen.

Die verschiedenen Möglichkeiten der Ambulantisierung gehen jeweils mit eigenen Herausforderungen und Lösungsansätzen einher. So erfordert die Verlagerung geplanter, elektiver Eingriffe in den ambulanten Bereich vor allem organisatorische Anpassungen in den Kliniken sowie Änderungen der finanziellen Anreizsysteme. Bisher wird dieser Bereich maßgeblich über zwei Regulierungsinstrumente vorangetrieben: den AOP-Katalog nach § 115b SGB V und die Hybrid-DRG nach § 115f SGB V. Um einen konsistenten Rahmen zu schaffen, könnte die Zusammenführung dieser Regelungen sowie deren Überarbeitung – beispielsweise unter Einbindung der Empfehlungen des IGES-Gutachtens – sinnvoll sein. Gleichzeitig müssen nicht begründbare Mengenausweitungen verhindert werden (Hentschker et al. 2025). Dafür ist ein engmaschiges Monitoring der Ambulantisierung erforderlich, um bei Bedarf Anpassungen der Rahmenbedingungen vorzunehmen. Um den Beteiligten mehr Planungssicherheit zu geben, könnten gemeinsame Vereinbarungen in Form von „Ambulantisierungsbudgets" hilfreich sein. Diese könnten unter Einbezug ambulanter Strukturen auch sektorenübergreifend ausgestaltet werden.

Der Bereich der potenziell ambulant behandelbaren Notfälle bedarf einer strukturellen Reform, damit die notwendigen Versorgungsstrukturen und Anreizmechanismen für eine abschließende ambulante Notfallversorgung bereitstehen. Der zum Stand der Erstellung dieses Beitrags aktuelle Referentenentwurf zur Reform der Notfallversorgung (November 2025) geht in die richtige Richtung. Allerdings sollten z. B. INZ im Rahmen ei-

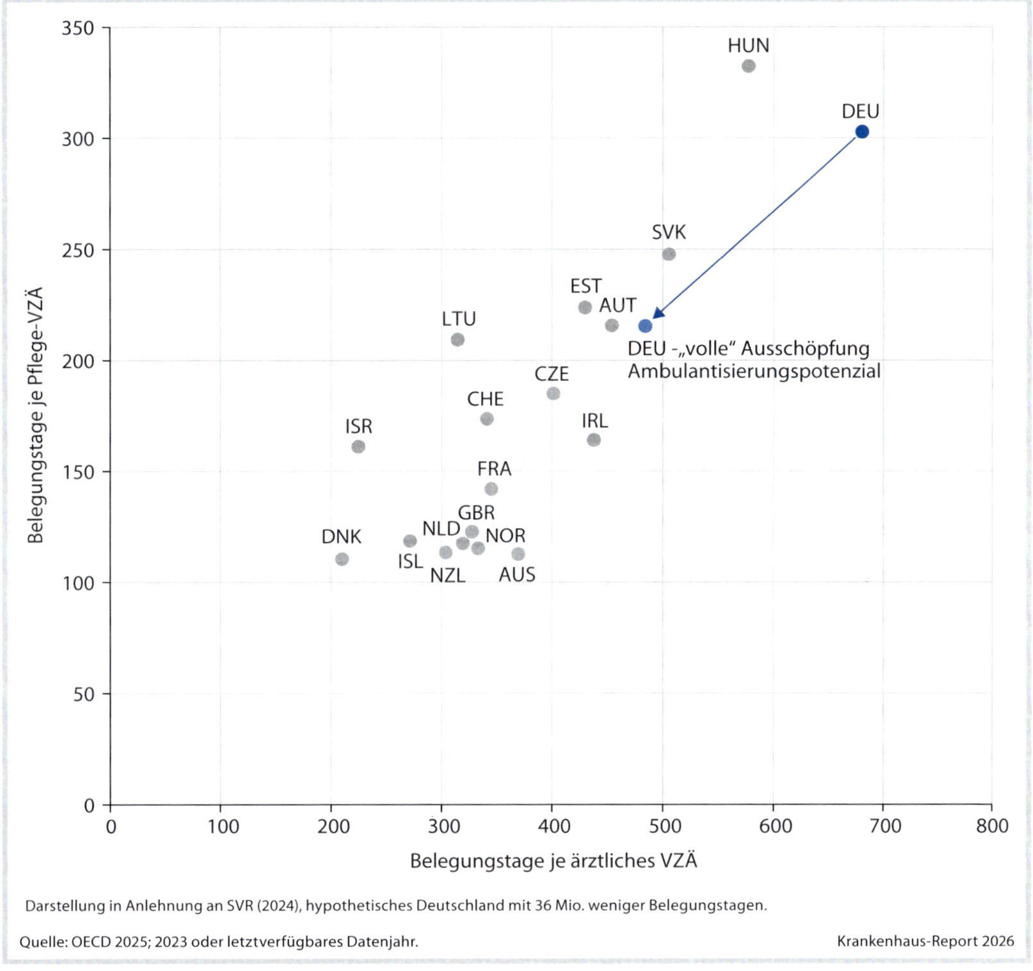

Abb. 16.7 Personalrelationen im stationären Sektor im internationalen Vergleich nach Ausschöpfung der Ambulantisierungspotenziale

ner strukturellen Modernisierung der Notfallversorgung als eigenständige Organisationseinheiten ausgestaltet werden und auch über eigenständige Finanzierungsregelungen verfügen (siehe z. B. SVR Gesundheit 2018). Eine echte Vorhaltevergütung ohne Mengenbezug in Verbindung mit einer bedarfsgerechten Planung könnte ein weiterer sinnvoller Baustein sein, soweit eine stationäre Leistungserbringung vor Ort notwendig ist.

Ambulant-sensitive und pflege(heim)sensitive Fälle zielen darauf ab, ungeplante Krankenhausaufenthalte zu vermeiden. Diese lassen sich in der Regel nicht einfach „verschieben", sondern erfordern präventive und koordinierende Maßnahmen im Vorfeld, wie eine engmaschige Betreuung oder Telemonitoring. Dies ist vermutlich der herausforderndste Bereich, da die Ursachen und benötigten Regelungen kleinteilig und heterogen sind. Hier sind eine interprofessionelle ambulante Sekundärversorgung sowie die Erleichterung einer koordinierten primären und pflegerischen Versorgung erforderliche Bausteine.

Insgesamt müssen die Rahmenbedingungen (Planung und Vergütung) auf Basis der skizzierten unterschiedlichen Herangehensweisen so gestaltet werden, dass vor Ort Anreize und Gestaltungsspielräume entstehen, Leistungen viel stärker als bislang ambulant zu erbringen. Den Leistungserbringern muss die notwendige Flexibilität gegeben werden, um eine effiziente und kostendeckende Versorgung zu gewährleisten. Das Festschreiben stationärer Leistungserbringung als Eingangsvoraussetzung für innovative Versorgungskonzepte ist zwingend zu vermeiden.

Eine substanzielle Ambulantisierung der stationären Versorgung ist ein weiter Weg, würde aber einer Angleichung an bewährte internationale Versorgungsmodelle entsprechen. Länder mit einer moderateren Klinikinanspruchnahme gewährleisten eine ebenso hohe Versorgungsqualität, oft sogar mit besseren Ergebnissen. Die Analysen des vorliegenden Beitrags zeigen, dass eine strukturelle Modernisierung zur Steigerung der Spezialisierung allein nicht ausreichen wird, um die insgesamt notwendige Modernisierung zu erreichen.

Die eher geringen Unterschiede zwischen den Bundesländern bei der Höhe des ermittelten Ambulantisierungspotenzials zeigen, dass die Bundesländer bei der Planung in diesem Kontext vor vergleichbaren Herausforderungen stehen. Die Frage ist daher weniger, ob weniger stationäre Versorgung möglich ist, sondern wie der Transformationsprozess in diese Richtung gestaltet werden sollte. Die vorliegende Analyse kann als Ausgangspunkt für weitere Ausarbeitungen dienen, die die empirisch-quantitative Perspektive um medizinische und versorgungspolitische Sichtweisen ergänzen. So wäre eine ganzheitliche Einschätzung des benötigten stationären Versorgungsbedarfs möglich. Zusätzlich wäre eine Quantifizierung der daraus folgenden Veränderungsbedarfe an ambulanten Strukturen sinnvoll.

Literatur

Ailaney N, Schloemann DT, Wegman SJ, Umelo J, Thirukumaran CP, Ricciardi BF (2025) Trends in outpatient primary total hip and knee replacement from the hospital outpatient department and ambulatory surgery center settings in new York state. Arthroplast Today 33:101695. https://doi.org/10.1016/j.artd.2025.101695

Albrecht M, Mansky T, Sander M, Schiffhorst G (2022) Gutachten nach § 115b Abs. 1a SGB V: Gutachten für die Kassenärztliche Bundesvereinigung, den GKV-Spitzenverband und die Deutsche Krankenhausgesellschaft. IGES Institut, Berlin

Behrendt S, Tsiasioti C, Schwinger A (2025) Schnittstelle Krankenhausbehandlung und Langzeitpflege: potenziell vermeidbare Krankenhausfälle. In: Klauber J, Wasem J, Beivers A, Mostert C, Scheller-Kreinsen D (Hrsg) Krankenhaus-Report 2025: Versorgung Hochbetagter. Springer, Berlin Heidelberg, S 267–283

Friedlander DF et al (2021) Where is the value in ambulatory versus inpatient surgery? Ann Surg 273:909–916. https://doi.org/10.1097/sla.0000000000003578

Heimig F (2025) Entgeltsystem im Krankenhaus 2026. Ergebnispräsentation für die Selbstverwaltungspartner nach § 17b KHG

Hentschker C, Messerle R, Schlüter J, Schmitt J, Malzahn J (2026) Effekte der Hybrid-DRG-Einführung – eine Analyse auf Basis von AOK-Daten. Monit Versorgungsforsch 1:73–81. https://doi.org/10.24945/MVF.01.26.1866-0533.2801

Klauber J, Wasem J, Beivers A, Mostert C, Scheller-Kreinsen D (2024) Krankenhaus-Report 2024. Schwerpunkt: Strukturreform. Springer, Berlin Heidelberg

Krämer J, Schreyögg J, Busse R (2019) Classification of hospital admissions into emergency and elective care: a machine learning approach. Health Care Manag Sci 22:85–105. https://doi.org/10.1007/s10729-017-9423-5

Leber WD, Wasem J (2016) Ambulante Krankenhausleistung – ein Überblick, eine Trendanalyse und einige ordnungspolitische Anmerkungen. In: Klauber J, Geraedts M, Wasem J (Hrsg) Krankenhaus-Report 2016. Schwerpunkt: Ambulant im Krankenhaus. Schattauer, Stuttgart, S 3–26

Loeser S, Hentschker C, Scheller-Kreinsen D (2025) Reform der Krankenhausplanung in NRW: Umsetzungsprozess und Auswirkung. In: Augurzky B, Karagiannidis C (Hrsg) Die große Krankenhausreform 2025 (KHVVG), S 53–76

Madsen HJ, Henderson WG, Dyas AR, Bronsert MR, Colborn KL, Lambert-Kerzner A, Meguid RA (2023) Inpatient versus outpatient surgery: a comparison of postoperative mortality and morbidity in elective operations. World J Surg 47:627–639. https://doi.org/10.1007/s00268-022-06819-z

Messerle R, Mostert-Brenck C, Scheller-Kreinsen D (2025) Ambulantisierungspotenziale der Leistungsgruppen im Krankenhaus. Empirische Analysen auf Basis von Abrechnungsdaten. WIdO e-Paper 3. https://doi.org/10.4126/FRL01-006526381

Nowak LL, Schemitsch EH (2023) Trends in outpatient total knee arthroplasty from 2012 to 2020. J Arthroplasty 38:S21–S25. https://doi.org/10.1016/j.arth.2023.03.077
OECD (2025) Health statistics. OECD, Paris
Purdy S, Griffin T, Salisbury C, Sharp D (2009) Ambulatory care sensitive conditions: terminology and disease coding need to be more specific to aid policy makers and clinicians. Public Health 123:169–173. https://doi.org/10.1016/j.puhe.2008.11.001
Sundmacher L, Fischbach D, Schuettig W, Naumann C, Augustin U, Faisst C (2015) Which hospitalisations are ambulatory care-sensitive, to what degree, and how could the rates be reduced? Results of a group consensus study in Germany. Health Policy 119(11):1415–1423. https://doi.org/10.1016/j.healthpol.2015.08.007
SVR Gesundheit (2018) Bedarfsgerechte Steuerung der Gesundheitsversorgung
SVR Gesundheit und Pflege (2024) Fachkräfte im Gesundheitswesen. Nachhaltiger Einsatz einer knappen Ressource
Valk-Draad MP et al (2023) Pflegeheim-sensitive Krankenhausfälle und Ansätze zur Verringerung der Hospitalisierung von Pflegeheimbewohnerinnen und -bewohnern. Bundesgesundheitsblatt Gesundheitsforschung Gesundheitsschutz 66:199–211. https://doi.org/10.1007/s00103-022-03654-4

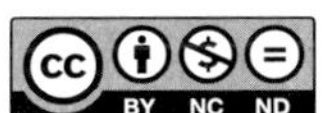

Notfallversorgung – Update 2025

Christoph Dodt und Martin Pin

Inhaltsverzeichnis

D. Scheller-Kreinsen et al. (Hrsg.), *Krankenhaus-Report 2026*,
https://doi.org/10.1007/978-3-662-73132-1_17

■■ **Zusammenfassung**

Die Notfallversorgung in Deutschland steht vor grundlegenden Reformen, um den Herausforderungen des demographischen Wandels, zunehmender Krisenereignisse und ökonomischer Restriktionen zu begegnen. Zentral ist eine sektorübergreifende, ressourcenschonende und qualitätsorientierte Struktur des Notfallsystems, die medizinische Hilfe innerhalb definierter Rettungsfristen garantiert. Neben der Versorgung lebensbedrohlicher Notfälle müssen auch weniger akute Gesundheitsstörungen rund um die Uhr abgedeckt werden. Eine effektive präklinische Patientenleitung über webbasierte Lösungen und Telefon ist dafür unerlässlich und muss wissenschaftlich evaluiert sein. Eine Reform sollte alle Glieder der Rettungskette einbeziehen und Telemedizin sowie die Integration von Notfallzentren (INZ) als zentrale Elemente stärken. Weitere Kernforderungen sind die Professionalisierung der Notfallmedizin, die Einführung eines Facharztes für Notfallmedizin, eine kostendeckende Finanzierung aller Glieder der Notfallkette und eine umfassende Datenbasis zur Qualitätssicherung.

Emergency care in Germany is facing fundamental reforms to address the challenges posed by demographic change, increasing crisis events, and economic constraints. Central to these reforms is the development of a cross-sectoral, resource-efficient, and quality-oriented emergency system that guarantees medical assistance within defined response and process times. In addition to the treatment of life-threatening emergencies, the system must also provide 24/7 care for less acute health issues. Effective prehospital patient guidance through web-based solutions and telephone triage is essential and must be scientifically evaluated. The reform should encompass all links in the emergency care chain and strengthen telemedicine as well as the integration of emergency centers (INZ) as key elements. Further core demands include the professionalisation of emergency medicine, the introduction of a dedicated emergency medicine specialty, cost-covering financing for all parts of the emergency chain, and the establishment of a comprehensive data basis for quality assurance.

17.1 Einleitung

Die Notfallmedizin dient der Daseinsfürsorge unmittelbar. Jeder von einem medizinischen Notfall Betroffene spürt am eigenen Körper das reibungslose – oder eben nicht immer reibungslose – Zusammenspiel der Glieder der Rettungskette und die Qualität der Versorgungsstruktur und -prozesse. Die Strukturierung des Notfallversorgungssystems ist deswegen eine Kernaufgabe der Gesundheitspolitik, die eine große Zahl von Patientinnen und Patienten betrifft. In einer Großstadt wie München mit 1,6 Mio. Einwohnern werden in einem Jahr circa 750.000 Notfallkontakte gezählt (Trentzsch et al. 2020). Gerade in der Notfallversorgung zeigt sich, ob die politischen Entscheidungsträger kompetent und verantwortungsbewusst sektorale und föderale Interessen und Stärken zusammenführen, um einen reibungslosen und ressourcenbewussten Notfallversorgungsprozess für die Bevölkerung zu gestalten.

Die politische Restrukturierung der Notfallmedizin muss die unabdingbaren notwendigen Ressourcen zur notfallmedizinischen Versorgung definieren, die für die Gesellschaft vorgehalten und von ihr finanziell getragen werden müssen. Die erste Prämisse dabei ist, dass jeder Mensch in Deutschland unabhängig von der Region und der Tageszeit innerhalb einer definierten Rettungsfrist medizinische Hilfe bekommt, damit das Leben und die Gesundheit bestmöglich gesichert werden können. Das übernehmen bei bedrohlichen Notfällen der Rettungsdienst und das Notarztwesen sowie in zweiter Instanz die für eine adäquate weitere Versorgung ausgestatteten Notfallkrankenhäuser.

Innerhalb der Vielzahl der Kontakte in der notfallmedizinischen Versorgung ist der zahlenmäßig größte Anteil allerdings nicht durch unmittelbar lebensbedrohliche Situationen, die rettungsdienstlichen und/oder notärztlichen Einsatz benötigen, sondern durch weniger bedrohliche Gesundheitsstörungen bedingt. Auch diese treten zu jeder Tages- und Nachtzeit akut auf. Die medizinische Hilfe besteht in diesen Fällen teilweise nur in weniger aufwändigen Interventionen oder in einem Rat.

Unabhängig von der Bedrohlichkeit teilen alle notfallmedizinischen Situationen das Merkmal, dass ihr Auftreten nicht an die Regelarbeitszeit gebunden ist. Ein gut strukturiertes Notfallsystem muss dieser Tatsache stets Rechnung tragen. Die spezielle Aufgabe der politischen Strukturierung der Notfallmedizin besteht also darin, ein System aufzubauen, das einerseits evidenzbasierte Qualitätskriterien in Prozess und Struktur einhält und anderseits für eine funktionsfähige Vorhaltung 24/7 an 365 Tagen sorgt.

Alle an der medizinischen Notfallversorgung beteiligten Institutionen sind sich einig, dass eine Notfallreform dringend notwendig ist. In der aktuellen Verfasstheit können die Herausforderungen der Zukunft – geprägt durch den demographischen Wandel, die Zunahme krisenhafter Ereignisse mit erhöhtem Aufkommen an medizinischen Notfällen sowie ökonomischen Restriktionen – nicht bewältigt werden. Deswegen hat die Vorgängerregierung ein Gesetz für eine Notfallreform (NotfallG) eingebracht.

Allerdings ist das Gesetz einer Notfallreform durch das vorzeitige Ende der Ampel-Dreierkoalition nicht verabschiedet worden. Die Reaktionen der an der Notfallversorgung Beteiligten auf die Notfallreform durch das NotfallG waren aber grundsätzlich so positiv, dass anzunehmen ist, dass zumindest wichtige Teile als Grundlage für einen kommenden Gesetzentwurf genutzt werden. Voraussichtlich wird dieser Entwurf die Länderinteressen und eventuell auch die der Kassenärztlichen Vereinigungen stärker berücksichtigen. Die Frage ist, ob die vorgenommenen Änderungen die Notfallreform verbessern oder verwässern. In den folgenden Abschnitten werden die Anteile beschrieben, die nach Ansicht der Autoren bei einer Notfallreform Berücksichtigung finden müssen.

17.2 Alle Glieder der Rettungskette bedürfen der Reform

Wie immer auch eine zukünftige Reform ausfallen wird – sie muss auf jeden Fall alle Glieder der Rettungskette einbeziehen. Dazu gehören die Leitstellen des Rettungsdienstes und der Kassenärztlichen Vereinigungen, der Rettungsdienst, die kassenärztlichen Notdienste und die Krankenhäuser. Auch neue Glieder einer Rettungskette, die sich darauf konzentrieren, Patientinnen und Patienten in ihrer heimischen Umgebung zu belassen – wie Sanitäter in Rettungseinsatzfahrzeugen, Gemeindeschwestern und Palliativdienste – sollten einbezogen werden. Am Anfang der Rettungskette sind zudem lebensrettende Glieder zu ertüchtigen, die darauf abzielen, dass die Bevölkerung die grundlegenden Algorithmen des Basic Life Support erlernt, um die Sterblichkeit bei plötzlichem Herzstillstand zu verringern. Alle diese Teile einer Rettungskette müssen ineinandergreifen und gezielt eingesetzt werden. Dies funktioniert nur, wenn die einzelnen Partner des Notfallsystems korrekt angesteuert werden, barrierefrei zusammenarbeiten und gemeinsame, überprüfbare Qualitätsziele verfolgen.

17.2.1 Präklinische und klinische Steuerung

Prozess- und Ressourcensteuerung sind wesentliche Elemente für optimale Notfallversorgung. Denn diese besteht darin, für jeden Menschen mit einer akut aufgetretenen Erkrankung eine an das individuelle Risiko angepasste Diagnostik und Therapie anzubieten und durchzuführen. Als Steuerungsprinzip gilt: so viel wie nötig und so wenig wie möglich. Dieses Prinzip ist nur zu erreichen, wenn die Patienten möglichst beim ersten Kontakt mit dem

Gesundheitssystem im Notfall adäquat und risikobewusst in die adäquate Versorgungsstruktur geleitet werden.

Es ist die besondere Herausforderung in der Notfallmedizin, dass am Beginn des Versorgungsprozesses meist die Selbsteinschätzung des Patienten steht, aufgrund derer eine akute medizinische Vorstellung erfolgt (Behringer et al. 2013). Lediglich bei Traumata und anderen Notfällen durch äußere Einwirkung besteht relative Klarheit über Ursachen und Folgen eines Unfalls, auch für die Betroffenen selbst. Bei allen anderen medizinischen Notfällen liegt zunächst ein akut aufgetretenes Symptom vor, dessen Ursache und Gefährlichkeit zu diesem Zeitpunkt unbekannt ist. In dieser Situation der Unsicherheit bezüglich Ursache und des Bedrohungspotenzials suchen Notfallpatienten aufgrund ihrer Selbsteinschätzung medizinische Hilfe auf.

Wo die Patienten diese Hilfe zu hoffen finden, hängt von ihrer Fähigkeit der Selbstwahrnehmung zur Einordnung ihrer Beschwerden sowie von ihrer Kenntnis des Systems der medizinischen Notfallversorgung ab. Deren Angebotsspektrum reicht von der Notfallversorgung durch hochqualifizierte Notärzte, die mit dem Hubschrauber zum Notfallort gebracht werden, bis zu der Selbstvorstellung des Patienten in der Praxis seines Hausarztes.

In Anbetracht der Vielfältigkeit der Versorgungswege auf der einen und der Schwierigkeit der Notfallpatienten, sich in dem System der Notfallversorgung korrekt einzuordnen, auf der anderen Seite ist eine effiziente Patientenleitung besonders wichtig. Sie gewährleistet eine risikoadaptierte optimale Notfallversorgung und sorgt für eine bewusste Nutzung der knappen Ressourcen. Bei dieser Steuerung muss berücksichtigt werden, dass gerade die Schwächsten der Gesellschaft an der Komplexität der Versorgungsmöglichkeiten scheitern. Der Zugang zu dem System muss deswegen umfassend – also auch intellektuell – barrierefrei sein, das heißt in leichter Sprache sowie in unterschiedlichen Fremdsprachen verfügbar und auch für sensorisch eingeschränkte Menschen nutzbar sein.

Möglichkeiten der Kontaktaufnahme zum System der Notfallversorgung sind nicht personalisierte webbasierte Ersteinschätzungssysteme und der persönliche telefonische Kontakt zu der Nummer des kassenärztlichen Bereitschaftsdienstes (116 117) oder einer der Leitstellen des Rettungsdienstes (112).

a) IT-gestützte Selbsteinschätzung

Bezüglich Gesundheitsfragen ist das Internet zumindest für jüngere Menschen oft der erste Anlaufpunkt und es gibt „Symptomchecker-Apps“, die die Nutzenden gezielt zu symptomangepassten Informationen führen. Auch die Kassenärztlichen Vereinigungen Deutschlands bieten auf der 116117-Webpräsenz einen Patientennavigator an, der Symptomangaben erlaubt und Risikosituationen identifizieren hilft. Dieser leitet sich von dem Algorithmus der Systemischen Medizinischen Ersteinschätzung Deutschland (SMED) ab (von Stillfried et al. 2019). Die Hoffnung ist, dass durch diese frei zugänglichen, stets ohne Wartezeit verfügbaren webgestützten Algorithmen, die ohne personellen Ressourceneinsatz funktionieren, die Patientinnen und Patienten aufwandsarm in den richtigen Versorgungsprozess geleitet werden.

Diese positive Hypothese muss dringend wissenschaftlich untersucht werden, denn es kann durchaus auch sein, dass eine niedrigschwellige Verfügbarkeit eines „Symptomcheckers“ eine Zunahme der Kontakte im Notfallversorgungssystem evoziert. Naturgemäß wird ein auf Patientensicherheit ausgelegtes Evaluationstool mit hoher Sensitivität für Risikosituationen, aber geringer Spezifität durch weitgehende Unkenntnis wichtiger individueller Anamnesedaten eher eine Tendenz zur Übertriagierung aufweisen. Aktuell ist auch die Fehlerquote dieser Systeme inakzeptabel hoch (Schmieding et al. 2022).

Ob künstliche Intelligenz hier helfen kann, darf bezweifelt werden. Künstliche Intelligenz entfaltet positive Wirkung bei großen Datenmengen, die ausgewertet und strukturiert werden. Bei Eingaben von Notfallsymptomen in ein Online-Tool sind die Datenmengen aber naturgemäß begrenzt und deswegen durch künstliche Intelligenz kaum zu einem guten Ergebnis zusammenzuführen. Hier würden die auf der elektronischen Gesundheitskarte gespeicherten individuellen Gesundheitsdaten eine wichtige qualitätsverbessernde Ergänzung darstellen, die aber bisher bei den verfügbaren Ersteinschätzungs-Apps nicht genutzt wird.

b) Leitstellen als Erstkontakt: 116 117 und 112

Der persönliche Kontakt zu Gesundheitspersonal der Notfallversorgung über das Telefon wird auch zukünftig der entscheidende erste Schritt für eine kompetente und effiziente Notfallversorgung sein. Die bekannteste Telefonnummer ist dabei die 112, über die die Integrierte Rettungsleitstelle kontaktiert wird. Diese Nummer soll der Anlaufpunkt für Menschen sein, die sich in akuter gesundheitlicher Gefahr wähnen. In der Leitstelle wird über Abfragealgorithmen, die in Abhängigkeit vom Bundesland und selbst von Leitstelle zu Leitstelle unterschiedlich sein können, die Dringlichkeit des Einsatzes und die dafür notwendigen Rettungsmittel bestimmt. Die 112 dient nicht dazu, andere Ressourcen als Rettungsmittel zu disponieren, die die Kranken von einem Einsatzort in ein Krankenhaus transportieren. Die Fokussierung auf Notfälle, bei denen innerhalb einer definierten Rettungsfrist das Rettungsmittel vor Ort sein soll, macht es erforderlich, dass Menschen mit einer Krankheit ohne akute Gefährdung diese Notrufnummer nicht nutzen. Diese Patientengruppe benötigen eine eigene Kontaktnummer. Nur so kann eine rasche Annahme von Notrufen auf der 112 gewährleistet werden.

Für nicht bedrohliche akute Gesundheitsstörungen ist die 116 117 der Kassenärztlichen Vereinigungen etabliert worden. Unter dieser Nummer erfolgt eine strukturierte, standardisierte Abfrage (Systemische Medizinische Ersteinschätzung Deutschland, SMED; von Stillfried et al. 2019), die einerseits Warnsymptome erfasst und andererseits das geschilderte Symptom so weit evaluiert, dass eine Empfehlung zum Behandlungsort und der Zeit, innerhalb derer diese Behandlungsressource aufgesucht werden sollte, gegeben werden kann. Wenn die Empfehlung lautet, dass eine kassenärztliche Versorgungsstruktur aufgesucht werden sollte, kann im gleichen Zug ein Notfalltermin in einer Praxis vereinbart werden. Aus Sicht der Notaufnahmen wird diese telefonische präklinische Ersteinschätzung durch die 116 117 aber nur eine geringe Entlastung der Notfallabteilungen bedeuten: Durch die telefonische Ersteinschätzung können im deutschen Gesundheitssystem ca. 15–20 % der Patientinnen und Patienten sinnvoll in einer ambulanten Versorgungsstruktur versorgt werden (Oslislo et al. 2024; Slagman et al. 2024). Grundsätzlich kann die 116 117 ihre Wirkung jedoch nur entfalten, wenn diese Anlaufstelle in der Bevölkerung hinreichend bekannt ist und für die Patienten eine unmittelbare Kontaktaufnahme möglich ist, die nicht in einer Warteschleife endet. Dies ist noch nicht erreicht.

c) Telemedizin

Durch den Aufbau einer tragfähigen, rund um die Uhr verfügbaren telemedizinischen Infrastruktur, die dem algorithmischen, halbautomatisierten Ersteinschätzungsprozess nachgeschaltet wird, kann die Steuerung von Patienten mit akuten Symptomen, aber ohne sofortigen Behandlungsbedarf verbessert werden. Es wird dabei davon abgesehen, bei geringem Gefährdungspotenzial eine Behandlung aufzuschieben, sondern versucht, unmittelbar einen Fallabschluss zu erreichen. Auch diese Neuerung muss gezielt wissenschaftlich begleitet und ggf. ausgebaut werden (Ahmed et al. 2024; Çakıcı und Mills 2020).

Zusammenfassend wird die prähospitale Steuerung von Notfallpatienten für Deutschland über die beiden Telefonnummern 112 und 116 117 verstärkt stattfinden. Insbesondere Patienten, die aufgrund einer akuten Störung einen dringlichen Termin im KV-System suchen, aber keine Notfallabteilung des Krankenhauses aufsuchen müssen, werden davon profitieren. Der Effekt auf die Belastung der Notaufnahmen wird jedoch gering sein. Entscheidend ist, dass die beiden Leitstellen barrierefrei digital miteinander verbunden sind und die erhobenen Daten austauschen, um ineffiziente Doppelerhebungen zu vermeiden.

17.2.2 Notfallversorgung an Kliniken – Integrierte Notfallzentren

Alle an der Notfallversorgung beteiligten Institutionen sind sich einig, dass die Zusammenführung der Notfallversorgung in Integrierten Notfallzentren ein unabdingbarer Reformschritt in die Zukunft sein wird.

Unter einem integrierten Notfallzentrum (INZ) versteht man eine Einrichtung, in der der kassenärztliche Notdienst und die Notfallabteilung eines Krankenhauses zusammengefasst werden. In diesem INZ soll der kassenärztliche Bereich die Patienten versorgen, die ambulant behandelt werden können und keine Mittel des Krankenhauses benötigen. Patienten, die eine Krankenhausbehandlung benötigen, werden über die Notaufnahme behandelt. Die Zuteilung zu den beiden Behandlungsbereichen erfolgt nach einer standardisierten Ersteinschätzung durch nichtärztliches Gesundheitspersonal an einer gemeinsamen Ersteinschätzungsstelle, dem „gemeinsamen Tresen".

Durch die Zusammenführung des kassenärztlichen Notdienstes mit den Notfallstrukturen der Krankenhäuser wird für die Patienten ein eindeutiger Anlaufpunkt geschaffen, an dem auch der kassenärztliche Notdienst präsent ist. Diese Präsenz ist nach den aktuellen Vorschlägen jedoch auf die Zeiten der Notdienstpraxen begrenzt. Während der regulären Dienstzeiten der Praxen sind in den INZ keine Kassenärzte vor Ort. Stattdessen sollen mit geeigneten Partnerpraxen Kooperationsvereinbarungen getroffen und geeignete Patienten dorthin geleitet werden. Das wird die Krankenhäuser in begrenztem Maße entlasten (Oslislo et al. 2024). Bleibt es bei dieser Regelung, dann wird es in vielen Krankenhäusern sinnvoll sein, eigene notfallmedizinische Kooperationspraxen in eine MVZ-Struktur des Krankenhauses zu integrieren (Frank und Dodt 2021).

Bezüglich der INZ Strukturen sind noch viele Fragen zu klären. Unter anderem:

- Nach welchen Kriterien die Standorte für INZ festgelegt werden
- Wer die Patienten an einem gemeinsamen Tresen ersteinschätzt und welches Ersteinschätzungssystem dafür verwendet wird
- Wie die Notfallversorgung in Notfallabteilungen ohne INZ für Patienten, die im kassenärztlichen Bereich versorgt werden können, gestaltet und finanziert werden soll
- Wer die Verantwortlichkeit für die Gesamtstruktur eines INZ übernimmt
- Ob das INZ als eigenständige Organisationseinheit anzusehen ist und wie diese finanziert wird
- Ob die Partnerpraxen und die KV-Bereitschaftsdienste für die Behandlung komplexer ambulanter Akutfälle adäquat bezahlt werden

Entscheidend für den Erfolg dieser INZ-Struktur ist die Definition der Aufgaben, die die Partner im INZ verlässlich übernehmen. Dazu gehört auch die Festlegung der Kompetenzen und Ressourcen, die in den beiden unterschiedlichen Bereichen des INZ vorgehalten werden – unabhängig davon, ob es sich um Ärzte vor Ort oder um Partnerpraxen handelt. Vorgaben für die Krankenhausstrukturen sind durch die G-BA-Richtlinie zur stationären Notfallversorgung verbindlich festgelegt worden. Für den kassenärztlichen Bereich existieren derartige Vorgaben nicht.

Auf jeden Fall muss ein barrierefreier, medienbruchfreier Datenaustausch zwischen dem kassenärztlichen und dem Krankenhaussektor gewährleistet sein. Auch die Nutzung von diagnostischen Möglichkeiten des Krankenhauses wie Röntgen und Labor durch die vertragsärztlichen INZ-Partner muss möglich und geregelt sein. Schließlich muss erreicht werden, dass die Vergütung der ambulanten Notfallversorgung für die Leistungserbringer in beiden Sektoren kostendeckend ist.

Auch wenn die Zusammenfassung der Notfallversorgung an einem gemeinsamen Ort – dem INZ – den Notfallversorgungsprozess fraglos verbessern kann, ist diese Struktur bisher nicht zu Ende gedacht. Die Planung erfolgt aktuell entlang einer strikten Sektorentrennung zwischen KV und Krankenhaus. Erst wenn die sektorale Trennung im INZ aufgelöst ist, werden sich die Notfallversorgungsprozesse effizient und schlank ohne Doppelstrukturen an einem Ort entwickeln lassen.

17.2.3 Rettungsdienst

Der Rettungsdienst erlebt derzeit gleichzeitig Unter-, Über- und Fehlversorgung, was Patientinnen und Patienten, das Personal und die Gesellschaft gleichermaßen negativ betrifft. Um dem entgegenzuwirken, müssen verschiedene Aspekte berücksichtigt werden.

In den Leitstellen ist es wichtig, einheitliche Notruf-Abfrageprotokolle für die Integrierten Leitstellen (ILS) einzuführen und die Rettungsmittel durch niederschwellige, lokale Versorgungsoptionen wie Gemeindenotfallsanitäter zu ergänzen. Eine enge Verknüpfung mit der Patientensteuerung über die Nummer 116 117 ist notwendig, um Doppel-Erfassungen zu vermeiden. Voraussetzung dafür ist eine medienbruchfreie Kommunikation. Für die Patientendisposition benötigen alle Leitstellen eine Echtzeitübersicht über Behandlungskapazitäten, die den tatsächlichen klinischen Auslastungsgrad automatisiert abbildet Zudem sollten die Leitstellen mit Ersthelfer-Apps und First-Responder-Systemen vernetzt werden. Die Stärkung der Leitstellen zur Erhöhung der Krisenresilienz kann durch die Integration von Feuerwehr, Rettungsdienst und Katastrophenschutz erreicht werden.

Im Bereich des Rettungsdienstes muss eine moderne, bedarfsgerechte und angemessene Versorgung ermöglicht werden. Es sollten zusätzliche Reaktionsmöglichkeiten geschaffen werden, die über die Entscheidung „Transport ja oder nein“ hinausgehen, insbesondere im ambulanten Bereich. Dazu zählen Gemeindenotfallsanitäter, Palliativversorgung, Akutpflegedienste und psychosoziale Versorgung. Für Struktur und Prozess sind verbindliche Standards inklusive Qualitätskontrolle erforderlich. Besonders wichtig ist die Entwicklung einer Struktur, die nicht nur auf gesellschaftliche und medizinische Veränderungen durch Kapazitätszuschaltungen reagiert, sondern die Notfallversorgung als medizinisch gesteuerten Prozess betrachtet und dadurch effizient gestaltet werden kann. Weitere Maßnahmen umfassen die verlässliche Verfügbarkeit von Anlaufpraxen für den Rettungsdienst und aufsuchende Notdienste. Der Genehmigungsvorbehalt (§ 60 SGB V) für die Anfahrt von Arztpraxen sollte entfallen.

17.2.4 Finanzierung

Durch eine Umstrukturierung der Notfallversorgung sollten ineffiziente Strukturen beseitigt und so Kosten eingespart werden. Besonders kostenintensiv sind die Notfallstrukturen, die rund um die Uhr funktionsfähig vorgehalten werden müssen. Diese Vorhaltungskosten müssen besser als bisher in ihrer Notwendigkeit evaluiert und nach dieser Überprüfung auch in eine kostendeckende Vergütung einberechnet werden. Die ambulante Notfallversorgung muss kostendeckend vergütet werden. In der stationären Notfallversorgung können ökonomische Anreize helfen, stationäre Aufnahmen auf das erforderliche Mindestmaß zu reduzieren. Eine Möglichkeit, dies zu erreichen, sind Hybrid-DRGs.

17.2.5 Professionalisierung und Akademisierung der (klinischen) Notfallmedizin – Facharzt für Notfallmedizin

Die betriebsorganisatorische Zusammenführung aller klinisch-notfallmedizinischen Tätigkeiten unter dem Dach einer Notfallabteilung hat zusammen mit der Etablierung der Zusatzqualifikation für die klinische Notfallmedizin ebenso wie für die Notfallpflege zu einer starken Professionalisierung geführt. Die klinische Notfallmedizin übernimmt neben der akuten Versorgung von Notfällen auch zentrale Funktionen in Krisensituationen wie bei einer Pandemie oder im Katastrophenfall und ist auch erster Kontaktpunkt im Rahmen der militärisch-zivilen Zusammenarbeit. Auch bei der Organisation der INZs werden die Führungskräfte der Notfallkliniken zukünftig eine wichtige Rolle spielen.

Dieses vielfältige, anspruchsvolle und auch anstrengende Berufsfeld benötigt sehr gut weitergebildete Ärztinnen und Ärzte. Die deutschsprachigen Länder in Europa sind zusammen mit Griechenland die einzigen, die es sich leisten, der Notfallmedizin keinen eigenen Facharztstatus zuzubilligen. Das bedeutet, dass die in der Notfallmedizin tätigen Ärzte erst fünf Jahre lang eine hinsichtlich der Notfallmedizin ungezielte Weiterbildung zum Erwerb einer Fachärztlichkeit durchlaufen müssen, um sich dann für weitere zwei Jahre zu Klinischen Notfall- und Akutmedizinern zu qualifizieren. In zwei Jahren lassen sich jedoch die geforderten fachlichen Inhalte nicht umfassend erlernen.

Es ist daher Wunsch der Klinischen Notfallmediziner, dass Interessenten wie in den anderen europäischen Ländern auch innerhalb von fünf Jahren zu Fachärzten für Notfallmedizin weitergebildet werden (Fandler et al. 2025). Die gezielte, auf fünf Jahre verkürzte und dennoch umfassendere notfallmedizinische Weiterbildung ist auch ökonomisch der einzig sinnvolle Weg, um rasch eine ausreichende Anzahl von Notfallmedizinern zu erreichen. Außerdem würde die Fachärztlichkeit „Klinische Notfallmedizin“ durch die damit verbundene Schaffung zahlreicher Lehrstühle für Klinische Akut- und Notfallmedizin zu einem spürbaren Schub der notfallmedizinischen Forschung in Deutschland führen und so einen Innovationsschub auslösen.

17.2.6 Qualitätsparameter in der Notfallmedizin

Wenn die Frage beantwortet werden soll, wie gut die notfallmedizinische Versorgung in Deutschland ist und welche Konsequenzen systemische Reformänderungen haben, dann muss gesagt werden, dass dies nur ganz punktuell für wenige Tracerdiagnosen beantwortet werden kann. Die gesamte „Patient Journey“ durch alle Glieder der Rettungskette ist datentechnisch nicht vollständig nachvollziehbar. Die Datensammlung ist durch die Sektorengrenzen, die mehrere voneinander abgegrenzte Dateninseln entstehen lassen, massiv behindert. Für die Notfallreform ist wünschenswert, dass die Datengrenzen fallen und Qualitätsparameter definiert werden, die die Funktionalität der Notfallversorgung insgesamt und spezifisch für einzelne Regionen abbildet.

17.3 Fazit

In der Notfallversorgung steht die Notfallreform vor der Tür. Ob diese Reform gelingt, hängt davon ab, ob alle Glieder der Notfallkette dabei berücksichtigt werden. Ein wesentlicher Reformansatz besteht darin, verlässliche Systeme zu etablieren, die digital oder telefonisch Patienten beraten, welcher Notfallweg für das jeweilige Gesundheitsproblem adäquat ist. Diese Aufgabe liegt in den Händen der Kassenärztlichen Vereinigung, die durch diese Patientensteuerung zusammen mit dem aufsuchenden KV-Dienst ihren Sicherstellungsauftrag erfüllt haben sollte.

Der Rettungsdienst muss sich von einem reinen Transportdienst hin zum Krankenhaus zu einem eigenständigen Bereich der Notfallversorgung weiterentwickeln, der Patienten auch zu Hause belassen oder in den ambulanten Bereich der Kassenärztlichen Vereinigung transportieren kann. Dies bedeutet eine deutliche Aufwertung des Rettungsdienstes hin zu einem eigenständigen qualifizierten Gesundheitsdienstleister im System der Notfallversorgung. Ein zentraler Bestandteil der Notfallreform werden die Integrierten Notfallzentren sein. Die Aufgabenteilung in der Patientenversorgung in diesen INZs bedarf detaillierter Festlegungen und klarer, verbindlicher Qualitätskriterien.

Die Qualität der Notfallversorgung hängt einerseits von einer guten Ausstattung der einzelnen Versorgungseinheiten und der Strukturierung der Versorgungsprozesse vor und in der Klinik ab. Andererseits ist die möglichst effizient zu erwerbende Qualifikation der Leistungserbringer ein entscheidender Faktor. Deswegen muss auch in Deutschland die Qualifizierung zum Facharzt für Notfallmedizin innerhalb einer fünfjährigen Weiterbildung möglich werden.

Bei der Finanzierung der Notfallversorgung sind die notwendigen Vorhaltungen für eine 24/7-Notfallversorgung besonders zu berücksichtigen. Die ambulante Notfallversorgung muss kostendeckend finanziert sein und die Vergütung der stationär zu behandelnden Notfallpatienten sollte Anreize dafür schaffen, stationäre Aufnahmen – wo immer medizinisch gerechtfertigt – zu vermeiden. Schließlich muss eine Datenbasis geschaffen werden, die eine Evaluation der Effekte einer Notfallreform ermöglicht.

Literatur

Ahmed AA, Mojiri ME, Daghriri AA et al (2024) The role of telemedicine in emergency department triage and patient care: a systematic review. Cureus 16(12):e75505. https://doi.org/10.7759/cureus.75505

Behringer W, Buergi U, Christ M et al (2013) Fünf Thesen zur Weiterentwicklung der Notfallmedizin in Deutschland, Österreich und der Schweiz. Notfall Rettungsmed 16:625–626. https://doi.org/10.1007/s10049-013-1821-8

Çakıcı ÖE, Mills AF (2020) On the role of Teletriage in Healthcare demand management. Manuf Serv Oper Manag. https://doi.org/10.1287/msom.2020.0908

Fandler M, Lorenz J, Wolff J et al (2025) Facharztweiterbildung Notfallmedizin: Entwicklung eines umfassenden Weiterbildungs-Curriculums. Notfall Rettungsmed. https://doi.org/10.1007/s10049-025-01540-5

Frank O, Dodt C (2021) München Klinik startet INZ Light. F&W 8:698

Oslislo S, Witt K, von Stillfried D et al (2024) Zwischen Vision und Wirklichkeit: Untersuchung zur Machbarkeit der Weiterleitung von weniger dringlichen Hilfesuchenden in die ambulante Versorgung. Notfall Rettungsmed. https://doi.org/10.1007/s10049-024-01347-w

Schmieding ML, Kopka M, Schmidt K et al (2022) Triage accuracy of symptom checker Apps: 5-year follow-up evaluation. J Med Internet Res 24(5):e31810. https://doi.org/10.2196/31810

Slagman A, Bremicker A, Möckel M et al (2024) Evaluation of an automated decision aid for the further referral of emergency room patients. Dtsch Ärztebl Int 121(21):703–709. https://doi.org/10.3238/arztebl.m2024.0191

von Stillfried D, Czihal T, Meer A (2019) Sachstandsbericht: Strukturierte medizinische Ersteinschätzung in Deutschland (SmED). Notfall Rettungsmed 22:578–588. https://doi.org/10.1007/s10049-019-0627-8

Trentzsch H, Dodt C, Gehring C et al (2020) Analyse der Behandlungszahlen in den Münchener Notaufnahmen des Jahres 2013/2014. Gesundheitswesen 82(5):431–440. https://doi.org/10.1055/a-0925-8989

Psychiatrische Modellprojekte nach 64b: Nukleus einer besseren und wirtschaftlicheren Versorgung?

Anne Neumann und Jochen Schmitt

Inhaltsverzeichnis

D. Scheller-Kreinsen et al. (Hrsg.), *Krankenhaus-Report 2026*,
https://doi.org/10.1007/978-3-662-73132-1_18

■■ **Zusammenfassung**

Die psychiatrische Versorgung in Deutschland hat sich seit der Psychiatrie-Enquête 1975 grundlegend verändert – weg von isolierten Großanstalten und hin zu gemeindenahen, patientenzentrierten Strukturen. Dennoch bestehen weiterhin erhebliche Herausforderungen: Fragmentierte Versorgungsstrukturen, sektorale Zuständigkeitsgrenzen, komplexe Finanzierungsmechanismen und ein zunehmender Fachkräftemangel erschweren einen adäquaten Zugang sowie eine bedarfsgerechte und kontinuierliche Versorgung psychisch kranker Menschen. Modellvorhaben nach § 64b SGB V zielen auf eine sektorenübergreifende Versorgung durch flexible Globalbudgets und settingunabhängige Behandlungskonzepte. Evaluationen zeigen positive Effekte wie die Reduktion der stationären Aufenthalte, eine gestiegene Behandlungskontinuität und erhöhte Patientenzufriedenheit. Die Übertragbarkeit dieser Modelle auf die Regelversorgung wird jedoch durch regionale Unterschiede und die bisher fehlende Einbindung des vertragsärztlichen Bereichs begrenzt. Eine nachhaltige Reform psychiatrischer Versorgung erfordert integrierte regionale Versorgungsstrukturen, eine gemeinsame Planung über Sektorengrenzen hinweg, gemeinsame Versorgungsziele aller Beteiligten, eine dies ermöglichende digitale Infrastruktur sowie weitere Forschung zu Umsetzungsbedingungen und Wirkmechanismen. Die Erkenntnisse aus der Psychiatrie könnten auch richtungsweisend für eine sektorenübergreifende Reform in der somatischen Versorgung sein.

Since the 1975 Psychiatric Enquête, there have been fundamental changes in the field of psychiatric care. The shift has been from isolated large institutions toward community-based, patient-centered structures. Nevertheless, significant challenges persist. These include fragmented care systems, sectoral jurisdictional boundaries, complex funding mechanisms, and a growing shortage of skilled professionals. These factors continue to hinder adequate access to needs-based and continuous care for people with mental illness. Flexible and integrated treatment programmes aim to establish cross-sectoral care through flexible global budgets and setting-independent treatment concepts. Evaluations have shown positive effects, including a reduction in inpatient stays, increased continuity of care, and higher patient satisfaction. However, the transferability of these models to standard care is hindered by regional disparities and the fact that the SHI-accredited physician services are not yet involved. A sustainable reform of psychiatric care requires integrated regional structures, joint cross-sectoral planning and funding, common care goals for all stakeholders, a digital infrastructure and further research on implementation conditions and mechanisms of action. Insights from psychiatric care may also provide valuable guidance for a cross-sectoral reform of somatic healthcare.

18.1 Psychiatrische Versorgung im und am Krankenhaus

18.1.1 Entwicklung der psychiatrischen Versorgung

Die Versorgung psychisch kranker Menschen hat in Deutschland in den letzten Jahren große Veränderungen erfahren. Die Psychiatrie-Enquête von 1975 und die Rodewischer Thesen von 1964 in den alten Bundesländern (Deutscher Bundestag 1975; Jachertz 2013; Sachverständigenrat zur Begutachtung der Entwicklung im Gesundheitswesen 2018) bildeten den Ausgangspunkt für einen Wandel von der ehemals ausgegrenzten Behandlung außerhalb der Städte und in großen Anstalten hin zu einer gemeindenahen, individuellen und bedarfsgerechten Versorgung. Seitdem haben sich nicht nur das Grundverständnis der Versorgung psychisch kranker Menschen, sondern auch die rechtlichen und finanziellen Rahmenbedingungen geändert. Die Versorgung psychisch kranker Menschen ist jedoch nach wie vor komplex und findet in Deutschland in einem stark fragmentierten Gesundheitssystem statt, das sich durch sektorale Grenzen innerhalb der Sozialgesetzbücher (SGB, z. B. SGB V (stationärer vs. niedergelassener Bereich) oder SGB IX (besondere Wohnformen vs. ambulante Assistenz)) sowie zwischen den SGBs (z. B. SGB V (gesetzliche Krankenversicherung) vs. SGB VI (gesetzliche Rentenversicherung) vs. SGB IX (Rehabilitation und Teilhabe) vs. SGB II und III (Hilfen zur Teilhabe am Arbeitsleben)) geprägt ist (Sachverständigenrat zur Begutachtung der Entwicklung im Gesundheitswesen 2018; Brieger 2019; Greve et al. 2021; Bramesfeld 2023). Hinzu kommen u. a. in vielen Fällen Leistungen der Jugendhilfe, verschiedene Beratungsstellen und Sozialpsychiatrische Dienste sowie weitere Leistungen wie Soziotherapie, häusliche psychiatrische Krankenpflege, medizinische Rehabilitation oder Ergotherapie (Greve et al. 2021).

Auch die Finanzierung der psychiatrischen Versorgung ist fragmentiert und hat sich in den letzten Jahren verändert. So wurden für die psychiatrische Versorgung am Krankenhaus die bisher geltenden tagesgleichen Pflegesätze nach der Bundespflegesatzverordnung (BPflV) sukzessive, seit 2013 freiwillig und seit 2018 verpflichtend, durch degressive Tagespauschalen (sogenannte PEPPs) abgelöst (Kliemt und Häckl 2020). Damit soll der unterschiedliche Aufwand verschiedener Patientengruppen im voll- und teilstationären Bereich abgebildet werden. Psychiatrische Institutsambulanzen (PIA) nach § 118 SGB V und ab 2022 auch Psychosomatische Institutsambulanzen (PSIA) folgen der Vorgabe der Psychiatrie-Enquête „ambulant vor stationär". Sie ermöglichen insbesondere schwer und chronisch psychisch kranken Menschen eine ambulante Behandlung am Krankenhaus, um einerseits stationäre Aufenthalte zu verkürzen oder zu vermeiden und andererseits eine multiprofessionelle Komplexbehandlung im ambulanten Setting anzubieten. Allerdings ist auch die Vergütung der PIA-Leistungen fragmentiert. So werden in einigen Bundesländern Einzelleistungen vergütet, während in anderen Regionen Einzelverträge oder Quartalspauschalen zur Anwendung kommen (Kliemt und Häckl 2020). Mit der Einführung der stationsäquivalenten Behandlung (Stäb) im Jahr 2018 wurde erstmals bundesweit die Möglichkeit geschaffen, stationäre Behandlungen durch aufsuchende Behandlungen zu ersetzen (Längle et al. 2021). In anderen Ländern gibt es bereits seit Jahren eine Vielzahl an integrierten, teambasierten und stationsersetzenden Versorgungsmodellen (Phillips et al. 2001; Wharne 2005; Malone et al. 2007; Merrick et al. 2008; Dieterich et al. 2010).

Die Belastung durch psychische Erkrankungen ist weiterhin beträchtlich. So hatte laut Schätzungen des Institute for Health Metrics and Evaluation 2019 fast jede fünfte Person (18 %) in Deutschland ein psychisches Problem (ca. 15 Mio. Menschen) mit geschätzten direkten und indirekten Kosten von über 4,8 % des BIP des Landes bzw. 146,5 Mrd. € (OECD/European Observatory on Healh Systems and Polices 2023). In den letzten Jahren gab es zudem einen Aufwuchs sowohl im ambulanten als auch im stationären Bereich in der Versorgung von Menschen mit einer psychischen Erkrankung (Bramesfeld 2023). Deutschland wies im Jahr 2021 im Vergleich zu anderen europäischen Ländern die höchste Anzahl an stationären Entlassungen von Menschen mit psychischen Störungen und Verhaltensstörungen auf; auch die Anzahl an stationären Betten lag 2021 mit 131,3 pro 100.000 Einwohnerinnen und Einwohnern auf einem der „Spitzenplätze" in Europa (eurostat 2024).

Die 20. Legislaturperiode hatte sich u. a. zum Ziel gesetzt, die psychiatrischen und psychotherapeutischen Versorgungskapazitäten bedarfsgerecht, passgenau und stärker koordiniert auszubauen und die sektorenübergreifende Versorgungsplanung weiterzuentwickeln (GKV-Spitzenverband 2023). Zwar wurden Veränderungen der Krankenhausversorgung und -finanzierung angestoßen und eine Krankenhausreform erarbeitet, die „Psych-Fächer" sind jedoch aufgrund ihrer von der Somatik verschiedenen Abrechnungsverfahren und Struktur explizit nicht in die Krankenhausreform eingebunden worden. Dadurch wurde der Sonderweg der Versorgung psychisch kranker Menschen weiter gefestigt. Gleichzeitig hatte die Regierungskommission für eine moderne und bedarfsgerechte Krankenhausversorgung in ihrer 8. und 14. Stellungnahme explizite Empfehlungen zur Weiterentwicklung der Versorgung psychisch kranker Menschen ausgesprochen, darunter die Einführung regionaler Globalbudgets als optionale Form der Regelvergütung für eine flexible, settingunabhängige Versorgung (Regierungskommission für eine moderne und bedarfsgerechte Krankenhausversorgung 2023, 2025).

18.1.2 Herausforderungen der psychiatrischen Versorgung am Krankenhaus

Sowohl die Versorgung von Menschen mit psychischen Erkrankungen als auch die Versorgungsforschung in diesem Fachbereich sehen sich in Deutschland weiterhin verschiedenen Herausforderungen gegenübergestellt (Schwarz et al. 2021; Regierungskommission für eine moderne und bedarfsgerechte Krankenhausversorgung 2023; Schmitt et al. 2023). Beispielhaft für Herausforderungen in der *Versorgung* seien hier die bereits genannte **Fragmentierung** der Versorgung und Finanzierung, die **verzögerte Inanspruchnahme von Hilfen** durch die Betroffenen bzw. die schwierige **Navigation** durch das Hilfesystem, die **Komplexität** psychischer Erkrankungen als Systemerkrankung sowie die nach wie vor bestehende **Stigmatisierung** und Scham genannt (Schwarz et al. 2021). All diese Faktoren erschweren eine geeignete Versorgung sowie den adäquaten Zugang zu ihr. In Deutschland sind für die psychiatrisch-psychotherapeutische *Versorgungsforschung* weiterhin die **fehlende Forschungsdateninfrastruktur** sowie die teils eingeschränkte **Datenqualität** als Einschränkungen zu erwähnen (Neumann et al. 2024a; Schmitt et al. 2024; Sachverständigenrat Gesundheit und Pflege 2025).

Trotz des Grundsatzes „ambulant vor stationär", der in auch Leitlinien verankert ist (DGPPN 2019), besteht in der Regelversorgung weiterhin für Leistungserbringer der **(Fehl-)Anreiz zur vollstationären Versorgung**, da die Budgets regelhaft zwischen stationärer (voll- und teilstationärer) und ambulanter (PIA) Versorgung getrennt sind. Dabei besteht bei der Vergütung der PIA über Quartalspauschalen der (Fehl-)Anreiz, Behandlungsintensitäten möglichst gering zu halten (Kliemt und Häckl 2020). Zudem ist die Finanzierung in der PIA auch regional sehr unterschiedlich. Für Forschung und Versorgung ist der Blindflug problematisch, in dem sich alle Beteiligten aufgrund fehlender kurzfristig verfügbarer Versorgungsdaten befinden (Schmitt et al. 2023; Neumann et al. 2024a). Die Versorgung psychisch kranker Menschen wird durch unterschiedliche **Zuständigkeiten** und Finanzierungen durch verschiedene Kostenträger wie Rentenversicherung und Krankenversicherung erschwert. Hinzu kommen psychosoziale Hilfen, wie Beziehungs-, Familien- oder Lebensberatung, die häufig über Steuermitteln oder privat finanziert werden (Bramesfeld 2023).

Der vielerorts spürbare **Fachkräftemangel** macht sich auch in der personalintensiven Versorgung psychisch kranker Menschen bemerkbar (Bramesfeld 2023; Sachverständigenrat Gesundheit und Pflege 2024). Die Diskussion um den Fachkräftemangel wurde durch die Einführung verbindlicher Mindestpersonalvorgaben in den psychiatrischen und psychosomatischen Kliniken durch die Richtlinie zur Personalausstattung in der Psychiatrie und Psychosomatik (PPP-RL) zusätzlich angeheizt. Auch wenn die Mindestvorgaben der PPP-RL sich nicht direkt auf die Erbringung einer leitliniengerechten Behandlung beziehen (Kösters 2025) – hier werden Zahlen um ein Mehrfaches diskutiert (BPtK 2024) –, werden bereits diese Mindestvorgaben von der Mehrheit der Einrichtungen nicht erfüllt (IQTIG 2025). Darüber hinaus sind bereits jetzt vielerorts die ambulanten Angebote nicht ausreichend, sodass es über das indizierte Maß hinaus zu stationären Behandlungen einschließlich vermeidbarer Zwangseinweisungen kommt (Greve et al. 2021).

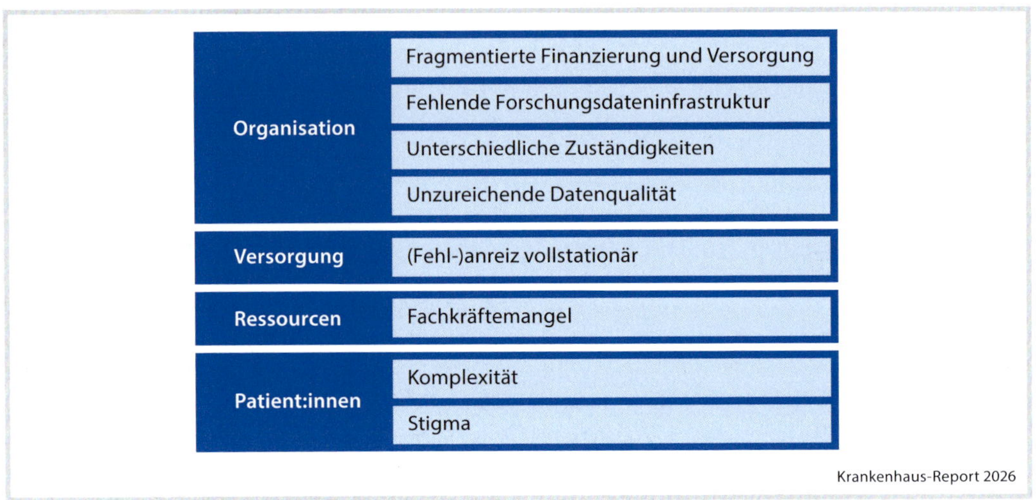

Abb. 18.1 Auswahl der Herausforderungen in der Versorgung psychisch kranker Menschen

Abb. 18.1 zeigt beispielhaft die Herausforderungen von Zugangs- und Versorgungswegen psychisch kranker Menschen, angelehnt an die Gruppen Organisation, Versorgung, Ressourcen und Patientinnen und Patienten.

18.1.3 Entwicklung von alternativen Behandlungskonzepten

Der Bedarf an einer sektorenübergreifenden, patientenzentrierten Versorgung von Menschen mit psychischen Erkrankungen ist daher groß. Unterstützungsangebote sollten nach Möglichkeit dort angeboten werden, wo die Betroffenen leben; ambulante oder aufsuchende Behandlung sollte daher stationärer Behandlung vorgezogen werden (Greve et al. 2021). Integrative Konzepte, die auf einem intensiven Case Management sowie Krisenmanagement- und Hometreatment-Teams basieren, werden international seit vielen Jahren umgesetzt und haben sich im Vergleich zur Regelversorgung insbesondere bei Menschen mit schweren psychischen Erkrankungen oder Personen mit Essstörungen als wirksam erwiesen (Phillips et al. 2001; Dieterich et al. 2010; Johnson 2018; Herpertz-Dahlmann et al. 2021).

In Deutschland wurden einzelne Konzepte für ausgewählte Patientengruppen oder Versicherte auf der Basis von Verträgen zur Integrierten Versorgung nach § 140a SGB V umgesetzt (Mueller-Stierlin et al. 2017; Lambert et al. 2020; Mueller-Stierlin et al. 2020). Diese werden jedoch häufig als Insellösungen für spezifische Patientengruppen und Regionen konzipiert und sind daher weniger direkt auf die Regelversorgung übertragbar (Neumann und Dietzel 2014). Eine explizite Einschreibung der Versicherten ist erforderlich, sodass ein paralleles System der Regelversorgung aufrechterhalten werden muss. Im Jahr 2003 starteten in Schleswig-Holstein die regionalen Psychiatriebudgets, in denen erstmals settingübergreifende Behandlungen innerhalb eines Krankenhauses auf der Basis eines festen Budgets für die Versorgung psychisch kranker Menschen ermöglicht wurden (Deister et al. 2004; Schröder und Flessa 2017).

Aufgrund der positiven Erfahrungen mit diesen regionalen Psychiatriebudgets (Roick et al. 2005; Roick et al. 2008; Deister et al. 2010; Konig et al. 2010) und dem Wunsch nach einer bundesweiten Möglichkeit zur sektorenübergreifenden Versorgung psychisch kranker Menschen wurde 2012 der § 64b SGB V eingeführt. Ziel des § 64b SGB V ist es, in jedem Bundesland sektorenübergreifende und patientenorientierte Versorgungsmodelle unter besonderer Berücksichtigung der Kinder- und Jugendpsychiatrie zu etablieren, um die Versorgung psychisch kranker Menschen weiterzuentwickeln. Fast alle dieser Versorgungsmodelle sind an psychiatrischen Krankenhäusern oder den entsprechenden Fachabteilungen an Allgemeinkrankenhäusern angesiedelt und basieren auf Globalbudgets, d. h. krankenhausbezogenen Gesamtbudgets für alle Formen der stationären und krankenhausbezogenen ambulanten Versorgung für eine vorab definierte Anzahl von Patientinnen und Patienten, unabhängig von der Leistungsmenge (Schwarz et al. 2022).

18.2 Modellvorhaben nach § 64b SGB V

18.2.1 Aktueller Stand vereinbarter Modellvorhaben

Bisher wurden 25 Modellvorhaben vereinbart, von denen die ersten im Jahr 2013 begannen und vier bis zum Juli 2025 bereits abgeschlossen waren (◘ Tab. 18.1). Die meisten Modellvorhaben werden ausschließlich in der Erwachsenenpsychiatrie durchgeführt, während sieben Modellvorhaben von Anfang an auch Kinder und Jugendliche einbezogen haben und ein Modellvorhaben im Laufe der Zeit auf Kinder und Jugendliche ausgeweitet wurde. Ein Modellvorhaben wurde ausschließlich in der Kinder- und Jugendpsychiatrie (KJP) vereinbart. Das gesetzgeberische Ziel, in jedem Bundesland mindestens ein Modellvorhaben zu etablieren, wurde bisher noch nicht erreicht. In den Bundesländern Mecklenburg-Vorpommern, Hamburg, Sachsen-Anhalt, Saarland und Bayern wurden bis Ende 2025 noch keine Modellvorhaben durchgeführt, ausgenommen regionale Netzwerke. In Bayern ist jedoch 2026 ein Modellvorhaben gestartet und in Hamburg liefen andere, nicht nach § 64b SGB V konzipierte Projekte der gestuften, kollaborativen und koordinierten Versorgung, z. B. RECOVER (Lambert et al. 2020) oder COMET (Heddaeus et al. 2025). Weitere Modellvorhaben sind in Planung.

Ein Teil der Modellvorhaben verfügte über Vorläuferverträge, meist in Form von Regionalen Psychiatriebudgets nach § 24 Abs. 2 der Bundespflegesatzverordnung (RPB) oder Verträgen zur Integrierten Versorgung nach § 140a–d SGB V (IV). Damit konnten einige Modelle bereits vor dem Modellstart nach § 64b SGB V (umfangreiche) Strukturen erproben.

Das Projekt Gemeindepsychiatrische Basisversorgung (GBV) unterscheidet sich von den anderen 64b-Modellen dadurch, dass es nicht an ein Krankenhaus angebunden ist und nur für Menschen mit schweren psychischen Erkrankungen und komplexem psychosozialem Hilfebedarf zur Verfügung steht. Es erprobte regionale Netzwerke in zwölf Regionen. Ein Globalbudget wie bei der Mehrzahl der anderen 64b-Modelle liegt hier nicht zugrunde. Ergebnisse zum GBV zeigen eine Wirksamkeit der Modellversorgung bezüglich einer Steigerung des Empowerments, der subjektiven Lebensqualität und der Behandlungszufriedenheit bei schwer psychisch erkrankten Personen im Vergleich zur Regelversorgung (Greve et al. 2025). Über das Modellvorhaben des Zentralinstituts für Seelische Gesundheit Mannheim liegen nur wenige Informationen vor. So ist bekannt, dass dieses Modellvorhaben eine Erweiterung im Adoleszentenzentrum für Jugendliche und junge Erwachsene im Alter von 15 bis 24 Jahren anstrebt (GKV-Spitzenverband et al. 2019). Bei der Darstellung der Forschungsergebnisse (siehe ► Abschn. 18.2.2) werden diese beiden Projekte aufgrund des fehlenden Globalbudgets bzw. fehlender Literatur nicht berücksichtigt.

Tab. 18.1 Übersicht Modellvorhaben § 64b SGB V, Stand 29.07.2025

Nr.	Modellvorhaben	Abteilungen[a]	Bundesland	Laufzeit	Vorläufervertrag[b]
1	DIAKO Nordfriesland gGmbH	EP	Schleswig-Holstein	01/2013–heute	Ja, RPB
2	Johanniter-Krankenhaus Geesthacht GmbH	EP	Schleswig-Holstein	01/2013–heute	Ja, RPB
3	imland Klinik Rendsburg GmbH	EP	Schleswig-Holstein	01/2013–heute	Ja, RPB
4	Westküstenkliniken Brunsbüttel und Heide gGmbH	EP	Schleswig-Holstein	01/2013–heute	Ja, RPB
5	Heinrich Braun Krankenhaus Zwickau gGmbH	EP, KJP	Sachsen	01/2013–heute	Nein
6	Rudolf Virchow Klinikum Glauchau gGmbH	EP	Sachsen	01/2013–heute	Nein
7	Klinikum Hanau GmbH	EP	Hessen	09/2013–heute	Ja, IV
8	Krankenhaus und Poliklinik Rüdersdorf GmbH	EP	Brandenburg	01/2014–12/2020	Ja, IV
9	Klinikum Itzehoe – Zentrum für Psychosoziale Medizin	EP	Schleswig-Holstein	01/2014–heute	Ja, RPB
10	St. Marien-Hospital Hamm gGmbH	EP	Nordrhein-Westfalen	01/2014–heute	Nein
11	Psychiatrische Klinik Lüneburg gGmbH	EP, KJP (ab 2023)	Niedersachsen	01/2014–heute	Nein
12	Südharz Klinikum Nordhausen gGmbH	EP, KJP	Thüringen	01/2014–heute	Ja, RPB
13	Alexianer St. Hedwig Kliniken Berlin	EP	Berlin	01/2014–12/2020	Unbekannt
14	LWL-Universitätsklinikum Bochum	EP	Nordrhein-Westfalen	12/2014–heute	Ja, IV
15	Vivantes Netzwerk für Gesundheit GmbH	EP, KJP	Berlin	01/2016–12/2023	Nein
16	Gesundheitszentrum Wetterau gGmbH	EP	Hessen	01/2016–heute	Nein
17	Vitos Klinikum Riedstadt gGmbH	EP, KJP	Hessen	01/2016–heute	Ja, IV
18	Kliniken Landkreis Heidenheim gGmbH	EP	Baden-Württemberg	01/2017–heute	Nein
19	LVR-Klinik Bonn	EP, KJP	Nordrhein-Westfalen	01/2017–heute	Nein
20	Kinder- und Jugendpsychiatrie am Universitätsklinikum Tübingen	KJP	Baden-Württemberg	10/2017–heute	Nein
21	Zentralinstitut für Seelische Gesundheit Mannheim	EP; KJP	Baden-Württemberg	10/2018–heute	Unbekannt
22	Gemeindepsychiatrische Basisversorgung (GBV)	Nicht zutreffend	12 Regionen in Deutschland	07/2019–06/2023	Nicht zutreffend[c]

Tab. 18.1 (Fortsetzung)

Nr.	Modellvorhaben	Abteilungen[a]	Bundesland	Laufzeit	Vorläufervertrag[b]
23	Krankenhaus Pfalzklinikum für Psychiatrie und Neurologie	EP, KJP	Rheinland-Pfalz	01/2020–heute	Nein
24	Gesundheit Nord gGmbH	EP	Bremen/Bremerhaven	01/2024–heute	Ja, BravO[d]
25	LWL-Klinik Hemer	EP	Nordrhein-Westfalen	01/2025–heute	Nein

[a] am Modellvorhaben beteiligte Abteilung; EP = Erwachsenenpsychiatrie; KJP = Kinder- und Jugendpsychiatrie
[b] Ja = Modellvorhaben wies vor dem § 64b SGB V Modellvorhaben eine der § 64b SGB V ähnliche durch einen Vertrag geregelte Struktur auf; Nein = eine solche ähnliche vertraglich geregelte Struktur vor § 64b SGB V lag nicht vor; RPB = Regionales Psychiatriebudget nach § 24 Abs. 2 der Bundespflegesatzverordnung; IV = Vertrag der integrierten Versorgung gemäß § 140a–d SGB V
[c] seit 2009 in rund 80 Regionen Deutschlands Selektivverträge „Netzwerk psychische Gesundheit" (NWpG) und „Seelische Gesundheit leben" (SeGel) gemäß § 140a SGB V regionale Teams aufgebaut
[d] BravO = seit 2019 Umstellung stationäre Behandlung in neue flexible-aufsuchende Versorgung (Bremen ambulant vor Ort, BravO), ohne Einschreibung, Abrechnung über alle Bremer Krankenkassen
Krankenhaus-Report 2026

18.2.2 Erkenntnisse aus der Versorgungsforschung

Veränderung der Inanspruchnahme

Evaluationen der Modellvorhaben mit umfangreichen Routinedaten der gesetzlichen Krankenversicherungen (GKV) zeigen bei Erwachsenen eine Verschiebung der Inanspruchnahme von vollstationärer zu teilstationärer oder ambulanter Behandlung (Berghofer et al. 2016; Wullschleger et al. 2018; Ignatyev et al. 2019; Budnick et al. 2021; Neumann et al. 2021; Baum et al. 2022, Neumann et al. 2024b). Bei der Betrachtung des Patientenmix zeigt sich ein deutlicher Rückgang des Anteils der vollstationär versorgten Patientinnen und Patienten (Kliemt et al. 2025). Auch die Behandler- bzw. Behandlungskontinuität konnte in den meisten Modellvorhaben erhöht werden (Assheuer et al. 2021; de Cruppé et al. 2023; Neumann et al. 2024b). Damit konnten die zentralen Ziele der Modellvorhaben erreicht werden.

Zwischen den Modellen zeigten sich Unterschiede in der Wirksamkeit der untersuchten Parameter (Neumann et al. 2024b). Zu beachten ist, dass die hier vorgestellten Modellvorhaben sehr komplexe Struktur- und Prozessinnovationen sind und die Ergebnisse stark vom Versorgungskontext abhängig sind, inklusive des Ausgangsstatus der Versorgung vor Beginn des jeweiligen Modellvorhabens (Geng et al. 2025). Der Einfluss eines Vorläufervertrags auf die Veränderung der Inanspruchnahme zeigt sich z. B. insbesondere in den ersten beiden Jahren der Modelllaufzeit, jedoch im Wesentlichen nicht mehr nach drei Jahren (Neumann et al. 2021; Neumann et al. 2024b).

Die Kostenbetrachtung aus einer GKV-Perspektive spiegelt die oben genannten Effekte wider: Bei den vollstationären Kosten zeigt sich eine Tendenz zu geringeren, bei den teilstationären Kosten zu höheren Steigerungen im Vergleich zur Regelversorgung; während bei der PIA-Versorgung keine eindeutige Wirkungsrichtung erkennbar ist (Kliemt et al. 2025). Insgesamt sind die Gesamtkosten aus Sicht der GKV zwischen Kliniken mit und ohne Modellvorhaben vergleichbar.

Die Effekte für die Versorgung von Kindern und Jugendlichen können bisher kaum beurteilt werden, da häufig kleine Fallzahlen eine Interpretation erschweren (Baum et al. 2022; Neumann et al. 2024b).

Veränderung der Versorgungsprozesse

Eine komplexe Umstellung eines Versorgungs- und Finanzierungssystems erfordert Zeit und Ressourcen. Vor diesem Hintergrund haben Analysen gezeigt, dass die Dauer der Modellerfahrung mit dem Implementierungsgrad anhand von Merkmalen wie u. a. Ambulantisierung, Behandlerkontinuität, berufsgruppenübergreifende Zusammenarbeitkorreliert (von Peter et al. 2018, 2019) und dass Strukturen und Prozesse in Modellvorhaben anders sind als in der Regelversorgung (von Peter et al. 2024). Dies zeigt sich u. a. in dem oben beschriebenen Wandel von einer vorher überwiegend stationären Behandlung hin zu flexibleren und integrierten Formen der ambulanten und aufsuchenden Behandlung, der mit einer oft deutlichen Reduktion der Krankenhausbetten einherging. Auch die Zufriedenheit der Patientinnen und Patienten mit der Versorgung stieg mit zunehmendem Implementierungsgrad sowie mit zunehmender Modellerfahrung (von Peter et al. 2019).

Weiterhin sind an einigen Modellvorhaben nur wenige Krankenkassen beteiligt, an anderen alle Krankenkassen (Vollmodell). Untersuchungen ergaben, dass der Implementierungsgrad umso höher war, je höher der Anteil der Modellversorgung an der Gesamtversorgung war (von Peter et al. 2024). Befragungen von Fokusgruppen und Interviews mit Vertretern von Krankenkassen und Modellvorhaben ergaben, dass die Möglichkeit, bestehende Versorgungsstrukturen und -prozesse weiterzuentwickeln, die Budgetsicherheit im Globalbudget sowie eine Reduzierung des Misstrauensaufwandes, u. a. durch den Wegfall von Prüfungen des Medizinischen Dienstes, als Anreize für die Umsetzung von Globalbudgets gesehen werden (Schwarz et al. 2022). Auf der anderen Seite werden ein Parallelbetrieb von Regel- und Modellversorgung sowie eine settingübergreifende Dokumentation und Abstimmung als Herausforderungen; und gemeinsame Zielvorstellungen, Vertrauen und Kooperation sowie ein ausreichender Budgetanteil als Voraussetzungen für die Umsetzung eines Globalbudgets wahrgenommen (Schwarz et al. 2022).

18

Als zentrale Veränderungsmechanismen für Modellvorhaben wurden Bedarfsanpassung und Flexibilität, Versorgungskontinuität und Aufrechterhaltung des Alltagslebens identifiziert (Schwarz et al. 2020b). Auch die Erfahrungen in Kinder- und Jugendpsychiatrien (KJP) beschreiben komplexe Auswirkungen auf die Behandlungsprozesse und das Erleben aller Beteiligten bei der Einführung von Modellvorhaben; es wird ermöglicht, die Behandlung zu flexibilisieren und eine größere Behandlungs- und Behandlerkontinuität zu gewährleisten (Schwarz et al. 2020a). Daneben sind zum Zeitpunkt der Einführung eines Modellvorhabens auch kontextbezogene Faktoren der Kliniken entscheidend (Damschroder et al. 2022). Hier spielen auch nicht direkt messbare Aspekte wie die Bereitschaft des Personals, eingespielte Verfahren zu ändern, sowie die Offenheit gegenüber Neuem eine Rolle. Schließlich müssen auch die Persönlichkeitseigenschaften stimmen.

Veränderung patientenbezogener Ergebnisse

Analysen zeigen eine höhere Lebensqualität, Behandlungszufriedenheit und Recovery zum Zeitpunkt der Rekrutierung in Modellvorhaben im Vergleich zu Kliniken ohne Modellversorgung, jedoch war in der zitierten Untersuchung nach 15 Monaten kein statistisch signifikanter Unterschied mehr nachweisbar (Neumann et al. 2023). Frühere Analysen zum RPB zeigten keine Unterschiede in der Psychopathologie, der Lebensqualität und den Gesamtkosten aus gesellschaftlicher Perspektive, aber eine Verbesserung des Funktionsniveaus in Modellvorhaben im Vergleich zur Regelversorgung (König et al. 2010). Darüber hinaus zeigten Modellvorhaben das Potenzial, Zwangsmaßnahmen in der Psychiatrie zu reduzieren (Wullschleger et al. 2018).

Zusammenfassend lassen sich die gemessenen Veränderungen in Modellvorha-

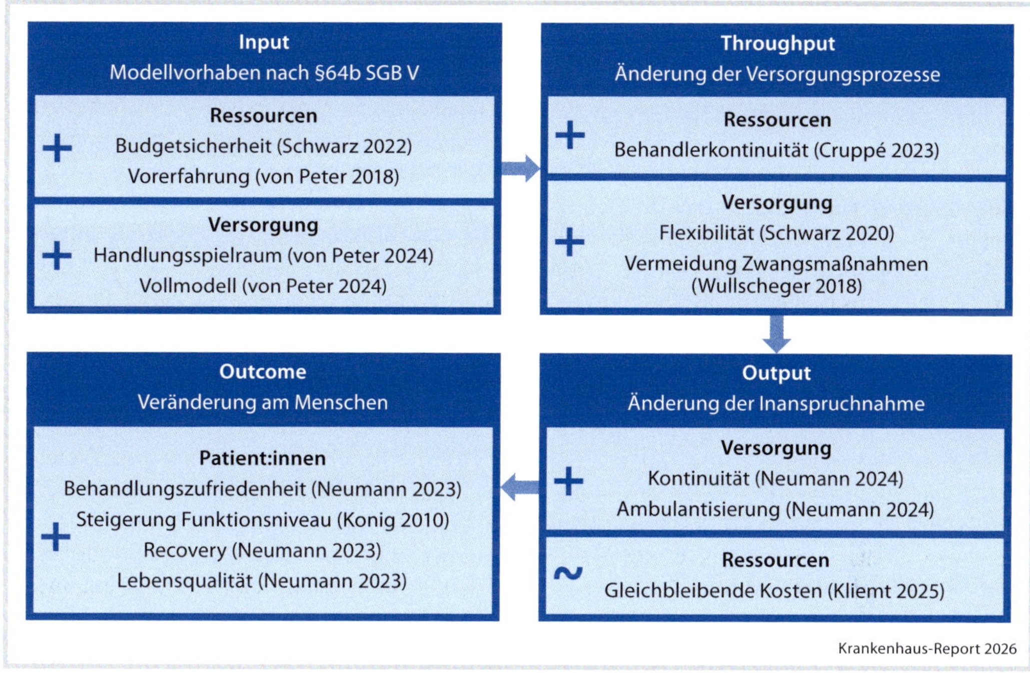

Abb. 18.2 Veränderungen durch Modellvorhaben nach § 64b SGB V

ben gemäß dem Throughput-Modell der Versorgungsforschung (Pfaff 2003) wie in Abb. 18.2 dargestellt exemplarisch zusammenfassen.

Hinweis: Die Grafik spiegelt nicht die Ergebnisse für jedes Modellvorhaben wider, sondern stellt eine Zusammenfassung ausgewählter Forschungsergebnisse zu den Modellvorhaben dar.

Kritik an derzeitigen Modellvorhaben und weitere Schritte

Auch wenn Auswertungen zeigen, dass Modellvorhaben die Versorgung psychisch kranker Menschen an vielen Stellen verbessern und auch die Strukturen der Kliniken bedarfsgerechter ausgerichtet werden, bleiben offene Fragen bzw. lassen sich Optimierungspotenziale aufzeigen.

Zum einen ist davon auszugehen, dass Kliniken, die bereits Schritte in Richtung Ambulantisierung unternommen haben (z. B. IV-Verträge oder RPB) oder neue innovative Konzepte einbringen, eher Modellvorhaben forcieren und schließlich umsetzen. Es bleibt daher offen, ob eine solche, zum Teil weitreichende Umstrukturierung in allen Kliniken der Regelversorgung umsetzbar wäre und vergleichbare Ergebnisse erzielt werden könnten.

Bisher sind die Bemühungen, die Modellvorhaben entsprechend der gesetzlichen Vorgabe tatsächlich sektorenübergreifend – also unter Einbezug von kassenärztlichen Praxen – zu gestalten, weitgehend gescheitert. Sowohl die erwähnte Regierungskommission als auch Vertretende von gesetzlichen Krankenkassen, Kliniken und der Forschung fordern eine Ausweitung der Modellvorhaben auf den niedergelassenen Bereich, um eine wirkliche sektorenübergreifende Versorgung zu ermöglichen. Diese Forderung wurde jedoch bisher politisch nicht umgesetzt. Die derzeitigen Modellvorhaben sind wichtige Schritte auf diesem Weg, bilden jedoch bisher lediglich eine settingübergreifende Versorgung durch den Leistungserbringer Krankenhaus ab. Für eine echte sektorenübergreifende Versorgung ist der Einbezug anderer Leistungserbringer – auch über Sozialgesetzbücher hinweg – unabdingbar. Die Versorgung der Menschen darf nicht durch künstliche Sektorengrenzen behindert werden. Eine solche sektorenübergreifende Versorgung benötigt in letzter Konsequenz eine ambulante und stationäre Planung aus einer Hand; eine gemeinsame Planungs- und Sicherstellungsverantwortung mit Berücksichtigung regionaler Gegebenheiten würde bestmögliche informierte und abgestimmte Entscheidungen ermöglichen (Sachverständigenrat zur Begutachtung der Entwicklung im Gesundheitswesen 2018). Eine regionale Verantwortung kann die ambulante psychiatrisch-psychotherapeutische Versorgung stärken und die Teilhabe am Leben unterstützen (Deister 2019).

Zudem wurde die Forderung nach besonderer Berücksichtigung von Kindern und Jugendlichen mit psychischen Erkrankungen nicht umgesetzt. Die oben beschriebenen Effekte beziehen sich, soweit nicht anders beschrieben, überwiegend auf die Versorgungserfahrungen von Erwachsenen in den Modellkliniken. Gerade die Versorgung psychisch kranker Kinder und Jugendlicher zeichnet sich jedoch durch ein hohes Maß an Interdisziplinarität, u. a. mit anderen Bereichen wie Familientherapie, schulische Begleitung und Unterstützung durch Kinder- und Jugendhilfe, aus und ist maßgeblich durch andere Krankheitsbilder, Behandlungs- und Versorgungsansätze geprägt (Fegert und Kölch 2019; Schepker und Kölch 2023). Die Ergebnisse aus der Erwachsenenpsychiatrie sind daher nicht direkt auf die KJP übertragbar. Die geringe Zahl der Modellvorhaben im KJP-Bereich und die kleinen Fallzahlen in diesen Projekten erschweren die Interpretation, sodass weitere Modellvorhaben in der KJP und deren Evaluation wichtig sind.

Schließlich konnte nicht, wie gefordert, in jedem Bundesland mindestens ein Modellvorhaben durchgeführt werden. Die Gründe hierfür sind vielfältig. Letztlich sind die Verhandlungen zwischen den Kostenträgern, in der Regel Vertreter der gesetzlichen Krankenkassen, und den Leistungserbringern, meist Vertreter der Krankenhäuser, entscheidend für die Einrichtung eines Modellvorhabens. Aber auch politische Rahmenbedingungen und Förderungen können für den Start eines Modellvorhabens ausschlaggebend sein. Aspekte des Behandlungskonzeptes sowie der Kostenstabilität sind Kernelemente neuer Modellvorhaben.

18.3 Übertragung in die Regelversorgung

18.3.1 Veränderung stationärer Versorgung

Die beschriebene derzeitige Versorgungssituation, die aktuellen Herausforderungen in der Versorgung psychisch kranker Menschen sowie die Erfahrungen aus den Modellvorhaben zeigen die Notwendigkeit und die Möglichkeiten für Veränderungen auf. So streben Vertreterinnen und Vertreter sowohl der Kliniken, der Kostenträger wie der gesetzlichen Krankenkassen als auch der Politik generell eine Verstetigung der Modellvorhaben als Globalbudget bzw. eine Überführung in die Regelversorgung an (GKV-Spitzenverband 2023; Lehmann et al. 2023, DGPPN 2024). Auch die Regierungskommission für eine moderne und bedarfsgerechte Krankenhausversorgung hat in einer Stellungnahme festgestellt, dass Globalbudgets nach § 64b SGB V die Möglichkeit bieten, Setting- und Sektorengrenzen zu überwinden (Regierungskommission für eine moderne und bedarfsgerechte Krankenhausversorgung 2023). Allerdings hält die Regierungskommission die vorliegenden Modelle noch nicht für geeignet, sie pauschal und verbindlich auf ganz Deutschland zu übertragen; als Gründe dafür werden die regional sehr unterschiedlichen ambulanten Versorgungsstrukturen und die fehlende Einbeziehung des vertragsärztlichen Versorgungsbereichs genannt (Regierungskommission für eine moderne und bedarfsgerechte Krankenhausversorgung 2023).

Wie bereits erwähnt, werden Modellvorhaben bisher nur in einzelnen Kliniken erprobt. Die meisten der Modelle haben ein Globalbudget als Finanzierungsgrundlage. Die weitere Ausgestaltung der Versorgung ist jedoch sehr unterschiedlich und hängt von regionalen Gegebenheiten, Vorerfahrungen und Verhandlungen zwischen Kostenträgern und Leistungserbringern ab. Im Mittelpunkt stehen dabei die Ambulantisierung und Flexibilisierung der Versorgung. Welche Aspekte eines Behandlungskonzepts besonders erfolgversprechend sind, ist bislang nicht näher untersucht. Hier besteht weiterer Forschungsbedarf. Auch das Verständnis der Mechanismen von Umsetzungsstrategien ist für eine erfolgreiche Implementierung neuer Versorgungsformen wichtig und sollte weiter untersucht werden (Geng et al. 2025). Darüber hinaus wird erörtert, ob Krankenkassen zur Teilnahme an einem Modellvorhaben verpflichtet werden sollten (Kontrahierungszwang). Wie oben bereits beschrieben, besteht eine Korrelation zwischen dem Umfang der Krankenkassen am Modellvorhaben und dem Implementierungsgrad. Die Beteiligung aller Krankenkassen im Sinne eines Regionalmodells kann somit als ein wichtiger Mechanismus für eine erfolgreiche Implementierung der neuen Versorgungsform angesehen werden. Zudem ist die Aufrechterhaltung eines zweigleisigen Versorgungssystems mit Regelversorgung und Modellvorhaben für Krankenhäuser eine Herausforderung, da in diesem Fall auch eine zweigleisige Versorgung und Abrechnung erforderlich ist. Daher würde ein Kontrahierungszwang vermutlich zu einer effektiveren Modellversorgung führen. Es ist darüber hinaus davon auszugehen, dass sowohl Patientinnen und Patienten und deren Angehörige als auch Behandelnde die Sinnhaftigkeit der Abhängigkeit der Art der Behandlung von der jeweiligen Krankenkasse nicht nachvollziehen können. Die Regierungskommission schlug hierzu vor, dass „[...] derartige Vergütungsmodelle von allen Krankenkassen zwingend abgeschlossen und evaluiert werden müssen, sofern in einer Region durch ein Krankenhaus und mehrere Krankenkassen ein derartiger Vertrag geschlossen wird, der dazu führt, dass mindestens 25 % aller Versicherten von dem Vertrag erfasst sind“. Der Kontrahierungszwang der übrigen Krankenkassen wäre dann ein starker Anreiz, die erprobten Modelle in eine „regionale Regelversorgung“ zu überführen (Regierungskommission für eine moderne und bedarfsgerechte Krankenhausversorgung 2023). Bislang wurde dieser Vorschlag jedoch gesetzgeberisch nicht umgesetzt. Im aktuellen Koalitionsvertrag wird die Stärkung einer sektorenübergreifenden Versorgung herausgehoben, jedoch beschränkt sich die Lösung auf sektorenunabhängige Fallpauschalen für den somatischen Bereich; Bezüge hin zu einer regionalisierten psychiatrischen und psychosomatischen Versorgung sind bisher (Stand August 2025) nicht ersichtlich (CDU, CSU et al. 2025).

Besonderheiten der Versorgung psychisch kranker Menschen, die es in den somatischen Fächern bisher nicht gibt, sind der bereits bestehende Bevölkerungsbezug: Deutschland ist in psychiatrische sowie kinder- und jugendpsychiatrische Versorgungsregionen aufgeteilt, für die jeweils eine psychiatrische Abteilung/ein psychiatrisches Fachkrankenhaus die Versorgungspflicht hat; bereits flächendeckend etablierte Tageskliniken; bereits bestehende Verzahnung mit dem Öffentlichen Gesundheitsdienst; bereits bestehende Institutsambulanzen am Krankenhaus sowie bereits bestehende Personaluntergrenzen (Regierungskommission für eine moderne und bedarfsgerechte Krankenhausversorgung 2023). Andererseits ermöglicht das bestehende Dokumentationssystem aus ICD-Diagnosen und OPS-Maßnahmen eine geringe Transparenz und Detailtiefe für die Versorgung von Menschen mit psychischen Erkrankungen, sodass Differenzierungen in der Bewertung von Maßnahmen teilweise schwierig sind (Schwarz et al. 2021; GKV Spitzenverband 2023; Neumann et al. 2024a). Es wird empfohlen, die Dokumentation so auszuweiten, dass eine indikationsspezifische Schweregradkodierung bzw. Symptombelastung und Einstufung des sozialen Umfeldes möglich ist (GKV-Spitzenverband 2023).

18.3.2 Einbindung weiterer Bereiche außerhalb des Krankenhauses

Im Rahmen der genannten Modellvorhaben ist es bisher nicht gelungen, den niedergelassenen Bereich mit einzubeziehen. Dies verhindert eine „echte" sektorenübergreifende Versorgung und Vergütung. Der Bedarf an einer Stärkung ambulant-aufsuchender und an das Lebensumfeld der Betroffenen angepasster Versorgung ist groß (Greve et al. 2021). Kliniken können hier mit aufsuchender Behandlung viel bewirken; jedoch kann eine solche Behandlung nicht allein von einem Krankenhaus aus geplant und umgesetzt werden. Die Grundlage einer patientenorientierten, bevölkerungsbezogenen und regional ausgerichteten Behandlung ist eine bevölkerungsbezogene und regional ausgerichtete Bedarfsplanung und Finanzierung (Lehmann et al. 2023). Dies muss nach Einschätzung der Autorinnen und Autoren auch das Ziel weiterer Gesetzgebungsverfahren sein.

Wie ▶ Abschn. 18.2.2 gezeigt hat, führen Modelvorhaben zu einer settingübergreifenden Versorgung, d. h. über Bereiche im Krankenhaus hinweg, und zur Verbesserung von patientenrelevanten Parametern. Solange jedoch weitere Versorgungsbereiche und SGBs nicht eingeschlossen werden, kann eine sektorenübergreifende Versorgung nicht gelingen. Eine „Intensiv-PIA" als Brücke zwischen Institutsambulanz und stationsäquivalenter Behandlung (Stäb) bietet hier eine Zwischenlösung und sollte gefördert werden (Greve et al. 2021).

Auch die Regierungskommission hat ein Gremium für ein bundesweites Rahmenkonzept zur Budgetfindung und Abfinanzierung von Globalbudgets vorgeschlagen, um jahrelange regionale Einzelverhandlungen zu vermeiden (Regierungskommission für eine moderne und bedarfsgerechte Krankenhausversorgung 2023).

18.3.3 Regionales Versorgungsnetz und regionale Versorgung

Aus Sicht der Autorinnen und Autoren stellt die Sektorengrenze einen Designfehler des deutschen Gesundheitssystems dar, der jedoch fest zementiert ist und von dem aus betriebswirtschaftlicher Sicht einzelne Leistungserbringer profitieren, sodass bisherige Bemühungen, die Sektorengrenzen durchlässiger zu gestalten, hinter den erhofften Erwartungen zurückgeblieben sind. Perspektivisch sollte dennoch die Trennung von Planung und Finanzierung der einzelnen Sektoren aufgehoben werden. Eine übergreifende Versorgung erfordert übergreifende Versorgungsziele, auf die sich alle Akteure verständigen und die Einzelinteressen vorangestellt werden (Neugebauer et al. 2022). Zusätzlich notwendig sind eine übergreifende Leistungsbeschreibung, Planung und Finanzierung. Gemeinsame Versorgungs- und Steuerungsziele sowie Vergütungsmodelle sind Voraussetzung rechtskreisübergreifender Zusammenarbeit (Schwarz et al. 2019). Vertreter gesetzlicher Krankenversicherungen haben Vorschläge zur Weiterentwicklung der psychiatrischen Versorgung entwickelt, die eine schrittweise grundlegende Reform der Planung, Vergütung und Qualitätssicherung beschreibt (Lehmann et al. 2023). In einem ersten Schritt soll analog zu den bereits bestehenden Modellvorhaben ein Gesamtbudget für das Krankenhaus gebildet werden. In einem zweiten Schritt werden weitere SGB-V-Leistungen integriert und in einem dritten Schritt werden auch die weiteren SGB-Leistungen in ein verbindliches Behandlungskonzept für eine Versorgungsregion mit klarer Zuordnung der Verantwortlichkeiten einbezogen (Lehmann et al. 2023). Aufgrund der Komplexität psychischer Erkrankungen und ihrer Versorgung ist es notwendig, ein komplexes

Angebot aus einer Hand anzubieten und zu koordinieren (Greve et al. 2021).

Um die Versorgungsqualität kontinuierlich beobachten und bewerten zu können, sollte die Leistungsdokumentation weiterentwickelt werden, u. a. durch die Weiterentwicklung des ICD- und OPS-Katalogs (Regierungskommission für eine moderne und bedarfsgerechte Krankenhausversorgung 2023, Neumann et al. 2024a). Eine umfassende Umstrukturierung wie oben beschrieben erfordert eine kontinuierliche Evaluation im Sinne eines wissenschaftlich begleiteten Versorgungsmonitorings (GKV-Spitzenverband 2023; Lehmann et al. 2023, Neumann et al. 2024a). Schließlich sollte sich eine Versorgung im Sinne einer wertorientierten Gesundheitsversorgung (value-based health care) daran ausrichten, was von den Patientinnen und Patienten selbst als wichtig erachtet wird (Baggaley 2020). Die Erfahrungen der Betroffenen müssen daher in Veränderungsprozessen unbedingt eingebunden werden. Die Unterstützung der Versorgung durch Digitalisierung, u. a. durch digitale Gesundheitsanwendungen, Online-Therapien oder online unterstützte Behandlungsnotizen, sollte mitgedacht und parallel implementiert werden.

Es ist zu beachten, dass ein Modell nicht zwingend für alle Regionen geeignet sein wird, da regionale Versorgungsstrukturen und -erfahrungen zwischen Regionen und Versorgern variieren. Daher müssen, wie bereits beschrieben, zunächst die unterliegenden Wirkmechanismen eruiert werden (Geng et al. 2025). Dann können Regionen nach Ähnlichkeiten vor dem Hintergrund eines Kausalmodels für erfolgreiche Implementierung der Modellvorhaben geclustert werden. Daher sind Studien notwendig, um Faktoren bzw. Voraussetzungen zu definieren, die eine sektorenübergreifende Versorgung in verschiedenen Regionen ermöglichen bzw. fördern. Welche Cluster notwendig sind, muss in weiteren Forschungsarbeiten untersucht werden.

Obwohl eine übergreifende Steuerung letztlich effizienter sein dürfte, sind auch hier zusätzliche Aufwände zu erwarten. Die Koordination und Vernetzung muss daher vergütungsrelevant sein. Ein geeigneter Ansatz ist das Shared-Savings-Modell im Gesundheitsnetzwerk Gesundes Kinzigtal (Hildebrandt et al. 2010).

18.4 Erkenntnisse für die somatische Reformdebatte

Auch wenn die Versorgung psychischer Erkrankungen vor besonderen Herausforderungen steht (vgl. ► Abschn. 18.1.2), bietet sie im Vergleich zur Versorgung somatischer Erkrankungen bereits vielfach flexiblere und ambulante Angebote in großen Versorgungsnetzen (Regierungskommission für eine moderne und bedarfsgerechte Krankenhausversorgung 2023). So ist die ambulante Versorgung am Krankenhaus durch PIA und PSIA bereits seit Jahren erprobt, auch Tageskliniken sind bundesweit etabliert und fast alle Kliniken unterliegen der Pflichtversorgung.

Eine Transformation der Versorgung und Vergütung psychisch kranker Menschen kann damit auch als Blaupause für die Versorgung somatisch kranker Personen dienen. Eine Finanzierung weg von der Erkrankung und dem Setting hin zu einer bedarfsgerechten Versorgung mit übergreifender Finanzierung und Versorgung ist unabhängig von der Erkrankung zu denken und nicht ausschließlich psychisch kranken Menschen anzubieten. Da zudem verschiedene psychische und weitere somatische Erkrankungen häufig zusammen auftreten und bzw. oder einander bedingen (Gouzoulis-Mayfrank 2008, Roy und Goswami 2016, Shankar et al. 2016), sind diese nicht getrennt zu betrachten.

18.5 Fazit

Trotz positiver Entwicklungen der psychiatrischen Versorgung in Deutschland weg von stationären Großanstalten hin zu stärker patientenorientierten und gemeindenahen Versorgungsformen bestehen nach wie vor erhebliche Herausforderungen: Die Versorgung ist stark fragmentiert und von komplexen Finanzierungsstrukturen, entsprechenden Anreizen für Leistungserbringende und unklaren Zuständigkeiten geprägt. Insbesondere das Nebeneinander von stationären und ambulanten Angeboten ohne übergreifende Steuerung sowie der Fachkräftemangel erschweren einen adäquaten Zugang sowie eine bedarfsgerechte Versorgung.

Modellvorhaben nach § 64b SGB V haben das Potenzial, durch flexible Globalbudgets und settingübergreifende Versorgungskonzepte eine kontinuierlichere und stärker individualisierte Versorgung zu ermöglichen. Erste Evaluationen belegen Erfolge wie die Reduktion stationärer Aufenthalte, eine erhöhte Behandlungszufriedenheit und eine gestiegene Kontinuität der Betreuung. Die Übertragbarkeit dieser Modelle auf die Regelversorgung ist allerdings begrenzt – vor allem durch fehlende Einbindung des vertragsärztlichen Sektors und heterogene regionale Voraussetzungen.

Um die psychiatrische Versorgung gerade auch vor dem Hintergrund steigender Inzidenzen, regionaler Zugangsprobleme und der immensen medizinischen und gesamtgesellschaftlichen Folgen von Unterversorgung zukunftsfähig zu gestalten, bedarf es einer sektorenübergreifenden, integrierten Versorgungsstruktur mit gemeinsamer regionaler Planung und Finanzierung. Die Modellvorhaben liefern dafür wichtige und wertvolle Erkenntnisse, erfordern jedoch weitere Forschung zu Wirkmechanismen und Umsetzungsbedingungen. Langfristig kann eine solche Reform auch Impulse für die somatische Versorgung liefern, insbesondere im Hinblick auf interdisziplinäre Ansätze und eine stärkere Orientierung am individuellen Bedarf der Patientinnen und Patienten.

18

Literatur

Assheuer M, Beine K, Mehl C, Kellner Agelink Sieberer M, de Cruppe W, Geraedts M (2021) Implementation of continuity of care in everyday care – A comparison between two psychiatric hospitals. Psychiatr Prax 48(3):143–148

Baggaley M (2020) Value-based healthcare in mental health services. BJ Psych Adv 26(4):198–204

Baum F, Schmitt J, Seifert M, Kliemt R, Kubat D, March S, Hackl D, Pfennig A, Swart E, Neumann A (2022) Lengths of inpatient stay and sick leave of patients with mental diseases: disorder-specific effects of flexible and integrated treatment programs in Germany. Transl Psychiatry 12(1):370

Berghofer A, Hubmann S, Birker T, Hejnal T, Fischer F (2016) Evaluation of quality indicators of integrated care in a regional psychiatry budget – A pre-post comparison by secondary data analysis. Int J Integr Care 16(4):17

BPtK – BundesPsychotherapeutenKammer (2024) BPtK: PPP-Richtlinie muss um Qualitätsvorgaben ergänzt werden. https://www.bptk.de/pressemitteilungen/ppp-richtlinie-muss-um-qualitaetsvorgaben-ergaenzt-werden/. Zugegriffen: 9. Mai 2025

Bramesfeld A (2023) Services for persons with mental illness in Germany from the perspective of the health and social system: current needs for development. Bundesgesundheitsblatt Gesundheitsforschung Gesundheitsschutz 66(4):363–370

Brieger P (2019) The German community mental health system-a review. Bundesgesundheitsblatt Gesundheitsforschung Gesundheitsschutz 62(2):121–127

Budnick A, Kuhnert R, Schmidt H, Wienprecht L, Kuhlmey A, Blüher S (2021) Secondary data analysis of initially treated in-patients with schizophrenia in a model project in Berlin (according to section sign 64b SGB V). Gesundheitswesen. https://doi.org/10.1055/a-1305-9991

CDU, CSU, SPD (2025) Verantwortung für Deutschland – Koalitionsvertrag zwischen CDU, CSU und SPD, 21. Legislaturperiode, S 144

de Cruppé W, Assheuer M, Geraedts M, Beine K (2023) Association between continuity of care and treatment outcomes in psychiatric patients in Germany: a prospective cohort study. BMC Psychiatry 23(1):52

Damschroder LJ, Reardon CM, Widerquist MAO, Lowery J (2022) The updated Consolidated Framework for Implementation Research based on user feedback. Implement Sci 17(1):75

Deister A (2019) The region as a cooperation framework in psychiatric care. Bundesgesundheitsblatt Gesundheitsforschung Gesundheitsschutz 62(2):150–155

Deister A, Zeichner D, Roick C (2004) Ein Regionales Budget für die Psychiatrie. Erste Erfahrungen aus einem Modellprojekt [A Regional Budget for Psychiatry. First experiences from a model project]. psychoneuro 30(5):285–288

Deister A, Zeichner D, Witt T, Forster HJ (2010) Changes in mental health care by a regional budget: results of a pilot Project in Schleswig-Holstein (Germany). Psychiatr Prax 37(7):335–342

Deutscher Bundestag (1975) Bericht über die Lage der Psychiatrie in der Bundesrepublik Deutschland – Zur psychiatrischen und psychotherapeutisch/psychosomatischen Versorgung der Bevölkerung. Bundestags-Drucksache 7/4200

DGPPN – Deutsche Gesellschaft für Psychiatrie und Psychotherapie (2019) S3-Leitlinie – Psychosoziale Therapien bei schweren psychischen Erkrankungen. Springer, Berlin

DGPPN – Deutsche Gesellschaft für Psychiatrie und Psychotherapie (2024) Versorgung weitergedacht – Weiterentwicklung der psychiatrischpsychotherapeutischen Versorgung durch das Krankenhaus, S 20

Dieterich M, Irving CB, Park B, Marshall M (2010) Intensive case management for severe mental illness. Cochrane Database Syst Rev https://doi.org/10.1002/14651858.CD007906.pub2

eurostat (2024) Mental health and related issues statistics. https://ec.europa.eu/eurostat/statistics-explained/index.php?oldid=394393. Zugegriffen: 26. Sept. 2025

Fegert JM, Kölch M (2019) Bericht zum Projekt: Versorgung psychisch kranker Kinder und Jugendlicher in Deutschland – Bestandsaufnahme und Bedarfsanalyse

Geng EH, Powell BJ, Goss CW, Lewis CC, Sales AE, Kim B (2025) When the parts are greater than the whole: how understanding mechanisms can advance implementation research. Implement Sci 20(1):22

GKV-Spitzenverband (2023) Zehn-Punkte-Papier der GKV zur Weiterentwicklung der psychiatrischen Krankenhausversorgung in Deutschland – Beschlossen vom Lenkungs- und Koordinierungsausschuss als Arbeitsgrundlage am 26.06.2023, S 7

GKV-Spitzenverband, Verband der Privaten Krankenversicherung e V, Deutsche Krankenhausgesellschaft e V (2019) Gemeinsamer Bericht zur Einführung eines pauschalisierenden Entgeltsystems für psychiatrische und psychosomatische Einrichtungen, S 442

Gouzoulis-Mayfrank E (2008) Comorbidity of substance use and other psychiatric disorders – Theoretical foundation and evidence based therapy. Fortschritte Neurol Psychiatr 76(5):263–271

Greve N, Bomke P, Kurzewitsch E, Becker T (2021) Versorgungsnetze für Menschen mit psychischen Störungen. In: Klauber J, Wasem J, Beivers A, Mostert C (Hrsg) Krankenhaus-Report 2021. Springer, Berlin Heidelberg, S 149–171

Greve N, Kilian R, Müller-Stierlin A, Prestin E (2025) Ergebnisbericht – Gemeindepsychiatrische Basisversorgung schwerer psychischer Erkrankungen, S 166

Heddaeus D, Seeralan T, Maehder K, Porzelt A, Daubmann A, Dams J, Grochtdreis T, König HH et al (2025) Collaborative and stepped care for mental disorders: results of a cluster-randomized controlled trial in outpatient care (the COMET study). Dtsch Ärztebl Int. https://doi.org/10.3238/arztebl.m2025.0011

Herpertz-Dahlmann B, Borzikowsky C, Altdorf S, Heider K, Dempfle A, Dahmen B (2021) 'Therapists in action'-home treatment in adolescent anorexia nervosa: a stepped care approach to shorten inpatient treatment. Eur Eat Disord Rev 29(3):427–442

Hildebrandt H, Hermann C, Knittel R, Richter-Reichhelm M, Siegel A, Witzenrath W (2010) Gesundes Kinzigtal Integrated Care: improving population health by a shared health gain approach and a shared savings contract. Int J Integr Care 10:e46

Ignatyev YA, Mundt AP, von Peter S, Heinze M (2019) Hospital length of stay among older people treated with flexible and integrative psychiatric service models in Germany. Int J Geriatr Psychiatry 34(11):1557–1564

IQTIG – Institut für Qualitätssicherung und Transparenz im Gesundheitswesen (2025) Strukturabfrage zur Personalausstattung in Psychiatrie und Psychosomatik – Quartalsbericht gemäß PPP-RL für das Berichtsquartal 2024-3, S 353

Jachertz N (2013) Sozialpsychiatrie in der DDR: Die unvollendete Reform. Dtsch Ärztebl 110:1732–1733

Johnson S (2018) Crisis resolution and home treatment teams: an evolving model. Adv Psychiatr Treat 19(2):115–123

Kliemt R, Häckl D (2020) Anreize und Weiterentwicklungsperspektiven der Vergütung von Psychiatrie und Psychosomatik unter der Berücksichtigung von Modellprojekten. In: Klauber J, Geraedts M, Friedrich J, Wasem J, Beivers A (Hrsg) Krankenhaus-Report 2020. Springer, Berlin, S 263–280

Kliemt R, Neumann A, Claus F, Schrey C, Baum F, Seifert M, Swart E, Schmitt J, Weinhold I (2025) Gesundheitsökonomische Evaluation der Modellvorhaben nach § 64b SGB V – Modellübergreifende Ergebnisse der Evaluationsstudie EVA64. 17. Jahrestagung der Deutschen Gesellschaft für Gesundheitsökonomie (DGGÖ), Paderborn

König HH, Heinrich S, Heider D, Deister A, Zeichner D, Birker T, Hierholzer C, Angermeyer MC, Roick C (2010) The regional psychiatry budget (RPB): a model for a new payment system of hospital based mental health care services. Psychiatr Prax 37(1):34–42

Kösters M (2025) Das (bisherige) Scheitern der Versuche, Qualität zu sichern. Nervenheilkunde 44(06):400–404

Lambert M, Karow A, Gallinat J, Lüdecke D, Kraft V, Rohenkohl A, Schröter R, Finter C, König HH, Schulz H (2020) Study protocol for a randomised controlled trial evaluating an evidence-based, stepped and coordinated care service model for mental disorders (RECOVER). BMJ Open 10(5):e36021

Längle G, Holzke M, Gottlob M, Raschmann M (2021) Psychisch Kranke zu Hause versorgen – Handbuch zur Stationsäquivalenten Behandlung (Stäb). Kohlhammer, Stuttgart

Lehmann G, Eger K, Potent A, Conrad P, Garmann-Rolfes B, Garre P, Hamann M, Leiße S, Werblow A, Lücke R,

Kretzler M, Schelletter M (2023) Psych-Reform aus einem Guss. f&w 40(4):320–323

Malone D, Newron-Howes G, Simmonds S, Marriot S, Tyrer P (2007) Community mental health teams (CMHTs) for people with severe mental illnesses and disordered personality. Cochrane Database Syst Rev 2007(3):CD270. https://doi.org/10.1002/14651858.cd000270.pub2

Merrick EL, Horgan CM, Garnick DW, Hodgkin D, Morley M (2008) Health plans' disease management programs: extending across the medical and behavioral health spectrum? J Ambul Care Manage 31(4):342–353

Mueller-Stierlin AS, Helmbrecht MJ, Herder K, Prinz S, Rosenfeld N, Walendzik J, Holzmann M, Dinc U, Schutzwohl M, Becker T, Kilian R (2017) Does one size really fit all? The effectiveness of a non-diagnosis-specific integrated mental health care program in Germany in a prospective, parallel-group controlled multi-centre trial. BMC Psychiatry 17(1):283

Mueller-Stierlin AS, Meixner F, Pohlmann A, Schumacher M, Hansel A, Pouwels M, Bias N, Hartl S, Reichstein J, Prestin E, Greve N, Becker T, Kilian R (2020) Effectiveness and cost-effectiveness of a community-based mental health care programme (GBV) for people with severe mental illness in Germany: study protocol for a randomised controlled trial. Trials 21(1):598

Neugebauer E, Piwernetz K, Bramesfeld A, Deckert A, Falkai P, Gabrys L, Hollederer A, Riedel-Heller SG, Schaller A, Scheibe M, Bierbaum T, Schmitt J, Dreinhofer KE (2022) Necessity and ways to develop care goals for the health system in Germany – a position paper of the DNVF. Gesundheitswesen 84(10):971–978

Neumann K, Dietzel J (2014) Monitoring Integrierte Versorgung – Rahmenbedingungen der IV verbessern. I. I. GmbH, Berlin

Neumann A, Baum F, Seifert M, Schoffer O, Kliemt R, March S, Hackl D, Swart E, Pfennig A, Schmitt J (2021) Reduction of days in inpatient care in psychiatric hospitals with flexible and integrated treatment for patient-centered care with a global budget – results with three-year follow-up from the evaluation study EVA64. Psychiatr Prax 48(3):127–134

Neumann A, Soltmann B, Kliemt R, Weinhold I, Schmitt J, Pfennig A, Baum F (2023) Health-related quality of life among patients with treated alcohol use disorders, schizophreniform disorders or affective disorders and the influence of flexible and integrative psychiatric care models in Germany (PsychCare). Front Psychiatry 14:1068087

Neumann A, Kliemt R, Baum F, Seifert M, Kubat D, March S, Weinhold I, Swart E, Schmitt J (2024a) Evaluation von neuen Versorgungsformen für Menschen mit psychischen Erkrankungen: Pro & Contra zum Einsatz von GKV-Routinedaten – Ein Erfahrungsbericht. Gesundheitswesen 86(S 03):S212–S223

Neumann A, Schmitt J, Seifert M, Kliemt R, March S, Hackl D, Swart E, Pfennig A, Baum F (2024b) Changes in patient care through flexible and integrated treatment programs in German psychiatric hospitals: meta-analyses based on a series of controlled claims-based cohort studies. BMC Psychiatry 24(1):74

OECD/European Observatory on Healh Systems and Polices (2023) Deutschland: Länderprofil Gesundheit 2023, State of Health in the EU. OECD, Brussels, S 22

von Peter S, Ignatyev Y, Indefrey S, Johne, Schwarz, Timm J, Heinze M (2018) Specific components for integrative and flexible care models according to section sign 64b SGB V. Nervenarzt 89(5):559–564

von Peter S, Ignatyev Y, Johne J, Indefrey S, Kankaya OA, Rehr B, Zeipert M, Bechdolf A, Birkner T, Deister A, Duve A, Rout S, Scherk H, Schulz-Dubois S, Wilms B, Zedlick D, Grollich P, Braun B, Timm T, Heinze M (2019) Evaluation of flexible and integrative psychiatric treatment models in Germany—A mixed-method patient and staff-oriented exploratory study. Front Psychiatry 9:785

von Peter S, Ziegenhagen J, Göppert L, Glück RK, Jänchen J, Baum F, Neumann A, Beeker T, Schwarz KJ, Heinze M, Timm J, Ignatyev Y (2024) Participatory process evaluation of flexible and integrative treatment (FIT) models in German psychiatry – A mixed method study. J Mix Methods Res 19(2):131–164

Pfaff H (2003) Versorgungsforschung – Begriffsbestimmung, Gegenstand und Aufgaben. In: Pfaff H, Schrappe M, Lauterbach L, Engelmann U, Halber M (Hrsg) Gesundheitsversorgung und Disease Management: Grundlagen und Anwendungen der Versorgungsforschung. Huber, Bern, S 13–23

Phillips SD, Burns BJ, Edgar ER, Mueser KT, Linkins KW, Rosenheck RA, Drake RE, McDonel Herr EC (2001) Moving assertive community treatment into standard practice. Psychiatr Serv 52(6):771–779

Regierungskommission für eine moderne und bedarfsgerechte Krankenhausversorgung (2023) Achte Stellungnahme und Empfehlung der Regierungskommission für eine moderne und bedarfsgerechte Krankenhausversorgung Psychiatrie, Psychosomatik und Kinder- und Jugendpsychiatrie („Psych-Fächer"): Reform und Weiterentwicklung der Krankenhausversorgung. Bundesgesundheitsministerium, Berlin, S 17

Regierungskommission für eine moderne und bedarfsgerechte Krankenhausversorgung (2025) Vierzehnte Stellungnahme und Empfehlung der Regierungskommission für eine moderne und bedarfsgerechte Krankenhausversorgung – Krankenhausversorgung in Deutschland 2035 – Zielbild der Reformen – zukünftige Aufgaben und Bedeutung der Krankenhäuser. Bundesgesundheitsministerium, Berlin, S 40

Roick C, Deister A, Zeichner D, Birker T, König HH, Angermeyer MC (2005) The regional budget for mental health care: a new approach to combine inpatient and outpatient care. Psychiatr Prax 32(4):177–184

Roick C, Heinrich S, Deister A, Zeichner D, Birker T, Heider D, Angermeyer MC et al (2008) Das Regionale Psychiatriebudget: Kosten und Effekte eines neuen sektorübergreifenden Finanzierungsmodells für die psychiatrische Versorgung. Psychiatr Prax 35:279–285

Roy DN, Goswami R (2016) Drugs of abuse and addiction: a slippery slope toward liver injury. Chem Biol Interact 255:92–105

Sachverständigenrat Gesundheit und Pflege (2024) Fachkräfte im Gesundheitswesen – Nachhaltiger Einsatz einer knappen Ressource, S 297

Sachverständigenrat Gesundheit und Pflege (2025) Gutachten 2025 – Preise innovativer Arzneimittel in einem lernenden Gesundheitssystem

Sachverständigenrat zur Begutachtung der Entwicklung im Gesundheitswesen (2018) Koordinierte Versorgung von Menschen mit psychischen Erkrankungen, S 683–758

Schepker R, Kölch M (2023) Die Versorgungslandschaft der Kinder- und Jugendpsychiatrie und -psychotherapie in Deutschland: Strukturen, Herausforderungen und Entwicklungen. Bundesgesundheitsblatt Gesundheitsforschung Gesundheitsschutz 66(7):745–751

Schmitt J, Bierbaum T, Geraedts M, Gothe H, Harter M, Hoffmann F, Ihle P, Kramer U, Klinkhammer-Schalke M, Kuske S, March S, Reese JP, Schoffer O, Swart E, Vollmar HC, Walther F, Hoffmann W (2023) Das Gesundheitsdatennutzungsgesetz – Potenzial fur eine bessere Forschung und Gesundheitsversorgung. Gesundheitswesen. https://doi.org/10.1055/a-2050-0429

Schmitt J, Ihle P, Schoffer O, Reese JP, Ortmann S, Swart E, Hanss S, Hoffmann F, Stallmann C, Kraus M, Semler SC, Heyder R, Vehreschild JJ, Heuschmann P, Krefting D, Sedlmayr M, Hoffmann W (2024) Access to and use of Data for better Healthcare: A Plea for a cooperative data and Research Infrastructure of Statutory and Private Health Insurers and the Network University Medicine (NUM). Gesundheitswesen. https://doi.org/10.1055/a-2438-0670 (Arbeitsgruppe Ëxterne Daten"des Netzwerks Universitätsmedizin und der Medizininformatik-Initiative)

Schröder B, Flessa S (2017) Regional budgets in psychiatry: an alternative to hospital per diem charges and the new reimbursement system? – A case study from the district of Dithmarschen. Psychiatr Prax 44(8):446–452

Schwarz J, Stockigt B, Berghofer A, von Peter S, Bruckner B (2019) Interagency cooperation in a community mental health centre – A qualitative study about the stakeholders' experiences. Psychiatr Prax 46(4):200–205

Schwarz J, Duve A, Hoffmann S, Heiser P, Perez GR, Heinze M, von Peter S (2020a) Erfahrungen der Stakeholder mit den Modellvorhaben nach section sign 64b SGB V in der Kinder- und Jugendpsychiatrie und -psychotherapie – eine qualitative Studie. Z Kinder Jugendpsychiatr Psychother 48(5):358–368

Schwarz J, Galbusera L, Bechdolf A, Birker T, Deister A, Duve A, Heiser P, Hojes K, Indefrey S, Johne J, Rehr B, Rout S, Scherk H, Schulz-Du Bois A, Wilms B, Zedlick D, Zeipert M, Heinze M, von Peter S (2020b) Changes in German mental health care by implementing a global treatment budget-A mixed-method process evaluation study. Front Psychiatry 11:426

Schwarz J, von Peter S, Baumeister H, Dahling V, Guhne U, Gouzoulis-Mayfrank ER, Harter M, Haun W, Jacke C, Lehmann I, Neumann A, Pfennig A, Salize HJ, Timm S, Wiegand-Grefe S, Riedel-Heller GSG, Heinze M (2021) DNVF-discussion paper – specificities, challenges and aims of mental health service research in Germany. Gesundheitswesen 83(7):541–552

Schwarz J, Schmid C, Neumann A, Pfennig A, Soltmann B, Heinze M, von Peter S (2022) Implementierung eines globalen Behandlungsbudgets in der Psychiatrie – Welche Anreize, Voraussetzungen und Herausforderungen gibt es? Psychiatr Prax 49(2):71–79

Shankar A, Dracham C, Ghoshal S, Grover S (2016) Prevalence of depression and anxiety disorder in cancer patients: An institutional experience. Indian J Cancer 53(3):432–434

Wharne S (2005) Assertive outreach teams: their roles and functions. J Interprof Care 19(4):326–337

Wullschleger A, Berg J, Bermpohl F, Montag C (2018) Can "model projects of need-adapted care" reduce involuntary hospital treatment and the use of coercive measures? Front Psychiatry 9:168

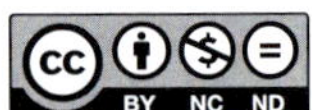
BY NC ND

Krankenhauspolitische Chronik

Inhaltsverzeichnis

Krankenhauspolitische Chronik

Dirk Bürger und Martina Purwins

Ergänzende Information Die elektronische Version dieses Kapitels enthält Zusatzmaterial, auf das über folgenden Link zugegriffen werden kann https://doi.org/10.1007/978-3-662-73132-1_19.

D. Scheller-Kreinsen et al. (Hrsg.), *Krankenhaus-Report 2026*,
https://doi.org/10.1007/978-3-662-73132-1_19

■■ **Zusammenfassung**

Der Bundestag, dessen Abgeordnete im Ausschuss für Gesundheit, das Bundesgesundheitsministerium, die Landesgesundheitsminister und der Bundesrat setzen jährlich neben den gesundheits- auch die krankenhauspolitischen Rahmenbedingungen. Benannte Expertenbeiräte der Bundesregierung, die Gesundheitsexperten der Parteien, diverse Verbände, die (Sozial-)Gerichtsbarkeit und Bundesbehörden sowie politiknahe und wissenschaftliche Institute prägen dabei die öffentliche Diskussion um diese Regelungen. Die Selbstverwaltungspartner auf Bundesebene nutzen die ihnen übertragenen Aufgaben zur vertraglichen Gestaltung, um die medizinische und pflegerische Versorgung in den Krankenhäusern anhand der aktuellen Anforderungen weiterzuentwickeln. Die „Krankenhauspolitische Chronik" liefert eine Übersicht über alle wesentlichen Entscheidungen der Akteure der deutschen Gesundheits- und Krankenhauspolitik und informiert über die Aktivitäten in den vergangenen zwölf Monaten.

Each year, the Bundestag, its members in the Committee on Health, the Federal Ministry of Health, the state health ministers and the Bundesrat set the framework of health policy as well as hospital policy. Appointed expert advisory boards of the federal government, the health experts of the political parties, various associations, the (social) judiciary and federal authorities as well as policy-related and scientific institutes shape the public discussion about these regulations. The self-governing partners at the federal level use the tasks assigned to them for contractual design to further develop medical and nursing care in hospitals on the basis of current requirements. The "Hospital Policy Chronicle" provides an overview of all the key decisions made by the players in German healthcare and hospital policy and provides information on activities over the past twelve months.

Das gesundheitspolitische Jahr 2025 war deutlich von der vorgezogenen Neuwahl zum Deutschen Bundestag geprägt, nachdem die FDP am 7. November 2024 aus der Bundesregierung ausgeschieden ist und der seinerzeit amtierende Bundeskanzler Olaf Scholz (SPD) am 11. Dezember 2024 die Vertrauensfrage nach Artikel 68 des Grundgesetzes stellte. Mit der Wahl zum 21. Deutschen Bundestag am 23. Februar 2025 endete nicht nur die von SPD, Bündnis 90/Die Grünen und FDP im Jahr 2021 gestartete „Ampel". Es endete auch die parlamentarische Mitarbeit der Freien Demokraten, die mit 4,3 % bei den Zweitstimmen zum zweiten Mal in der Geschichte aus dem Deutschen Bundestag ausschieden. Auch die SPD, mit Kanzler Olaf Scholz, erlitt erhebliche Stimmeneinbußen und erreichte mit 16,4 % (minus 9,3 Prozentpunkte) „nur" noch Platz drei der abgegebenen Zweitstimmen unter den Parlamentsfraktionen. Aber auch Bündnis 90/Die Grünen zahlten für das vorzeitige Scheitern der Ampel ihren Preis: Sie erzielten 11,6 % – ein Minus von 3,1 Prozentpunkten.

Große Gewinner des Wahlgangs waren sowohl die AfD – sie erhielt mit 20,8 % einen doppelt so hohen Anteil wie bei der Bundestagswahl 2021 – als auch Die Linke. Diese Partei konnte ihren Stimmenanteil mit 8,8 % der Zweitstimmen deutlich ausbauen und wieder als Fraktion ins hohe Haus einziehen. Das 2024 von ehemaligen Linken-Abgeordneten gegründete Bündnis Sahra Wagenknecht scheiterte knapp an der Fünf-Prozent-Hürde.

Die CDU/CSU, mit Kanzlerkandidat Friedrich Merz, erzielte mit 28,5 % die meisten Zweitstimmen, wurde somit die stärkste parlamentarische Kraft im neugewählten Deutschen Bundestag und erhielt den Auftrag zur Regierungsbildung. Am 6. Mai 2025 wurde Friedrich Merz durch die Mehrheit der Mitglieder des Deutschen Bundestags zum Bundeskanzler der Bundesrepublik Deutschland gewählt – allerdings als Novum erst im zweiten Wahlgang.

Mit der Berufung von Nina Warken als Bundesministerin für Gesundheit am 6. Mai überraschte Bundeskanzler Merz alle Akteure der Gesundheitsszene. Denn kaum jemand hatte die Juristin und bisherige Parlamentarische Geschäftsführerin der CDU/CSU-Bundestagsfraktion bzw. Generalsekretärin der CDU Baden-Württemberg „auf dem Radar". Zu ihren parlamentarischen Staatssekretären im Bundesministerium für Gesundheit (BMG) stiegen am 7. Mai ebenso zwei Juristen auf: der bisherige gesundheitspolitische Sprecher der CDU/CSU-Bundestagsfraktion Tino Sorge MdB und der rheinische Gesundheitspolitiker Dr. Georg Kippels MdB. Seit dem 11. Juni ist die Diplom-Volkswirtin und Krankenschwester Katja Kohfeld Staatssekretärin und seit dem 30. Juni 2025 der Diplom-Verwaltungswissenschaftler Christian Luft Staatssekretär im BMG.

Bis Mitte September 2025 dauerte jedoch die Nachfolgefindung für den zum 30. Juni 2025 freigestellten Abteilungsleiter II (Gesundheitsversorgung/Krankenversicherung) Michael Weller. Weller, der zuvor als Politikchef beim GKV-Spitzenverband tätig gewesen war, war von Prof. Karl Lauterbach (SPD) zum 1. Juni 2022 auf diese Position berufen worden. Zum 1. Oktober übernahm nun Barbara Geiger, bis dato Richterin am Bundessozialgericht, diese Schlüsselposition. Die Abteilung II des BMG arbeitete an Gesetzen für die ambulante und stationäre Versorgung. Dazu gehören die Krankenhausreform, die im Koalitionsvertrag vorgesehene Patientensteuerung, die Einführung eines Primärarztsystems und die Neuregelung der GKV-Finanzen.

Seit ihrem Amtsantritt hat Bundesgesundheitsministerin Nina Warken bereits 24 Gesetze oder Verordnungen auf den Weg bzw. ins Ziel gebracht. Zu nennen sind beispielsweise die Verordnung zur Änderung der Zulassungsverordnung für Vertragsärzte und Vertragszahnärzte, das Gesetz zur Weiterentwicklung der Apothekenversorgung, die Sechste Verordnung zur Änderung der Pflegepersonaluntergrenzen-Verordnung oder das Neue-psychoaktive-Stoffe-Gesetz sowie das Gesetz zur Reform der Notfallversorgung. Hier im Kontext der Krankenhauspolitischen Chronik sind im Besonderen die Gesetze

- zur Befugniserweiterung und Entbürokratisierung in der Pflege (BEEP) und
- zur Anpassung der Krankenhausreform (KHAG)

etwas ausführlicher zu betrachten.

Das Gesetz zur Befugniserweiterung und Entbürokratisierung in der Pflege (ehemaliges Pflegekompetenzgesetz) war ursprünglich mit dem Ziel gestartet, die eigenverantwortlichen Befugnisse von Pflegefachpersonen – auch bei bisher ärztlich vorbehaltenen Leistungen – zu erweitern sowie Fachkräfte durch den Abbau unnötiger bürokratischer Hürden zeitlich zu entlasten. Um jedoch einen Anstieg des durchschnittlichen ausgabendeckenden Zusatzbeitrags der gesetzlichen Krankenversicherung im Jahr 2026 zu vermeiden und das Defizit der gesetzlichen Krankenkassen zu decken, hatte das Bundeskabinett am 15. Oktober 2025 noch eine ergänzende Regelung zum BEEP-Gesetz beschlossen. Mit dieser sollten die Vergütungsanstiege im Krankenhausbereich auf die reale Kostenentwicklung und die Verwaltungskosten der Krankenkassen im Jahr 2026 begrenzt sowie das Fördervolumen des Innovationsfonds reduziert werden. Insgesamt sollten damit etwa zwei Milliarden Euro weniger durch die gesetzlichen Krankenversicherungen (GKV) ausgegeben werden. Aufgrund dieser Aussetzung – der sogenannten Meistbegünstigungsklausel – blockierte der Bundesrat das BEEP-Gesetz und erzwang so das erste Vermittlungsverfahren in der neuen Wahlperiode.

Das Vermittlungsverfahren endete am 17. Dezember 2025 mit einer Einigung, bei der die „umstrittenen" Kürzungen im Kliniksektor für das Jahr 2026 zwar beibehalten, aber reduziert und auf ein Jahr begrenzt wurden. Auf Basis dieses Kompromisses billigte der Bundesrat das Gesetz am 19. Dezember 2025 abschließend, sodass die Neuregelungen zum 1. Januar 2026 in Kraft traten.

Das Gesetz zur Anpassung der Krankenhausreform (KHAG) soll vor allem der Umsetzung des Koalitionsvertrages – an dem die Bundesländer sehr maßgeblich mitgewirkt hatten – dienen. Allerdings zeichnen sich hierbei weitergehende Forderungen der Bundesländer ab. Denn die Länderkammer hatte während ihrer Beratung am 21. November 2025 beschlossen, 56 Änderungsvorschläge zum KHAG einzubringen. Die Bundesländer kritisieren vor allem die Einmischung in ihre Planungshoheit, ein „Vetorecht“ der Krankenkassen bei der Leistungsgruppenzuordnung und die Systematik der Vorhaltefinanzierung. Die Bundesregierung lehnt jedoch die meisten Forderungen des Bundesrates ab, wie aus ihrer Gegenäußerung (Bundestagsdrucksache 21/3056) hervorgeht.

Die Anhörung des Gesundheitsausschusses des Deutschen Bundestages am 17. Dezember 2025, zu der fast 70 Institutionen, Expertinnen und Experten oder Interessensvertretungen eingeladen waren, machte deutlich, dass die Gesundheitspolitikerinnen und -politiker noch erheblichen Änderungsbedarf zum Gesetz sehen.

Mit kritischen Worten warnte u. a. Prof. Christian Karagiannidis, ehemaliges Mitglied der Krankenhauskommission, davor, dass die Krankenhausreform an notwendiger Wirkung verliere, denn „so wie sie derzeit aussieht, dürfte sie nicht den Spareffekt erzielen, den sie erzielen sollte“, sagt der Mediziner. Ebenfalls kritisierten die Verbände zahlreiche Kompromisse, die eine echte Strukturreform verhindern.

Bei den stark steigenden Gesundheitsausgaben bleiben die Krankenhausgaben jedoch der größte Ausgabenblock. Die Dringlichkeit einer Krankenhausreform wurde und wird weiterhin von allen Akteuren der Gesundheitspolitik klar bekundet. Ohne den Mut zu wirklichen Reformen wird sich die Situation auch im kommenden Jahr weiter zuspitzen.

Termin	Leitbegriff	Vorgang	Legende
29. Dezember 2025	Wissenschaft	Wirtschaftliche Situation der deutschen Krankenhäuser bleibt dramatisch	2024 haben zwei Drittel der Krankenhäuser Verluste geschrieben (66 %). Der Anteil der Krankenhäuser mit einem Jahresfehlbetrag ist damit nochmals um 5 Prozentpunkte im Vergleich zum Vorjahr gestiegen, so die aktuellen Erkenntnisse des Krankenhaus-Barometers des Deutschen Krankenhausinstituts (DKI). An der DKI-Umfrage haben sich insgesamt 376 Krankenhäuser beteiligt.
19. Dezember 2025	Gesetzgebung	Bundestag und Bundesrat geben grünes Licht für das Gesetz zur Befugniserweiterung und Entbürokratisierung in der Pflege (BEEP)	Dem im Vermittlungsausschuss am 17. Dezember gefundenen Kompromiss zur Umsetzung von Einsparungen zugunsten der GKV stimmen sowohl Bundestag als auch Bundesrat zu. Damit ist auch der Weg zur Umsetzung der weiteren Regelungsvorgaben des BEEP frei.
18. Dezember 2025	Selbstverwaltung	G-BA passt Mindestmenge für Kniegelenkersatz an	Der G-BA hat die bestehende Mindestmenge für den Einsatz eines künstlichen Kniegelenks (Kniegelenk-Totalendoprothese/Knie-TEP) grundlegend überarbeitet. Es werden künftig drei fachlich eigenständige Fallkonstellationen unterschieden. Es gibt jeweils eine Mindestmenge für den erstmaligen Einsatz einer Knie-TEP i. H. v. 150, das Einsetzen einer bestimmten Art von Teilprothesen (unikondyläre Schlittenprothesen) i. H. v. 20 sowie den Austausch einer Knieprothese (Revisionseingriff) i. H. v. 25 Eingriffen.

Termin	Leitbegriff	Vorgang	Legende
17. Dezember 2025	Gesetzgebung	Vermittlungsbemühungen erfolgreich – Meistbegünstigungsklausel bleibt für 2026 ausgesetzt	In seiner konstituierenden Sitzung hat der Vermittlungsausschuss zum einen seine Vorsitzenden – den niedersächsischen Abgeordneten Dr. Hendrik Hoppenstedt (CDU) und die Ministerpräsidentin von Mecklenburg-Vorpommern Manuela Schwesig – gewählt und zum anderen einen Einigungsvorschlag zum BEEP verabschiedet. Der im gemeinsamen Ausschuss von Bundestag und Bundesrat gefundene Einigungsvorschlag sieht vor, die Auswirkungen der Einsparungen auf das Jahr 2026 zu begrenzen. Konkret soll die Meistbegünstigungsklausel für das Jahr 2026 ausgesetzt bleiben. Um jedoch negative Folgen für die Finanzierung der Krankenhäuser in den darauffolgenden Jahren auszuschließen, soll bei der Vereinbarung des Landesbasisfallwertes für das Jahr 2027 ein um 1,14 % erhöhter Landesbasisfallwert für 2026 zugrunde gelegt werden.
17. Dezember 2025	Gesetzgebung	Anhörung des AfG zum KHAG	Der Ausschuss für Gesundheit des Deutschen Bundestags führt die öffentliche Expertenanhörung zum KHAG durch. Neben den Einzelsachverständigen Prof. Dr. Christian Karagiannidis (Universität Witten/Herdecke), Prof. Dr. Florian Hoffmann (Klinikum Dritter Orden München-Nymphenburg) und Prof. Dr. Matthias Pirlich (Deutsche Gesellschaft für Ernährungsmedizin [DGEM]) waren mehr als 60 Institutionen bzw. Verbände zu dieser Anhörung eingeladen worden.
15. Dezember 2025	Wissenschaft	Rauschtrinken: Klinikbehandlungen von Kindern auf niedrigstem Stand seit 25 Jahren	Das Rauschtrinken bei Kindern und Jugendlichen hat einen Tiefstwert erreicht. Im vergangenen Jahr sank die Zahl der Klinikbehandlungen von Jugendlichen wegen einer Alkoholvergiftung auf den niedrigsten Stand seit 25 Jahren, wie die DAK-Gesundheit in Hamburg unter Berufung auf Destatis-Zahlen berichtet. 2024 landeten demnach 8.781 10- bis 19-Jährige nach Alkoholmissbrauch in einer Klinik. Das waren 5,3 % weniger als im Vorjahr, als es noch 9.272 solcher Fälle gegeben hatte. Zum Vergleich: Im Jahr 2012 waren noch rund 26.600 Minderjährige wegen Alkoholvergiftungen in ein Krankenhaus gekommen.
12. Dezember 2025	Gesetzgebung	Grüne legen Änderungsanträge zum KHAG vor	Mit 15 Änderungsanträgen bereitet die grüne Bundestagsfraktion die Ausschussberatungen am 17. Dezember vor. Sie fordern u. a., dass der G-BA ab 2027 mindestens vier neue Mindestmengen für ausgewählte planbare Leistungsbereiche pro Jahr festlegen soll.
11. Dezember 2025	Gesetzgebung	Kleines Sparpaket – keine Einigung in Sicht	Die Sitzung der informellen Arbeitsgruppe (ohne Linksfraktion und AfD), die den Vermittlungsausschuss am 17. Dezember 2025 zum BEEP vorbereiten soll, ist nach mehreren Stunden ohne Einigung auseinandergegangen.

Termin	Leitbegriff	Vorgang	Legende
11. Dezember 2025	Recht-sprechung	Hebammen-vergütungsvertrag bleibt in Kraft	Das LSG Berlin-Brandenburg entscheidet, dass die im Hebammenhilfevertrag geregelte neue Vergütung von Hebammen vorerst Bestand hat (Az.: L 1 KR 258/25 KL ER). Der Deutsche Hebammenverband (DHV) sah nach Angaben des LSGs vor allem die in Krankenhäusern freiberuflich tätigen Beleghebammen im Nachteil. Schiedssprüche unterliegen aus Sicht des LSG aber nur einer eingeschränkten gerichtlichen Kontrolle. Sie seien „durch ihren Kompromisscharakter und einen weiten Gestaltungsspielraum der Schiedsstellen" geprägt, so das LSG in seiner Begründung.
4. Dezember 2025	Recht-sprechung	Kein autonomes Bestimmungsrecht einer Hochschulklinik über den Umfang ihres Versorgungsauftrags	Das Bundesverwaltungsgericht hat die Forderung der Uniklinik Dresden zurückgewiesen, die sich in den sächsischen Krankenhausplan einklagen wollte. „Es ist mit der grundrechtlich geschützten Freiheit von Forschung und Lehre vereinbar, dass nach dem Sächsischen Krankenhausgesetz eine Hochschulklinik nicht berechtigt ist, autonom über den Umfang des Versorgungsauftrags zu bestimmen, mit dem sie in den Landeskrankenhausplan aufgenommen wird", entschied das Bundesverwaltungsgericht in Leipzig (Az.: BVerwG 3 C 3.24).
3. Dezember 2025	Gesetz-gebung	Bundesregierung lehnt Änderungswünsche des Bundesrats zum KHAG überwiegend ab	Der Bundesrat fordert zahlreiche Änderungen am Gesetzentwurf der Bundesregierung zum KHAG. Die Länderkammer hatte dazu 56 Änderungsvorschläge eingebracht. Die Vorschläge des Bundesrats betreffen unter anderem sektorenübergreifende Versorgungseinrichtungen sowie die vollständige Abschaffung des Bundesklinikatlasses. Der Bundesrat spricht sich zudem dafür aus, die vorgesehene Vergütungssystematik grundlegend zu überarbeiten. Die Bundesregierung lehnt die meisten Vorschläge ab, wie aus ihrer Gegenäußerung hervorgeht.
3. Dezember 2025	Politik	Anhörung zur Krankenhausreform beschlossen	Der Gesundheitsausschuss hat sich mit dem Gesetzentwurf der Bundesregierung (Bundestagsdrs. 21/2512) zur Anpassung der Krankenhausreform befasst und beschlossen, zu diesem Gesetzentwurf eine öffentliche Expertenanhörung am 17. Dezember ab 16 Uhr durchzuführen.
3. Dezember 2025	Wissen-schaft	Rund 35.600 Notfall-patienten täglich	Wie das Statistische Bundesamt mitteilt, wurden mit 13 Mio. Menschen in den Notfallambulanzen deutscher Krankenhäuser im Jahr 2024 so viele Patientinnen und Patienten behandelt wie noch nie seit Beginn der Zählungen im Jahr 2018. Die meisten Fälle wurden dabei in den bevölkerungsreichsten Bundesländern Nordrhein-Westfalen (3,4 Mio.), Bayern (1,9 Mio.) und Baden-Württemberg (1,6 Mio.) registriert. Im Jahr 2020 war die Zahl der ambulanten Notfallbehandlungen mit insgesamt 9,4 Mio. auf dem niedrigsten Stand, seitdem stieg sie kontinuierlich an.

Termin	Leitbegriff	Vorgang	Legende
2. Dezember 2025	Wissenschaft	Großes Potenzial für eine ambulante Behandlung im Krankenhaus	Die Analyse des Wissenschaftlichen Instituts der AOK (WIdO) zeigt ein großes Potenzial für die ambulante Versorgung von Fällen, die derzeit noch in deutschen Krankenhäusern stationär behandelt werden. Laut der empirischen Modellrechnung, die erstmals mehrere vorhandene Ansätze zur Ambulantisierung hierarchisiert in einer Gesamtanalyse gemeinsam betrachtet, können etwa 60 % der heute vollstationär versorgten Fälle einem Ambulantisierungspotenzial zugeordnet werden.
28. November 2025	Selbstverwaltung	673 Krankenhäuser erreichen 60 % oder mehr als 60 % unbeanstandete Rechnungen	Im 3. Quartal 2025 erreichten 673 Krankenhäuser 60 % oder mehr als 60 % unbeanstandete Rechnungen. Daraus resultieren für das 1. Quartal 2026 Prüfquoten von 5 % und kein Aufschlag auf aus Sicht der Krankenkassen nicht korrekte Rechnungen. Im Vergleich dazu waren es im 2. Quartal 2025 676 Krankenhäuser (40,9 %), also nur drei Krankenhäuser mehr. Der Anteil der Krankenhäuser, die weniger als 40 % unbeanstandete Rechnungen haben, ist um 1,32 % auf 13,29 % gestiegen.
24. November 2025	Wissenschaft	Mehr Gewalt gegen Krankenhausmitarbeitende	Laut der Umfrage des Deutschen Krankenhausinstituts (DKI) im Auftrag der DKG betreffen die Gewalt-Vorkommnisse überwiegend die Notaufnahmen: 95 % der 376 teilnehmenden Krankenhäuser haben dort Übergriffe registriert. Neben krankheitsbedingten Ursachen nennen 71 % der Krankenhäuser allgemeinen Respektverlust als Hauptgrund für die Übergriffe.
24. November 2025	Selbstverwaltung	Einigung auf Fallpauschalenkatalog 2026	GKV-SV, DKG und PKV einigen sich auf den Fallpauschalenkatalog (DRG) für das Jahr 2026. Neu ist in diesem Jahr insbesondere der nachrichtliche Ausweis der Bewertungsrelationen für die Vorhaltekostenanteile. Allerdings ist festzuhalten, dass die Grundlagen für die Budgetverhandlungen gerade diesmal sehr spät vorliegen – obwohl die gesetzlichen Vorgaben zur Budgetbeschleunigung enge Fristen für die Einreichung der Verhandlungsunterlagen setzen. Die Selbstverwaltungspartner appellieren daher an den Gesetzgeber, diese Fristen zu entschärfen und die automatische Aktivierung der ehrenamtlichen Schiedsstellen ohne Erfordernis durch die Verhandlungspartner aufzuheben.
21. November 2025	Gesetzgebung	Bundesrat fordert besseren Schutz des Klinikpersonals vor Gewalt	Ärztliches, medizinisches und pflegerisches Personal soll besser vor Gewalt geschützt werden. Dies fordert der Bundesrat in seiner Entschließung (Drs. 570/25-Beschluss). Die Bundesregierung solle zeitnah einen Gesetzentwurf für einen besseren Schutz der Mitarbeitenden in der Gesundheitsversorgung vorlegen.
21. November 2025	Gesetzgebung	Kleines Sparpaket gestoppt	Mit großer Mehrheit hat der Bundesrat für die Anrufung des Vermittlungsausschusses gestimmt. Damit ist nicht nur der BEEP-Gesetzentwurf, sondern auch das „Kleine Sparpaket" gestoppt. Die Länder begründen ihre Entscheidung mit dem geplanten Aussetzen der Meistbegünstigungsklausel bei der Vergütung der Krankenhäuser für das Jahr 2026.

Termin	Leitbegriff	Vorgang	Legende
21. November 2025	Gesetzgebung	Bundesrat fordert Änderungen am KHAG	Mit ihren Änderungsanträgen fordern die Bundesländer umfangreiche Änderungen am KHAG. So z. B. bei der Weiterentwicklung der sektorübergreifenden Versorgung, bei der Vorhaltevergütung und bei der Einvernehmensregelung bei den Ausnahmegenehmigungen.
20. November 2025	Selbstverwaltung	G-BA passt Vorgaben für Notfallstrukturen an	Der G-BA passt seine seit 2018 geltenden Regelungen für Notfallstrukturen an vielen Stellen an, präzisiert sowie bestätigt bestehende Vorgaben. Neu im bisher dreistufigen System der Notfallstrukturen ist die künftige Stufe der „Nicht-Teilnahme": Dieser Stufe sollen künftig Häuser zugeordnet werden, die die Mindestvorgaben nicht vollständig erfüllen. Dazu gehört das Vorhalten von Fachabteilungen aus der Chirurgie und der Inneren Medizin oder einer speziellen Fachabteilung, die im Rahmen des Versorgungsauftrages eigenständig Notfälle aus dem jeweiligen Fachgebiet versorgen kann. Dazu zählen beispielsweise die Augenheilkunde oder die Dermatologie.
14. November 2025	Gesetzgebung	Bundesgesundheitsministerin Warken wirbt um Zustimmung zum BEEP	Mit einem Brief an die Landesgesundheitsministerinnen und -minister sowie -senatorinnen wirbt die Nina Warken um Zustimmung zum BEEP und zählt auf, welche Maßnahmen ins Stocken geraten würden, wenn der Vermittlungsausschuss (VA) angerufen würde. Dazu zählt, welche sinnvollen Maßnahmen alle gestoppt würden, wenn beim GE BEEP der VA angerufen würde; hier einige der aufgeführten, z. T. sehr spezifischen Beispiele: – Verlängerung des gültigen Leistungszeitraums des Krankengelds bei Erkrankung eines Kindes (derzeit 2024 und 2025 beschränkt, läuft aus), – Anpassung der Berechnungsmethode für das Kranken-, Kinderkranken- sowie Mutterschaftsgeld zur Vermeidung einer Doppelbesteuerung von Grenzgängern, – Verlängerung der Modellvorhaben zur Behandlung von Patienten mit pädophilen Sexualstörungen. – Das Gesetz verhindere zudem eine ab dem 1. Januar 2026 eintretende flächendeckende Unterfinanzierung der Strukturfonds der KVen und damit unter anderem den daraus finanzierten Betrieb der Terminservicestellen.
13. November 2025	Selbstverwaltung	Selbstverwaltung einigt sich auf Preisliste für Hybrid-DRG	Der ergänzte erweiterte Bewertungsausschuss hat die Ausweitung des Katalogs der Hybrid-DRG sowie die zugehörige Vergütung beschlossen. Aus bisher 22 Hybrid-Fallpauschalen (DRG) werden ab dem kommenden Jahr 69 Hybrid-DRG mit insgesamt 904 OPS-Kodes.
12. November 2025	Gesetzgeber	Erste Lesung des KHAG im Deutschen Bundestag	Die 2025 beschlossene Krankenhausreform soll nach dem Willen der Bundesregierung an einigen Stellen nachjustiert werden. Sowohl Abgeordnete der Regierungsfraktionen als auch der Oppositionen betonen den erheblichen Beratungsbedarf im parlamentarischen Verfahren, um die Krankenhausreform alltagstauglich zu machen.

Termin	Leitbegriff	Vorgang	Legende
12. November 2025	Gesetzgebung	Gesundheitsausschuss des BR empfiehlt Anrufung des Vermittlungsausschusses	Der Gesundheitsausschuss des BR empfiehlt mehrheitlich den Regierungschefinnen und -chefs die Anrufung des Vermittlungsausschusses am 21. November, um das im BEEP enthaltene GKV-Sparpaket zum Krankenhausbereich zur Meistbegünstigungsklausel (Streichung Artikel 13a) abzulehnen.
10. November 2025	Politik	Bekanntmachung des durchschnittlichen Zusatzbeitragssatzes	Mit Veröffentlichung im BGBL legt das BMG den durchschnittlichen Zusatzbeitragssatz von 2,9 Beitragssatzpunkten für das Jahr 2026 fest.
6. November 2025	Wissenschaft	Krankenhäuser: Mehr Beschäftigte im ärztlichen und nichtärztlichen Dienst	Wie Destatis in seiner Pressemitteilung feststellt, beschäftigen Krankenhäuser in Deutschland so viele Mitarbeitende wie nie zuvor. Umgerechnet auf Vollzeitbeschäftigte überstieg die Zahl der Mitarbeitenden 2024 erstmals seit Beginn der Krankenhausstatistik im Jahr 1991 die Millionengrenze. Zum Jahresende 2024 waren in den Krankenhäusern rund 217.700 Ärztinnen und Ärzte und 1.240.900 Mitarbeitende im nichtärztlichen Dienst direkt bei den Einrichtungen beschäftigt. Im Vergleich zum Vorjahr stieg die Zahl der Ärzte damit um 2,7 % und die Zahl der Beschäftigten im nichtärztlichen Dienst um 3,3 %. Die durchschnittliche Bettenauslastung stieg 2024 gegenüber dem Vorjahr um 0,8 Prozentpunkte und liegt nun bei 72,0 %.
5./6. November 2025	Gesetzgebung	Zustimmung zu erweiterten Pflegekompetenzen und zum Sparpaket	Sowohl der Gesundheitsausschuss als auch der Deutsche Bundestag stimmen dem Gesetzentwurf Befugniserweiterung und Entbürokratisierung in der Pflege (BEEP) inkl. des sogenannten Sparpaketes zu.
5. November 2025	Gesetzgebung	BMG startet Ressortabstimmung zur Notfallreform	Das BMG hat die Ressortabstimmung für den Reformentwurf der ambulanten Notfallversorgung eingeleitet. Der Entwurf baut auf der Gesetzesinitiative der Vorgängerregierung auf. In ausgewählten Krankenhäusern sollen Integrierte Notfallzentren (INZ) entstehen. Die Finanzierung der Rettungsfahrten soll als Sachleistung der GKV verankert werden. Die Versorgung vor Ort und die Fahrt werden so Teil der Krankenbehandlung. Die Länder blieben für die regionale Planung zuständig, während Krankenkassen Verträge mit den Leistungserbringern schließen sollen.
4. November 2025	Rechtsprechung	Bundesverfassungsgericht erklärt Regelungen zur Triage bei medizinischen Behandlungen in der Pandemie für nichtig	Da der Bund keine Gesetzgebungskompetenz hat, erklärt das BVerfG die Regelungen zur Triage bei medizinischen Behandlungen in der Pandemie für nichtig, da diese Regelungen in § 5c des Infektionsschutzgesetzes (IfSG) für die Ärzte und ihre Auswahlentscheidungen in Triage-Situationen nicht mit dem Grundgesetz vereinbar und daher nichtig sind (Az. 1 BvR 2284/23 und 1 BvR 2285/23).

Termin	Leitbegriff	Vorgang	Legende
3. November 2025	Gesetzgebung	Kritik von Krankenhäusern am geplanten Sparpaket	Der AfG führt eine zweite Anhörung zum Gesetzentwurf zur Befugniserweiterung und Entbürokratisierung in der Pflege durch und befragt dabei Expertinnen und Experten zu den als sogenanntes „kleines Sparpaket" zur Entlastung der gesetzlichen Krankenversicherung (GKV) an das Pflegegesetz angefügten sachfremden Änderungsanträgen. Scharfe Kritik an den Einsparplänen kommt von der DKG, die den Hauptteil der Einsparungen in Höhe von insgesamt 2 Mrd. € für 2026 tragen soll.
30. Oktober 2025	Qualität	75 Todesfälle nach Behandlungsfehlern	Im Jahr 2024 stellte der Medizinische Dienst (MD) in rund 3.700 Fällen Behandlungsfehler fest. In rund 2.800 dieser Fälle (76 %) erlitten Patientinnen und Patienten dadurch gesundheitliche Schäden, ein Drittel davon seien dauerhaft. Zudem seien 75 Todesfälle ermittelt worden. Insgesamt erstellte der MD im vergangenen Jahr rund 12.300 Gutachten zu vermuteten Behandlungsfehlern. Zwei Drittel aller Vorwürfe bezogen sich demnach auf Leistungen in der stationären Versorgung, vor allem in Krankenhäusern (7.960 Fälle). Ein Drittel betraf den ambulanten Bereich, etwa Notaufnahmen oder Praxen (4.312 Fälle).
17. Oktober 2025	Gesetzgebung	Zustimmung zur Pflegefachassistenzausbildung	Da nun auch der Bundesrat dem Gesetz über die Einführung einer bundeseinheitlichen Pflegefachassistenzausbildung und zur Änderung weiterer Gesetze zugestimmt hat, kann dieses Gesetz nun ausgefertigt und verkündet werden. Es tritt zum überwiegenden Teil am 1. Januar 2027 in Kraft.
15. Oktober 2025	Selbstverwaltung	Zusatzbeitrag steigt auf 2,9 %	Für das Jahr 2026 erwartet der Schätzerkreis Ausgaben von rd. 369 Mrd. €. Auf Grundlage der Beschlüsse des Bundeskabinetts zur Ausgabenreduktion im Jahr 2026 ergibt sich somit ein rechnerischer durchschnittlicher Zusatzbeitragssatz in Höhe von 2,9 %.
15. Oktober 2025	Politik	Bundeskabinett beschließt Maßnahmen für stabile GKV-Beiträge	Um einen Anstieg des durchschnittlichen ausgabendeckenden Zusatzbeitrags der GKV im Jahr 2026 zu vermeiden und das Defizit der gesetzlichen Krankenkassen im kommenden Jahr zu decken, beschließt das Bundeskabinett u. a., die Vergütungsanstiege im Krankenhausbereich auf die reale Kostenentwicklung zu reduzieren und so rd. 1,8 Mrd. € an Ausgaben zu verhindern.
13. und 14. Oktober 2025	Selbstverwaltung	MD kündigt Vereinfachungen bei Krankenhausprüfungen an	Beim Herbstsymposium der Deutschen Gesellschaft für Medizincontrolling (DGfM) kündigt Andreas Krokotsch, Ärztlicher Leiter des Medizinischen Diensts (MD) Nord, an, dass Prüfverfahren in Krankenhäusern künftig weniger aufwendig und stärker harmonisiert werden sollen. Die drei bisher getrennten Prüfbereiche – StrOPS-, G-BA- und LOPS-Prüfungen – sollen in einen gemeinsamen Rechtskreis überführt und perspektivisch verschmolzen werden. Damit will der MD Doppelanforderungen vermeiden und Synergien nutzen. Nachweise wie Facharzturkunden sollen künftig lebenslang gelten, Großgeräte-Nachweise über mehrere Jahre.

Termin	Leitbegriff	Vorgang	Legende
8. Oktober 2025	Gesetzgebung	Kabinett beschließt KHAG	Das Bundeskabinett stimmt dem KHAG zu und beschließt zeitgleich, dass dieser Gesetzentwurf besonders eilbedürftig im Sinne von Artikel 76 Abs. 2 Satz 4 Grundgesetz ist. Daher ist die sowohl erste Beratung im Bundesrat schon am 21. November 2025 und die Einbringung in den Deutschen Bundestag in der ersten November-Sitzungswoche möglich. Ziel ist, das KHAG zum 1. Januar 2026 in Kraft treten zu lassen.
1. Oktober 2025	Politik	Neue Abteilungsleiterin im BMG – Geiger folgt auf Weller	Die Sozialrichterin Barbara Geiger übernimmt die Leitung der Abteilung 2 des Bundesgesundheitsministeriums „Gesundheitsversorgung, Krankenversicherung", die seit der Entlassung von Michael Weller seit Juli 2025 unbesetzt war.
30. September 2025	Wissenschaft	Statistisches Bundesamt: „Orientierungswert für Krankenhauskosten 2025 beträgt 2,98 %"	Das Statistische Bundesamt hat den Orientierungswert für Krankenhäuser für das kommende Jahr veröffentlicht. Dieser gibt die durchschnittliche jährliche prozentuale Veränderung der Krankenhauskosten wieder, die ausschließlich auf Preis- oder Verdienständerungen zurückzuführen ist. Für die Zeiträume 2. Halbjahr 2024 und 1. Halbjahr 2025 beträgt der Orientierungswert im Vergleich zum entsprechenden Vorjahreszeitraum (2. Halbjahr 2023/1. Halbjahr 2024) 2,98 %. Der Teilorientierungswert für Personalkosten liegt bei 4,07 % und für Sachkosten bei 1,78 %.
30. September 2025	Wissenschaft	InEK veröffentlicht „Konzept zur Vorgehensweise bei der Ermittlung des Vorhaltevolumens für ein Land, eine Leistungsgruppe und einen Krankenhausstandort gemäß § 37 Abs. 1 Satz 5 Krankenhausfinanzierungsgesetz"	Das Institut für das Entgeltsystem im Krankenhaus (InEK) veröffentlicht auf seiner Website ein Konzept zur Vorgehensweise bei der Ermittlung des Vorhaltevolumens für ein Land, eine Leistungsgruppe und einen Krankenhausstandort. Zur dessen Erstellung und Aktualisierung wurde das InEK mit § 37 Abs. 1 Satz 5 KHG beauftragt.
15. September 2025	Gesetzgebung	BMG legt Verordnung über die Beteiligung der maßgeblichen Organisationen der Pflegeberufe auf Bundesebene (Pflegeberufebeteiligungsverordnung – PfleBerBeteiligungsV) vor	Mit dem Referentenentwurf soll die Rolle der Organisationen der Pflegeberufe gestärkt werden. Dieser sieht u. a. Voraussetzungen für die Anerkennung maßgeblicher Organisationen auf Bundesebene vor. Der Deutsche Pflegerat e. V. wird darin bereits als maßgebliche Organisation der Pflegeberufe benannt. Weitere Organisationen können auf Antrag anerkannt werden, sofern sie die festgelegten Voraussetzungen erfüllen. Die Verordnung ist Teil der Umsetzung des Gesetzes zur Befugniserweiterung und Entbürokratisierung in der Pflege.
15. September 2025	Wissenschaft	IQWiG veröffentlicht „Methoden zur Ableitung der Empfehlung von Mindestvorhaltezahlen"	Das Institut für Qualität und Wirtschaftlichkeit im Gesundheitswesen (IQWiG) hat seine Methoden zur Ableitung der Empfehlung von Mindestvorhaltezahlen veröffentlicht. Das IQWiG wird vom BMG zu wissenschaftlichen Analysen für die erstmalige Festlegung und regelmäßige Weiterentwicklung von Mindestvorhaltezahlen für Leistungsgruppen beauftragt, die dann per Rechtsverordnung gelten.

Termin	Leitbegriff	Vorgang	Legende
9. September 2025	Gesetzgebung	Entwurf eines Gesetzes zur Anpassung der Krankenhausreform (Krankenhausreformanpassungsgesetz – KHAG) veröffentlicht	Eigentlich sollte das Bundeskabinett am 10. September das Krankenhausreformanpassungsgesetz (KHAG) beschließen. Mit Stand vom 9. September hat das BMG jedoch einen neuen Referentenentwurf vorgelegt. Mit diesem werden u. a. die Definition von Fachkliniken angepasst, Ausnahmeregelungen für die Zuweisung von Leistungsgruppen und Kooperationsmöglichkeiten zwischen Krankenhäusern ermöglicht, der Bundesanteil zum Krankenhaustransformationsfonds in den Jahren 2026 bis 2035 auf 29 Mrd. € erhöht sowie die Finanzierung des Transformationsfonds umgestaltet. Die Vorhaltevergütung soll fallzahlenabhängig gestaltet werden.
29. August 2025	Wissenschaft	Roland Berger: „Krankenhausstudie 2025: Transformation durch Investition"	Drei von vier Kliniken geben an, das Jahr 2024 mit einem Verlust abgeschlossen zu haben, vgl. Website von Roland Berger zur Krankenhausstudie „German Hospital Study 2025 (Krankenhausstudie)". Demnach „zeichnet sich eine zunehmende Polarisierung des Marktes ab. Der Anteil der Kliniken mit einem ausgeglichenen Jahresergebnis schrumpft, stattdessen arbeiten die Häuser entweder profitabel oder geraten immer stärker in finanzielle Schieflage. Besonders deutlich wird diese Entwicklung in der Teilgruppe der öffentlichen Krankenhäuser: 89 % dieser Einrichtungen arbeiten defizitär, nur 9 % erzielen einen Überschuss."
18. August 2025	Qualität	„Stellungnahme – Geburtshelfer und Kinderärzte fordern Beibehaltung der Mindestmengen für Frühgeborene" von Fachgesellschaften veröffentlicht	Die Fachgesellschaften Deutsche Gesellschaft für Perinatale Medizin e. V. (DGPM), Deutsche Gesellschaft für Gynäkologie und Geburtshilfe e. V. (DGGG), Arbeitsgemeinschaft für Geburtshilfe und Pränatalmedizin in der DGGG e. V. (AGG), Deutsche Gesellschaft für Pränatal- und Geburtsmedizin e. V. (DGPGM) und Gesellschaft für Neonatologie und Pädiatrische Intensivmedizin e. V. (GNPI) veröffentlichen eine gemeinsame Stellungnahme gegen die Klage der drei Bundesländer beim Bundesverfassungsgericht gegen die Festlegung von Mindestmengen durch den Gemeinsamen Bundesausschuss: „Kinder, die extrem unreif und mit einem Geburtsgewicht von weniger als 1.250 g geboren werden, haben ein hohes Risiko, nach der Geburt zu versterben. Ein gesundes Überleben dieser Frühgeborenen erfordert eine hohe fachliche Expertise, eine adäquate apparative und personelle Ausstattung sowie sehr viel Erfahrung. (…) Im Gegensatz zum internationalen Standard und im Widerspruch zur wissenschaftlichen Datenlage ist die Versorgung von jährlich ca. 5.000 sehr unreif geborenen Kinder in Deutschland auf ungefähr 150 Einrichtungen verteilt, die teilweise weniger als 2 dieser Kinder pro Monat betreuen." Die von den Bundesländern eingereichte Klage stellt „die bisherigen Bemühungen zur Verbesserung der Versorgungsqualität Frühgeborener in Frage, gefährdet das Leben dieser Kinder und hat Versorgungsstrukturen des vergangenen Jahrhunderts zum Ziel. Die in der Begründung aufgeführten Argumente wurden von den maßgeblichen Fachgesellschaften in der Vergangenheit bereits wiederholt widerlegt."

Termin	Leitbegriff	Vorgang	Legende
12. August 2025	Politik	Josef Hecken reagiert auf die Ankündigung von drei Bundesländern, die Vorgaben des G-BA zu den Mindestmengen verfassungsrechtlich überprüfen zu lassen	In einer Pressemitteilung des G-BA reagiert Prof. Josef Hecken, unparteiischer Vorsitzender des G-BA, auf die Ankündigung der Bundesländer Baden-Württemberg, Schleswig-Holstein und Sachsen-Anhalt, die Vorgaben des G-BA verfassungsrechtlich überprüfen lassen zu wollen: „Das Festlegen von Mindestmengen ist ein grundlegendes und unverzichtbares Element der Qualitätssicherung, mit dem Sterbe- und/oder Komplikationsraten bei besonders komplexen und gefahrgeneigten Interventionen gesenkt und damit Menschenleben gerettet werden. (...) Daher ist es im konkreten Fall sehr bedauerlich, denn die Frage nach Kompetenzen geht zulasten von Menschen – um es auf den Punkt zu bringen: Es geht nicht selten um die Frage, ob Menschen überleben und ob sie gut überleben. Wir sprechen hier nicht über Notfalloperationen, sondern über planbare, komplexe Interventionen, bei denen es einen nachgewiesenen Zusammenhang zwischen der Anzahl der durchgeführten Behandlungen und/oder Interventionen und der Ergebnisqualität gibt. Hier zahlt sich Routine aus, sie kann nicht durch Strukturvorgaben ersetzt werden. Gerade bei der Versorgung von untergewichtigen Frühgeborenen hat die Zahl der behandelten Frühchen unmittelbaren Einfluss auf die Sterberate und das Maß späterer Beeinträchtigungen. Dies gilt bei den Mindestmengen für operative onkologische Operationen ebenso bezogen auf Sterblichkeit und Rezidive. Für mich steht fest: Qualität ist nicht verhandelbar.“
12. August 2025	Politik	Baden-Württemberg, Schleswig-Holstein und Sachsen-Anhalt reichen gegen drei Mindestmengenregelungen des G-BA Verfassungsbeschwerde ein	Die Bundesländer Baden-Württemberg, Schleswig-Holstein und Sachsen-Anhalt haben sich dafür entschieden, drei Mindestmengenregelungen des Gemeinsamen Bundesausschusses (G-BA) verfassungsgerichtlich prüfen zu lassen. Diese richtet sich konkret gegen die Mindestmengenregelungen für Extrem-Frühchen mit einem Geburtsgewicht unter 1.250 g, die allogene Stammzelltransplantation sowie zu den Personalvorgaben in der Psychiatrie. Der baden-württembergische Gesundheitsminister Manne Lucha erklärte dazu: „Die Klage sehen wir als notwendiges letztes Mittel, um die verbriefte Hoheit der Länder bei der Krankenhausplanung gegen wiederholte Eingriffe des G-BA zu schützen“.
6. August 2025	Gesetzgebung	Kabinett beschließt Entwurf eines Gesetzes zur Befugniserweiterung und Entbürokratisierung in der Pflege (BEEP)	Mit dem Entwurf wird an der grundsätzlichen Ausrichtung festgehalten, die Kompetenzen professioneller Pflegekräfte zu stärken, u. a. erhalten Pflegefachpersonen mehr Befugnis für bestimmte Leistungen zur eigenverantwortlichen Heilkundeausübung; der Umfang der Pflegedokumentation wird gesetzlich auf das notwendige Maß begrenzt.

Termin	Leitbegriff	Vorgang	Legende
30. Juli 2025	Gesetzgebung	BMG gibt Entwurf eines Gesetzes zur Anpassung der Krankenhausreform (Krankenhausreformanpassungsgesetz – KHAG) in die Verbändebeteiligung	Mit dem Referentenentwurf (Stand 05.08.2025) werden Änderungen vorgesehen, um die Umsetzung der Regelungen aus dem KHVVG für eine Krankenhausreform zu erleichtern. Unter anderem soll der Transformationsfonds nun aus den Mitteln der Liquiditätsreserve des Gesundheitsfonds finanziert werden. In den Jahren 2026 bis 2035 werden dafür 25 Mrd. € bereitgestellt. Die Einführung der Vorhaltevergütung wird um ein Jahr verschoben und die damit verbundenen Zwischenfristen ebenfalls angepasst. Darüber hinaus werden Ausnahmeregelungen und Kooperationsmöglichkeiten erweitert, sofern Krankenhäuser die maßgeblichen Qualitätskriterien für bestimmte Leistungsgruppen nicht erfüllen und die Behandlung zur Sicherstellung einer flächendeckenden Versorgung erforderlich ist.
30. Juli 2025	Politik	„Gute Nachrichten: Mehr Auszubildende in der Pflege"	Das BMG veröffentlicht in seiner Pressemitteilung (PM Nr. 4 vom 30.07.2025), dass die Anzahl an abgeschlossenen Ausbildungen im Pflegebereich im Jahr 2024 gestiegen ist und beruft sich dabei auf die Zahlen des Statistischen Bundesamtes. So haben im Vergleich zum Vorjahr mit einem Plus von über 3.000 Abschlüssen 37.400 Personen ihre Pflegeausbildung zur Fachkraft beendet. Darüber hinaus haben 9 % mehr eine Ausbildung begonnen.
23. Juli 2025	Wissenschaft	Forsa-Befragung zu Notfallpatienten: „Viele Befragte gehen ohne vorherige medizinische Ersteinschätzung direkt in die Notaufnahme"	Laut einer repräsentativen Forsa-Befragung im Auftrag des AOK-Bundesverbandes ist die Bereitschaft, bei Beschwerden in die Notaufnahme einer Klinik zu gehen, bei jüngeren Menschen ausgeprägter: Während unter den 18- bis 29-jährigen Befragten knapp die Hälfte (48 %) angaben, in den letzten fünf Jahren wegen eines gesundheitlichen Problems in die Notaufnahme einer Klinik gegangen zu sein, waren es bei den über 60-Jährigen nur etwas mehr als ein Drittel (35 %). Der Durchschnittswert über alle Altersgruppen lag bei 41 %.
21. Juli 2025	–	BAS schaltet Online-Portal für Förderanträge zum Krankenhaustransformationsfonds frei	In einer Pressemitteilung (PM Nr. 2/2005) veröffentlicht das Bundesamt für Soziale Sicherung (BAS), dass die Bundesländer bereits digital Fördermittel aus dem Krankenhaustransformationsfonds beantragen können, auch wenn der Fonds erst ab 2026 beim Bundesamt für Soziale Sicherung (BAS) eingerichtet wird. Von 2026 bis 2035 werden finanzielle Mittel i. H. v. 50 Mrd. € zur Verfügung gestellt.

Termin	Leitbegriff	Vorgang	Legende
16. Juli 2025	Rechtsprechung	Bundessozialgericht bestätigt Rechtmäßigkeit der Feststellung pflegesensitiver Bereiche durch das InEK	Mit seiner Entscheidung (B 1 KR 3/24 R) hat der 1. Senat die Rechtmäßigkeit der Feststellung pflegesensitiver Bereiche durch das Institut für das Entgeltsystem im Krankenhaus (InEK) als ordnungsgemäß beliehene Behörde (§ 31 Abs. 1 Nr. 1 KHG) als Verwaltungsakt bestätigt. Vorausgegangen war die Klage einer Krankenhausträgerin, die die Einstufung ihrer neurologischen Fachabteilung als „pflegesensitiver Bereich" im Jahr 2021 im Rahmen der Pflegepersonaluntergrenzen-Verordnung (PpUGV) angefochten hatte.
16. Juli 2025	Rechtsprechung	Entscheidung des Bundessozialgerichts: Nachkodierung von Nebendiagnosen nach MDK-Prüfung ist unzulässig	Der 1. Senat hat entschieden (B 1 KR 17/24 R), dass Korrekturen oder Ergänzungen von Datensätzen zur Krankenhausabrechnung nach § 7 Abs. 5 PrüfvV 2014 nur einmalig innerhalb einer Frist von fünf Monaten nach Einleitung des MDK-Prüfverfahrens zulässig sind.
9. Juli 2025	Selbstverwaltung	Pressemitteilung der DKG: „Sicherstellungszuschläge für 129 ländliche Krankenhäuser – Beispiel für eine echte Vorhaltefinanzierung"	In der Pressemitteilung begrüßt die Deutsche Krankenhausgesellschaft (DKG) die Auszahlung von Sicherstellungszuschlägen an 129 Krankenhäuser im ländlichen Raum, wonach insgesamt 79 Mio. € zur Verfügung stehen. Der Vorstandsvorsitzende der DKG, Dr. Gerald Gaß, betont, „dass der Bedarf an finanzieller Vorhaltefinanzierung größer ist als bisher berücksichtigt. (...) Aufgrund der bisher sehr restriktiv festgelegten Voraussetzung der Bevölkerungsdichte kommen viele Krankenhäuser allein aufgrund dieses Kriteriums nicht in Frage, obwohl sie die Versorgung der Region sicherstellen. Das zeigt, dass die Regelung dringend weiterentwickelt werden muss. Im Übrigen sind aber die Sicherstellungszuschläge ein Teil eines geeigneten Alternativkonzeptes, wenn es darum geht, die untaugliche Vorhaltefinanzierung aus dem KHVVG zu ersetzen."
7. Juli 2025	Politik	Nina Warken deutet das Ende des Bundesklinikatlas an	Auf dem Sommerfest der Deutschen Krankenhausgesellschaft in Berlin deutete Bundesgesundheitsministerin Nina Warken (CDU) das Ende des Bundesklinikatlas an. Es sei „schwierig, ein System aufrechtzuerhalten, das eine Doppelstruktur darstellt mit einem System, das es schon gibt und sogar noch besser angenommen wird", so Warken.
3. Juli 2025	Selbstverwaltung	Ergänzter erweiterter Bewertungsausschuss nach § 87 Abs. 5a SGB V beschließt Zuarbeit für die Festlegung der Hybrid-DRG-Vergütung	Der erweiterte Bewertungsausschuss nach § 87 Abs. 5a SGB V beschließt die Beauftragung der Zuarbeit durch das Institut des Bewertungsausschusses (InBA) und das Institut für das Entgeltsystem im Krankenhaus (InEK) an den ergänzten erweiterten Bewertungsausschuss gemäß § 115f Abs. 4 Satz 3 SGB V zur Bildung der Datengrundlage für die Festlegung der Hybrid-DRG-Vergütung für das Jahr 2026.

Termin	Leitbegriff	Vorgang	Legende
3. Juli 2025	Politik	„Warken: Wir machen die Krankenhausreform alltagstauglich“	Nach einem Treffen der Bundesgesundheitsministerin Nina Warken mit den Gesundheitsministerinnen und -ministern der Länder werden „alltagstaugliche“ Anpassungen in der Krankenhausreform angekündigt. Dabei wird u. a. die finanzielle Unterstützung der Krankenhäuser zur Schließung der Lücke bei den „Sofort-Transformationskosten“ aus den Jahren 2022, 2023 mit 4 Mrd. € aus dem Sondervermögen Infrastruktur und Klimaneutralität vorgesehen und der Transformationsfonds soll aus Mitteln des Bundes (Sondervermögen Infrastruktur und Klimaneutralität) und nicht aus GKV-Mitteln erfolgen. Insbesondere im ländlichen Raum sollen zur Sicherstellung der stationären Versorgung Ausnahmen und Kooperationsmöglichkeiten erweitert werden. Bei den Leistungsgruppen für Fachkrankenhäuser wird eine Reduktion auf 61 Leistungsgruppen sowie Anpassungen in den Qualitätskriterien vorgesehen.
3. Juli 2025	Politik	Positionspapier der der Bund-Länder-Runde zur Weiterentwicklung der Krankenhausreform	In der Bund-Länder-Runde zur Weiterentwicklung der Krankenhausreform standen zentrale Fragen zur Umsetzung des Krankenhausversorgungsverbesserungsgesetzes (KHVVG) im Fokus. In einem Positionspapier haben die Bundesländer Bayern, Baden-Württemberg, Hessen, Nordrhein-Westfalen und Schleswig-Holstein ihren Änderungsbedarf zum Ausdruck gebracht, u. a. bzgl. der Fristen zur Antragstellung beim Transformationsfonds, zu Ausnahmeregelungen in der Zuweisung von Leistungsgruppen sowie zur Definition von Fachkrankenhäusern.
1. Juli 2025	Wissenschaft	Durchschnittlich 1.400 Krankenhausbehandlungen wegen Hitze und Sonnenlicht pro Jahr	Hitzschläge, Sonnenstiche und andere durch Hitze oder Sonnenlicht verursachte gesundheitliche Schäden führten in den Jahren 2003–2023 durchschnittlich zu ca. 1.400 Krankenhausbehandlungen pro Jahr, so Destatis (Nr. 27). 2023 lag die Zahl der hitzebedingten stationären Behandlungen mit ca. 800 Fällen unter dem langjährigen Durchschnitt. Insgesamt ging die Zahl der Krankenhausbehandlungen wegen Hitze und Sonnenlicht in den letzten Jahren zurück.
26. Juni 2025	Wissenschaft	Wirtschaftliche Lage der Krankenhäuser angespannter als je zuvor	Die wirtschaftliche Lage der Krankenhäuser war im vergangenen Jahr angespannter als je zuvor, so der aktuelle Krankenhaus Rating Report 2025. Im Jahr 2023 schrieben 43 % der Krankenhäuser einen Jahresverlust, 2020 waren es noch 22 % gewesen. Die Autoren des Reports schätzen, dass die Zahl der Häuser mit einem Jahresverlust im vergangenen Jahr auf 56 % angestiegen ist.
25. Juni 2025	Gesetzgebung	Entwurf eines Gesetzes über die Einführung einer bundeseinheitlichen Pflegefachassistenzausbildung	Das Bundesministerium für Bildung, Familie, Senioren, Frauen und Jugend (BMBFSFJ) leitet die Verbändeanhörung zur bundeseinheitlichen Pflegefachassistenzausbildung ein. Die beteiligten Interessensvertretung können nun bis zum 7. Juli 2025 eine Stellungnahme hierzu abgeben.

Termin	Leitbegriff	Vorgang	Legende
25. Juni 2025	Wissenschaft	Digitale Reife deutscher Kliniken steigt deutlich	Die digitale Reife deutscher Krankenhäuser hat sich seit 2021 deutlich verbessert. Das ist das Ergebnis der zweiten Evaluation des Digitalradars. Insgesamt haben 1.584 Krankenhäuser an der zweiten Evaluation des Konsortiums im Auftrag des BMG im Zuge des Krankenhauszukunftsgesetzes (KHZG) teilgenommen.
25. Juni 2025	Gesetzgebung	Verbändebeteiligung zum Referentenentwurf Pflegekompetenzgesetz	Mit dem Start der „Verbändebeteiligung“ zum Referentenentwurf eines Gesetzes zur Stärkung der Pflegekompetenz (Pflegekompetenzgesetz – PKG) legt das BMG den in wesentlichen Teilen bekannten Gesetzentwurf aus der vergangenen Regierungszeit vor. Die angefragten Verbände können sich hierzu nun bis zum 14. Juli zurückmelden und Änderungsanregungen vortragen.
24. Juni 2025	Politik	1,5 Mrd. € als „Sofort-Transformationskosten-Hilfe“ im Bundeshaushalt 2025 eingestellt	Das Bundeskabinett hat dem von Bundesfinanzminister Lars Klingbeil (SPD) vorgelegten Haushaltsentwurf 2025 zugestimmt. Das Bundeskabinett hat sich zudem darauf verständigt, sowohl die gesetzliche Kranken- wie auch die soziale Pflegeversicherung jeweils mit Milliardendarlehen aus dem Bundeshaushalt zu unterstützen. Außerdem werden die Kosten für die notwendige Umstrukturierung der Krankenhausversorgung – 25 Mrd. € über 10 Jahre – aus dem Sondervermögen bezahlt. Zudem werden die Sofort-Transformationskosten der Krankenhäuser aus den Jahren 2022 und 2023 durch einen aus Bundesmitteln zu finanzierenden Rechnungszuschlag für die Behandlung von gesetzlich Krankenversicherten aus dem Sondervermögen Infrastruktur und Klimaneutralität finanziert. Für 2025 werden hierzu weitere 1,5 Mrd. € bereitgestellt.
19. Juni 2025	Wissenschaft	Stationäre Behandlungsfälle steigen mit Verfügbarkeit von Krankenhausbetten	Eine hohe Klinikbettenkapazität kann eine verstärkte Nachfrage nach stationären Leistungen stimulieren, wenn die regionale Hausarztdichte gering ist. Dies ist das zentrale Ergebnis der Untersuchung des Zentralinstituts für die kassenärztliche Versorgung (Zi).
18. Juni 2025	Selbstverwaltung	Mehr Flexibilität und weniger Dokumentationsaufwand für Psychiatriepersonal	Der G-BA hat entschieden, die PPP-RL (Personalausstattung Psychiatrie und Psychosomatik-Richtlinie) dahingehend anzupassen, dass stationäre Einrichtungen der Psychiatrie und Psychosomatik ihr Personal flexibler einsetzen können, um bedarfsgerechter arbeiten zu können. Mit dieser Anpassung wird zudem darauf hingewirkt, dass dies so umgesetzt werden darf, ohne dabei die Mindestvorgaben zu unterschreiten. Ebenfalls soll es weniger Dokumentationsaufwand bei gleichbleibender Versorgungsqualität geben.

Termin	Leitbegriff	Vorgang	Legende
18. Juni 2025	Selbstverwaltung	Neue Vorgaben für Krankenhäuser der Basisnotfallversorgung	Der G-BA hat die Frist angepasst, in der Krankenhäuser der Basisnotfallversorgung für ihre Notaufnahmen Ärztinnen und Ärzte benennen müssen, die über eine Zusatz-Weiterbildung „Klinische Akut- und Notfallmedizin" verfügen. Die bisher regional ausgerichtete Übergangsregelung soll unabhängig von den jeweiligen Weiterbildungsverfügbarkeiten in den Bundesländern bis einschließlich 31. Dezember 2025 fortgelten. Dieselbe geänderte Frist gilt auch für die Benennung einer verantwortlichen Pflegekraft mit der Zusatzqualifikation „Notfallpflege".
17. Juni 2025	Rechtsprechung	Sturz von der Klinik-Toilette kann unfallversichert sein	In einem Krankenhaus kann ein Patient beim Sturz von der Toilette unfallversichert sein. Dies hat der 2. Senat des Bundessozialgerichts entschieden (Aktenzeichen B 2 U 6/23 R). Die Klägerin wurde in der Schlaganfallstation (Stroke Unit) eines Krankenhauses wegen einer Hirnblutung mit Sprachstörungen und Halbseitenlähmung auf Kosten einer Krankenkasse stationär behandelt. Am Unfalltag begleitete sie ein Pfleger ins Badezimmer, verließ aber den Raum, als die Klägerin auf der Toilette saß. Während des Badezimmeraufenthalts stürzte sie und verletzte sich am rechten Arm. Zwar ist ein Toilettengang grundsätzlich der privaten Sphäre zuzurechnen. Unfallversicherungsschutz kann aber bestehen, wenn die Verletzung infolge einer krankenhaustypischen Gefahr oder unzureichender Sicherungsmaßnahmen eingetreten ist.
11. bis 12. Juni 2025	Politik	Bundesgesundheitsministerin Warken bestätigt Krankenhaus-Transformationssoforthilfe bei GMK	Zur Abschlusspressekonferenz der diesjährigen 98. GMK in Weimar bestätigte Bundesgesundheitsministerin Nina Warken, dass aus Mitteln des Bundes 4 Mrd. € an Bundeshilfe an die Krankenhäuser auf unbürokratische Weise fließen sollen. Sobald der Haushalt für 2025 beschlossen sei, was im Herbst zu erwarten sei, könnten die Mittel der Krankenhaus-Transformationssoforthilfe ausgezahlt werden.
10. Juni 2025	Politik	98,7 % der Absolventen entschieden sich für generalistischen Pflegeberufsabschluss	Die Auszubildenden der Pflege sind nach Einschätzung der Bundesregierung mit den fachlichen und theoretischen Anforderungen der neuen generalistischen Pflegeausbildung nicht überfordert. Es gebe auch keine Hinweise darauf, dass Menschen mit einem Hauptschul- oder mittleren Schulabschluss die Pflegeausbildung meiden, heißt es in der Antwort (Drs. 21/452) der Bundesregierung auf eine Kleine Anfrage der AfD-Fraktion. 2023 haben den Angaben zufolge die meisten Auszubildenden des Jahrgangs 2020 ihre Pflegeausbildung abgeschlossen. Demnach waren 33.570 Auszubildende in der Abschlussprüfung erfolgreich, 702 Prüflinge hätten die Prüfung endgültig nicht bestanden. 98,7 % der Absolventen hätten den generalistischen Abschluss gewählt, 0,9 % den Abschluss als Gesundheits- und Kinderkrankenpfleger und 0,4 % den Abschluss in der Altenpflege.

Termin	Leitbegriff	Vorgang	Legende
4. Juni 2025	Gesetzgebung	Infrastruktur und Klimaneutralität	Das Bundesministerium der Finanzen (BMF) legt den Referentenentwurf eines Gesetzes zur Errichtung eines Sondervermögens Infrastruktur und Klimaneutralität zur Ressortabstimmung vor. In § 4 wird die Krankenhausinfrastruktur genannt. Am 24.06. soll der Kabinettsbeschuss erfolgen.
4. Juni 2025	Gesetzgebung	Festlegung der Geschäftsordnung des Leistungsgruppenausschusses	Das BMG übersendet an Mitglieder des Leistungsgruppenausschusses sowie Ministerinnen und Minister und Senatorinnen und Senatoren für Gesundheit der Länder die Festlegung der Geschäftsordnung des Leistungsgruppenausschusses.
3. Juni 2025	Politik	Psychische Erkrankungen bei Kindern und Jugendlichen	Wie aus der Antwort (Drs. 21/391) der Bundesregierung auf eine Kleine Anfrage der AfD-Fraktion hervorgeht, lagen im Jahr 2023 insgesamt 21.943 vollstationäre Krankenhausbehandlungen wegen depressiver Episoden (ICD-10 F32) bei Kindern und Jugendlichen zwischen fünf und unter 18 Jahren vor (2022: 22.668; 2021: 22.002). Die Zahl der Behandlungen wegen rezidivierender depressiver Störungen (F33) betrug im Jahr 2023 insgesamt 1.720 (2022: 1.636; 2021: 1.888). Die Fallzahlen zu Essstörungen (F50) lagen 2023 bei 6.380 (2022: 7.067; 2021: 6.948).
3. Juni 2025	Politik	CSU-Politikerin Katrin Staffler zur Pflegebeauftragten ernannt	Bundesgesundheitsministerin Nina Warken (CDU) ernennt die CSU-Bundestagsabgeordnete Katrin Staffler zur neuen Pflegebeauftragten der Bundesregierung.
26. Mai 2025	Rechtsprechung	Klinik im Kreis Coesfeld unterliegt im Streit um „tiefe Rektumeingriffe"	Im Zuge der Umsetzung des NRW-Krankenhausplans 2022 traf die Bezirksregierung Münster die Entscheidung, der Klinik die beantragte Leistungsgruppe 16.5 (Tiefe Rektumeingriffe) nicht zuzuweisen. Nach dem Verwaltungsgericht Münster in der Vorinstanz hat jetzt auch das OVG die Entscheidung der Bezirksregierung vorläufig bestätigt. Der Beschluss ist nicht anfechtbar, teilte das OVG mit (Az.: 13 B 356/25).
23. Mai 2025	Politik	Bericht des Bundesrechnungshofs über den Corona-Versorgungsaufschlag in Konkurrenz mit weiteren Unterstützungsleistungen für Krankenhäuser	Aus dem Bericht des Bundesrechnungshofs, der an den Haushaltsausschuss des Deutsche Bundestags übergeben wird, wird als Resümee deutlich, dass der Corona-Versorgungsaufschlag für Krankenhäuser, der zeitgleich mit anderen milliardenschweren Geldleistungen gewährt wurde, gleichartige Zwecke verfolgte. Die Leistung stützt sich auf keine validen Belastungsdaten, hatte keine nachhaltige Wirkung und war unwirtschaftlich.
23. Mai 2025	Politik	Bundesrat stimmt für Entschließungsantrag zur Überbrückungsfinanzierung	Die Länderkammer stimmt für die Annahme des Entschließungsantrags der Länder Brandenburg, Mecklenburg-Vorpommern und Thüringen zur Stabilisierung der Krankenhauslandschaft im Rahmen der laufenden Reform. Mit der Entschließung wird die Bundesregierung aufgefordert, zusätzliche Mittel für den Übergangszeitraum, bis die Reform vollständig greift, zur Verfügung zu stellen. Zudem wird der noch immer fehlende Inflationsausgleich für die Kliniken für die Jahre 2022 und 2023 gefordert.

Termin	Leitbegriff	Vorgang	Legende
20. Mai 2025	Wissenschaft	Intensivstationen: Mit Teamtherapeuten gegen Ausfälle und Fluktuation	Der Einsatz von sogenannten „Teamtherapeuten" zur Unterstützung der in der Intensivpflege tätigen Mitarbeitenden kann Burnout verringern und die Belastbarkeit verbessern, so das Ergebnis der Studie von Prof. Julie Graham, San Diego State University School of Nursing. Auf der untersuchten Intensivstation habe die Fluktuationsrate des Personals 29 % betragen. Nachdem ein Therapeut dort eingesetzt wurde, sei die Fluktuation kontinuierlich auf am Ende nur noch 1 % gesunken. Obwohl man diese Rate nicht aufrechterhalten konnte, sei die Fluktuation nach wie vor sehr niedrig.
15. Mai 2025	Politik	An Zielen der Krankenhausreform soll festgehalten werden	„Die Herausforderungen in Gesundheit und Pflege sind gewaltig", erklärte Nina Warken (CDU) in ihrer ersten Bundestagsrede als Gesundheitsministerin. Sie wolle den Beschäftigten zuhören und erfahren, was sie für Bedingungen brauchen. Ärzte müssten von Bürokratie entlastet werden und Pflegekräften will sie die Möglichkeiten geben, „ihre hohen Kompetenzen noch besser einzubringen." Die Ministerin betont zudem, dass sie an „den Zielen der Krankenhausreform" von Karl Lauterbach (SPD) festhalten werde. Sie werde die Maßnahmen der Reform aber prüfen und Anpassungen vornehmen. Dafür will sie das Gespräch mit den Leistungserbringern suchen. „Ich setze auf den Dialog mit den Praktikern."
13. Mai 2025	Wissenschaft	Zahl der stationären Hautkrebsbehandlungen binnen 20 Jahren um 87,5 % gestiegen	Innerhalb von 20 Jahren hat die Zahl der Krankenhausbehandlungen wegen Hautkrebs fast stetig zugenommen. 116.900 Menschen wurden 2023, so Destatis, mit der Diagnose Hautkrebs im Krankenhaus stationär behandelt. Das waren 87,5 % mehr Fälle als im Jahr 2003. Zum Vergleich: Die stationären Krankenhausbehandlungen insgesamt sind im selben Zeitraum um 1,2 % gefallen.
12. Mai 2025	Politik	Bundesgesundheitsministerin Nina Warken will mehr Kompetenzen für Pflegekräfte	Bundesgesundheitsministerin Nina Warken spricht sich für mehr Kompetenzen und bessere Arbeitsbedingungen für dringend benötigte Pflegekräfte aus. „Pflege kann mehr, als sie bislang darf. Ihre Kompetenz müssen wir stärker nutzen, um eine alternde Gesellschaft zu versorgen." Es gelte, die Aufgaben von Pflegekräften ihren Fähigkeiten stärker anzupassen, um den Beruf noch attraktiver zu machen.
9. Mai 2025	Selbstverwaltung	Vorschläge zur Stärkung des Pflegeberufs der DKG	Um den Pflegeberuf langfristig zu stärken, müssten die Ausbildung attraktiver gestaltet und Pflegefachpersonen bessere Entwicklungs- und Arbeitsbedingungen geboten werden. Seitens der DKG wird unter anderem gefordert, die beruflichen Kompetenzen und Befugnisse der Pflege zur selbstständigen Ausübung von Heilkunde „auf Grundlage umfassender klarer gesetzlicher Regelungen" zu stärken. Zudem solle eine Kostenübernahme für die Weiterqualifizierung von Pflegefachpersonal über Fort- und Weiterbildungen sowie Studiengänge durch den Gesetzgeber beziehungsweise durch die Krankenkassen erfolgen.
7. Mai 2025	Politik	Amtsübergabe im BMG	Der geschäftsführende Bundesgesundheitsminister Prof. Lauterbach (SPD) übergibt das BMG an seine Nachfolgerin von der CDU, Frau Nina Warken.

Termin	Leitbegriff	Vorgang	Legende
6. Mai 2025	Politik	Kanzlerwahlkrimi und Ministervereinigung	Im zweiten Wahlgang wird am späten Nachmittag Friedrich Merz (CDU) zum 10. Bundeskanzler der Bundesrepublik Deutschland gewählt. Im Anschluss an die Vereidigung erfolgt sowohl die Ernennung als auch die Vereidigung der Ministerinnen und Minister des neuen Bundeskabinetts. Die erste Kabinettssitzung startet gegen 22 Uhr und legt die offizielle Ressortzuteilung fest.
6. Mai 2025	Wissenschaft	Bruttomonatsverdienste in Gesundheits- und Pflegeberufen binnen zehn Jahren deutlich gestiegen	Laut Destatis verdienten im April 2024 Vollzeitbeschäftigte in Gesundheits- und Pflegeberufen im Mittel 4.048 € brutto ohne Sonderzahlungen. Das waren 1.219 € mehr als zehn Jahre zuvor. In der Gesamtwirtschaft verdienten Vollzeitbeschäftigte im April 2024 im Mittel 988 € mehr als im April 2014.
5. Mai 2025	Politik	Lauterbach wird nicht Mitglied des Gesundheitsausschusses	Der scheidende Bundesgesundheitsminister Prof. Lauterbach (SPD) wird nicht Mitglied des Gesundheitsausschusses des Deutschen Bundestages werden.
5. Mai 2025	Wissenschaft	Kaiserschnittrate 2023 mit 32,6 % beinahe doppelt so hoch wie 1993	Wie Destatis mitteilt, haben im Jahr 2023 rd. 218.000 Frauen per Kaiserschnitt entbunden – damit ist fast jede dritte Geburt in einem Krankenhaus in Deutschland durch einen Kaiserschnitt erfolgt.
2. Mai 2025	Selbstverwaltung	Bundesärztekammer steckt Tätigkeitsrahmen für Physician Assistants ab	Die Bundesärztekammer (BÄK) veröffentlicht ihr neues Positionspapier zum Berufsbild Physician Assistance. Darin findet sich nicht nur der Appell, die Studieninhalte sowie die Prüfungen bundesweit zu vereinheitlichen, sondern auch ein Überblick über die Kompetenzen, mit denen Physician Assistants (PA) die Ärzte und Ärztinnen in Praxen und Kliniken entlasten sollen.
29. April 2025	Politik	CSU nominiert Katrin Staffler als neue Pflegebevollmächtigte der Bundesregierung	CSU-Chef Markus Söder schlägt die Bundestagsabgeordnete Katrin Staffler (CSU) als neue Pflegebevollmächtigte der Bundesregierung und damit als Nachfolgerin von Claudia Moll (SPD) vor. Diese Nominierung überrascht, da die künftige Bundesregierung auf diesen Posten eigentlich verzichten wollte.
29. April 2025	Wissenschaft	600 stationäre Krankenhausbehandlungen wegen FSME	Wie Destatis mitteilt, wurden im Jahr 2023 rd. 600 Patientinnen und Patienten wegen einer FSME im Krankenhaus behandelt. Die Zahl der stationären FSME-Behandlungen ist binnen 20 Jahren tendenziell etwas gestiegen, wobei die jährliche Schwankung hoch ist. Der Höchstwert der vergangenen 20 Jahre lag im Corona-Jahr 2020, als knapp 900 Patientinnen und Patienten mit der Hauptdiagnose FSME im Krankenhaus behandelt wurden.
28. April 2025	Politik	Nina Warken als Bundesgesundheitsministerin während des Kleinen Parteitag des CDU nominiert	Die bisherige Parlamentarische Geschäftsführerin der Unionsfraktion und amtierende Generalsekretärin der baden-württembergischen CDU, Nina Warken MdB, wird durch den designierten Bundeskanzler Friedrich Merz MdB (CDU) als Bundesgesundheitsministerin nominiert. Tino Sorge MdB und Dr. Georg Kippels MdB (beide CDU) sollen als Parlamentarische Staatssekretäre berufen werden.

Termin	Leitbegriff	Vorgang	Legende
17. April 2025	Gesetzgebung	KHTFV im BGBL veröffentlicht	Im Bundesgesetzblatt (BGBL) wird die Krankenhaustransformationsverordnung veröffentlicht und tritt somit in Kraft.
16. April 2025	Wissenschaft	Auslaufende Corona-Maßnahmen führen im Jahr 2023 zu leicht rückläufigen Gesundheitsausgaben	Die Gesundheitsausgaben in Deutschland sind, so Destatis, im Jahr 2023 gegenüber dem Vorjahr um 0,1 % oder 396 Mio. € auf 500,8 Mrd. € gesunken. Das waren 6.013 € je Einwohnerin und Einwohner. Der Anteil der Gesundheitsausgaben am Bruttoinlandsprodukt (BIP) lag 2023 bei 12,0 % und damit 0,7 Prozentpunkte niedriger als 2022. Maßgeblich für den leichten Ausgabenrückgang im Jahr 2023 waren die auslaufenden Corona-Finanzhilfemaßnahmen.
15. April 2025	Selbstverwaltung	Bundesbasisfallwert steigt auf 4.394,22 €	DKG, GKV-SV und PKV einigen sich für das Jahr 2025 auf einen Bundesbasisfallwert (BBFW). Die drei Vertragsparteien bezifferten den Bundesbasisfallwert auf 4.394,22 €. Den Bewertungskorridor legten sie mit der Obergrenze 4.504,08 € (+2,5 %) und der Untergrenze 4.349,40 € (−1,02 %) fest. 2024 betrug dieser 4.210,59 €.
15. April 2025	Wissenschaft	Qualitätsmonitor zeigt deutliche Konzentration bei Speiseröhren-OPs nach Anhebung der Mindestmenge	Bei komplexen Operationen an der Speiseröhre hat es durch die Anhebung der Mindestmenge von 10 auf 26 Eingriffe im Jahr 2023 eine deutliche Konzentration der Leistungen auf weniger Klinik-Standorte mit höheren Fallzahlen gegeben. Während 2022 noch 42 % der Fälle in Kliniken mit weniger als 26 Eingriffen pro Jahr behandelt wurden, waren es im Jahr der Mindestmengen-Anhebung 2023 nur noch 23 %, so das Ergebnis der Aktualisierung des Online-Portals „Qualitätsmonitor" des Wissenschaftlichen Instituts der AOK (WIdO).
11. April 2025	Politik	Brandenburg bringt Entschließungsantrag „Überbrückungsfinanzierung" in den Bundesrat ein	Brandenburgs Gesundheitsministerin Britta Müller (parteilos) warnt vor unkontrollierten Klinik-Insolvenzen, wenn der Bund seiner Verpflichtungen bei der Krankenhausfinanzierung weiterhin nicht nachkomme. Bis die Krankenhausreform greift, sollen demnach die Krankenhäuser bei dem anstehenden Strukturwandel zusätzlich finanziell unterstützt werden. Mit dem eingebrachten Entschließungsantrag soll die Bundesregierung aufgefordert werden, zeitnah Mittel für eine Überbrückungsfinanzierung zur Verfügung zu stellen. Zudem wird der noch immer fehlende Inflationsausgleich für die Kliniken für die Jahre 2022 und 2023 gefordert. Der Bundesrat überweist den Antrag unter anderem in den federführenden Gesundheitsausschuss.
7. April 2025	Politik	Förderung für Netzwerk Universitätsmedizin bis 2030 gesichert	Das Bundesministerium für Bildung und Forschung (BMBF) wird das Netzwerk Universitätsmedizin (NUM) ab Juli für weitere fünf Jahre im Rahmen der vorläufigen Haushaltsführung mit 55 Mio. € pro Jahr fördern. Dem bundesweiten interdisziplinären Netzwerk haben sich alle 37 Universitätsklinika angeschlossen.

Termin	Leitbegriff	Vorgang	Legende
4. April 2025	Politik	Schwarz-rote Koalitionsverhandlungen – Positionspapier der Arbeitsgruppe Gesundheit und Pflege	Nach rund anderthalbwöchigen Beratungen liegen die Vorschläge der Arbeitsgruppe Gesundheit und Pflege vor. Für den stationären Bereich erklären die Verhandelnden, dass sie eine „qualitative, bedarfsgerechte und praxistaugliche Krankenhauslandschaft" aufbauen möchten. Diese soll auf der Krankenhausreform der vorherigen Legislaturperiode basieren. Darüber hinaus verständigten sie sich darauf, die Finanzierung des Transformationsfonds aus Mitteln des Sondervermögens Infrastruktur zu bezahlen (jährlich 2,5 Mrd. €). Zudem sieht das Ergebnispapier die Schließung der Betriebskostenlücke von bedarfsnotwendigen Krankenhäusern aus den Jahren 2022 und 2023 mit einmalig 4 Mrd. € aus Steuermitteln vor. Welche Krankenhäuser das Geld bekommen sollen, steht allerdings noch nicht fest. Was von den Ideen übrig bleibt ist allerdings offen, denn nun müssen die Parteispitzen über die Empfehlungen und deren Finanzierbarkeit entscheiden.
3. April 2025	Rechtsprechung	Klinik kann wahlärztliche Leistungen auch selbst anbieten	Nicht nur zur Liquidation berechtigte Ärzte können wahlärztliche Leistungen anbieten, sondern auch die Klinik selbst. Danach müssen solche Wahlärzte bei der Klinik angestellt sein und über eine Qualifikation verfügen, „die über den Facharztstandard hinausgeht". Zudem muss das Krankenhaus vorab über die Entgelte informieren, so der BGH in seinem Urteil (Az.: III ZR 426/23).
2. April 2025	Rechtsprechung	BSG beurteilt Regelung zur Einstufung von Krankenhäusern in der Notfallversorgung als teilweise nichtig	Das BSG hat mit seinem Urteil vom 02.04.2025 (B 1 KR 25/23 R) entschieden, dass die Notfallstufenregelung des G-BA teilweise, hierbei mit Bezug auf § 3 Abs. 2 Satz 1 der Richtlinie, nichtig sei. Hintergrund des Verfahrens war, dass die Klägerin nicht die Anforderungen an die Basisnotfallversorgung erfüllte und gemäß § 3 Abs. 2 Satz 1 der Notfallstufenregelung somit auch nicht an der strukturierten Notfallversorgung teilnahm. Entsprechend erfolgte nach der Notfallstufenvergütungsvereinbarung für jeden vollstationären Behandlungsfall ein Rechnungsabschlag i. H. v. 60 €.
1. April 2025	Rechtsprechung	Zwangsbehandlung vorerst weiter nur in der Klinik	Medizinische Zwangsbehandlungen dürfen vorerst nur in Krankenhäusern durchgeführt werden, obwohl diese Beschränkung verfassungswidrig ist, so der Bundesgerichtshof (BGH) in seiner Entscheidung (AZ.: XII ZB 459/22) zur Rechtsprechung der Vorgaben des Bundesverfassungsgerichts (BVerfG).

Termin	Leitbegriff	Vorgang	Legende
21. März 2025	Politik	Bundesrat beschließt Zustimmung zur Verordnung zur Verwaltung des Transformationsfonds im Krankenhausbereich (Krankenhaustransformationsfonds-Verordnung – KHTFV)	Mit dem Krankenhausversorgungsverbesserungsgesetz (KHVVG) wurde die Einrichtung eines Transformationsfonds von bis zu 50 Mrd. € zur Finanzierung der Umstrukturierungen im Rahmen der Krankenhausreform beschlossen. Mit der Verordnung werden die Voraussetzungen für die finanzielle Förderung der Umstrukturierung von Krankenhäusern konkretisiert. Der Bundesrat hat in seiner Sitzung am 21. März beschlossen, der KHTFV nach Maßgabe mehrerer Änderungen zuzustimmen (Drs. 64/25). Der Beschluss beinhaltet zudem Entschließungen. In diesem Rahmen wird die alleinige Finanzierung des Transformationsfonds über die Beitragszahlungen gesetzlich Versicherter sowie aus den Haushalten der Länder abgelehnt und eine Beteiligung des Bundes mit einem Anteil von 40 % aus dem Bundeshaushalt (Aufteilung Bund 40 %, Länder und GKV je 30 %) gefordert. Bereits in der Stellungnahme des Bundesrates vom 5. Juli 2024 zum KHVVG (vgl. BR-Drs. 235/24) hatten die Länder die anteilige Beteiligung des Bundes an der Finanzierung des Transformationsfonds eingefordert. Der Bundesrat fordert zudem verschiedene Ausweitungen der Fördermöglichkeiten, u. a. sollen Vorhaben im Bereich Nachhaltigkeit zusätzlich umfasst sein oder Regelungen gestrichen werden, die die Förderfähigkeit auf Vorhaben ausschließen, die überwiegend dem Erhalt bestehender Strukturen dienen. Ebenfalls werden Änderungen eingebracht, mit denen die Rückforderung von Fördermitteln eingeschränkt wird.
5. März 2025	Wissenschaft	Destatis: „Zahl der Krankenhausbehandlungen wegen Depression 2023 gegenüber Vorjahr um 3,6 % gestiegen"	Depressionen stellen die häufigste Diagnose bei Krankenhausbehandlungen aufgrund psychischer Erkrankungen oder Verhaltensstörungen dar, so Destatis (Nr. N009). So wurden 2023 ca. 261.200 Patientinnen und Patienten wegen depressiver Episoden oder wiederkehrender depressiver Störungen stationär behandelt. Die Zahl solcher vollstationären Behandlungen ist das dritte Jahr in Folge gestiegen – im Vergleich zu 2022 um 3,6 %.
25. Februar 2025	Wissenschaft	Destatis „Zahl der Klinikbehandlungen wegen Alkoholmissbrauchs binnen zehn Jahren um 46,5 % zurückgegangen"	Im Jahr 2023 wurden rund 62.300 Menschen wegen akuter Alkoholvergiftung stationär in einer Klinik behandelt, so Destatis (Nr. 09). Das waren 46,5 % weniger als zehn Jahre zuvor (116.500 Personen). Die Fallzahlen erreichten 2023 den niedrigsten Stand seit dem Jahr 2001.
7. Februar 2025	Gesetzgebung	Verordnung zur Verwaltung des Transformationsfonds im Krankenhausbereich als Bundesrats-Drucksache veröffentlicht	Dem Bundesrat wurde die Verordnung zur Verwaltung des Transformationsfonds im Krankenhausbereich (Krankenhaustransformationsfonds-Verordnung – KHTFV) vom Bundeskanzleramt zugestellt (Drs. 64/25). Ein Abschluss der Beratungen ist für den 21. März geplant.

Termin	Leitbegriff	Vorgang	Legende
5. Februar 2025	Wissenschaft	Zertifizierung des Leistungsgruppen-Groupers	Das InEK hat auf seiner Website das Definitionshandbuch des DRG- und Leistungsgruppen-Groupers sowie die zugehörigen FAQ veröffentlicht. Aus dem Definitionshandbuch des Leistungsgruppen-Groupers lässt sich ableiten, wie die Gruppierung funktioniert und welche Daten verwendet werden. Gruppierungsrelevant wird nun auch die Fachabteilung sein.
30. Januar 2025	Wissenschaft	Destatis: „Weltkrebstag: Zahl der stationären Krebsbehandlungen 2023 gegenüber Vorjahr gestiegen"	Im Jahr 2023 wurden rund 1,44 Mio. Menschen aufgrund einer Krebserkrankung im Krankenhaus behandelt, so Destatis (PM Nr. N005). Die Zahl der stationären Krebsbehandlungen stieg gegenüber dem Vorjahr um 2,4 % und ist mit einem Anteil von 8 % an allen Krankenhausaufenthalten der fünfthäufigste Behandlungsgrund.
21. Januar 2025	Politik	Antwort der Bundesregierung „Einhundert Fragen zur Amtszeit des Bundesministers für Gesundheit"	Die Bundesregierung antwortet (Drs. 20/14649) auf die Kleine Anfrage (20/14142) der Unionsfraktion auf 100 Fragen zu verschiedenen Themengebieten. Dabei wird u. a. hervorgehoben: „Um das Gesundheitssystem auf aktuelle und kommende Herausforderungen gut einzustellen, hat die Bundesregierung die notwendigen und überfälligen Strukturreformen eingeleitet. Ziel der Bundesregierung ist in dieser Legislaturperiode, die Versorgungssicherheit in Deutschland dauerhaft zu gewährleisten. Im Mittelpunkt der Bestrebung der Bundesregierung steht das Versprechen, dass es trotz des erheblichen Sanierungsbedarfes im Gesundheitssystem in dieser Legislaturperiode keine Leistungseinschränkungen für die Patientinnen und Patienten geben wird."
17. Januar 2025	Gesetzgebung	BMG gibt „Verordnung zur Verwaltung des Transformationsfonds im Krankenhausbereich (Krankenhaustransformationsfonds-Verordnung – KHTFV" in die Verbändeanhörung	In dem Referentenentwurf (Stand 15.01.2025) werden die Voraussetzungen für die Förderung von Vorhaben und förderfähigen Kosten im Rahmen des mit dem KHVVG eingeführten Transformationsfonds zur Förderung strukturverbessernder Vorhaben in der Krankenhausversorgung konkretisiert. Die Verordnung regelt die Vorgaben über das Verfahren zur Antragstellung, zur Auszahlung der Fördermittel und zum Nachweis über die zweckentsprechende Verwendung der Fördermittel.
9. Januar 2025	Wissenschaft	Zweite Erhebung des digitalen Reifegrads deutscher Krankenhäuser zeigt deutliche Fortschritte	Die ersten Ergebnisse der zweiten Erhebung zur digitalen Reife deutscher Krankenhäuser zeigen signifikante Fortschritte in allen untersuchten Dimensionen, so DigitalRadar. Demnach sei gegenüber der ersten Erhebung 2021 mit einem Plus von 27,3 % die durchschnittliche Punktzahl um 9,1 auf 42,1 Punkte von insgesamt 100 erreichbaren Punkten gestiegen. In den Dimensionen „Strukturen und Systeme", „Klinische Prozessen" und dem digitalen „Informationsaustausch" wurden Steigerungen um jeweils ca. 11 Punkte erzielt.

Termin	Leitbegriff	Vorgang	Legende
Januar 2025	Wissen-schaft	Finanzielle Vergütung des angestellten Gesundheitspersonals	Der Wissenschaftliche Dienst des Bundestages hat eine Ausarbeitung zur „Finanziellen Vergütung des angestellten Gesundheitspersonals in Deutschland" erarbeitet (WD 6 – 3000 – 079/24). Hierbei wird u. a. auf die Unterschiedlichkeit der drei Gruppen staatliche/öffentliche, kirchliche und private Einrichtungen verwiesen und diese anhand von Vergütungsbeispielen näher erläutert.

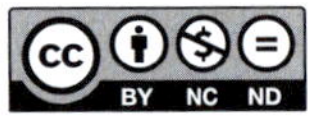

Daten und Analysen

Inhaltsverzeichnis

Statistische Krankenhausdaten: Diagnosedaten der Krankenhauspatienten 2024

Sophia Behrens

Inhaltsverzeichnis

Ergänzende Information Die elektronische Version dieses Kapitels enthält Zusatzmaterial, auf das über folgenden Link zugegriffen werden kann https://doi.org/10.1007/978-3-662-73132-1_20.

D. Scheller-Kreinsen et al. (Hrsg.), *Krankenhaus-Report 2026*,
https://doi.org/10.1007/978-3-662-73132-1_20

Zusammenfassung

Die Diagnosen der Krankenhauspatienten bilden das gesamte vollstationäre Geschehen in den deutschen Krankenhäusern ab. Dieser Beitrag beschreibt die Ergebnisse der Diagnosedaten der Krankenhauspatienten für das Jahr 2024. Diese amtliche Statistik wird seit 1993 jährlich als Vollerhebung durchgeführt, alle Krankenhäuser in Deutschland sind auskunftspflichtig. Erfasst werden alle Patientinnen und Patienten, die im Berichtsjahr aus der vollstationären Behandlung eines Krankenhauses entlassen werden. Im Jahr 2024 waren es über 17,9 Mio. Patienten, damit ist die Fallzahl im Vorjahresvergleich leicht angestiegen. Die Ergebnisse der Diagnosen werden nach wichtigen Indikatoren wie Hauptdiagnosen, Alter, Geschlecht und Verweildauer dargestellt. Aufgrund geschlechts- und altersspezifischer Morbiditätshäufigkeiten werden die Ergebnisse teilweise standardisiert und so um den demographischen Effekt bereinigt. Dadurch sind bevölkerungsunabhängige Aussagen möglich.

The hospital diagnosis statistics reflect all inpatient cases in Germany. This article describes the 2024 results. These official statistics are carried out annually since 1993 and include all hospitals in Germany. Hospitals are required to disclose information. The data cover all inpatients discharged from hospital in the respective year. In 2024, about 17,9 million patients were treated in hospitals. Compared to the previous year, the numbers of patients have increased slightly.

The diagnosis data are described by key indicators such as main diagnosis, age, sex and average length of stay. Due to gender and age specific morbidity frequencies, some of the data are standardised and thus adjusted for demographic effects which allows statements independent of the actual age and sex structure of the population.

20.1 Vorbemerkung

In diesem Beitrag werden vornehmlich die Ergebnisse der Krankenhausdiagnosestatistik des Berichtsjahres 2024 vorgestellt. Die Diagnosestatistik ist ein Baustein der vierteiligen Krankenhausstatistik des Statistischen Bundesamtes. Über diese Statistik hinaus werden auch die Grunddaten der Krankenhäuser (Betten, Personal, Ausstattung, etc.), die Kosten (Personal-, Sachkosten, etc.) sowie die DRG-Statistik erfasst. Zusätzlich werden seit 2003 auch die Diagnosedaten von Vorsorge- oder Rehabilitationseinrichtungen mit mehr als 100 Betten erhoben.

Im Rahmen der Diagnosestatistik werden alle im Laufe des Berichtsjahres aus dem Krankenhaus entlassenen vollstationären Patientinnen und Patienten[1] sowie die im Krankenhaus Verstorbenen erfasst. Bei mehrfach im Berichtsjahr vollstationär behandelten Patienten wird jeder Krankenhausaufenthalt als ein Fall nachgewiesen (Fallzahlenstatistik). Nicht nachgewiesen werden die vor- und nachstationären, teilstationären und ambulanten Behandlungsfälle. Die Angaben zur Diagnosestatistik entnehmen die Krankenhäuser der vorhandenen Patientendokumentation.

Um bevölkerungsunabhängige Vergleiche anstellen zu können, werden die Ergebnisse der Diagnosestatistik teilweise alters- und geschlechtsstandardisiert. Mit Hilfe der Standardisierung werden die Ergebnisse um den demographischen Effekt bereinigt. Dies erlaubt bevölkerungsunabhängige intertemporale und interregionale Vergleiche zwischen strukturell verschiedenen Gesamtheiten. Dadurch können Veränderungen beim Auftreten bestimm-

1 Die Begriffe „Behandlungsfälle“ und „Patienten“ werden im Folgenden anstelle der korrekten Bezeichnung „aus der vollstationären Behandlung eines Krankenhauses entlassene Patientinnen und Patienten (einschl. Sterbe- und Stundenfälle)“ verwendet.

ter Krankheiten aus rein epidemiologischer Sicht beurteilt werden, ohne dass die Ergebnisse durch sich verändernde Bevölkerungsstrukturen verzerrt werden. Genauer: Mit dieser Methode kann gezeigt werden, ob sich das Risiko jedes Einzelnen, an einer bestimmten Krankheit zu erkranken, erhöht hat oder nicht. Beispiel: Wenn im Vergleich zu 1995 heute mehr Menschen in Deutschland über 80 Jahre alt sind, treten in dieser Altersklasse entsprechend mehr Krankheitsfälle auf.[2] Trotz der höheren Zahlen bedeutet dies nicht, dass sich das Risiko des Einzelnen, daran zu erkranken, erhöht hat.

20.2 Kennzahlen der Krankenhauspatienten

Hervorzuheben ist, dass der leichte Anstieg der Behandlungszahlen durch den Einfluss der demographischen Entwicklungen bestimmt wurde. Dies lässt sich anhand der standardisierten Raten[3] ablesen, die trotz des leichten Anstiegs der Behandlungszahlen weiter gesunken sind: So betrug die altersstandardisierte Rate im Jahr 2000 noch 23.355 Fälle je 100.000 Einwohner, ist bis 2019 auf 24.002 Fälle angestiegen und liegt mit 21.436 Fällen im Jahr 2024 weiterhin unter dem Wert im Jahr 2000. Die standardisierte Rate der männlichen Patienten sank in diesem Zeitraum (2000 zu 2024) um −8,1 % und die der Frauen um −9,3 %.

Zu beachten ist hierbei, dass ein direkter Vergleich zwischen Männern und Frauen nur bedingt möglich ist, da Frauen von Natur aus wegen Schwangerschaft und Geburt häufiger im Krankenhaus behandelt werden.

2 Vgl. zum Standardisierungsverfahren in der Diagnosestatistik: Rolland S, Rosenow C (2004) Diagnosedaten der Krankenhauspatientinnen und -patienten 2000. In: Klauber J, Robra BP, Schellschmidt H (Hrsg) Krankenhaus-Report 2003. Schattauer, Stuttgart 2004, S. 365 ff.

3 Standardisiert mit der Standardbevölkerung „Zensus 2022", ohne Patienten mit Wohnsitz im Ausland, unbekanntem Geschlecht und unbekanntem Alter.

Ein weiterer wichtiger Indikator für Aspekte wie mögliche Einsparpotenziale und Effizienz in Krankenhäusern ist die Verweildauer. Sie wird gleichermaßen als Ansatzpunkt für die Qualität der stationären Versorgung genutzt. Insbesondere die Notwendigkeit, die Kosten zu reduzieren, hat in den Vorjahren dazu geführt, dass die Patienten immer kürzer in den Krankenhäusern verweilen. Waren es im Jahr 2000 noch fast zehn Tage (9,7 Tage), ist diese Zahl kontinuierlich auf sieben Tage (7,1) im Jahr 2024 gesunken.

Darüber hinaus ist es sinnvoll, ein weiteres Indiz für mögliche Einsparpotenziale heranzuziehen. Die Entwicklung der Anzahl der Kurzlieger (1 bis 3 Tage im Krankenhaus) war lange eng mit der Entwicklung der Verweildauer verknüpft, da diese einen konträren Verlauf aufwies. Das bedeutet, dass die Anzahl der Kurzlieger automatisch gestiegen ist, wenn die Verweildauer gesunken ist. Da die Verweildauer stagniert, verläuft die Entwicklung der Anzahl der Kurzlieger nun unabhängig davon. Sie ist absolut zwischen 2019 und 2020 um 1 Mio. Fälle auf 8,9 Mio. Fälle gesunken und liegt im Jahr 2024 bei 8,5 Mio. Fällen (◘ Tab. 20.1).

Die Auswirkungen der Covid-19-Pandemie prägen nach wie vor die Zahl der Behandlungen in den stationären Einrichtungen in Deutschland. Während sie bis zum Berichtsjahr 2019 kontinuierlich auf 19,9 Mio. Fälle angestiegen ist, sank sie im ersten Jahr der Corona-Pandemie um 13 % auf 17,3 Mio. Fälle und anschließend auf 17,2 Mio. Fälle. Im Berichtsjahr 2022 gab es im Vergleich zum Vorjahr wieder einen Anstieg der Behandlungszahlen, dieser fiel jedoch mit 0,3 % bzw. 48.036 Fällen äußerst moderat aus. Seit dem Jahr 2023 steigt die Anzahl der Behandlungsfälle weiter an. So stieg die Fallzahl im Jahr 2023 um 2,3 % (391.540 Fälle) und im Jahr 2024 um 2,0 % (343.854 Fälle). Es handelt sich hierbei um alle Krankenhausfälle inklusive Sterbe- und Stundenfälle einschließlich gesunder Neugeborener.

Diese Entwicklung betrifft sowohl männliche als auch weibliche Patienten und be-

Tab. 20.1 Kennzahlen der Patienten im Überblick, 2024. (Quelle: Statistisches Bundesamt)

Gegenstand der Nachweisung								Veränderung 2024 zu					
	2024	2023	2022	2021	2020	2019	2000	2023	2022	2021	2020	2019	2000
								In %					
Behandlungsfälle insgesamt [a)]	**17.940.979**	**17.597.125**	**17.205.585**	**17.157.549**	**17.265.142**	**19.855.784**	**17.187.527**	**2,0**	**4,3**	**4,6**	**3,9**	**–9,6**	**4,4**
– Männer	8.675.709	8.512.110	8.309.264	8.232.341	8.322.422	9.535.870	7.755.158	1,9	4,4	5,4	4,2	–9,0	11,9
– Frauen	9.265.268	9.085.013	8.896.316	8.925.204	8.942.702	10.319.847	9.432.186	2,0	4,1	3,8	3,6	–10,2	–1,8
Behandlungsfälle ohne Personen mit ausländischem/unbekanntem Wohnort, unbekanntem Geschlecht und unbekanntem Alter	**17.864.974**	**17.522.947**	**17.132.408**	**17.095.256**	**17.200.539**	**19.758.418**	**17.109.619**	**2,0**	**4,3**	**4,5**	**3,9**	**–9,6**	**4,4**
– Männer	8.629.982	8.467.431	8.264.725	8.193.677	8.283.048	9.478.367	7.713.931	1,9	4,4	5,3	4,2	–9,0	11,9
– Frauen	9.234.992	9.055.516	8.867.683	8.901.579	8.917.491	10.280.051	9.395.688	2,0	4,1	3,7	3,6	–10,2	–1,7
Behandlungsfälle je 100.000 Einwohner [c)]	**21.391**	**21.039**	**20.759**	**20.548**	**20.683**	**23.779**	**20.818**	**1,7**	**3,0**	**4,1**	**3,4**	**–10,0**	**2,8**
– Männer	20.946	20.632	20.330	19.962	20.187	23.117	19.229	1,5	3,0	4,9	3,8	–9,4	8,9
– Frauen	21.825	21.435	21.176	21.119	21.167	24.424	22.333	1,8	3,1	3,3	3,1	–10,6	–2,3
Behandlungsfälle je 100.000 Einwohner (standardisiert) [b)c)]	21.436	21.110	20.759	20.563	20.783	24.002	23.355	**1,5**	**3,3**	**4,2**	**3,1**	**–10,7**	**–8,2**
– Männer	20.982	20.701	20.330	19.994	20.333	23.428	22.843	1,4	3,2	4,9	3,2	–10,4	–8,1
– Frauen	21.879	21.509	21.176	21.120	21.229	24.577	24.131	1,7	3,3	3,6	3,1	–11,0	–9,3
Durchschnittsalter der Patienten (in Jahren)	56,8	56,6	56,1	55,6	55,8	55,6	51,3	0,3	1,2	2,0	1,7	2,0	10,6
– Männer	57,0	56,9	56,4	56,0	56,2	55,7	50,3	0,2	1,0	1,7	1,5	2,3	13,4
– Frauen	56,6	56,4	55,8	55,3	55,5	55,6	52,2	0,3	1,4	2,3	1,9	1,8	8,4

Tab. 20.1 (Fortsetzung)

Gegenstand der Nachweisung								Veränderung 2024 zu					
	2024	2023	2022	2021	2020	2019	2000	2023	2022	2021	2020	2019	2000
								In %					
Altersspezifische Rate je 100.000 Einwohner[c]													
– unter 15 Jahre	13.770	13.769	14.174	13.809	13.634	15.916	11.749	0,0	–2,8	–0,3	1,0	–13,5	17,2
– 15 bis unter 45 Jahre	12.003	11.766	11.945	12.201	12.102	13.917	14.147	2,0	0,5	–1,6	–0,8	–13,8	–15,2
– 45 bis unter 65 Jahre	18.245	17.876	17.439	17.649	17.796	20.340	21.880	2,1	4,6	3,4	2,5	–10,3	–16,6
– 65 bis unter 85 Jahre	40.550	40.357	39.266	38.489	39.500	45.843	42.782	0,5	3,3	5,4	2,7	–11,5	–5,2
– 85 Jahre und mehr	67.488	66.658	65.460	62.821	63.958	73.884	59.981	1,2	3,1	7,4	5,5	–8,7	12,5
Durchschnittliche Verweildauer (in Tagen)	**7,1**	**7,2**	**7,2**	**7,2**	**7,2**	**7,2**	**9,7**	**–1,4**	**–1,3**	**–1,4**	**–1,2**	**–1,2**	**–26,6**
Stundenfälle innerhalb eines Tages[d)]	**456.790**	**339.032**	**368.096**	**416.209**	**439.958**	**522.533**	**777.404**	**34,7**	**24,1**	**9,8**	**3,8**	**–12,6**	**–41,2**
Kurzlieger (1 bis 3 Tage)	**8.472.423**	**8.315.400**	**8.148.193**	**7.992.915**	**7.916.752**	**8.917.196**	**4.710.656**	**1,9**	**4,0**	**6,0**	**7,0**	**–5,0**	**79,9**
Sterbefälle	**433.720**	**441.557**	**457.743**	**447.473**	**424.635**	**427.199**	**399.413**	**–1,8**	**–5,2**	**–3,1**	**2,1**	**1,5**	**8,6**
Erfassungsgrad (in %)	**99,4**	**99,4**	**99,2**	**99,2**	**99,5**	**99,4**	**99,6**	**0,0**	**0,2**	**0,2**	**–0,1**	**0,0**	**–0,2**

[a)] Behandlungsfälle einschließlich der Patienten mit unbekanntem Geschlecht. Ab 2004 einschl. gesunde Neugeborene
[b)] Standardisiert mit der Standardbevölkerung „Deutschland 2022"
[c)] Ab dem Berichtsjahr 2000 ohne Patientinnen/Patienten mit ausländischem Wohnort, unbekanntem Wohnort, unbekanntem Alter und unbekanntem Geschlecht. Ab 2022 mit der Durchschnittsbevölkerung auf Grundlage des Zensus 2022 berechnet, bis 2021 mit der Durchschnittsbevölkerung auf Basis früherer Zählungen. Abweichungen zwischen der Summe der Einzelwerte und der ausgewiesenen Summen sowie der Bundesländer und des Bundesergebnisses ergeben sich aus Rundungsdifferenzen.
[d)] Der starke Anstieg der Stundenfälle im Berichtsjahr 2024 ist durch eine Übererfassung der sog. Hybridfälle in den Krankenhäusern zu erklären, die ab dem 01.01.2024 schrittweise in den Krankenhäusern eingeführt wurden und nicht gemeldet werden sollten. Hierbei handelt es sich um Behandlungen, die i. d. R. ambulant erfolgen sollten. Werden diese vollstationär gemeldet, führt das zu einem sog. Stundenfall. Ab dem Berichtsjahr 2025 werden weitere Qualitätsmaßnahmen ergriffen, um das Problem zu bereinigen.
Krankenhaus-Report 2026

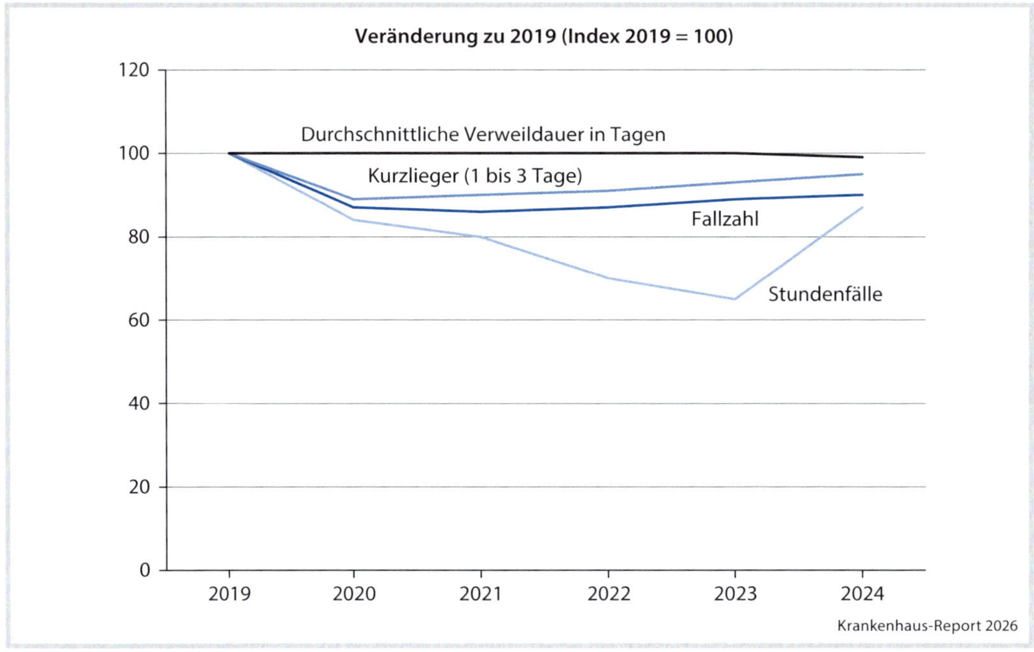

Abb. 20.1 Kennzahlen im Zeitvergleich 2019–2024 (Index 2019 = 100)

einflusst damit auch die Anzahl der Fälle je 100.000 Einwohner: Diese ist zwischen 2019 und 2024 um 2.388 Fälle auf 21.391 Fälle je 100.000 Einwohner gesunken, wobei es im Vergleich zum Vorjahr bei den Männern einen Anstieg um 1,5 % und bei den Frauen einen Anstieg um 1,8 % gab.

Über die Jahre hinweg betrachtet zeigt sich bedingt durch die Corona-Pandemie ein uneinheitliches Bild: Die Anzahl der Behandlungsfälle ist bis zum Beginn der Pandemie angestiegen und bewegt sich aktuell trotz des Anstiegs noch auf dem deutlich niedrigeren Niveau wie während der Pandemie. Die Verweildauer konnte im fünften Jahr hintereinander auf einem sehr niedrigen Niveau gehalten werden. Es ist zu vermuten, dass diese Entwicklungen direkte Auswirkungen auf den ambulanten Sektor haben, beispielsweise in Form einer Verschiebung dorthin. In welchem Maße dies geschieht, kann an dieser Stelle nicht geklärt werden (vgl. Abb. 20.1).

20.3 Strukturdaten der Krankenhauspatienten

Sowohl in den Grunddaten und der DRG-Statistik als auch in der Diagnosestatistik wird die Anzahl der entlassenen Patientinnen und Patienten ermittelt. Alle Statistiken werden unabhängig voneinander erhoben. Im direkten Vergleich der Diagnosestatistik mit den Grunddaten hat sich gezeigt, dass es eine unwesentliche Untererfassung in der Diagnosestatistik gibt (2024: 99,4 %).

20.3.1 Alters- und Geschlechtsstruktur der Patienten

Im Jahr 2024 waren von den über 17,9 Mio. Behandlungsfällen 8,7 Mio. männlichen und 9,3 Mio. weiblichen Geschlechts. Die Männer haben demnach einen Anteil von 48,4 % und die Frauen von 51,6 %. Bezogen auf die

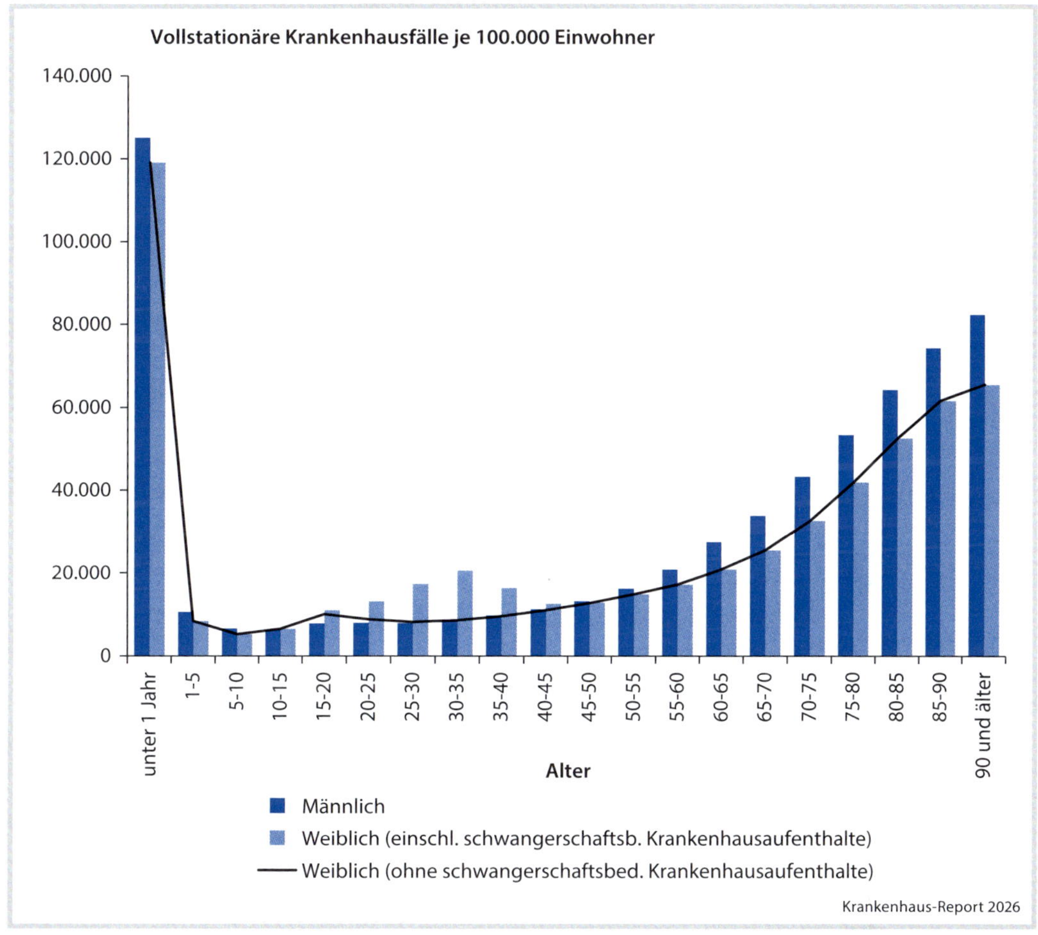

Abb. 20.2 Alters- und Geschlechtsstruktur der Patienten 2024 je 100.000 Einwohner

Behandlungsfälle je 100.000 Einwohner (rohe Rate) wurden durchschnittlich 20.946 Männer und 21.825 Frauen je 100.000 Einwohner stationär in den Krankenhäusern behandelt. Zusammengenommen wurden 21.391 Personen je 100.000 Einwohner im Krankenhaus als Behandlungsfall gezählt. Dies sind 352 Fälle je 100.000 Einwohner bzw. 1,7 % mehr als noch im Vorjahr.

Das Durchschnittsalter der Patienten hat sich weiter erhöht; im Jahr 2024 lag es bei 56,8 Jahren. Das durchschnittliche Alter der Männer betrug 57,0 Jahre und das der Frauen 56,6 Jahre. Es liegt in der Natur der Sache, dass die Behandlungshäufigkeit mit dem Alter steigt. So wurden bspw. in der Gruppe der 15- bis 45-Jährigen 12.003 Personen je 100.000 Einwohner im Krankenhaus behandelt, während es in der letzten ausgewiesenen Altersgruppe der über 85-Jährigen 67.488 Personen waren – also fast sechsmal so viele.

Die altersspezifische Rate je 100.000 Einwohner ist seit dem Jahre 2019 bei den unter 15-Jährigen um −13,5 % gesunken, in der Altersgruppe der 15- bis unter 45-Jährigen ist ein Rückgang von −13,8 % zu verzeichnen. In der Altersgruppe der 45- bis 65-Jährigen ist die Zahl von 2019 auf 2024 um 10,3 % gesunken.

Bei einer genaueren Betrachtung der Alters- und Geschlechtsstruktur der Patienten im

Jahr 2024 zeigt sich, dass in fast allen Altersgruppen mehr Männer je 100.000 Einwohner als Frauen stationär im Krankenhaus behandelt wurden (siehe ◘ Abb. 20.2). Bei den 15- bis 45-Jährigen zeigt sich zwar zunächst, dass mehr Frauen als Männer behandelt wurden. Dies ist jedoch auf Fälle zurückzuführen, die in Zusammenhang mit Schwangerschaft, Geburt und Wochenbett (ICD-Positionen O00–O99) stehen. Rechnet man diese Fälle heraus, wurden nur in den Altersgruppen der 10- bis 15-Jährigen (6.508 Mädchen zu 6.224 Jungen), der 15- bis 20-Jährigen (10.034 Frauen zu 7.838 Männern), der 20- bis 25-Jährigen (8.789 Frauen zu 7.973 Männern) und der 25- bis 30-Jährigen (8.158 Frauen zu 7.905 Männern) mehr weibliche als männliche Patienten im Krankenhaus behandelt.

Vergleicht man den Anteil der Absolutzahlen der Behandlungsfälle je Altersklasse, so zeigt sich ebenfalls, dass die männlichen Patienten in der Regel in der Überzahl waren: Zwar machen sie insgesamt nur 48,4 % der Patienten aus, in den Altersgruppen der unter 15-Jährigen und der 45- bis 80-Jährigen liegen die Zahlen hingegen bei 53,7 %. Lediglich in den Altersgruppen der 15- bis 45-Jährigen (verursacht durch schwangerschaftsbedingte Behandlungen) und der 80-jährigen und älteren Patienten (verursacht durch den höheren Anteil der Frauen in den hohen Altersklassen) liegen die Zahlen der Männer unter denen der Frauen.

20.3.2 Verweildauer der Patienten

Seit dem Berichtsjahr 2003 wird die Fallzahl im Krankenhaus-Report erstmals inklusive der Stundenfälle veröffentlicht. Ein Stundenfall liegt dann vor, wenn Patienten zunächst zwar vollstationär aufgenommen werden, sich aber aufgrund der Lage keine Behandlungsnotwendigkeit ergibt oder sie versterben. Jeder Stundenfall wird als ein Fall mit einem Berechnungs-/Belegungstag in die Statistik aufgenommen. Dies hat zur Folge, dass die Verweildauer per se sinkt. Im Jahr 2024 gab es insgesamt 456.790 Stundenfälle – dies sind 117.758 Fälle mehr als noch im Jahr zuvor. Der starke Anstieg der Stundenfälle im Berichtsjahr 2024 ist durch eine Übererfassung der sogenannten Hybridfälle in den Krankenhäusern zu erklären, die ab dem 01.01.2024 schrittweise in den Krankenhäusern eingeführt wurden und nicht gemeldet werden sollten. Hierbei handelt es sich um Behandlungen, die i. d. R. ambulant erfolgen sollten. Werden diese vollstationär gemeldet, führt das zu einem sogenannten Stundenfall.

2024 lag die Verweildauer der Krankenhauspatienten inklusive der oben beschriebenen Stundenfälle bei durchschnittlich 7,1 Tagen und ist gegenüber dem Vorjahr ganz leicht um 0,1 % gefallen. Insgesamt ist die Verweildauer seit dem Jahr 2019 um 1,2 % gesunken.

Bezogen auf das Geschlecht gibt es kaum Unterschiede. Der niedrigere Wert bei den Frauen im Alter zwischen 20 und 50 Jahren ist wiederum auf schwangerschaftsbedingte Behandlungen zurückzuführen. In den Altersgruppen 10 bis 15 Jahre und 15 bis 20 Jahre liegen Mädchen und junge Frauen knapp drei Tage länger im Krankenhaus als Männer. Auch mit zunehmendem Alter (ab 50 Jahren) liegen Frauen länger als Männer in den Krankenhäusern. Am größten sind die Unterschiede bei den Altersgruppen 80 bis 85 Jahre und 85 bis 90 Jahre; hier lagen Frauen 0,5 Tage länger im Krankenhaus als Männer.

Insgesamt kann man festhalten, dass ungeachtet des Geschlechts die durchschnittliche Verweildauer in den Krankenhäusern bis zur Altersgruppe der 90- bis unter 95-Jährigen mit dem Alter kontinuierlich zunimmt und nur bei den Hochbetagten leicht abnimmt.

2024 verbrachten insgesamt 8,5 Mio. Patienten zwischen einem und drei Tagen im Krankenhaus. Diese so genannten Kurzlieger hatten damit einen Anteil von 47,2 % an allen Behandlungsfällen. Im Jahr davor waren es noch 47,3 %. Vergleicht man die letzten Berichtsjahre miteinander, wird deutlich, dass immer mehr Patienten innerhalb von einem bis drei Tagen entlassen werden: Während im Jahr 2000 nur 4,7 Mio. Kurzlieger registriert wur-

Tab. 20.2 Verweildauer der Patienten 2024. (Quelle: Statistisches Bundesamt)

Verweildauer in Tagen	Patienten			Berechnungs- und Belegungstage		
	Anzahl	Anteil	Kumuliert	Anzahl	Anteil	Kumuliert
		In %			In %	
Insgesamt	**17.940.979**	**100,0**	–	**127.614.957**	**100,0**	–
Stundenfall	456.790	2,5	2,5	456.790	0,4	0,4
1 Tag	3.124.970	17,4	20,0	3.124.970	2,4	2,8
2 Tage	3.025.643	16,9	36,8	6.051.286	4,7	7,5
3 Tage	2.321.810	12,9	49,8	6.965.430	5,5	13,0
4 Tage	1.568.332	8,7	58,5	6.273.328	4,9	17,9
5 Tage	1.156.405	6,4	65,0	5.782.025	4,5	22,5
6 Tage	942.158	5,3	70,2	5.652.948	4,4	26,9
7 Tage	875.586	4,9	75,1	6.129.102	4,8	31,7
8–9 Tage	1.098.695	6,1	81,2	9.240.481	7,2	38,9
10–12 Tage	851.700	4,7	86,0	9.251.576	7,2	46,2
13–14 Tage	441.949	2,5	88,4	5.983.355	4,7	50,9
15–21 Tage	991.175	5,5	93,9	17.405.953	13,6	64,5
22–28 Tage	409.862	2,3	96,2	10.112.418	7,9	72,4
29–35 Tage	208.951	1,2	97,4	6.631.800	5,2	77,6
36–42 Tage	138.305	0,8	98,2	5.415.100	4,2	81,9
43–70 Tage	222.282	1,2	99,4	11.951.721	9,4	91,2
71–182 Tage	100.753	0,6	100,0	9.725.443	7,6	98,9
183–365 Tage	5.085	0,0	100,0	1.199.786	0,9	99,8
Über 365 Tage	528	0,0	100,0	261.445	0,2	100,0

Krankenhaus-Report 2026

den, liegt diese Zahl im Jahr 2024 mit 8,5 Mio. um über 3,8 Mio. darüber. Die Zahlen zeigen, dass es nach wie vor Ziel der Behandlungen ist, die Patienten früher als in den Vorjahren zu entlassen. Auf der einen Seite wird damit die Effektivität erhöht. Auf der anderen Seite steigt aber dadurch auch die Belastung des Personals, da es heute keine oder kaum Patienten in Krankenhäusern geben wird, die ohne oder nur mit wenig Betreuung (Pflege und ärztliche Versorgung) auskommen (Tab. 20.2).

Insgesamt 433.720 Personen sind 2024 in den Krankenhäusern verstorben. Gemessen an der Anzahl der Verstorbenen in Deutschland insgesamt (1.007.758) beträgt der Anteil 43,0 %. Hierbei ist zu beachten, dass dieser Wert nur eine Annäherung darstellt, da beide Erhebungen, die Sterbefälle ausweisen (Krankenhausdiagnose- und Todesursachenstatistik), unterschiedliche Grundgesamtheiten haben. Die Todesursachenstatistik erfasst alle im Berichtsjahr Verstorbenen mit Wohnsitz in Deutschland und damit auch Staatenlose und Ausländer, die ihren Wohnsitz in Deutschland haben (so genanntes Inländerprinzip). Demgegenüber erfasst die Krankenhausdiagnosestatistik alle Patienten, die im Berichtsjahr in einem deutschen Krankenhaus verstarben, das heißt auch Patienten mit ausländischem Wohnort und ausländische Patienten (Inlandsprinzip).

20.3.3 Regionale Verteilung der Patienten

Bei dem Vergleich der Krankenhausfälle nach dem Wohnort der Patienten wird die standardisierte Rate herangezogen, um einen direkten Vergleich der Zahlen zu ermöglichen. Dies geschieht, indem die Fallzahl in eine Rate je 100.000 Einwohner umgerechnet wird. Anschließend wird die Fallzahl alters- und geschlechtsstandardisiert. Eine solche Standardisierung ist notwendig, da sich die Bevölkerung der einzelnen Bundesländer im Hinblick auf ihre Alters- und Geschlechtsstruktur voneinander unterscheidet. Hierzu wird eine einheitliche Bevölkerungsstruktur in Anlehnung an die Ergebnisse des Zensus 2022 unterstellt, wodurch ein Vergleich der standardisierten Raten der Bundesländer ermöglicht wird. Die standardisierte Fallzahl sagt aus, wie viele Personen wegen einer bestimmten Krankheit vollstationär behandelt werden müssten, wenn die Altersstruktur der gewählten Standardbevölkerung von 2022 vorläge (◘ Abb. 20.3 und ◘ Tab. 20.3).

Im Vergleich zu 2019 verringerte sich die Anzahl der Berechnungs- und Belegungstage sowie die Verweildauer weiter. Die standardisierte Fallzahl je 100.000 Einwohner sank in Deutschland nach Wohnort von 2019 zu 2024 um 10,7 %. Bei den Ländern sind die Veränderungsraten entsprechend. Insgesamt ist die Spannbreite der Änderungsraten unterschiedlich groß.

Die größten Rückgänge bei der standardisierten Fallzahl sind im Saarland (−15,2 %), in Brandenburg (−13,2 %) und in Bremen (−12,5 %) zu beobachten.

Weitere Veränderungen ergeben sich, wenn man die Berechnungs- und Belegungstage betrachtet. Die Rückgänge betragen hier −15,9 % in Bremen, −14,7 % in Brandenburg und −14,0 % im Saarland. Alle anderen Bundesländer weisen ebenfalls Rückgänge auf. Dies hat auch Auswirkungen auf die durchschnittliche Verweildauer in den einzelnen Ländern. Wie zuvor schon gezeigt, ist sie insgesamt in Deutschland in den letzten Jahren gesunken. Die Veränderungsraten der Verweildauer der Patienten nach dem Wohnortprinzip zwischen den Bundesländern variieren hierbei zwischen −3,8 % in Thüringen und 5,1 % in Hamburg.

Bezogen auf die Standardbevölkerung von 2022 hat Thüringen mit 24.021 Fällen je 100.000 Einwohner die meisten Behandlungsfälle aufzuweisen, gefolgt von Nordrhein-Westfalen mit 23.902 und Mecklenburg-Vorpommern mit 23.745 Fällen. Diese drei Länder liegen somit deutlich über dem standardisierten Wert für Deutschland (21.436 Fälle je 100.000 Einwohner). Die hinteren drei Plätze werden hierbei von Baden-Württemberg (17.851 Fälle), Bremen (18.322 Fälle) und Hamburg (19.739 Fälle) belegt.

Der Vergleich der Berichtsjahre 2023 zu 2024 zeigt unterschiedliche Veränderungsraten der standardisierten Rate der Krankenhausfälle zwischen den einzelnen Bundesländern. Am höchsten lag diese Zahl in Berlin (3,8 %), im Saarland (2,3 %) und in Rheinland-Pfalz (2,2 %).

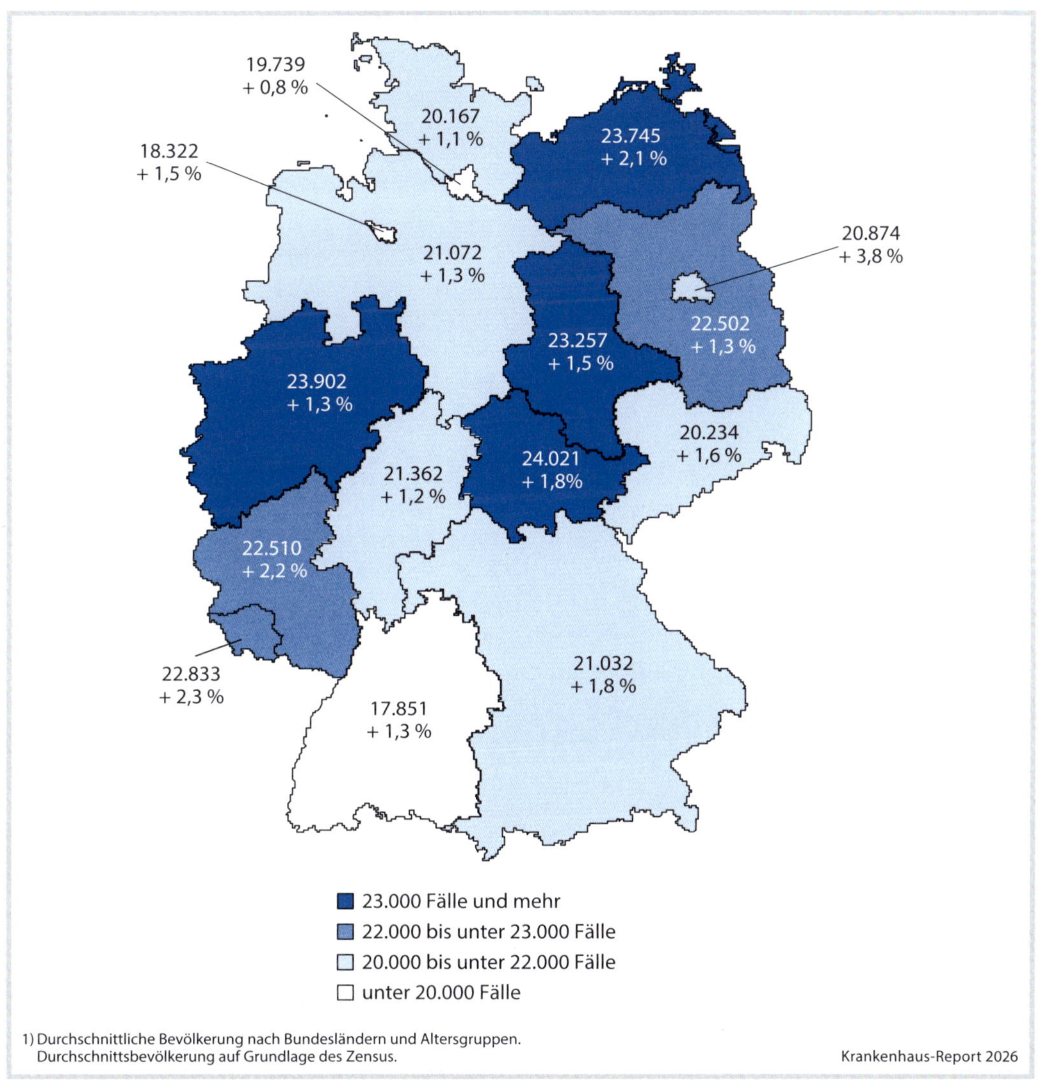

Abb. 20.3 Patienten (einschl. Stundenfälle) je 100.000 Einwohner nach Bundesländern (Wohnort) 2024 – standardisierte Rate und Vorjahresveränderung

■ **Tab. 20.3** Patienten nach Wohnort 2019 und 2024. (Quelle: Statistisches Bundesamt)

Wohnort des Patienten	**Patienten** [a)]	**Berechnungs- und Belegungstage** [b)]	**Durchschnittliche Verweildauer**
	Veränderung 2024/2019 in %		
Deutschland	**−10,7**	**−12,3**	**−1,2**
Baden-Württemberg	−12,2	−13,4	−0,9
Bayern	−11,6	−11,1	1,2
Berlin	−10,1	−11,2	0,4
Brandenburg	−13,2	−14,7	−1,0
Bremen	−12,5	−15,9	−3,6
Hamburg	−9,0	−5,6	5,1
Hessen	−9,5	−12,4	−2,5
Mecklenburg-Vorpommern	−5,5	−8,8	−2,9
Niedersachsen	−10,0	−12,3	−2,3
Nordrhein-Westfalen	−9,8	−12,1	−2,1
Rheinland-Pfalz	−10,8	−13,3	−2,5
Saarland	−15,2	−14,0	1,5
Sachsen	−11,0	−12,1	−0,7
Sachsen-Anhalt	−11,7	−13,5	−1,8
Schleswig-Holstein	−11,9	−12,8	−0,3
Thüringen	−9,0	−13,1	−3,8

[a)] Ohne Patienten mit ausländischem oder unbekanntem Wohnort, unbekanntem Geschlecht und unbekanntem Alter; standardisiert anhand der Standardbevölkerung „Deutschland 2022"
[b)] Mit der Durchschnittsbevölkerung auf Grundlage des Zensus 2022 berechnet
Krankenhaus-Report 2026

20.4 Struktur der Hauptdiagnosen der Krankenhauspatienten

In der Krankenhausstatistik wird die Hauptdiagnose nach der Internationalen Klassifikation der Krankheiten (ICD) kodiert. Im Berichtsjahr 2024 galt die 10. Revision (ICD-10-GM). Die Hauptdiagnose wird gemäß den Deutschen Kodierrichtlinien angegeben und ist als diejenige Diagnose definiert, die nach Analyse hauptsächlich für die Veranlassung des stationären Aufenthalts des Patienten verantwortlich ist. Der Terminus „nach Analyse" bezeichnet dabei die Evaluation der Befunde am Ende des stationären Aufenthalts, um diejenige Krankheit festzustellen, die hauptsächlich verantwortlich für die Veranlassung des stationären Krankenhausaufenthalts war. Daher ist diese genaue Definition wichtig, da die nach Analyse festgestellte Hauptdiagnose nicht mit der Aufnahme- oder Einweisungsdiagnose übereinstimmen muss (■ Tab. 20.4).

Tab. 20.4 Patienten nach Diagnosekapiteln 2024

ICD-Pos.	Diagnosekapitel	Patientinnen und Patienten		
		Insgesamt[a]	Männlich	Weiblich
		je 100.000 Einwohner[b]		
	Insgesamt (std. Rate)	**21.436**	**20.982**	**21.879**
A00–B99	Infektiöse und parasitäre Krankheiten	648	674	622
C00–D48	Neubildungen	2.140	2.226	2.053
D50–D90	Krankheiten des Blutes und der blutbildenden Organe sowie bestimmte Störungen mit Beteiligung des Immunsystems	141	128	155
E00–E90	Endokrine, Ernährungs- und Stoffwechselkrankheiten	614	549	677
F00–F99	Psychische und Verhaltensstörungen	1.264	1.336	1.194
G00–G99	Krankheiten des Nervensystems	763	793	735
H00–H59	Krankheiten des Auges und der Augenanhangsgebilde	370	365	376
H60–H95	Krankheiten des Ohres und des Warzenfortsatzes	153	143	161
I00–I99	Krankheiten des Kreislaufsystems	3.140	3.519	2.770
J00–J99	Krankheiten des Atmungssystems	1.575	1.742	1.412
K00–K93	Krankheiten des Verdauungssystems	2.118	2.270	1.969
L00–L99	Krankheiten der Haut und der Unterhaut	309	339	281
M00–M99	Krankheiten des Muskel-Skelett-Systems und des Bindegewebes	1.811	1.635	1.982
N00–N99	Krankheiten des Urogenitalsystems	1.278	1.282	1.274
O00–O99	Schwangerschaft, Geburt und Wochenbett	2.052	–	2.052
P00–P96	Bestimmte Zustände, die ihren Ursprung in der Perinatalperiode haben	227	255	200
Q00–Q99	Angeborene Fehlbildungen, Deformitäten und Chromosomenanomalien	109	125	94
R00–R99	Symptome und abnorme klinische und Laborbefunde, die anderenorts nicht klassifiziert sind	852	827	875
S00–T98	Verletzungen, Vergiftungen und bestimmte andere Folgen äußerer Ursachen	2.133	2.016	2.248
Z00–Z99	Faktoren, die den Gesundheitszustand beeinflussen und zur Inanspruchnahme des Gesundheitswesens führen	754	760	749

a) Altersspezifische Rate. Ohne Patienten mit Wohnsitz im Ausland, unbekanntem Geschlecht und unbekanntem Alter

b) Berechnet mit der Durchschnittsbevölkerung auf Grundlage des Zensus 2022

Krankenhaus-Report 2026

20.4.1 Diagnosen der Patienten

Die in ▶ Abschn. 20.3.1 erläuterte Entwicklung der Behandlungsfälle durchzieht nicht jedes Diagnosekapitel. Die Zahlen zwischen den Kapiteln variieren zum Teil erheblich.

Doch zunächst ist es hilfreich, eine Art Rangliste der ICD-Kapitel nach Behandlungsfällen zu erstellen. Wie in den vorherigen Berichtsjahren auch waren die Krankheiten des Kreislaufsystems (I00 bis I99) die bedeutendsten Krankheiten in Deutschland: Über 2,6 Mio. Fälle sind diesem Kapitel zuzuordnen, was einem Anteil von rund 14,8 % an allen Kapiteln entspricht. Im Vergleich zu 2019 ist die Zahl dieser Behandlungsfälle um 9,3 % gesunken.

An zweiter Stelle liegen die Verletzungen, Vergiftungen und bestimmten anderen Folgen äußerer Ursachen (S00 bis T98). Sie stellen nach den Krankheiten des Kreislaufsystems mit über 1,8 Mio. Fällen (10,0 % an allen Behandlungsfällen) die wichtigste Diagnosegruppe dar. Im Vergleich zu 2019 ist die Zahl um 9,2 % gesunken. An dritter Stelle folgen die Krankheiten des Kapitels C00 bis D48 (Neubildungen) mit 1,8 Mio. Fällen und einem Anteil von ebenfalls 10,0 % an allen Diagnosen knapp dahinter (◘ Tab. 20.5).

◘ **Tab. 20.5** Hauptdiagnose nach Diagnosekapiteln im Zeitverlauf 2019, 2023 und 2024. (Quelle: Statistisches Bundesamt)

ICD-Pos.	Diagnosekapitel	2024	2023	2019
	Insgesamt	**17.940.979**	**17.597.125**	**19.855.784**
A00–B99	Infektiöse und parasitäre Krankheiten	543.454	517.486	641.427
C00–D48	Neubildungen	1.798.747	1.779.216	1.922.576
D50–D90	Krankheiten des Blutes u. der blutbildenden Organe sowie bestimmte Störungen mit Beteiligung des Immunsystems	119.000	116.632	130.029
E00–E90	Endokrine, Ernährungs- und Stoffwechselkrankheiten	517.129	506.706	528.204
F00–F99	Psychische und Verhaltensstörungen	1.059.840	1.046.588	1.163.212
G00–G99	Krankheiten des Nervensystems	640.853	631.175	756.746
H00–H59	Krankheiten des Auges und der Augenanhangsgebilde	311.446	310.476	347.583
H60–H95	Krankheiten des Ohres und des Warzenfortsatzes	127.831	127.953	155.935
I00–I99	Krankheiten des Kreislaufsystems	2.647.281	2.626.137	2.919.210
J00–J99	Krankheiten des Atmungssystems	1.320.485	1.228.701	1.281.457
K00–K93	Krankheiten des Verdauungssystems	1.777.487	1.714.727	1.972.565
L00–L99	Krankheiten der Haut und der Unterhaut	259.501	249.758	298.435
M00–M99	Krankheiten des Muskel-Skelett-Systems und des Bindegewebes	1.517.912	1.481.259	1.719.786
N00–N99	Krankheiten des Urogenitalsystems	1.074.292	1.026.954	1.095.621
O00–O99	Schwangerschaft, Geburt und Wochenbett	868.152	880.563	1.028.086
P00–P96	Bestimmte Zustände, die ihren Ursprung in der Perinatalperiode haben	171.918	173.678	202.526
Q00–Q99	Angeborene Fehlbildungen, Deformitäten u. Chromosomenanomalien	89.626	91.445	106.079

■ **Tab. 20.5** (Fortsetzung)

ICD-Pos.	Diagnosekapitel	2024	2023	2019
R00–R99	Symptome und abnorme klinische und Laborbefunde, a.n.k.	715.507	715.306	920.352
S00–T98	Verletzungen, Vergiftungen u. best. andere Folgen äußerer Ursachen	1.801.778	1.778.745	1.984.739
Z00–Z99	Faktoren, die den Gesundheitszustand beeinflussen und zur Inanspruchnahme des Gesundheitswesens führen	578.462	592.633	680.240
Z38	Darunter: gesunde Neugeborene	476.060	487.776	548.618

a.n.k. = andernorts nicht klassifiziert
Krankenhaus-Report 2026

Ein wichtiges Indiz für die Qualität der Krankenhausdiagnosestatistik ist die Anzahl und der Anteil derjenigen Fälle, die keine Diagnoseangabe beinhalten. Im ersten Jahr der Erhebung (1993) wurden noch 123.152 Behandlungsfälle ohne Diagnoseangaben gezählt, was einem Anteil von 0,85 % entspricht. Mit einem Anteil von 0,0004 % im Jahr 2024 liegt dieser Wert aktuell auf einem kaum messbaren Niveau. Vor allem die Entwicklung der letzten Jahre zeigt deutlich, dass die Datenqualität der Krankenhausdiagnosestatistik erheblich verbessert werden konnte und nun auf ein Niveau gestiegen ist, bei dem man von vollständiger Erfassung aller Fälle und deren Zuordnung zu einer Diagnose sprechen kann. Dies beweist auch, dass die Dokumentation in den Krankenhäusern vor allem auch im Hinblick auf abrechnungsrelevante Anforderungen ständig optimiert und angepasst wird.

Um den demographischen Effekt bereinigt (altersstandardisierte Rate), war bezogen auf 100.000 Einwohner in den Jahren 2019 und 2024 für die Fälle der Symptome und abnormen klinischen Laborbefunde, a. n. k. (R00 bis R99) mit −23,4 % der größte Rückgang zu verzeichnen, gefolgt von Schwangerschaft, Geburt und Wochenbett (O00 bis O99) mit −21,7 %. Rückgänge sind auch bei den Krankheiten des Ohres und des Warzenfortsatzes (H60 bis H95) und den Infektiösen und parasitären Krankheiten (A00 bis B99) festzustellen (■ Tab. 20.6).

■ **Tab. 20.6** Veränderungsraten der Patienten je 100.000 Einwohner 2019 zu 2024 – standardisierte Rate[a)]

Diagnoseklasse/Behandlungsanlass		Veränderung 2019/2024
		In %
A00–B99	Infektiöse und parasitäre Krankheiten	−16,8
C00–D48	Neubildungen	−8,3
D50–D90	Krankheiten des Blutes u. der blutbildenden Organe sowie bestimmte Störungen mit Beteiligung des Immunsystems	−11,4
E00–E90	Endokrine, Ernährungs- und Stoffwechselkrankheiten	−5,3
F00–F99	Psychische und Verhaltensstörungen	−8,7
G00–G99	Krankheiten des Nervensystems	−16,4

Tab. 20.6 (Fortsetzung)

Diagnoseklasse/Behandlungsanlass		Veränderung 2019/2024
		In %
H00–H59	Krankheiten des Auges und der Augenanhangsgebilde	−12,3
H60–H95	Krankheiten des Ohres und des Warzenfortsatzes	−18,8
I00–I99	Krankheiten des Kreislaufsystems	−12,3
J00–J99	Krankheiten des Atmungssystems	5,6
K00–K93	Krankheiten des Verdauungssystems	−11,3
L00–L99	Krankheiten der Haut und der Unterhaut	−13,7
M00–M99	Krankheiten des Muskel-Skelett-Systems und des Bindegewebes	−12,8
N00–N99	Krankheiten des Urogenitalsystems	−3,5
O00–O99[b)]	Schwangerschaft, Geburt und Wochenbett	−21,7
P00–P96	Bestimmte Zustände, die ihren Ursprung in der Perinatalperiode haben	−2,9
Q00–Q99	Angeborene Fehlbildungen, Deformitäten u. Chromosomenanomalien	−12,0
R00–R99	Symptome und abnorme klinische und Laborbefunde, a.n.k.	−23,4
S00–T98	Verletzungen, Vergiftungen u. best. andere Folgen äußerer Ursachen	−11,3
Z00–Z99	Faktoren, die den Gesundheitszustand beeinflussen und zur Inanspruchnahme des Gesundheitswesens führen	−4,9

[a)] Ohne Patienten mit ausländischem oder unbekanntem Wohnort, unbekanntem Geschlecht und unbekanntem Alter; standardisiert anhand der Standardbevölkerung „Deutschland 2022"
[b)] Standardisiert anhand der weiblichen Bevölkerung
Krankenhaus-Report 2026

20.4.2 Diagnosen nach Alter und Geschlecht

Die häufigste Einzeldiagnose bei stationären Behandlungsfällen insgesamt war im Jahre 2024 die Diagnose Lebendgeborene nach dem Geburtsort (Z38); sie wurde insgesamt 476.060-mal gezählt. Mit 473.623 Behandlungsfällen war die Herzinsuffizienz (I50) der zweithäufigste Anlass für eine stationäre Versorgung. Dies sind 5.072 Fälle mehr als noch im Jahr zuvor (468.551 Behandlungsfälle).

Bei den weiblichen Patienten war die Position Herzinsuffizienz (I50) die häufigste Diagnose, auf sie entfallen 238.315 Fälle. Bei dieser Diagnose lag das Durchschnittsalter der Patientinnen bei 82 Jahren. An zweiter Stelle folgten die Lebendgeborenen nach dem Geburtsort (Z38), sie sind in 236.496 Fällen der Grund für einen stationären Aufenthalt. Vorhofflattern und Vorhofflimmern (I48) war in 170.040 Fällen der dritthäufigste Behandlungsgrund, das Durchschnittsalter betrug 75 Jahre. Die Fraktur des Femurs (S72) folgte mit 148.593 Fällen. Die Patientinnen waren durchschnittlich 81 Jahre alt.

Bei den männlichen Patienten liegen die Lebendgeborenen nach dem Geburtsort (Z38) mit 239.564 Fällen an erster Stelle, gefolgt von der Herzinsuffizienz (I50) mit 235.308 Fällen. Das Vorhofflattern und Vorhofflimmern (I48)

Tab. 20.7 Die zehn häufigsten Hauptdiagnosen der männlichen und weiblichen Patienten (einschließlich Sterbe- und Stundenfälle) 2024. (Quelle: Statistisches Bundesamt)

Rang	ICD-Pos.	Hauptdiagnose	Patienten	Durchschnittliche Verweildauer	Durchschnittliches Alter
			Anzahl	in Tagen	in Jahren
Männer					
		Insgesamt	**8.675.709**	**7,1**	**57,0**
1	Z38	Lebendgeborene nach dem Geburtsort	239.564	2,7	0,0
2	I50	Herzinsuffizienz	235.308	9,7	77,4
3	I48	Vorhofflimmern und Vorhofflattern	190.775	3,3	68,3
4	F10	Psychische und Verhaltensstörungen durch Alkohol	168.077	10,5	46,8
5	K40	Hernia inguinalis	153.348	1,6	59,8
6	S06	Intrakranielle Verletzung	136.402	4,4	46,7
7	I63	Hirninfarkt	134.111	11,7	71,4
8	I25	Chronische ischämische Herzkrankheit	132.479	4,1	69,1
9	J18	Pneumonie, Erreger nicht näher bezeichnet	129.821	8,2	65,5
10	I21	Akuter Myokardinfarkt	126.495	6,7	67,5
Frauen					
		Insgesamt	**9.265.268**	**7,1**	**56,6**
1	I50	Herzinsuffizienz	238.315	9,6	82,0
2	Z38	Lebendgeborene nach dem Geburtsort	236.496	2,7	0,0
3	I48	Vorhofflimmern und Vorhofflattern	170.040	4,0	74,7
4	S72	Fraktur des Femurs	148.593	14,2	81,3
5	K80	Cholelithiasis	145.553	4,7	58,0
6	M17	Gonarthrose (Arthrose des Kniegelenkes)	138.650	7,2	68,9
7	S06	Intrakranielle Verletzung	124.521	3,6	55,0
8	C50	Bösartige Neubildungen der Brustdrüse (Mamma)	123.839	5,3	63,2
9	M16	Koxarthrose (Arthrose des Hüftgelenkes)	123.135	7,6	70,2
10	O80	Spontangeburt eines Einlings	121.042	2,8	30,8

Krankenhaus-Report 2026

war der dritthäufigste Anlass für Männer, sich einer stationären Behandlung zu unterziehen. Hier wurden rund 190.775 Fälle behandelt.

Über alle Diagnosen hinweg lag das Durchschnittsalter der Frauen bei 56,6 und das der Männer bei 57,0 Jahren (vgl. Tab. 20.7).

Beim Vergleich der Anzahl der Behandlungsfälle nach den Diagnosekapiteln der ICD zeigt sich, dass beide Geschlechter unterschiedlich von Krankheiten betroffen sind und nur bei wenigen Kapiteln eine annähernde Übereinstimmung entsprechend der Verteilung der Frauen und Männer in der Bevölkerung festzustellen ist. Grundsätzlich zeigt der Aufbau der Bevölkerung 2024 (auf Basis des Zensus 2022), dass von den rund 83,6 Mio. Einwohnern ca. 50,7 % Frauen und ca. 49,3 % Männer sind.

Die größten Übereinstimmungen anhand der absoluten Zahl der Behandlungsfälle ergeben sich demnach in den Kapiteln Faktoren, die den Gesundheitszustand beeinflussen und zur Inanspruchnahme des Gesundheitswesens führen (Z00 bis Z99) und Krankheiten des Urogenitalsystems (N00 bis N99). Dagegen sind bei den angeborenen Fehlbildungen, Deformitäten und Chromosomenanomalien (Q00 bis Q99) und bei den Krankheiten des Kreislaufsystems die männlichen Patienten überdurchschnittlich häufig vertreten: Hier liegt ihr Anteil mit 56,2 % bzw. 55,4 % deutlich über dem eigentlichen Bevölkerungsanteil. Ausgenommen das Kapitel Schwangerschaft, Geburt und Wochenbett dominieren Frauen in den Diagnosekapiteln E00 bis E99 (Endokrine, Ernährungs- und Stoffwechselkrankheiten) und M00 bis M99 (Krankheiten des Muskel-Skelett-Systems und Bindegewebes). Hier liegt ihr Anteil mit 55,8 % und 55,4 % über dem eigentlichen Anteil in der Bevölkerung. Aber auch die Krankheiten des Blutes und der blutbildenden Organe sowie bestimmte Störungen mit Beteiligung des Immunsystems (D50 bis D90) sowie Krankheiten des Ohres und des Warzenfortsatzes (H60 bis H95) betreffen mit einem Anteil von 55,3 % bzw. 53,6 % eher Frauen als Männer (◘ Abb. 20.4).

Zum Abschluss werden die Hauptdiagnosen nach Altersgruppen und Geschlecht betrachtet. Dabei wird nach folgenden Altersgruppen differenziert: unter 15-Jährige, 15- bis 45-Jährige, 45- bis 65-Jährige und über 65-Jährige.

Sowohl bei den Mädchen als auch bei den Jungen im Alter unter 15 Jahren wurde 2024 als häufigste Diagnose die Geburt gezählt (236.496 Fälle bei Mädchen und 239.564 bei Jungen). Mit weitem Abstand rangieren die Intrakraniellen Verletzungen (27.567 Fälle bei Mädchen und 35.148 bei Jungen). Danach rangierten bei den Mädchen die Störungen im Zusammenhang mit kurzer Schwangerschaftsdauer und niedrigem Geburtsgewicht, anderenorts nicht klassifiziert und die Chronischen Krankheiten der Gaumenmandeln und der Rachenmandel (21.137 Fälle bzw. 17.153 Fälle) und bei den Jungen ebenfalls die Chronischen Krankheiten der Gaumenmandeln und der Rachenmandel sowie die Akute Bronchitis (23.823 Fälle und 23.753 Fälle).

In der Altersgruppe der 15- bis 45-Jährigen unterscheidet sich das Bild: Bei den Frauen dominieren deutlich die Diagnosen mit Bezug auf das gebärfähige Alter: Mit 120.829 Fällen steht hier die Spontangeburt eines Einlings an erster Stelle. Dahinter liegt der Vorzeitige Blasensprung (85.597 Fälle) und der Dammriss unter der Geburt (67.944 Fälle). Bei den Männern hingegen sind die Krankenhausaufenthalte hauptsächlich durch Psychische und Verhaltensstörungen durch Alkohol (73.622 Fälle), Schizophrenie (33.415 Fälle) sowie Intrakranielle Verletzungen (28.201 Fälle) bedingt.

Die Psychischen und Verhaltensstörungen durch Alkohol (78.826 Fälle) sind es auch, die Männer im Alter zwischen 45 und 65 Jahren hauptsächlich ins Krankenhaus bringen. Das Vorhofflimmern und Vorhofflattern liegt an zweiter Stelle (61.350 Fälle), gefolgt von der Diagnose Hernia inguinalis mit 55.164 Fällen. Bei den Frauen sind die Bösartigen Neubildungen der Brustdrüse in 52.584 Fällen verantwortlich für eine stationäre Behandlung, die Cholelithiasis (48.429 Fälle) und die Gonarthrose (Arthrose des Kniegelenkes; 45.541 Fälle) liegen dahinter.

In der letzten hier erwähnten Altersgruppe (65 und älter) ist es die Herzinsuffizienz, die sowohl bei den Männern (202.268 Fälle) als auch bei den Frauen (224.620 Fäl-

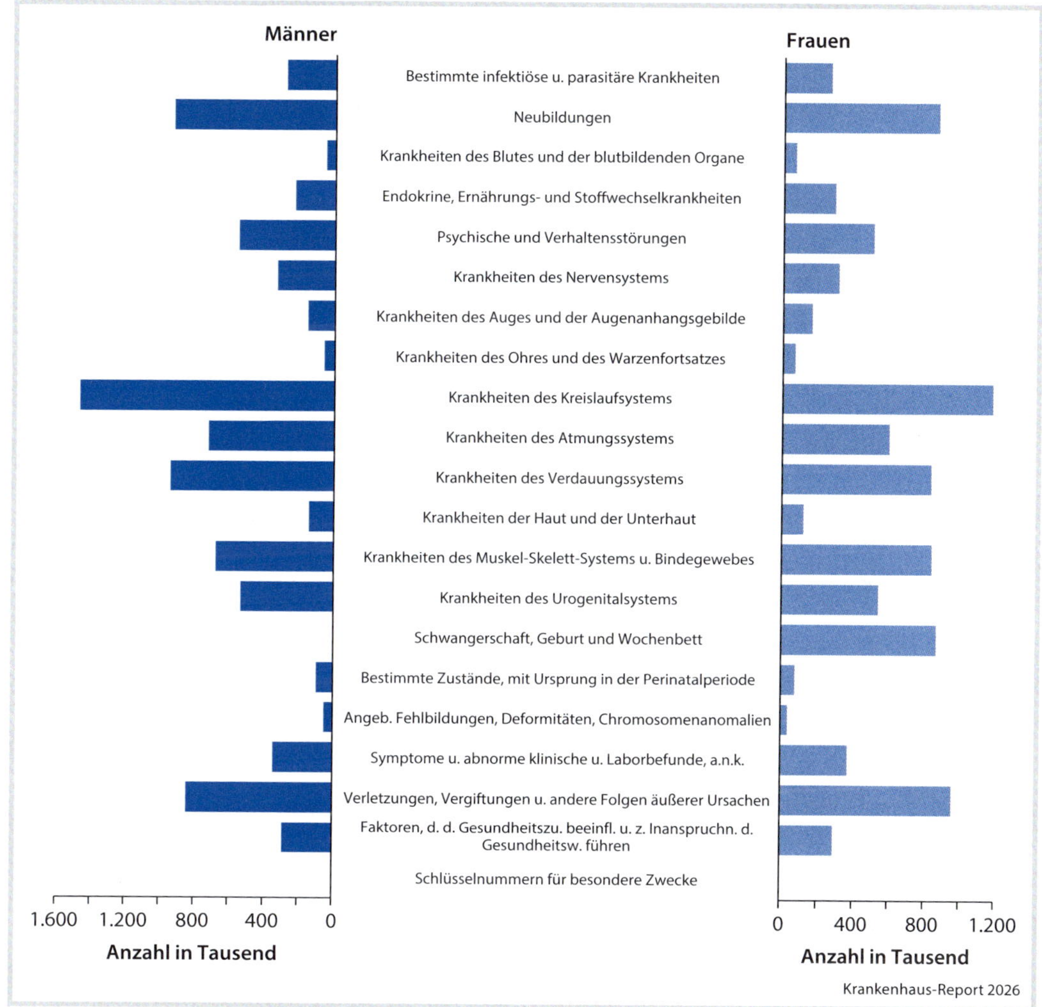

Abb. 20.4 Patienten nach Diagnosekapiteln 2024 – Anzahl in 1.000

le) die häufigste Hauptdiagnose darstellt. An zweiter Stelle liegt die Diagnose Vorhofflattern und Vorhofflimmern mit 142.429 Fällen bei den Frauen, gefolgt von der Fraktur des Femurs (Oberschenkelknochen) mit 137.613 Fällen Bei den Männern liegt ebenfalls das Vorhofflattern und Vorhofflimmern (122.127 Fälle) auf dem zweiten Platz; an dritter Stelle folgt der Hirninfarkt mit 95.314 Fällen.

Bei den genannten Altersgruppen gibt es bis auf wenige Ausnahmen keine großen Ausreißer bei den Diagnosen. Bei den Frauen sorgen einzig die durch Schwangerschaft, Geburt und Wochenbett ausgelösten Fälle für hohe Zahlen in der Altersgruppe der 15- bis 45-Jährigen (Tab. 20.8).

Tab. 20.8 Die fünf häufigsten Hauptdiagnosen der männlichen und weiblichen Patienten 2024 (einschl. Sterbe- und Stundenfälle) nach ausgewählten Altersgruppen. (Quelle: Statistisches Bundesamt)

Rang	ICD-Pos.	Hauptdiagnose	Anzahl	ICD-Pos.	Hauptdiagnose	Anzahl
	Männlich			Weiblich		
Unter 15 Jahre						
		Insgesamt	**863.306**		**Insgesamt**	**744.272**
1	Z38	Lebendgeborene nach dem Geburtsort	239.564	Z38	Lebendgeborene nach dem Geburtsort	236.496
2	S06	Intrakranielle Verletzung	35.148	S06	Intrakranielle Verletzung	27.567
3	J35	Chronische Krankheiten der Gaumen- und Rachenmandeln	23.823	P07	Störungen im Zusammenhang mit kurzer Schwangerschaftsdauer und niedrigem Geburtsgewicht, a.n.k.	21.127
4	J20	Akute Bronchitis	23.753	J35	Chronische Krankheiten der Gaumen- und Rachenmandeln	17.153
5	P07	Störungen im Zusammenhang mit kurzer Schwangerschaftsdauer und niedrigem Geburtsgewicht, a.n.k.	22.077	A09	Sonstige und n. n. bez. Gastroenteritis und Kolitis infektiösen oder n. n. bez. Ursprungs	15.734
15 bis unter 45 Jahre						
		Insgesamt	**1.370.009**		**Insgesamt**	**2.210.041**
1	F10	Psychische und Verhaltensstörungen durch Alkohol	73.622	O80	Spontangeburt eines Einlings	120.829
2	F20	Schizophrenie	33.415	O42	Vorzeitiger Blasensprung	85.597
3	S06	Intrakranielle Verletzung	28.201	O70	Dammriss unter der Geburt	67.944
4	F33	Rezidivierende depressive Störung	26.813	O34	Betreuung der Mutter bei festgestellter oder vermuteter Anomalie der Beckenorgane	66.831
5	K35	Akute Appendizitis	25.018	O68	Komplikationen bei Wehen und Entbindung durch fetalen Distress (fetal distress; fetaler Gefahrenzustand)	66.046

Tab. 20.8 (Fortsetzung)

Rang	ICD-Pos.	Hauptdiagnose	Anzahl	ICD-Pos.	Hauptdiagnose	Anzahl
	Männlich			**Weiblich**		
45 bis unter 65 Jahre						
		Insgesamt	**2.326.255**		**Insgesamt**	**1.970.024**
1	F10	Psychische und Verhaltensstörungen durch Alkohol	78.826	C50	Bösartige Neubildungen der Brustdrüse (Mamma)	52.584
2	I48	Vorhofflimmern und Vorhofflattern	61.350	K80	Cholelithiasis	48.429
3	K40	Hernia inguinalis	55.164	M17	Gonarthrose (Arthrose des Kniegelenkes)	45.541
4	I21	Akuter Myokardinfarkt	47.946	F33	Rezidivierende depressive Störung	39.447
5	I25	Chronische ischämische Herzkrankheit	42.831	M16	Koxarthrose (Arthrose des Hüftgelenkes)	33.539
65 und älter						
		Insgesamt	**4.116.132**		**Insgesamt**	**4.340.899**
1	I50	Herzinsuffizienz	202.268	I50	Herzinsuffizienz	224.620
2	I48	Vorhofflimmern und Vorhofflattern	122.127	I48	Vorhofflimmern und Vorhofflattern	142.429
3	I63	Hirninfarkt	95.314	S72	Fraktur des Femurs	137.613
4	I25	Chronische ischämische Herzkrankheit	87.872	I63	Hirninfarkt	99.796
5	J18	Pneumonie, Erreger nicht näher bezeichnet	86.044	M17	Gonarthrose (Arthrose des Kniegelenkes)	91.963

Krankenhaus-Report 2026

20.4.3 Verweildauer bei ausgewählten Diagnosen

Der Trend der letzten Jahre hält an – die Verweildauer der stationär in den Krankenhäusern Behandelten ist weiterhin auf einem sehr niedrigen Niveau (vgl. ◘ Tab. 20.9). Insgesamt betrug sie im Jahr 2024 7,1 Tage und ist gegenüber 2023 (7,2 Tage) nochmals gesunken. Verglichen mit dem Jahr 2019 beträgt der Rückgang 1,2 Tage, noch deutlicher ist der Vergleich mit dem Berichtsjahr 2000: Hier lag die durchschnittliche Verweildauer noch bei 9,7 Tagen.

Die Verteilung der durchschnittlichen Verweildauer über die Kapitel hinweg ist unterschiedlich. Die längste Verweildauer besteht nach wie vor bei den Psychischen und Verhaltensstörungen (F00 bis F99), hier betrug sie 24,6 Tage. An zweiter Stelle folgen mit großem Abstand die Diagnosen aus dem Bereich Bestimmte Zustände, die ihren Ursprung in der Perinatalperiode haben (P00 bis P96) mit 7,8 Tagen durchschnittlicher Verweildauer. Am kürzesten mussten Patienten im Krankenhaus liegen, die wegen Faktoren, die den Gesundheitszustand beeinflussen und zur Inanspruchnahme des Gesundheitswesens führen (Z00 bis Z99) und aufgrund von Krankheiten des Auges und der Augenanhangsgebilde (H00 bis H59) behandelt wurden: Sie konnten im Schnitt schon nach knapp drei Tagen (2,7 bzw. 2,8 Tage) nach Hause gehen. Mit 3,3 Tagen liegen die Behandlungsfälle aufgrund der Diagnose Krankheiten des Ohres und des Warzenfortsatzes (H60 bis H95) an dritter Stelle, gefolgt von Schwangerschaft, Geburt und Wochenbett (O00 bis O99) mit 3,4 Tagen.

Bei der Untersuchung der Veränderungsraten bieten sich zwei Vergleiche an: zum einen der Vergleich zum Vorjahr (2024 zu 2023), zum anderen der längerfristige Vergleich zum Jahr 2019. Bezogen auf den Vergleich mit dem Vorjahr ergibt sich folgendes Bild: Die größte Veränderung betrifft das Kapitel Krankheiten des Urogenitalsystems (N00 bis N99); die Verweildauer ist hier um 4,3 % auf 4,7 Tage gegenüber dem Vorjahr gesunken.

◘ **Tab. 20.9** Verweildauer der Patienten (einschl. Sterbe- und Stundenfälle) nach Diagnosekapiteln 2019, 2023 und 2024. (Quelle: Statistisches Bundesamt)

ICD-Pos.	Diagnosekapitel	Durchschnittliche Verweildauer			Veränderungsrate	
		2024	2023	2019	2024 zu 2023	2024 zu 2019
		in Tagen			in Prozent	
A00–B99	Infektiöse und parasitäre Krankheiten	7,3	7,4	7,3	−1,7	−0,9
C00–D48	Neubildungen	6,9	7,0	7,3	−1,0	−6,1
D50–D90	Krankheiten des Blutes und der blutbildenden Organe sowie bestimmte Störungen mit Beteiligung des Immunsystems	5,6	5,8	6,1	−3,3	−7,3
E00–E90	Endokrine, Ernährungs- und Stoffwechselkrankheiten	6,8	7,0	7,3	−2,6	−7,3
F00–F99	Psychische und Verhaltensstörungen	24,6	24,6	23,0	0,3	7,2
G00–G99	Krankheiten des Nervensystems	7,4	7,4	6,9	0,4	7,0
H00–H59	Krankheiten des Auges und der Augenanhangsgebilde	2,8	2,8	3,0	−0,4	−5,1
H60–H95	Krankheiten des Ohres und des Warzenfortsatzes	3,3	3,4	3,7	−3,7	−10,5

Tab. 20.9 (Fortsetzung)

ICD-Pos.	Diagnosekapitel	Durchschnittliche Verweildauer			Veränderungsrate	
		2024	2023	2019	2024 zu 2023	2024 zu 2019
		in Tagen			in Prozent	
I00–I99	Krankheiten des Kreislaufsystems	7,1	7,2	7,4	−1,7	−4,2
J00–J99	Krankheiten des Atmungssystems	6,4	6,7	6,7	−3,8	−3,9
K00–K93	Krankheiten des Verdauungssystems	5,1	5,2	5,4	−2,8	−5,8
L00–L99	Krankheiten der Haut und der Unterhaut	6,3	6,5	6,4	−3,0	−1,5
M00–M99	Krankheiten des Muskel-Skelett-Systems und des Bindegewebes	6,7	6,8	7,1	−1,7	−5,4
N00–N99	Krankheiten des Urogenitalsystems	4,7	5,0	5,1	−4,3	−6,8
O00–O99	Schwangerschaft, Geburt und Wochenbett	3,4	3,4	3,6	0,0	−5,5
P00–P96	Bestimmte Zustände, die ihren Ursprung in der Perinatalperiode haben	7,8	7,9	8,2	−1,2	−5,5
Q00–Q99	Angeborene Fehlbildungen, Deformitäten und Chromosomenanomalien	4,8	4,9	5,3	−2,7	−11,1
R00–R99	Symptome und abnorme klinische und Laborbefunde, die anderenorts nicht klassifiziert sind	4,2	4,2	4,0	−1,6	4,3
S00–T98	Verletzungen, Vergiftungen und bestimmte andere Folgen äußerer Ursachen	6,9	7,0	6,9	−1,1	−0,1
Z00–Z99	Faktoren, die den Gesundheitszustand beeinflussen und zur Inanspruchnahme des Gesundheitswesens führen	2,7	2,7	2,8	−0,9	−6,3
	Insgesamt	**7,1**	**7,2**	**7,2**	**−1,4**	**−1,2**

Krankenhaus-Report 2026

Bei einem Vergleich über die letzten Jahre (2024 zu 2019) ergibt sich folgendes Bild: Bei nahezu allen Diagnosekapiteln der ICD zeigt sich, dass die durchschnittliche Verweildauer im Vergleich zu 2019 gesunken ist. Der größte Rückgang ist hier für das Kapitel Angeborene Fehlbildungen, Deformitäten und Chromosomenanomalien (Q00 bis Q99) zu verzeichnen. Hier konnte die Verweildauer um 11,1 % gesenkt werden. Der Rückgang beim Kapitel Krankheiten des Ohres und des Warzenfortsatzes (H60 bis H95) betrug 10,5 %.

Die Psychischen und Verhaltensstörungen (F00 bis F99) sind um 7,2 % angestiegen. Auch bei den Krankheiten des Nervensystems (G00 bis G99) mit 7,0 % und beim Kapitel Symptome und abnorme klinische und Laborbefunde, die andernorts nicht klassifiziert sind (R00 bis R95) mit 4,3 % ist die Verweildauer gegenüber dem Jahr 2019 angestiegen. Insgesamt wurden 75,1 % der Patienten (13,5 Mio. Fälle) innerhalb von sieben Tagen wieder aus dem Krankenhaus entlassen. Diese Patientengruppe verursachte 31,7 % aller Berechnungs- und Belegungstage. Innerhalb von 14 Tagen wurden insgesamt 88,4 % der Patienten aus der vollstationären Behandlung entlassen. Mit 50,9 % fiel somit über die Hälfte aller Berechnungs- und Belegungstage innerhalb dieser Verweildauer an. Die Anzahl der Langlieger (mit einer Verweildauer von über einem Jahr) lag 2024 bei 528 Fällen (2023: 394 Fälle) und ist damit erheblich gestiegen. (vgl. ◘ Tab. 20.2).

20.4.4 Regionale Verteilung der Diagnosen

Im Folgenden werden die in den Krankenhäusern vollstationär behandelten Patientinnen und Patienten nach Hauptdiagnose auf Länderebene analysiert. Die Auswertung der Daten nach dem Wohnort und nicht nach dem Behandlungsort der Patienten gibt Aufschluss über die Anzahl der Einwohner eines Bundeslandes, die wegen bestimmter Erkrankungen vollstationär behandelt wurden. Sie ist damit wichtig für epidemiologische Aussagen. Der Wohnort der Patienten lässt jedoch keine Rückschlüsse auf den Behandlungsort zu, denn es ist gängige Praxis, dass sich Patienten auch in anderen Bundesländern einer vollstationären Krankenhausbehandlung unterziehen.

Um den demographischen Effekt auszuschließen, werden auch hier die standardisierten Daten herangezogen. Demnach ließen sich die meisten Patienten je 100.000 Einwohner in Thüringen behandeln (24.021 Fälle je 100.000 Einwohner), auf den Plätzen zwei und drei folgen Nordrhein-Westfalen mit 23.902 Fällen und Mecklenburg-Vorpommern mit 23.745 Fällen (vgl. ◘ Tab. 20.10). Bezogen auf diese Quote weist Baden-Württemberg mit 17.851 Fällen je 100.000 Einwohner den niedrigsten Wert auf und lag somit um 16,7 % unter dem Bundesdurchschnitt (21.436 Fälle je 100.000 Einwohner).

Eine entsprechende Tabelle mit der nicht standardisierten, rohen Rate ist als elektronisches Zusatzmaterial unter ▶ https://doi.org/10.1007/978-3-662-73132-1_20 (Zusatztabelle 20.a) bereitgestellt.

Auch bei den standardisierten Raten bezogen auf die einzelnen Diagnosekapitel ergeben sich Unterschiede auf regionaler Ebene. Demnach wies Mecklenburg-Vorpommern mit 3.662 Fällen je 100.000 Einwohner die meisten stationär versorgten Krankheiten des Kreislaufsystems (I00 bis I99) auf und lag damit um 16,6 % über dem Bundesdurchschnitt (3.140 Fälle). An zweiter Stelle liegt Nordrhein-Westfalen mit 3.563 Patienten je 100.000 Einwohner (◘ Abb. 20.5 und ◘ Tab. 20.10).

Tab. 20.10 Patienten nach Diagnosekapiteln und Wohnort je 100.000 Einwohner 2024 – standardisierte Rate (Quelle: Statistisches Bundesamt)

ICD-Pos.	Diagnosekapitel	Deutschland	Baden-Württemberg	Bayern	Berlin	Brandenburg	Bremen	Hamburg	Hessen	Mecklenburg-Vorpommern	Niedersachsen	Nordrhein-Westfalen	Rheinland-Pfalz	Saarland	Sachsen	Sachsen-Anhalt	Schleswig-Holstein	Thüringen
		Je 100.000 Einwohner[a, b]																
	Insgesamt (stand. Rate)	**21.436**	**17.851**	**21.032**	**20.874**	**22.502**	**18.322**	**19.739**	**21.362**	**23.745**	**21.072**	**23.902**	**22.510**	**22.833**	**20.234**	**23.257**	**20.167**	**24.021**
A00–B99	Infektiöse und parasitäre Krankheiten	648	527	639	575	675	548	587	665	760	630	727	695	675	632	741	580	778
C00–D48	Neubildungen	2.140	1.863	2.123	2.487	2.389	1.837	1.920	2.025	2.294	1.937	2.324	2.144	2.259	2.171	2.159	1.951	2.574
D50–D90	Krankheiten des Blutes und der blutbildenden Organe sowie bestimmte Störungen mit Beteiligung des Immunsystems	141	114	120	154	166	125	127	135	149	146	167	141	147	127	175	124	173
E00–E90	Endokrine, Ernährungs- und Stoffwechselkrankheiten	614	486	583	565	670	536	571	637	783	601	684	594	604	615	695	606	730
F00–F99	Psychische und Verhaltensstörungen	1.264	1.064	1.208	1.256	1.375	1.150	1.302	1.168	1.539	1.252	1.365	1.301	1.449	1.309	1.404	1.360	1.413
G00–G99	Krankheiten des Nervensystems	763	585	758	713	798	563	659	777	907	720	870	854	971	701	801	738	910
H00–H59	Krankheiten des Auges und der Augenanhangsgebilde	370	313	294	448	429	226	450	406	542	350	381	366	453	408	353	427	468
H60–H95	Krankheiten des Ohres und des Warzenfortsatzes	153	134	143	129	175	124	146	154	193	154	160	162	199	148	188	145	174
I00–I99	Krankheiten des Kreislaufsystems	3.140	2.535	2.986	3.266	3.347	2.444	2.863	3.136	3.662	3.135	3.563	3.290	3.391	2.669	3.549	3.008	3.519
J00–J99	Krankheiten des Atmungssystems	1.575	1.291	1.506	1.475	1.535	1.400	1.584	1.603	1.700	1.580	1.823	1.601	1.659	1.453	1.847	1.487	1.711
K00–K93	Krankheiten des Verdauungssystems	2.118	1.690	2.007	2.052	2.151	1.702	1.821	2.098	2.471	2.133	2.448	2.351	2.304	1.940	2.364	1.844	2.456
L00–L99	Krankheiten der Haut und der Unterhaut	309	238	288	300	350	311	299	321	401	296	344	333	284	319	395	259	402

Tab. 20.10 (Fortsetzung)

ICD-Pos.	Diagnosekapitel	Deutschland	Baden-Württemberg	Bayern	Berlin	Brandenburg	Bremen	Hamburg	Hessen	Mecklenburg-Vorpommern	Niedersachsen	Nordrhein-Westfalen	Rheinland-Pfalz	Saarland	Sachsen	Sachsen-Anhalt	Schleswig-Holstein	Thüringen
		Je 100.000 Einwohner[a, b]																
M00–M99	Krankheiten des Muskel-Skelett-Systems und des Bindegewebes	1.811	1.508	1.978	1.540	1.952	1.436	1.498	1.718	1.742	1.685	2.059	1.931	1.838	1.592	1.899	1.756	1.897
N00–N99	Krankheiten des Urogenitalsystems	1.278	1.052	1.231	1.214	1.279	1.089	1.178	1.276	1.279	1.282	1.475	1.315	1.329	1.262	1.330	1.136	1.428
O00–O99	Schwangerschaft, Geburt und Wochenbett	2.042	2.013	2.028	1.756	2.070	2.233	1.836	2.084	2.067	2.191	2.132	2.158	2.019	1.788	2.125	1.942	2.062
P00–P96	Bestimmte Zustände, die ihren Ursprung in der Perinatalperiode haben	227	243	226	224	265	328	206	232	226	233	208	223	212	268	224	227	196
Q00–Q99	Angeborene Fehlbildungen, Deformitäten und Chromosomenanomalien	109	103	110	108	123	96	91	110	123	108	112	107	112	121	114	103	118
R00–R99	Symptome und abnorme klinische und Laborbefunde, die anderenorts nicht klassifiziert sind	852	565	803	594	792	566	644	1.026	943	871	1.055	1.027	1.003	755	974	727	946
S00–T98	Verletzungen, Vergiftungen und bestimmte andere Folgen äußerer Ursachen	2.133	1.785	2.242	2.060	2.232	2.066	2.025	2.048	2.198	2.091	2.273	2.250	2.234	2.175	2.244	2.046	2.425
Z00–Z99	Faktoren, die den Gesundheitszustand beeinflussen und zur Inanspruchnahme des Gesundheitswesens führen	754	729	755	810	768	668	806	762	800	761	778	736	696	681	769	650	704

[a] Berechnet mit der Durchschnittsbevölkerung auf Grundlage des Zensus 2022
[b] Das Kapitel O00–O99 wurde anhand der weiblichen mittleren Bevölkerung standardisiert
Krankenhaus-Report 2026

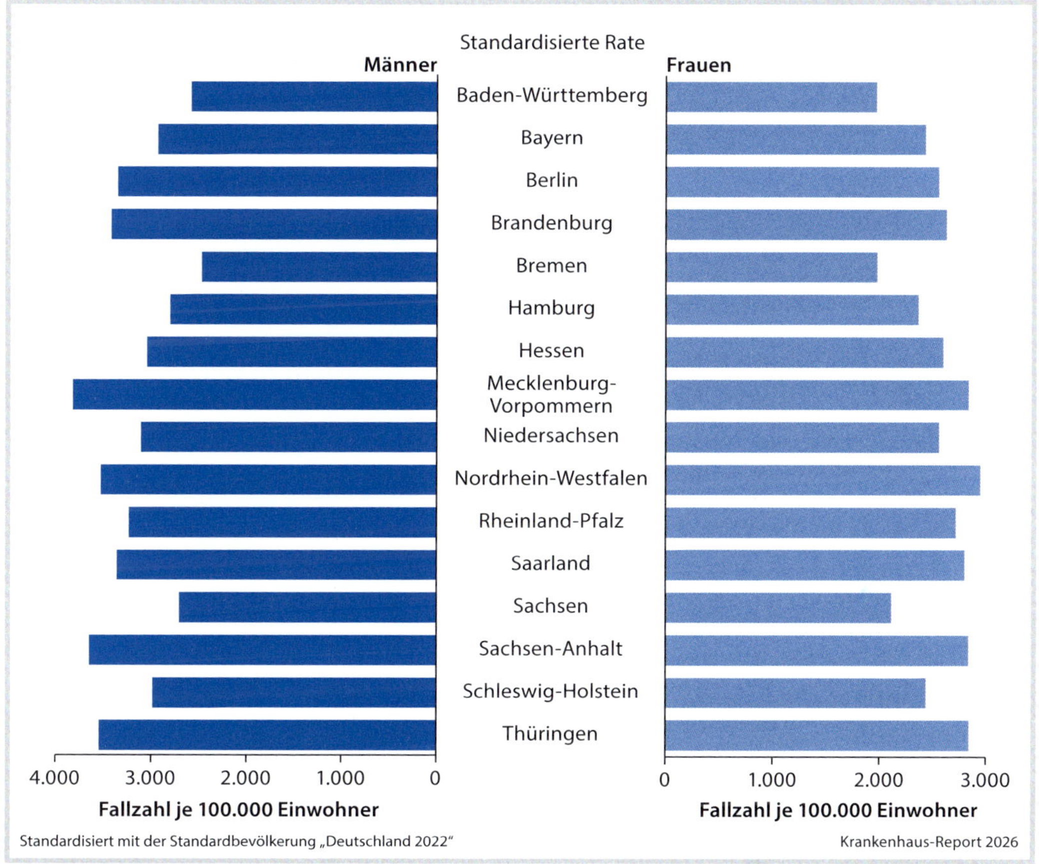

Abb. 20.5 Patienten (einschl. Sterbe- und Stundenfälle) mit Krankheiten des Kreislaufsystems nach Bundesländern (Wohnort)

20.5 Entwicklung ausgewählter Diagnosen 2019 bis 2024

Die Anteile der Diagnosen der Patientinnen und Patienten haben sich im Zeitverlauf unterschiedlich entwickelt. Die Zahl bestimmter Diagnosen ist angestiegen, andere Diagnosen verzeichneten dagegen einen Fallrückgang. Für einen Vergleich werden die Veränderungen der Diagnosen auf dreistelliger Ebene in den Jahren 2019 bis 2024 dargestellt. Dabei werden alle Diagnosen in die Analyse einbezogen, die im Jahr 2024 mindestens 10.000 Fälle aufwiesen. Dargestellt werden die zehn Diagnosen mit den größten prozentualen Veränderungsraten vom Jahr 2024 gegenüber 2019. Bei Interesse an allen Positionen auf drei- oder vierstelliger Ebene finden Sie im Internetangebot des Statistischen Bundesamtes auf der Themenseite Gesundheit[4] entsprechende Informationen. Diese können auch als Sonderauswertung beim Statistischen Bundesamt angefordert werden.[5]

In Tab. 20.11 werden die zehn Diagnosen mit den größten Veränderungsraten dargestellt. Auffällig dabei ist, dass sich darunter im Gegensatz zu den Vorjahren weitaus weniger Diagnosen befinden, die den Zusatz „Sonstige" haben.

4 www.destatis.de.
5 gesundheit@destatis.de.

Tab. 20.11 Die zehn Hauptdiagnosen mit den größten relativen Zuwächsen und Rückgängen 2019/2024*). (Quelle: Statistisches Bundesamt)

Die 10 größten relativen Zuwächse 2024/2019													
Rang	**ICD-Pos.**		**2024**	**2023**	**2022**	**2021**	**2020**	**2019**	**Veränderung in Prozent**				
			Anzahl						**24/23**	**23/22**	**22/21**	**21/20**	**24/19**
1	J12	Viruspneumonie, anderenorts nicht klassifiziert	47.294	68.575	108.486	213.928	100.750	13.131	−31,0	−36,8	−49,3	112,3	260,2
2	A49	Bakterielle Infektion n. n. bez. Lokalisation	46.419	44.967	38.021	36.402	34.323	20.449	3,2	18,3	4,4	6,1	127,0
3	E88	Sonstige Stoffwechselstörungen	10.668	9.435	9.394	7.755	6.234	5.273	13,1	0,4	21,1	24,4	102,3
4	J10	Grippe durch saisonale nachgewiesene Influenzaviren	53.279	21.953	35.451	624	28.981	33.043	142,7	−38,1	5.581,3	−97,8	61,2
5	J15	Pneumonie durch Bakterien, anderenorts nicht klassifiziert	113.287	78.320	54.432	43.051	56.692	72.499	44,6	43,9	26,4	−24,1	56,3
6	R50	Fieber sonstiger und unbekannter Ursache	11.709	14.601	16.553	8.990	8.445	7.612	−19,8	−11,8	84,1	6,5	53,8
7	M00	Eitrige Arthritis	22.618	21.051	18.692	17.337	16.502	15.587	7,4	12,6	7,8	5,1	45,1
8	L98	Sonstige Krankheiten der Haut und der Unterhaut, a.n.k.	13.829	12.874	11.312	10.568	9.196	10.002	7,4	13,8	7,0	14,9	38,3
9	J36	Peritonsillarabszess	23.479	24.193	15.352	10.486	12.207	17.545	−3,0	57,6	46,4	−14,1	33,8
10	J98	Sonstige Krankheiten der Atemwege	14.402	15.021	14.927	10.865	11.286	10.847	−4,1	0,6	37,4	−3,7	32,8

Tab. 20.11 (Fortsetzung)

Rang	ICD-Pos.		2024	2023	2022	2021	2020	2019	Veränderung in Prozent				
Die 10 größten relativen Rückgänge 2024/2019			Anzahl						24/23	23/22	22/21	21/20	24/19
1	M23	Binnenschädigung des Kniegelenkes (internal derangement)	35.715	41.352	48.505	50.431	57.055	71.777	−13,6	−14,7	−3,8	−11,6	−50,2
2	A41	Sonstige Sepsis	68.136	62.843	59.362	59.915	67.853	130.422	8,4	5,9	−0,9	−11,7	−47,8
3	I11	Hypertensive Herzkrankheit	23.673	25.664	27.010	33.680	37.230	45.192	−7,8	−5,0	−19,8	−9,5	−47,6
4	I83	Varizen der unteren Extremitäten	42.701	43.999	45.099	46.991	55.445	75.697	−3,0	−2,4	−4,0	−15,2	−43,6
5	S62	Fraktur im Bereich des Handgelenkes und der Hand	13.676	14.872	16.940	18.042	20.271	24.138	−8,0	−12,2	−6,1	−11,0	−43,3
6	R07	Hals- und Brustschmerzen	76.391	79.689	86.728	96.602	105.946	133.670	−4,1	−8,1	−10,2	−8,8	−42,9
7	M53	Sonstige Krankheiten der Wirbelsäule und des Rückens, a.n.k.	15.725	15.575	14.423	15.862	18.234	26.975	1,0	8,0	−9,1	−13,0	−41,7
8	M42	Osteochondrose der Wirbelsäule	10.770	9.508	9.557	13.103	11.810	18.053	13,3	−0,5	−27,1	10,9	−40,3
9	O60	Vorzeitige Wehen und Entbindung	19.230	21.297	22.290	24.119	25.485	31.336	−9,7	−4,5	−7,6	−5,4	−38,6
10	Z45	Anpassung u. Handhabung eines implantierten medizin. Gerätes	19.402	22.560	28.910	29.531	30.360	31.582	−14,0	−22,0	−2,1	−2,7	−38,6

*) nur Diagnosen mit mindestens 10.000 Fällen im Jahr 2024
Krankenhaus-Report 2026

Die Hauptdiagnose J12 (Viruspneumonie, anderenorts nicht klassifiziert) verzeichnete im Vergleich der Jahre 2019 und 2024 – bedingt durch die Pandemie – die größten Zuwächse: Ihre Zahl ist um 260,2 % angestiegen. Den zweiten Platz belegt die Diagnose A49 (Bakterielle Infektion nicht näher bezeichneter Lokalisation). Sie ist in diesem Zeitraum um 127,0 % angestiegen, gefolgt von der Position E88 (Sonstige Stoffwechselstörungen) mit einem Zuwachs von 102,3 %.

20.6 Ausblick

Die Ergebnisse der Krankenhausstatistik bilden die statistische Basis für viele gesundheitspolitische Entscheidungen des Bundes und der Länder und dienen den an der Krankenhausfinanzierung beteiligten Institutionen als Planungsgrundlage. Die Erhebung liefert wichtige Informationen über das Volumen und die Struktur der Leistungsnachfrage und der Morbiditätsentwicklung in der stationären Versorgung. Darüber hinaus wird auf dieser Datengrundlage eine Einzugsgebietsstatistik erstellt, die u. a. Aufschluss über die Patientenwanderung gibt. Durch die Alters- und Geschlechtsstandardisierung der Ergebnisse dient die Diagnosestatistik auch der epidemiologischen Forschung. So konnte in diesem Beitrag dargestellt werden, dass sich die Inanspruchnahme stationärer Leistungen im Hinblick auf die zugrundeliegenden Erkrankungen im Laufe der Jahre leicht ändert und dass es geschlechtsspezifische wie regionale Unterschiede gibt.

Die durch Covid-19 ausgelöste Pandemie hat im stationären Sektor zu deutlichen Verschiebungen geführt: So sind die Fallzahlen und viele andere Indikatoren zum Teil entgegen vorheriger Trends erheblich gesunken. Obwohl die stationären Behandlungen von 2023 zu 2024 absolut betrachtet gestiegen sind, liegt der Wert weiterhin unter dem Wert vor 2020. Es ist davon auszugehen, dass planbare Eingriffe und ein damit verbundener stationärer Aufenthalt in der Zeit zwischen 2020 und 2022 vermieden wurden und seit 2023 wieder stärker stattfinden. Dieser Trend hat sich im Jahr 2024 bestätigt.

Es ist davon auszugehen, dass sich in den kommenden Jahren die Auswirkungen der Krankenhausreform in diesen Indikatoren der Krankenhausstatistik wiederspiegeln. Durch die Ambulantisierung sowie die Behandlung von hybriden Fällen sind Veränderungen bei der Anzahl der stationären Behandlungen und der durchschnittlichen Verweildauer erwartbar. Eine Betrachtung und ein Vergleich aller Datengrundlagen sowohl aus dem stationären wie auch aus dem ambulanten Sektor können zu einigen dieser Fragen mit Sicherheit wichtige Hinweise geben.

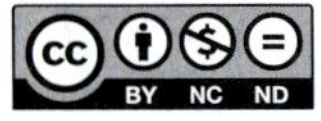

Serviceteil

D. Scheller-Kreinsen et al. (Hrsg.), *Krankenhaus-Report 2026*,
https://doi.org/10.1007/978-3-662-73132-1

Die Autorinnen und Autoren

Prof. Dr. Boris Augurzky

RWI – Leibniz-Institut für Wirtschaftsforschung e. V.
hcb Institute for Health Care Business GmbH
Essen
Rhön Stiftung
Bad Neustadt a. d. Saale

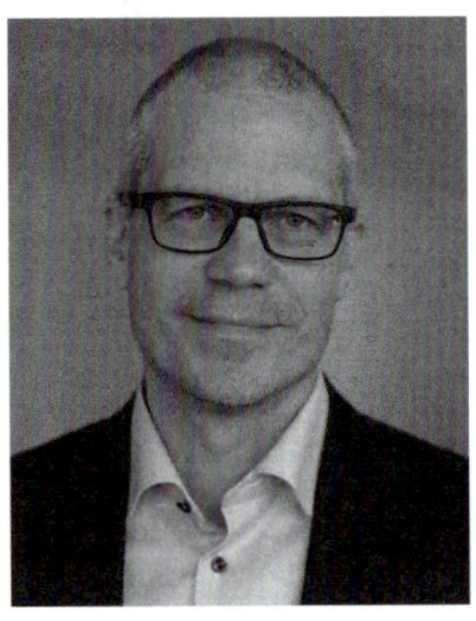

Prof. Boris Augurzky ist Gesundheitsökonom. Er leitet die hcb GmbH und die Rhön Stiftung und ist gesundheitspolitischer Sprecher des RWI. Seit über 20 Jahren berät er Politik, Krankenkassen und Krankenhäuser bei gesundheitsökonomischen Fragestellungen auf allen Ebenen: Bund, Länder und Gemeinden. Er ist Mitglied verschiedener Ausschüsse und Beiräte sowie Autor des jährlich erscheinenden Krankenhaus Rating Reports.

Sophia Behrens

Statistisches Bundesamt
Bonn

Sophia Behrens hat Volkswirtschaftslehre mit Schwerpunkt auf Ökonometrie an der Universität Konstanz studiert. Seit 2021 ist sie im Statistischen Bundesamt tätig und seit 2022 arbeitet sie im Referat Gesundheitsstatistiken, mit Fokus auf die Krankenhaus- und Todesursachenstatistik.

Prof. Dr. Andreas Beivers

Hochschule Fresenius München
München

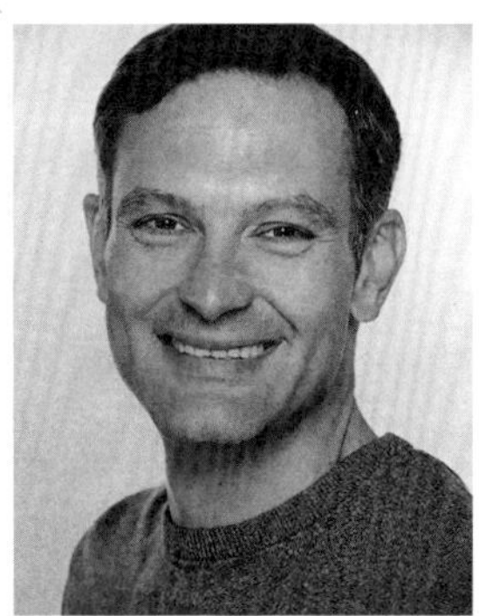

Studium der VWL an der Ludwig-Maximilians-Universität München. 2004 bis 2009 zunächst wissenschaftlicher Mitarbeiter, dann Bereichsleiter für stationäre Versorgung am Institut für Gesundheitsökonomik in München. Promotion an der Universität der Bundeswehr München. Seit 2010 Professor für Volkswirtschaftslehre und Gesundheitsökonomie an der Hochschule Fresenius; seit 2017 Assoziierter Wissenschaftler des Kompetenzbereichs „Gesundheit", RWI Leibniz-Institut für Wirtschaftsforschung, Essen; seit Juni 2021 Leiter wissenschaftliche Projekte der Stiftung Münch.

Dr. Elke Berger, MPH

Technische Universität Berlin
Fachgebiet Management im Gesundheitswesen
WHO Collaborating Centre for Health Systems Research and Management
Berlin

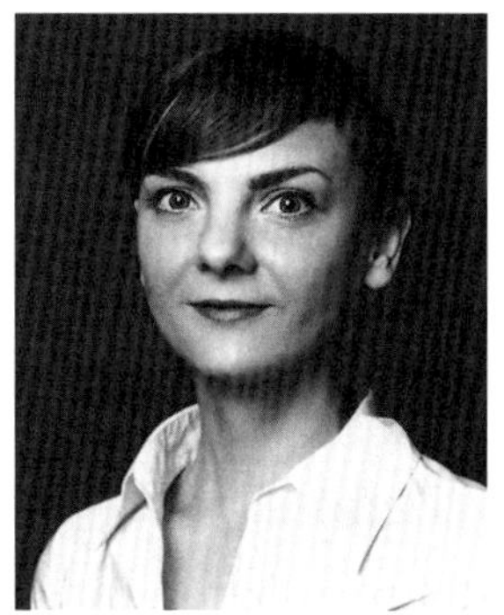

Elke Berger arbeitet seit November 2016 als wissenschaftliche Mitarbeiterin am Fachgebiet Management im Gesundheitswesen der TU Berlin. Ihre Forschungsschwerpunkte liegen in den Bereichen Versorgungsforschung mit einem Fokus auf Krankenhäuser sowie Health Technology Assessment. Im Jahr 2023 hat sie ihre Promotion zum Thema „Internationale Reformimpulse für die deutsche Krankenhauslandschaft am Beispiel des dänischen Modells" erfolgreich abgeschlossen.

Prof. Dr. Frank Brettschneider

Universität Hohenheim
Institut für Kommunikationswissenschaft
Stuttgart

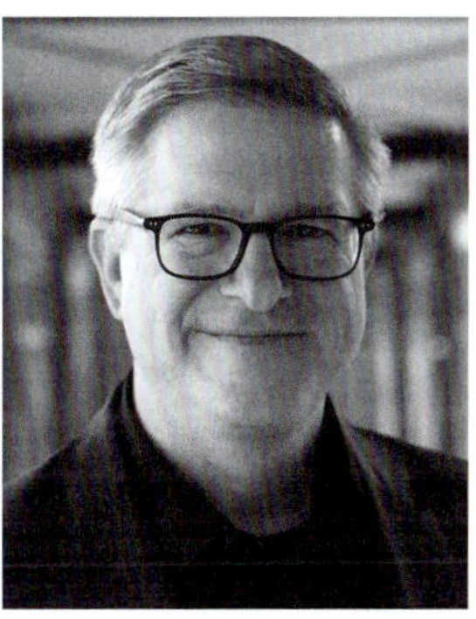

Dr. Frank Brettschneider ist seit 2006 Professor für Kommunikationswissenschaft an der Universität Hohenheim. Zu seinen Forschungsschwerpunkten zählen die Kommunikation bei Bau- und Infrastrukturprojekten, die Verständlichkeitsforschung, die Politische Kommunikation (insbesondere Wahlforschung) und das Kommunikationsmanagement. Frank Brettschneider ist u. a. Mitglied im Wissenschaftlichen Beirat für Zivilgesellschaft und Bürgerbeteiligung der Landesregierung Baden-Württemberg.

Dirk Bürger

AOK-Bundesverband
Berlin

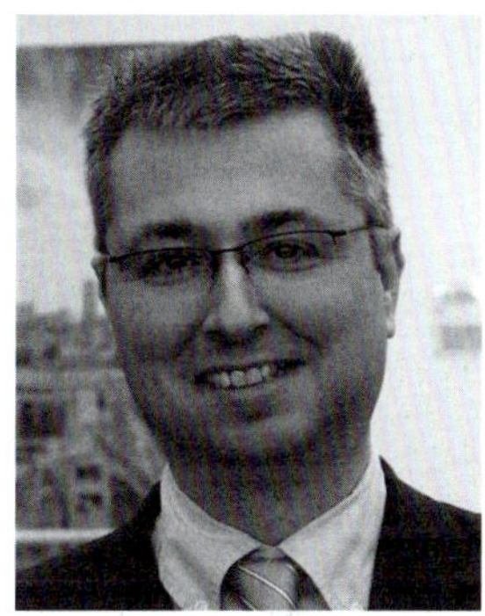

Seit 03/2010 Referent für Gesundheitspolitik beim AOK-Bundesverband, Stabsbereich Politik und Unternehmensentwicklung. 11/2009 bis 02/2010 wissenschaftlicher Mitarbeiter und Büroleiter des Bundestagsabgeordneten Rudolf Henke, CDU/CSU-Bundestagsfraktion, Mitglied des Gesundheitsausschusses. 01/2001 bis 10/2009 wissenschaftlicher Mitarbeiter und Büroleiter des Bundestagsabgeordneten und stellvertretenden Vorsitzenden des Gesundheitsausschusses des Deutschen Bundestages Dr. med. Hans Georg Faust. 10/1986 bis 12/2000 Fachkrankenpfleger in der Abteilung für Anästhesie und Intensivmedizin des Marienhospitals in Bottrop/NRW.

Prof. Dr. Reinhard Busse, MPH, FFPH

Technische Universität Berlin
Lehrstuhl Management im Gesundheitswesen
WHO Collaborating Centre for Health Systems, Research and Management
Berlin

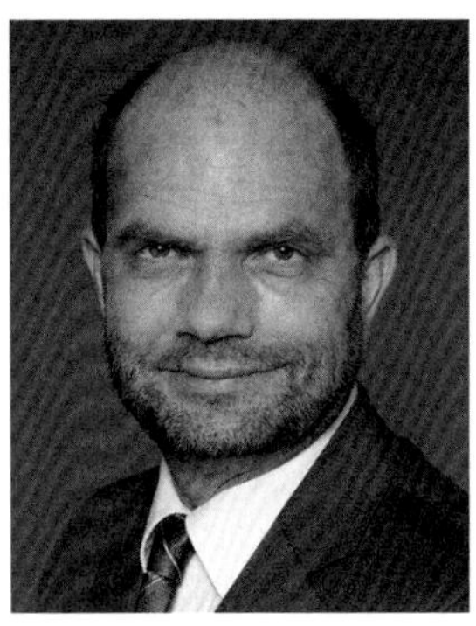

Lehrstuhlinhaber für Management im Gesundheitswesen an der Technischen Universität Berlin, Co-Direktor des Europäischen Observatoriums für Gesundheitssysteme und Gesundheitspolitik, Mitglied des Direktoriums der interuniversitären Berlin School of Public Health und Fakultätsangehöriger der Charité – Universitätsmedizin Berlin. 2022–2025 Zahlreiche Mitgliedschaften in Beiräten und Kommissionen, u. a. in der Regierungskommission zur modernen und bedarfsgerechten Krankenhausversorgung (BMG, 2022–2025) und dem ExpertInnenrat der Bundesregierung „Gesundheit und Resilienz" (Bundeskanzleramt, 2024–2025). Forschungsschwerpunkte: Gesundheitssystemforschung (insbesondere internationale Vergleiche, Spannungsfeld zwischen Markt und Regulation sowie Health Systems Performance Assessment), Versorgungsforschung (Vergütungsmechanismen, Integrierte Versorgung, Rolle von Pflegepersonal), Gesundheitsökonomie sowie Health Technology Assessment (HTA).

Prof. Dr. Christoph Dodt

München Klinik Bogenhausen
Notfallzentrum
München

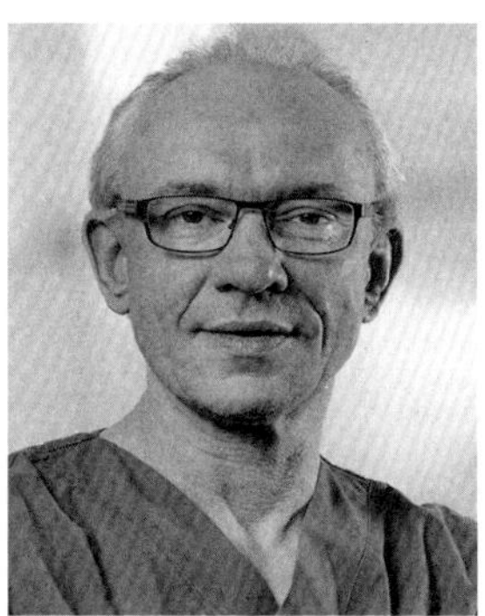

Sektionsleiter Intensiv- und Notfallmedizin der Medizinischen Klinik I am Universitätsklinikum Schleswig-Holstein Campus Lübeck bis 2007. Seitdem Chefarzt der Klinik für Akut- und Notfallmedizin der München Klinik Bogenhausen. Ehemaliger Präsident der Deutschen Gesellschaft interdisziplinäre Notfall- und Akutmedizin (DGINA) und aktueller President elect der Europäischen Gesellschaft für Notfall- und Akutmedizin. Im Herausgeberboard von „Notfall- und Rettungsmedizin" und „Medizinische Klinik Intensiv- und Notfallmedizin" und Mitherausgeber notfallmedizinischer Bücher. Berät Politik und Krankenhäuser zum Thema Klinische Notfallmedizin und hat zahlreiche Fachartikel in diesem Fachgebiet publiziert.

Dr. David Ehlig

Universität St. Gallen
School of Medicine
Lehrstuhl für Gesundheitsökonomie, -Politik und -Management
St. Gallen
Schweiz

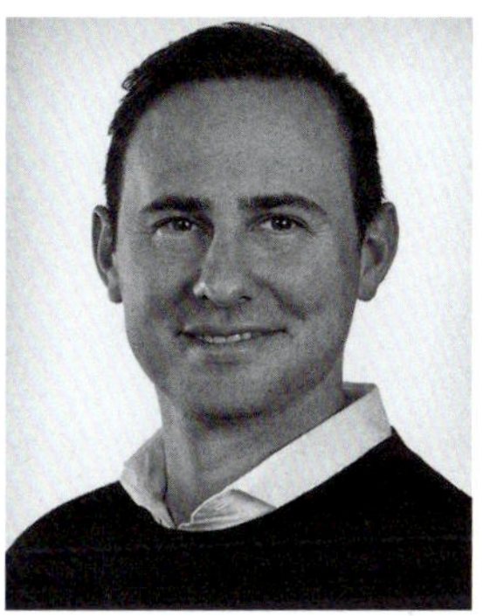

Dr. David Ehlig ist Post-Doc und Forschungsgruppenleiter „Value in Healthcare“ am Lehrstuhl für Gesundheitsökonomie, -Politik und -Management an der School of Medicine der Universität St. Gallen. Nach seiner Zeit in der Strategieberatung der Boston Consulting Group promovierte er bei Prof. Geissler und Prof. Busse an der Technischen Universität Berlin zu den Themen Qualität und Digitalisierung im Gesundheitswesen. Heute konzentriert er sich auf verschiedene Forschungsbereiche innerhalb der Gesundheitsökonomie und Versorgungsforschung, wie z. B. die Untersuchung der Auswirkungen von Veränderungen im Gesundheitssystem (Finanzierung, Planung, Qualitätstransparenzinitiativen) und neuen Technologien auf die Versorgungsqualität. In verschiedenen Projekten beschäftigt er sich zudem mit der zukünftigen Gestaltung der Spitalplanung in der Schweiz und untersucht deren Auswirkung auf die Qualität, den Zugang und die Kosten der Versorgung.

Astrid Eriksen, M. Sc.

Technische Universität Berlin
Fachgebiet Management im Gesundheitswesen
European Observatory on Health Systems and Policies
Berlin

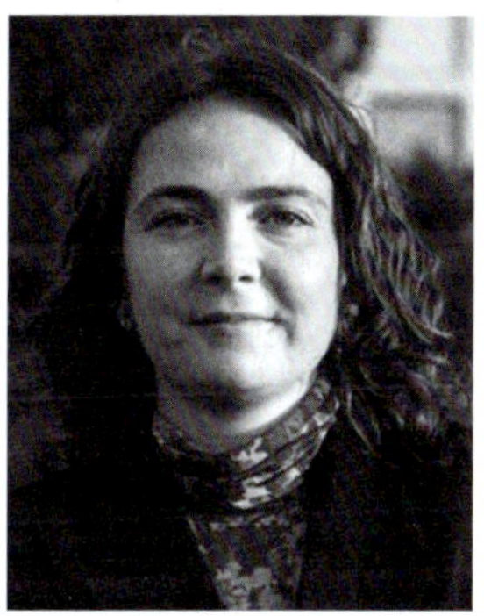

Astrid Eriksen arbeitet seit März 2020 als wissenschaftliche Mitarbeiterin am Fachgebiet Management im Gesundheitswesen der Technischen Universität Berlin und ist seit Januar 2021 Mitglied des Berliner Hubs des European Observatory on Health Systems and Policies. Sie unterstützt verschiedene Projekte des Observatory, darunter die State of Health in the EU-Profile sowie das Ländermonitoring, in dessen Rahmen sie als Redakteurin der HSPM-Plattform für Dänemark, Deutschland und Ungarn zuständig ist. Ihre Forschungsschwerpunkte liegen in den Bereichen Zugang zu Gesundheitsleistungen sowie der Bewertung der Leistungsfähigkeit von Gesundheitssystemen.

Johannes Fischer

Crunchtime Communications
Stuttgart

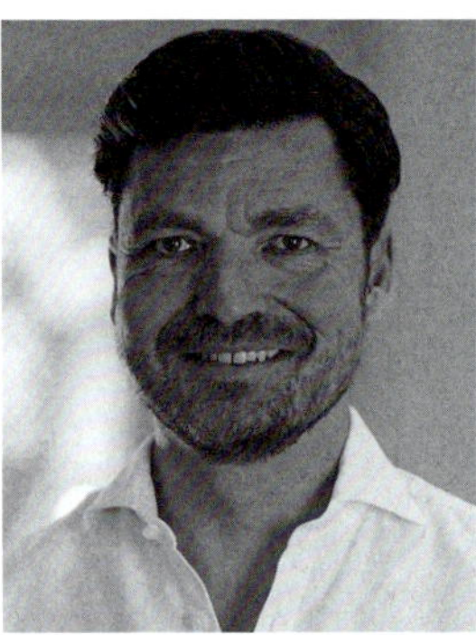

Diplom-Kommunikationswissenschaftler. Geschäftsführender Gesellschafter von Crunchtime Communications. Langjährige Erfahrung in der Krisen- und Veränderungskommunikation sowie im Change Management. Begleitete zahlreiche Transformations- und Restrukturierungsprozesse in Krankenhäusern – von der Strategieentwicklung bis zur Umsetzung. Experte für Krisenmanagement und strategische Kommunikation in hochdynamischen Kontexten. Lehrbeauftragter für Krisenkommunikation an der Universität Hohenheim.

Prof. Dr. Alexander Geissler

Universität St. Gallen
School of Medicine
Lehrstuhl für Gesundheitsökonomie, -Politik und -Management
St. Gallen
Schweiz

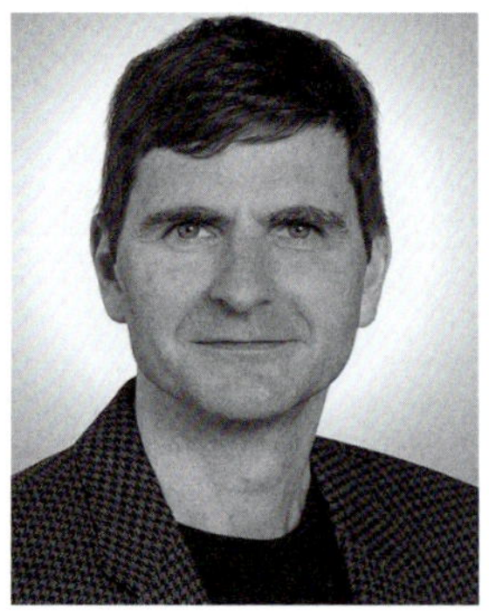

Alexander Geissler ist Ordinarius für Gesundheitsökonomie, Politik und Management an der School of Medicine der Universität St. Gallen und gleichzeitig ihr akademischer Direktor. Im Mittelpunkt seiner vor allem empirisch getriebenen Forschung steht die Analyse und Entwicklung von Instrumenten zur Messung und Steuerung der Effizienz der Gesundheitsversorgung. Dies beinhaltet Bausteine von Vergütungs- und Anreizsystemen sowie Fragen zur Qualitätsmessung, -darlegung und -transparenz. Zunehmend verknüpft er die beiden Forschungsstränge, um bessere Aussagen über den optimalen Mitteleinsatz der knappen Ressourcen im Gesundheitswesen zu treffen. Dabei kommen digitalen Lösungsstrategien eine besondere Bedeutung zu. Seine internationale Ausrichtung zeigt sich insbesondere in Engagements für supranationale Organisationen wie z. B. die Weltbank, die EU-Kommission und nationale Ministerien und ThinkTanks.

Prof. Dr. Max Geraedts, M.san.

Institut für Versorgungsforschung und Klinische Epidemiologie
Fachbereich Medizin
Philipps-Universität Marburg
Marburg

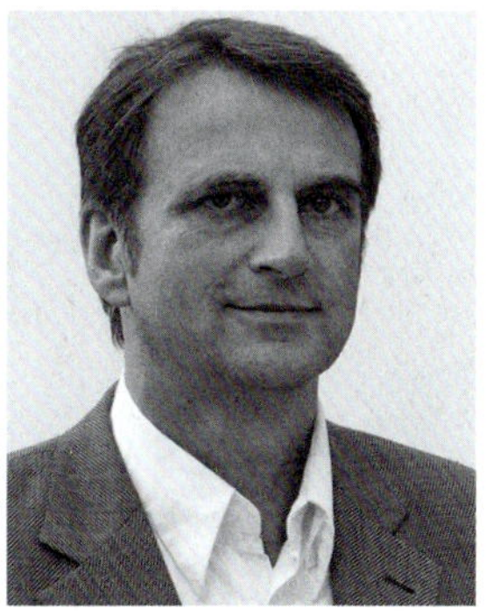

Studium der Medizin in Marburg und der Gesundheitswissenschaften und Sozialmedizin in Düsseldorf. Ärztliche Tätigkeit am Universitätsklinikum Marburg. Wissenschaftlicher Mitarbeiter am Institut für Medizinische Informationsverarbeitung der Universität Tübingen. DFG-Forschungsstipendium und Postdoctoral Fellowship „Health Services Research" am Institute for Health Policy Studies der University of California, San Francisco. Habilitation für das Fach Gesundheitssystemforschung an der Eberhard-Karls-Universität Tübingen. 2000–2008 Professur für Public Health an der Heinrich-Heine-Universität Düsseldorf. 2009–2016 Lehrstuhlinhaber für Gesundheitssystemforschung an der Universität Witten/Herdecke. Seit Juni 2016 Leitung des Instituts für Versorgungsforschung und Klinische Epidemiologie an der Philipps-Universität Marburg.

Dr. med. Dr. rer. pol. Sebastian Griewing

Universitätsklinikum Marburg
Klinik für Gynäkologie und Geburtshilfe
Marburg

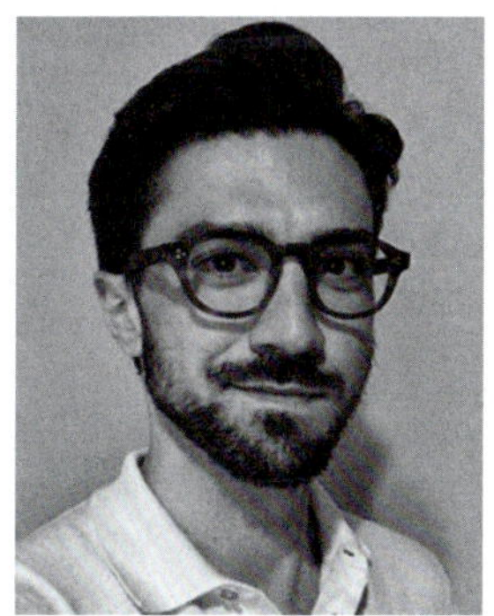

Sebastian Griewing ist Arzt in Weiterbildung in der Gynäkologie und Geburtshilfe und Digital Clinician Scientist am Institut für Digitale Medizin des Universitätsklinikums Marburg. Er studierte Medizin und Wirtschaftswissenschaften und promovierte in beiden Fächern. Internationale Stationen führten ihn in die Gesundheitssysteme der USA, der Schweiz und Italiens – zuletzt als Postdoktorand an der Stanford University School of Medicine. Seine Forschungsschwerpunkte liegen an der Schnittstelle von Versorgungsforschung, Digitaler Medizin sowie Gynäkologie und Geburtshilfe. Angetrieben von der Vision einer vernetzten, schnittstellenfreien Gesundheitsversorgung widmet er sich der Frage, wie digitale Technologien nicht nur eingeführt, sondern nachhaltig in die medizinische Praxis integriert werden können.

Christian Günster

Wissenschaftliches Institut der AOK (WIdO)
Berlin

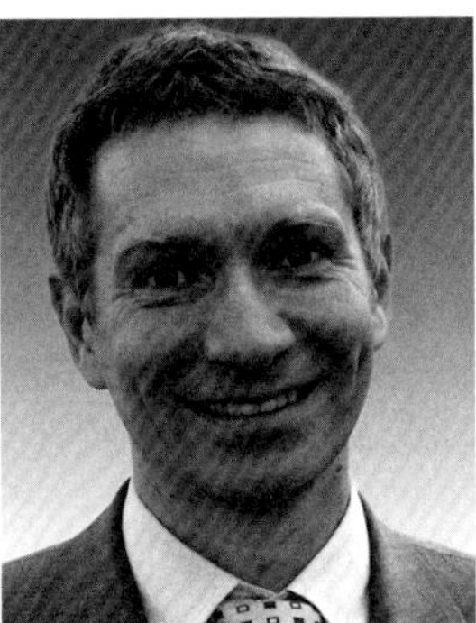

Studium der Mathematik und Philosophie in Bonn. Seit 1990 beim Wissenschaftliches Institut der AOK (WIdO). Von 2002 bis 2008 Mitglied des Sachverständigenrates nach § 17b KHG des Bundesministeriums für Gesundheit. Leitung des Bereichs Qualitäts- und Versorgungsforschung. Mitherausgeber des Versorgungs-Reports. Arbeitsschwerpunkte sind Methoden der Qualitätsmessung und Versorgungsanalysen mittels Routinedaten.

Dr. Corinna Hentschker

Wissenschaftliches Institut der AOK (WIdO)
Berlin

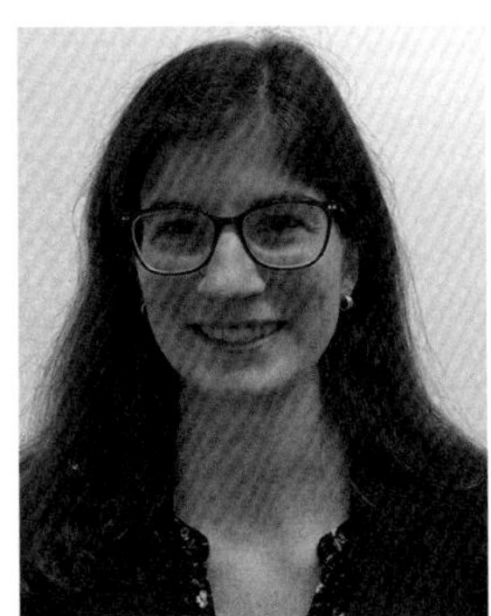

Seit 2019 ist Corinna Hentschker wissenschaftliche Mitarbeiterin im Forschungsbereich Krankenhaus am WIdO. Zuvor war sie von 2011 bis 2019 Wissenschaftlerin am RWI – Leibniz-Institut für Wirtschaftsforschung im Kompetenzbereich „Gesundheit“. Sie studierte Gesundheitsökonomie an der Universität Bayreuth und promovierte im Jahr 2016 an der Ruhr-Universität Bochum.

Louise Charlotte Olimpia Junge, MScPH

Technische Universität Berlin
Fachgebiet Management im Gesundheitswesen
European Observatory on Health Systems and Policies
Berlin

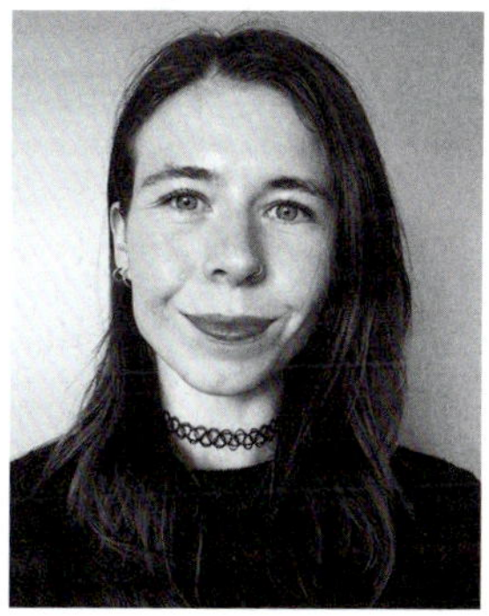

Louise Junge arbeitet seit April 2025 als wissenschaftliche Mitarbeiterin am Fachgebiet Management im Gesundheitswesen der TU Berlin sowie am European Observatory on Health Systems and Policies. Ihre Forschungsschwerpunkte liegen in der vergleichenden Gesundheitssystemforschung, mit besonderem Interesse an Fragen des Gesundheitspersonals, integrierter Versorgung und globaler Gesundheit. Zuvor war sie als examinierte Gesundheits- und Krankenpflegerin in einer Notaufnahme in Berlin tätig.

Hanna Krüll, M. Sc.

AOK Rheinland/Hamburg – Die Gesundheitskasse
Abteilung Krankenhausplanung
Düsseldorf

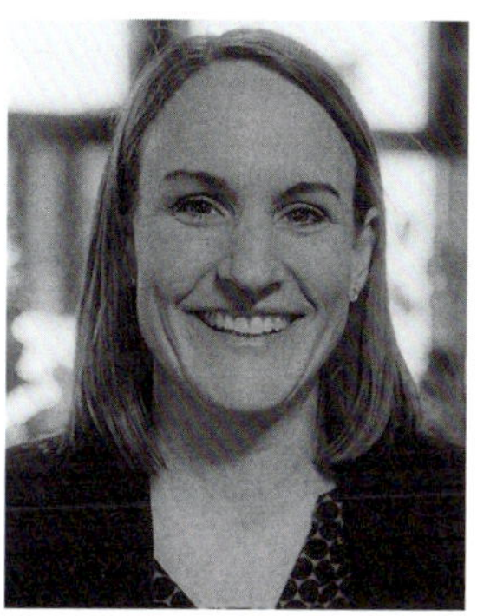

Hanna Krüll ist Diplom Gesundheitsökonomin und M.Sc. der Wirtschaftswissenschaften. Sie war im Krankenhauscontrolling eines Schwerpunktversorgers und im Gesundheitsministerium in Nordrhein-Westfalen tätig. Aktuell leitet sie die Abteilung Krankenhausplanung bei der AOK Rheinland/Hamburg.

Prof. Dr. med. Sebastian Kuhn, MME

Universitätsklinikum Marburg
Institut für Digitale Medizin
Marburg

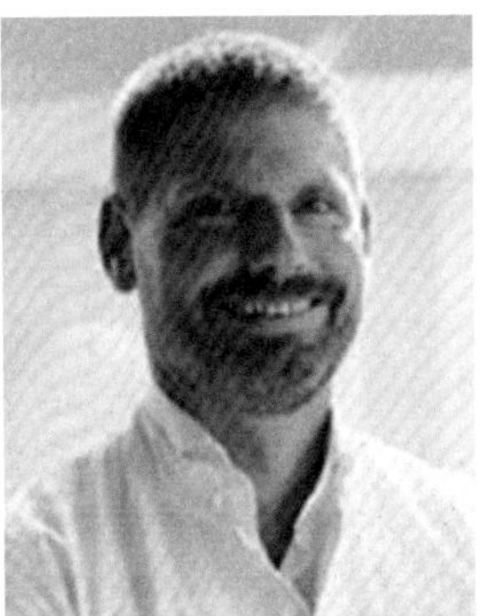

Sebastian Kuhn ist Direktor des Instituts für Digitale Medizin am Universitätsklinikum Marburg und W3-Professor für Digitale Medizin an der Philipps-Universität Marburg. Der Facharzt für Orthopädie und Unfallchirurgie absolvierte zusätzlich den Masterstudiengang Medical Education. Seine wissenschaftlichen Schwerpunkte liegen in der Entwicklung, Evaluation und Implementierung digitaler Gesundheitsprozesse in klinische und intersektorale Behandlungsabläufe sowie in der Erforschung der Mensch-Maschine-Interaktion mit KI-basierten Entscheidungsunterstützungssystemen. Darüber hinaus engagiert er sich intensiv in der Aus-, Fort- und Weiterbildung von Ärztinnen/Ärzten und Gesundheitsberufen, um die digitale Transformation des Gesundheitswesens nachhaltig zu gestalten.

Charlotte Lang

Universität St. Gallen
School of Medicine
Lehrstuhl für Gesundheitsökonomie, -Politik und -Management
St. Gallen
Schweiz

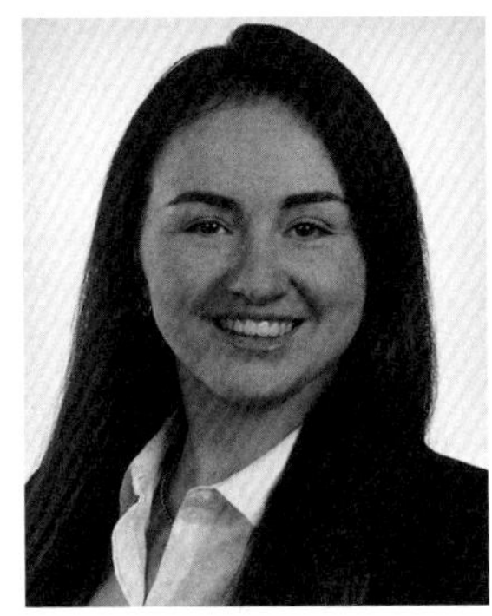

Charlotte Lang ist wissenschaftliche Mitarbeiterin und Doktorandin am Lehrstuhl für Gesundheitsökonomie, Politik und Management (Prof. Geissler) an der School of Medicine der Universität St. Gallen. Ihre Forschungsschwerpunkte liegen in der Krankenhausplanung und der gesundheitsökonomischen Evaluation von Strukturreformen im Schweizer Gesundheitswesen. Im Rahmen eines vom Schweizerischen Nationalfonds geförderten Forschungsprojekts analysiert sie die Krankenhausplanungsreform von 2012 und arbeitet darüber hinaus an weiteren Projekten zur zukünftigen Ausgestaltung der Krankenhausplanung. Vor Beginn ihrer Promotion absolvierte sie einen Bachelor in Gesundheitswissenschaften und Technologie sowie einen Master in Management, Technology and Economics an der ETH Zürich.

Dr. Simon Loeser

AOK Rheinland/Hamburg
Düsseldorf

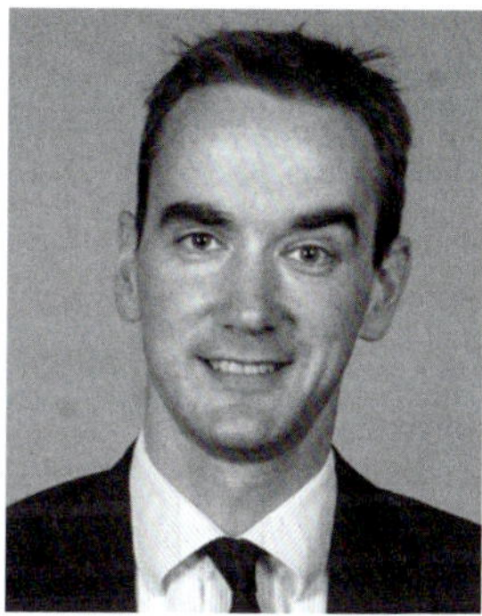

Simon Loeser ist seit 2010 bei der AOK Rheinland/Hamburg tätig und leitet dort seit 2012 den Bereich Krankenhaus und Rehabilitation. Nach dem Studium der Humanmedizin in Köln und Marburg arbeitete er 2003 als Wissenschaftlicher Mitarbeiter der Medizinischen Fakultät der Universität Witten/Herdecke. Von 2004 bis 2006 war er als Arzt an der Heinrich-Heine-Universität in Düsseldorf tätig, bevor er zwischen 2006 und 2010 u. a. bei der Wirtschaftsprüfungsgesellschaft BDO als Unternehmensberater Projekte in rund 40 Krankenhäusern mit den Themen Organisation, Personal, Erlösoptimierung, Integrierte Versorgung und Portfoliomanagement begleitete.

Prof. Dr. Michael Löhr

LWL-Klinikum Gütersloh
Akademisches Lehrkrankenhaus für Pflege- und Gesundheitsfachberufe der Fachhochschule der Diakonie
Gütersloh

Michael Löhr ist Dipl.-Kaufmann (FH) und M.A. in Management im Gesundheitswesen. Er ist Pflegedirektor am LWL-Klinikum Gütersloh und Honorarprofessor an der Fachhochschule der Diakonie. Wissenschaftlich konzentriert sich Löhr auf die Weiterentwicklung psychiatrischer Pflege unter den Perspektiven Versorgungsqualität, Patientensicherheit und pflegerische Wirksamkeit. Zusätzlich fokussiert er in seinen Arbeiten auf zentrale Versorgungsfragen in der Psychiatrie.

Marjana Mai

AOK-Bundesverband
Berlin

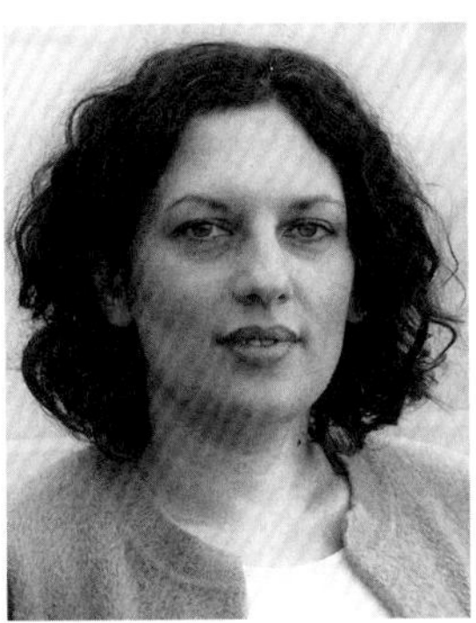

Marjana Mai ist seit 2011 Referentin in der Abteilung Stationäre Versorgung/Rehabilitation des AOK-Bundesverbands mit dem Schwerpunkt Versorgungsqualität. Ihr Studium Public Health/Gesundheitswissenschaften und Management im Gesundheitswesen absolvierte sie in Bremen und Osnabrück. 2025 schloss sie den Studiengang Medizinrecht (LL.M.) an der Dresden International University ab.

Dr. med. Jürgen Malzahn

AOK-Bundesverband
Berlin

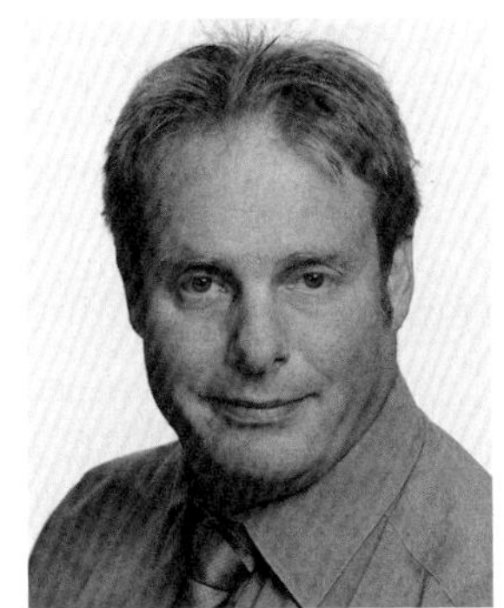

Studium der Humanmedizin in Berlin und Frankfurt am Main. Seit 1997 im AOK-Bundesverband tätig, dort bis zum Jahr 2000 im Referat Krankenhaus-Fallmanagement beschäftigt, dann Wechsel in das Referat Krankenhäuser und spätere Übernahme der Referatsleitung. Seit 2007 Abteilungsleiter Stationäre Einrichtungen/Rehabilitation.

Dr. Robert Messerle

Wissenschaftliches Institut der AOK (WIdO)
Berlin

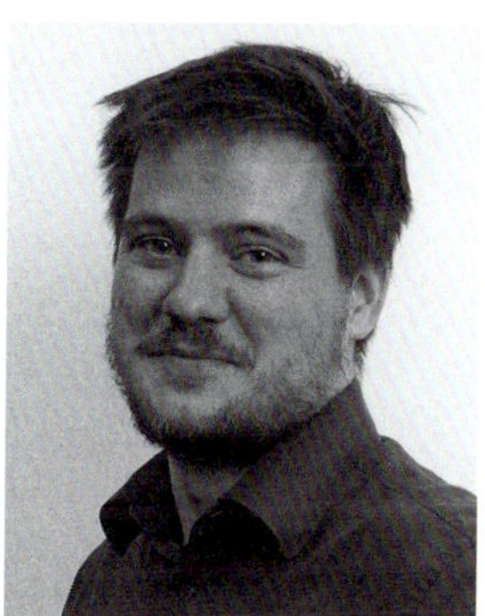

Robert Messerle studierte Wirtschaftsinformatik und Volkswirtschaftslehre in Berlin. Er arbeitete beim GKV-Spitzenverband als Referent für die Analyse der ambulanten Versorgung sowie in den Geschäftsstellen des Sachverständigenrates zur Begutachtung der Entwicklung im Gesundheitswesen und der Wissenschaftlichen Kommission für ein modernes Vergütungssystem. Von 2020 bis 2025 war er wissenschaftlicher Mitarbeiter an der Universität Hamburg. Seit 2025 leitet er im WIdO den Forschungsbereich Gesundheitspolitik/Systemanalysen.

Carina Mostert-Brenck

Wissenschaftliches Institut der AOK (WIdO)
Berlin

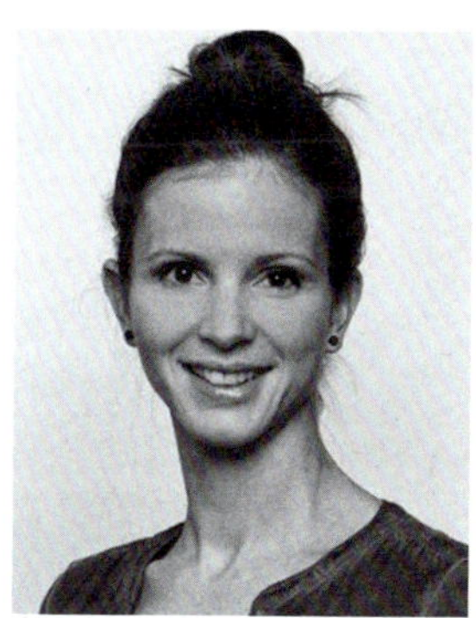

Studium an den Universitäten Bielefeld und Duisburg-Essen. Masterabschluss im Jahr 2012 im Studiengang Medizinmanagement. 2009 bis 2011 wissenschaftliche Hilfskraft beim Rheinisch-Westfälischen Institut für Wirtschaftsforschung (RWI). Seit 2012 wissenschaftliche Mitarbeiterin im Forschungsbereich Krankenhaus des Wissenschaftlichen Instituts der AOK (WIdO), seit 2019 Leiterin des Forschungsbereichs.

Olaf Neubert

GKV-Spitzenverband
Abteilung Krankenhäuser
Berlin

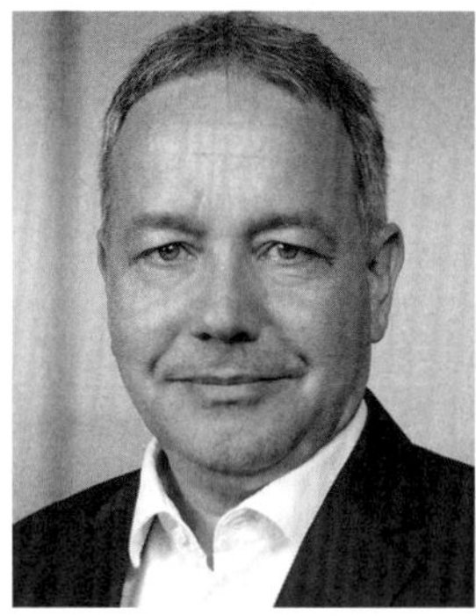

Olaf Neubert studierte von 1995 bis 2003 Volkswirtschaftslehre an der Technischen Universität Dresden. Anschließend war er von 2003 bis 2007 in der Forschung und Beratung im Bereich Risikomanagement bei der RMCE RiskCon in Leinfelden-Echterdingen sowie bei der Funk Gruppe in Hamburg tätig. Parallel dazu arbeitete er von 2005 bis 2008 als wissenschaftlicher Mitarbeiter am Institut für Wirtschaftsforschung Halle mit Schwerpunkt auf Wettbewerbsmodellen und Unternehmensbefragungen. Von 2008 bis 2010 war er Referent für Krankenhausfinanzierung und Statistik bei der Krankenhausgesellschaft Sachsen-Anhalt. Seit 2010 ist Olaf Neubert als Fachreferent in der Abteilung Krankenhäuser beim GKV-Spitzenverband tätig, wo er sich mit Vergütungssystemen, Versorgungsanalysen, Personalvorgaben sowie ambulanten Krankenhausleistungen im Bereich Psychiatrie und Psychosomatik beschäftigt.

Dr. Anne Neumann, MPH

Zentrum für Evidenzbasierte Gesundheitsversorgung (ZEGV)
Medizinische Fakultät und Universitätsklinikum Carl Gustav Carus der Technischen Universität Dresden
Dresden

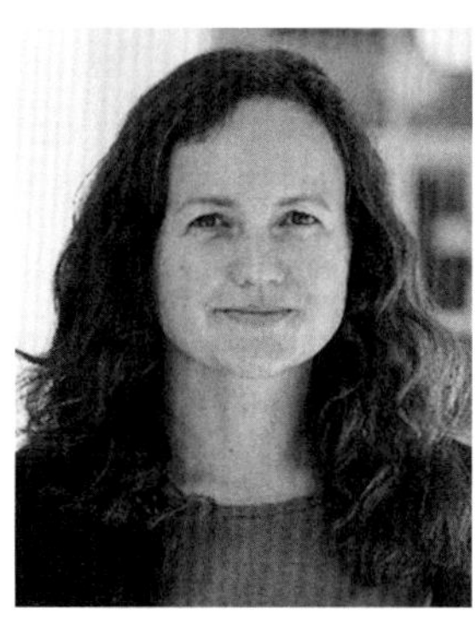

Dr. Anne Neumann ist Epidemiologin und Gesundheitsökonomin am Zentrum für Evidenzbasierte Gesundheitsversorgung (ZEGV), Medizinische Fakultät und Universitätsklinikum Carl Gustav Carus der Technischen Universität Dresden und leitet dort den Forschungsbereich Seelische Gesundheit. Ihre Forschungsschwerpunkte liegen auf dem Gebiet „Versorgungsforschung psychische Gesundheit/Mental Health Services Research“ mit Fokus u. a. auf innovative und sektorenübergreifende Versorgungskonzepte, Epidemiologie und Verlaufsforschung sowie Mental Health Policy. Seit 2015 leitet und koordiniert sie verschiedene Projekte zur Evaluation von integrativen und innovativen Modellvorhaben, u. a. der „Bundesweit einheitlichen wissenschaftlichen Evaluation von Modellvorhaben nach § 64b SGB V“ (EVA64) oder der vom Innovationsfonds geförderten PsychCare-Studie. Sie ist Sprecherin der Fachgruppe Seelische Gesundheit des Deutschen Netzwerkes für Versorgungsforschung (DNVF), Mitglied im Netzwerk Steuerungs- und Anreizsysteme für eine moderne psychiatrische Versorgung und weiterer verschiedener Netzwerke und Gesellschaften sowie Fachexpertin auf Bundesebene im Datenvalidierungsverfahren beim IQTIG.

Dr. Adam Pilny

hcb Institute for Health Care Business GmbH
Essen

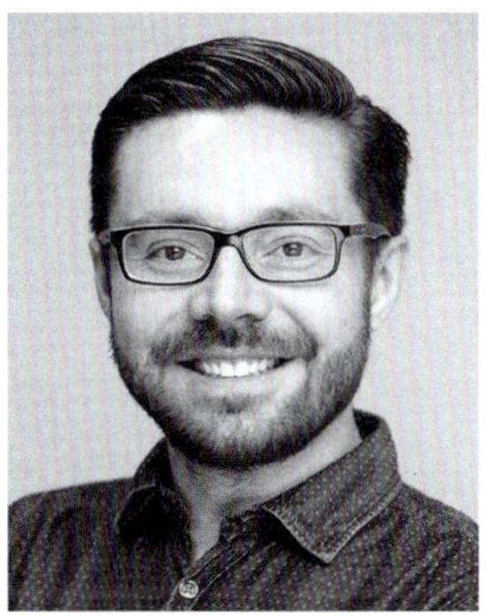

Dr. Adam Pilny ist seit 2022 als Projektleiter bei der Institute for Health Care Business GmbH (hcb) tätig. Er hat von 2013 bis 2021 als Wissenschaftler im Kompetenzbereich „Gesundheit" – zuletzt als stellvertretender Leiter des Kompetenzbereichs – am RWI gearbeitet. Er studierte Wirtschaftswissenschaft an der Ruhr-Universität Bochum und war von 2010 bis 2013 Promotionsstudent an der Ruhr Graduate School in Economics (RGS). Er wurde im Februar 2015 an der Ruhr-Universität Bochum promoviert. Sein Forschungsinteresse gilt der Finanzwissenschaft, der Gesundheitsökonomie und der politischen Ökonomie.

Martin Pin

Klinik für Akut und Notfallmedizin
Florence-Nightingale-Krankenhaus der Kaiserswerther Diakonie
Düsseldorf

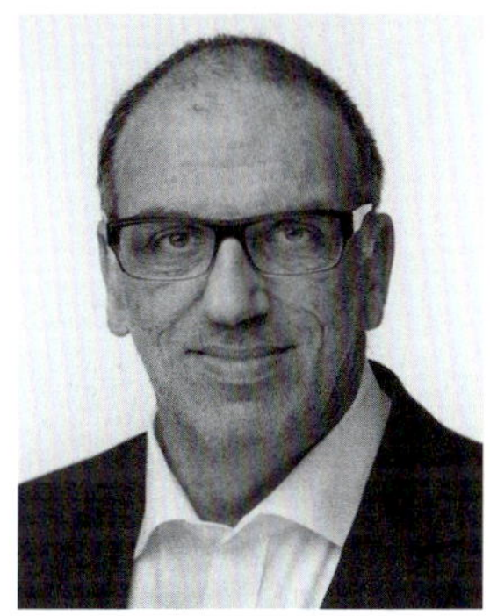

Martin Pin ist seit 2012 Chefarzt der Klinik für Notfall- und Akutmedizin am Florence-Nightingale-Krankenhaus der Kaiserswerther Diakonie Düsseldorf. Er ist Notfallmediziner und Facharzt für Innere Medizin und war viele Jahre im boden- und luftgebundenen Rettungsdienst tätig.

Seit 2017 ist er Präsident der „DGINA Deutsche Gesellschaft für Notfallmedizin" und Ansprechpartner zu notfallmedizinischen Fragestellungen auf Landes- und Bundesebene.

Er ist Mitglied der Ärztekammer Nordrhein sowie Herausgeber und Mitherausgeber von „Notaufnahme up2date" und „Notfallpflege".

Martina Purwins

AOK-Bundesverband
Berlin

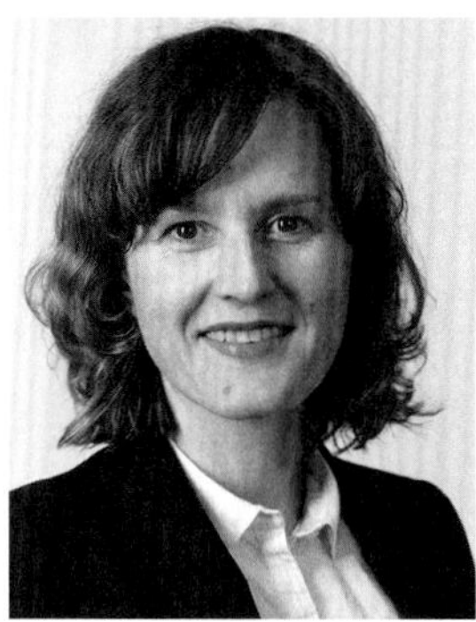

Examinierte Krankenschwester, Studium Pflege/Pflegemanagement (Diplom) an der Evangelischen Fachhochschule Berlin mit den Schwerpunkten Gesundheitsökonomie und Management, Pflegewissenschaften, Rechtliche Grundlagen und Methoden. Seit 2008 Referentin in der Abteilung Stationäre Versorgung, Rehabilitation im AOK-Bundesverband, seit 2021 in der Geschäftsführungseinheit „Versorgung" beschäftigt.

Prof. (apl.) Dr. Hans-Joachim Salize

Zentralinstitut für Seelische Gesundheit
Mannheim

Hans-Joachim Salize ist Diplom Soziologe und Leiter der Arbeitsgruppe Versorgungsforschung im Zentralinstitut für Seelische Gesundheit (ZI) in Mannheim. Er hat sich vor allem auf die psychiatrische Versorgung, Versorgungsforschung und Gesundheitspolitik spezialisiert. Herr Salize ist insbesondere für seine Arbeiten zur Bewertung und Entwicklung psychiatrischer Versorgungssysteme in Europa bekannt. Er hat zahlreiche Beiträge zur Forschung rund um die Versorgung psychisch Kranker, Versorgungsmodelle und Epidemiologie psychischer Erkrankungen veröffentlicht.

Dr. David Scheller-Kreinsen

Wissenschaftliches Institut der AOK (WIdO)
Berlin

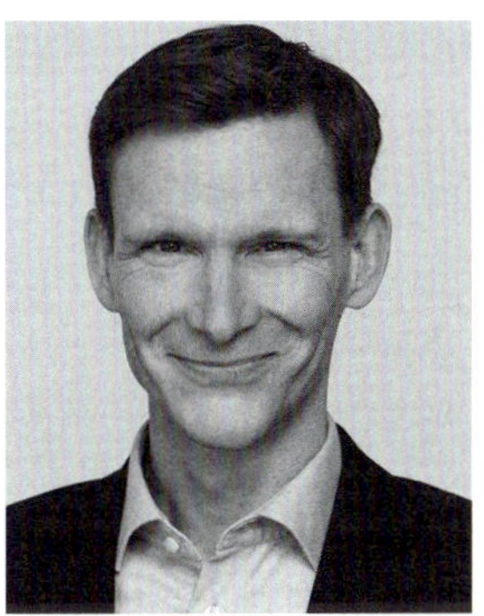

Dr. David Scheller-Kreinsen ist seit 2023 stellvertretender Geschäftsführer des Wissenschaftlichen Instituts der AOK (WIdO). Davor war er Leiter des Referats Stationäre Versorgung und Rehabilitation des AOK-Bundesverbandes. Er ist promovierter Volkswirt und Autor von diversen Beiträgen zu Fragestellungen der Steuerung und Finanzierung der Krankenhausversorgung. Sein Studium absolvierte er in London, Berlin und Washington.

Dr. med. Gerhard Schillinger

AOK-Bundesverband
Berlin

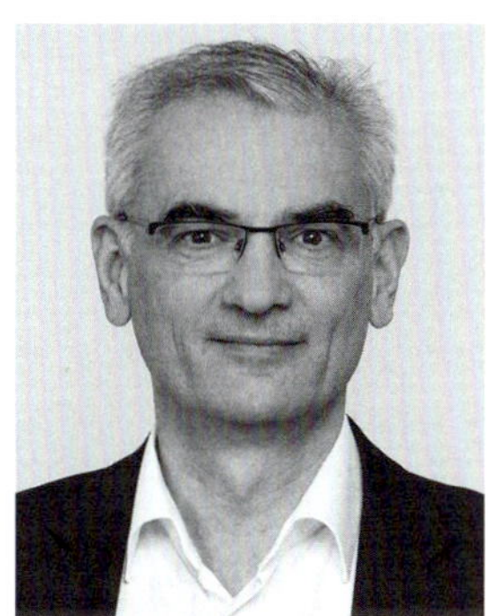

Dr. med. Gerhard Schillinger ist Facharzt für Neurochirurgie. Er leitet seit 2009 den Stab Medizin im AOK-Bundesverband. Schwerpunkte sind unter anderem die Nutzenbewertung von Untersuchungs- und Behandlungsmethoden, die Qualitätssicherung in der Patientenversorgung und Patientensicherheit. Der Stab Medizin unterstützt dabei Projekte und Versorgungsmodelle zur Versorgungsoptimierung, initiiert und betreut Projekte zur Präzisionstherapie von Krebserkrankungen sowie zur Diagnostik und Behandlung von Menschen mit seltenen Erkrankungen und entwickelt digitale Unterstützungsangeboten für Patientinnen und Patienten und ihre Angehörigen.

Prof. Dr. Andreas Schmid

Oberender AG/Universität Bayreuth
Bayreuth
Munich Center for Health Economics and Policy
München

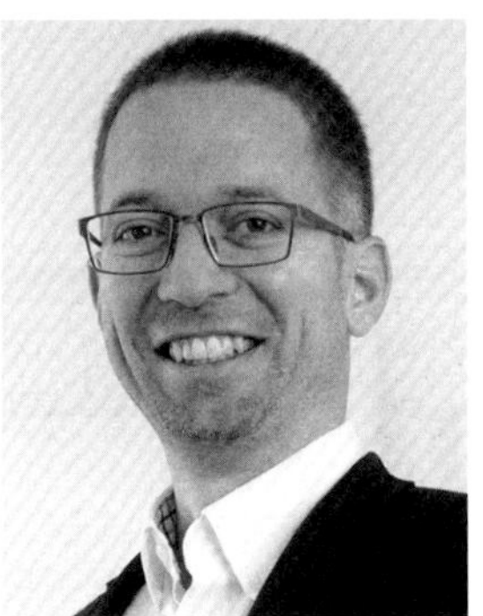

Andreas Schmid ist Senior Manager bei der Oberender AG und außerplanmäßiger Professor für Gesundheitsökonomie und -management an der Universität Bayreuth. Nach seinem Studium der Gesundheitsökonomie promovierte er zu Wettbewerbsfragen im Krankenhausmarkt. Seine Forschungsschwerpunkte liegen auf der Analyse und Entwicklung von Versorgungsstrukturen und Vergütungsmodellen sowie entsprechenden Reformbemühungen. Er ist Mitglied der Deutschen Gesellschaft für Gesundheitsökonomie, des M-CHEP der TU München und unparteiisches Mitglied im Sektorenübergreifenden Landesschiedsgremium Thüringen.

Prof. Dr. Jochen Schmitt, MPH

Zentrum für Evidenzbasierte Gesundheitsversorgung (ZEGV)
Medizinische Fakultät und Universitätsklinikum Carl Gustav Carus
der Technischen Universität Dresden
Dresden

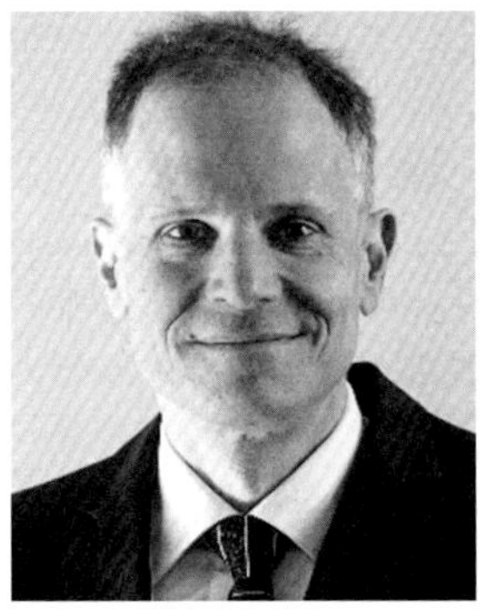

Prof. Jochen Schmitt ist Professor für Sozialmedizin und Versorgungsforschung an der Medizinischen Fakultät der TU Dresden und Gründungsdirektor des Zentrums für Evidenzbasierte Gesundheitsversorgung (ZEGV) Dresden. Seit 2023 ist Prof. Schmitt Mitglied im Sachverständigenrat Gesundheit und Pflege des BMG. Er ist geschäftsführendes Vorstandsmitglied des Deutschen Netzwerks Versorgungsforschung e. V. (DNVF). Von 2022 bis 2025 war er Mitglied der Regierungskommission für eine moderne und bedarfsgerechte Krankenhausversorgung des Bundesministeriums für Gesundheit (BMG). Er hat mehrere nationale und internationale Projekte in den Bereichen Versorgungsforschung, Outcomes Research und evidenzbasierte Gesundheitsversorgung geleitet und erfolgreich abgeschlossen. Aufgrund seines Forschungsschwerpunktes zur wissenschaftlichen Nutzung von Routinedaten im Gesundheitswesen, verfügt er über mehr als 15 Jahre Erfahrung in der Nutzung von administrativen Leistungsdaten zur Evidenzgenerierung in der Medizin. Herr Professor Schmitt leitet das ZEGV mit über 50 Forschenden als interdisziplinäres, zentrales Zentrum der Dresdner Hochschulmedizin.

Es verbindet methodische und klinische Exzellenz mit lokalen, nationalen und internationalen Partnern. Die Forschungsbemühungen des ZEGV konzentrieren sich auf die Bereiche der Versorgungsforschung und das breite Spektrum relevanter Methoden, einschließlich systematischer Übersichten, Ergebnisforschung, Effektivitätsforschung sowie administrativer Datenanalyse mit Verknüpfung anderer Datenquellen.

Prof. Dr. Jonas Schreyögg

Hamburg Center for Health Economics
Universität Hamburg
Hamburg

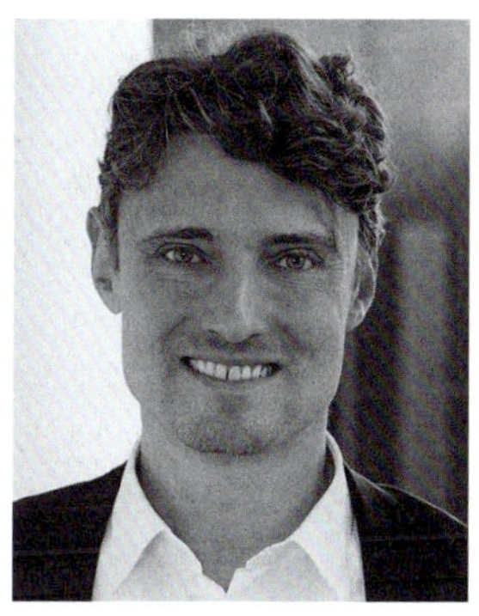

Prof. Dr. Jonas Schreyögg ist Inhaber des Lehrstuhls für Management im Gesundheitswesen und wissenschaftlicher Direktor des Hamburg Center for Health Economics (HCHE) der Universität Hamburg. Er ist außerdem Mitglied des Sachverständigenrates zur Begutachtung der Entwicklung im Gesundheitswesen, Mitglied der DFG-Kommission für Pandemieforschung und zahlreicher wissenschaftlicher Beiräte von Institutionen des Gesundheitswesens. Zuvor war Herr Schreyögg Professor an der LMU München und Abteilungsleiter am Helmholtz Zentrum München sowie Harkness Fellow an der Stanford University. Er erhielt zahlreiche Preise und Forschungsstipendien und verbrachte Lehr- und Forschungsaufenthalte in Norwegen, Singapur, Taiwan und den USA.

Tiziana Schuster

Crunchtime Communications
Stuttgart

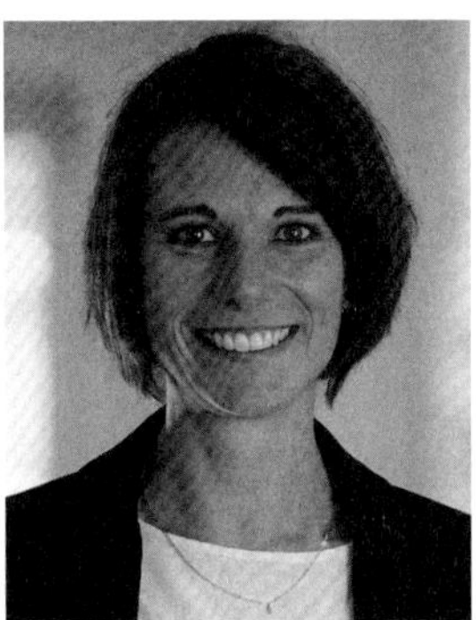

Master-Abschluss in Kommunikationsmanagement an der Universität Hohenheim. Kommunikationsberaterin bei Crunchtime Communications mit Schwerpunkt Krankenhauskommunikation. Zuvor sechs Jahre in der Unternehmenskommunikation eines kommunalen Klinikverbunds mit sechs Standorten tätig, zuletzt als Leiterin der Stabsstelle. Erfahren in der Kommunikation von Medizinstrategien, in dialogorientierten Beteiligungsverfahren und in der Baukommunikation.

Susanne Sollmann

Wissenschaftliches Institut der AOK (WIdO)
Berlin

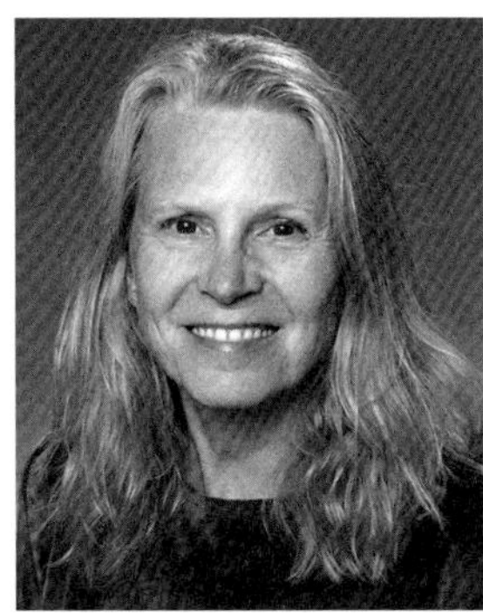

Susanne Sollmann studierte Anglistik und Kunsterziehung an der Rheinischen Friedrich-Wilhelms-Universität Bonn und am Goldsmiths College, University of London. Von 1986 bis 1988 war sie wissenschaftliche Hilfskraft am Institut für Informatik der Universität Bonn. Seit 1989 ist sie im Wissenschaftlichen Institut der AOK (WIdO) tätig, u. a im Projekt Krankenhausbetriebsvergleich und im Forschungsbereich Krankenhaus. Verantwortlich für Koordination und Lektorat des Krankenhaus-Reports.

Prof. Dr. Volker Ulrich

Rechts- und Wirtschaftswissenschaftliche Fakultät
Universität Bayreuth
Bayreuth

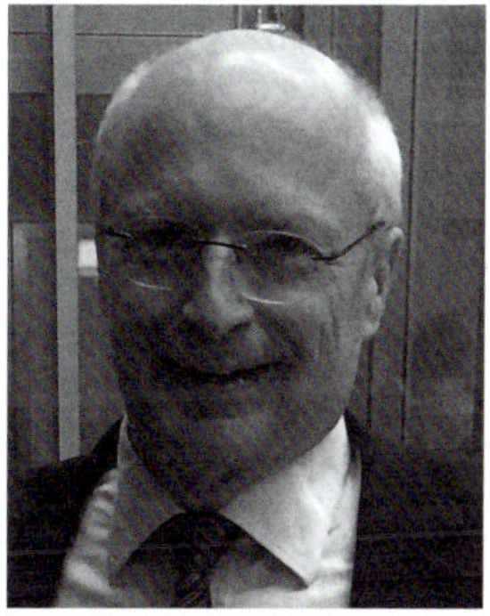

Ordinarius emeritus für Volkswirtschaftslehre, insb. Finanzwissenschaft an der Universität Bayreuth. Ehemaliger Vorsitzender des Wissenschaftlichen Beirats des Bundesamts für Soziale Sicherung (BAS) zur Weiterentwicklung des Risikostrukturausgleichs, Mitglied des gesundheitsökonomischen Ausschusses des Vereins für Socialpolitik (VfS). 2015–2025 Präsident der Gesellschaft für Recht und Politik im Gesundheitswesen (GRPG). Im akademischen Turnus 2010/11 Vorsitzender der Deutschen Gesellschaft für Gesundheitsökonomie (DGGÖ). Veröffentlichungen und Gutachten zu Fragen der Finanzierung von Gesundheitssystemen, der Reform des Risikostrukturausgleichs und des Arzneimittelmarkts und der nachhaltigen Finanzierung der Systeme der sozialen Sicherung.

Dr. Justus Vogel

Universität St. Gallen
School of Medicine
Lehrstuhl für Gesundheitsökonomie, -Politik und -Management
St. Gallen
Schweiz

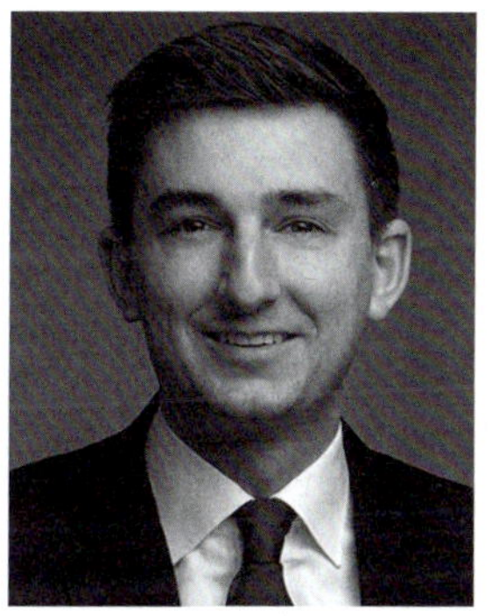

Dr. Justus Vogel ist Forschungsgruppenleiter „Hospital Structures, Processes, and Operations“ am Lehrstuhl für Gesundheitsökonomie, -Politik und -Management an der School of Medicine der Universität St. Gallen, wo er zurzeit habilitiert. Dr. Vogel hat aus seinen früheren Beratungstätigkeiten bei der Boston Consulting Group und der Lohfert & Lohfert AG langjährige Erfahrung im Krankenhausmanagement. Im Rahmen seiner Promotion an der Technischen Universität Berlin (Doktorvater Prof. Busse) war er zusammen mit Prof. Geissler einer der federführenden Autoren des Gutachtens „Krankenhauslandschaft Nordrhein-Westfalen“ und hat seitdem zahlreiche Forschungsprojekte im Bereich Krankenhausplanung und -vergütung durchgeführt.

Carla Walker

Universität St. Gallen
School of Medicine
Lehrstuhl für Gesundheitsökonomie, -Politik und -Management
St. Gallen
Schweiz

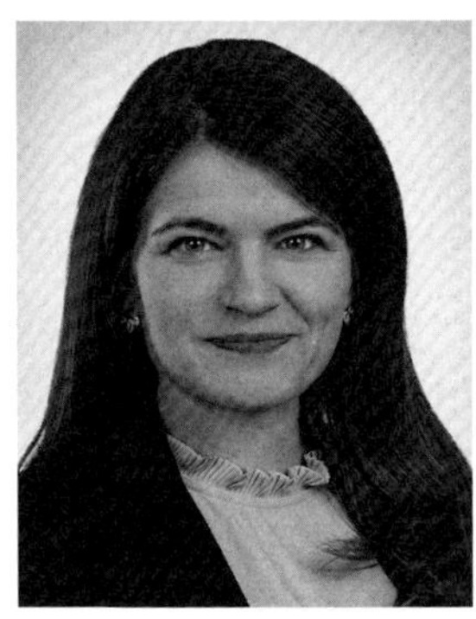

Carla Walker ist wissenschaftliche Mitarbeiterin und Doktorandin am Lehrstuhl für Gesundheitsökonomie, Politik und Management (Prof. Geissler) an der School of Medicine der Universität St. Gallen. Thematisch beschäftigt sich Frau Walker mit der Krankenhausplanung sowie mit der Qualitätstransparenz im Gesundheitswesen. Neben ihrer Promotion arbeitet sie bei walkerproject, einer auf das Gesundheitswesen spezialisierten Beratung im DACH-Raum. Vor Beginn ihrer Promotion absolvierte sie einen Master in Business Innovation an der Universität St. Gallen. Zusammen mit den Co-Autoren des vorliegenden Beitrags evaluiert sie derzeit die Schweizer Spitalplanung.

Prof. Dr. Jürgen Wasem

Universität Duisburg-Essen
Fakultät für Wirtschaftswissenschaften
Lehrstuhl für Medizinmanagement
Essen

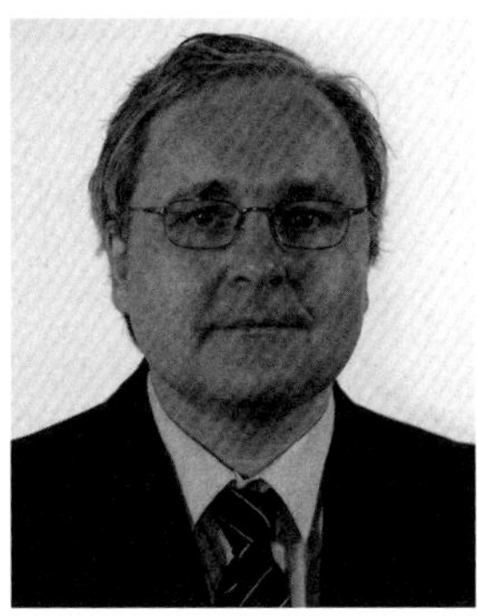

Diplom-Volkswirt. 1985 bis 1989 Referententätigkeit im Bundesministerium für Arbeit und Sozialordnung. 1991 bis 1994 Max-Planck-Institut für Gesellschaftsforschung. 1989 bis 1991 und 1994 bis 1997 Fachhochschule Köln. 1997 bis 1999 Universität München. 1999 bis 2003 Universität Greifswald. Seit 2003 Inhaber des Alfried Krupp von Bohlen und Halbach-Stiftungslehrstuhls für Medizinmanagement der Universität Duisburg-Essen. Vorsitzender der Deutschen Gesellschaft für Disease Management und Mitglied im Vorstand der Deutschen Gesellschaft für Sozialmedizin und Prävention sowie des Geschäftsführenden Vorstands der Gesellschaft für Sozialen Fortschritt.

Stichwortverzeichnis

L

M

N

P

Q

R

S

T

U

V

Z

SPRINGER NATURE

GPSR Compliance

The European Union's (EU) General Product Safety Regulation (GPSR) is a set of rules that requires consumer products to be safe and our obligations to ensure this.

If you have any concerns about our products, you can contact us on ProductSafety@springernature.com

In case Publisher is established outside the EU, the EU authorized representative is:

Springer Nature Customer Service Center GmbH
Europaplatz 3
69115 Heidelberg, Germany

Printed by Wilco bv, the Netherlands

Krankenhaus-Report 2026

Der *Krankenhaus-Report*, der jährlich neu erscheint, nimmt 2026 die Reformperspektiven für den Klinikbereich mit den Schwerpunkten Krankenhausstrukturen, Finanzierung und Ambulantisierung in den Fokus. Daneben zeichnet die Open-Access-Publikation zentrale krankenhauspolitische Entwicklungen des vergangenen Jahres nach und bietet eine Übersicht über die Diagnosedaten der Krankenhäuser des Statistischen Bundesamtes.

Die Reformbedürftigkeit der stationären Versorgung in Deutschland steht außer Frage angesichts der hohen Anzahl von Krankenhausfällen und -standorten im internationalen Vergleich, aber auch im Lichte überdurchschnittlicher Ausgaben und Qualitätsdefizite. Mit dem Krankenhausversorgungsverbesserungsgesetz (KHVVG) und dem Krankenhausreformanpassungsgesetz (KHAG) hat die Politik weitreichende Maßnahmen vorgesehen. Ob diese tatsächlich zielführend und ausreichend sind, analysiert der *Krankenhaus-Report* 2026.

Aus dem Inhalt

- Reformperspektiven für die Krankenhausstrukturen: Umsetzungsstand und Anpassungsbedarf der aktuellen gesetzlichen Reformmaßnahmen; Leistungsgruppen; lokale Umsetzung; Reformerfahrungen aus anderen Ländern
- Reformperspektiven für Finanzierung und Vergütung: Vor- und Nachteile der Vorhaltefinanzierung und des Transformationsfonds für den notwendigen Strukturwandel; Auswirkungen des Pflegebudgets
- Reformperspektiven für Ambulantisierung und sektorenübergreifende Versorgung: Warum ein ordnungspolitischer Rahmen notwendig ist; Ambulantisierungspotenziale der Leistungsgruppen, Reform des Notfall-, Transport- und Rettungswesens.

Die Herausgeberinnen und Herausgeber

Der *Krankenhaus-Report* 2026 wird von **Dr. David Scheller-Kreinsen** vom Wissenschaftlichen Institut der AOK (WIdO), **Prof. Dr. Jürgen Wasem** von der Universität Duisburg-Essen, **Prof. Dr. Andreas Beivers** von der Hochschule Fresenius und **Carina Mostert-Brenck** (WIdO) herausgegeben.

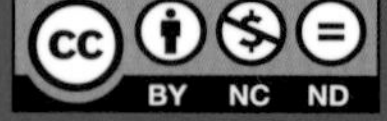

▸ springer.com